Paul Uccusic · Naturheiler

Paul Uccusic

NATURHEILER

Probleme und Erfolge
am Rande der Schulmedizin

Ariston Verlag . Genf

Andere Werke aus unserem Verlagsprogramm finden Sie am Schluß
dieses Buches verzeichnet.

Gesamtherstellung: Druck- und Verlagsanstalt Gutenberg, Linz
Copyright © Ariston Verlag, Genf 1978
Alle Rechte, auch die des auszugsweisen Nachdrucks, der Übersetzung
und jeglicher Wiedergabe, vorbehalten.
ISBN 3 7205 1177 4

Inhalt

1. VORWORT … 9
2. NEUNER UND DIE AUGEN … 15
3. DER HÖLLERHANSL … 25
4. MALEFIZÖL UND SCHWARZE SCHMIER' … 34
5. NEGATIVE AUSLESE … 46
6. EIN KRAUT GEGEN JEDE KRANKHEIT … 58
7. UNHEILBAR (I): MULTIPLE SKLEROSE … 85
8. UNHEILBAR (II): KREBS … 93
9. DER MENSCH IST, WAS ER ISST … 125
10. EIN TAG MIT HACKETHAL … 143
11. GOTT ALS ARZT … 154
12. DAS KLIMA IST AN VIELEM SCHULD … 164
13. HEROEN DER HEILKUNST … 175
14. AUCH DAS MUSS SEIN: DER TOD … 198
15. GEIST UND MAGNET … 206
16. POTENZ UND MIKROWELLE … 222
17. NUR EINE MEDIZIN … 240
DANK … 252
LITERATURVERZEICHNIS … 253
ADRESSENTEIL … 261
PERSONEN- UND SACHREGISTER … 267

Die Heilkunst hat die Kranken von ihren Leiden
gänzlich zu befreien. Erklärungen mögen andere besser
geben, dadurch beweist man nur die Geschwätzigkeit
seiner Zunge.

Hippokrates

Vorwort

Der vorangestellte Leitspruch des Hippokrates läßt an Klarheit nichts zu wünschen übrig. Er reflektiert heute wie damals einen Zustand, der offensichtlich
zum menschlichen Leben gehört: Unzufriedenheit mit Ärzten, Behandlern,
Heilern.

Krankheiten sind auch durch Radioisotope, Ganzkörperscanner und subtil-
ste chirurgische Techniken nicht vertrieben. Viele meinen sogar, moderne medizinische Techniken schüfen neue.

Tatsache ist, daß in den mehr als zweitausend Jahren, die zwischen dem
Heiler aus Kos und uns liegen, sich noch etwas zwischen Arzt und Patient geschoben hat: das System. So wird also auch darauf einzugehen sein, und damit
bin ich mitten im Thema.

Vorauszuschicken ist, daß ich Österreicher bin. Ein Deutscher, ein Schweizer
hätte dieses Buch höchstwahrscheinlich ganz anders geschrieben. Oder überhaupt nicht. Mögen uns die Nachbarn für ein Alpen- oder Donauvölkchen
halten, für flotte Schifahrer oder gemütvolle Walzertänzer und einiges mehr;
die wichtigste Eigenheit Österreichs dringt nur selten nach außen: die kon-
sequente Ablehnung dessen, was österreichisch ist.

So kommt es, daß Naturheilmitteln, Naturärzten und Heilpraktikern bei uns
der Ruch des Verbotenen anhaftet, wo doch Volks- und Kräutermedizin gerade auch in Österreich jahrhundertelange Tradition hat.

Der legistische Ausdruck dieser ebenso unbestreitbaren wie unverständlichen
Tatsache ist, daß Heilpraktiker, im Gegensatz zur Rechtslage in der Bundesrepublik Deutschland, verboten sind. Und es hat den Anschein, daß sie das,
zumindest in der nächsten Zeit, auch bleiben werden. Diesen sichtbaren Macht-
beweis liefert ärztliche Standespolitik, die niemanden neben sich aufkommen
läßt.

Doch sind auch Naturärzte nicht vorgesehen — jedenfalls nicht als solche.
„Naturarzt" ist kein Titel, mit dem sich ein akademisch bestallter Heiler
schmücken könnte, wenn er wollte, aber die meisten wollen ohnehin nicht.
Praktiker sind nicht en vogue. Viel lieber bleibt man an einem Spital oder läßt
sich, trotz heftigster Konkurrenz, tunlichst in Wien als Facharzt nieder; dann
ist man „wer", hat sein Auskommen und seine Ruhe.

Wirkliche Naturärzte stehen nicht unter dieser Bezeichnung im Telephonbuch, und wer einen will, muß schon Verbindungen haben — zu Leuten, die
einen kennen oder, besser, gleich hinempfehlen. „Naturärzte" müssen sich
nämlich tarnen, zum Beispiel als „Facharzt für Chirurgie" oder „Interne Medizin" oder höchst wirkungsvoll als „praktischer Arzt".

Naturheilmittel schließlich sind in den letzten Jahrzehnten von einer ebenso geschickten wie aufwendigen Propaganda systematisch verteufelt worden. Weder Industrie noch Krankenkassen, noch Ärzte haben an ihnen irgendein Interesse.

So hat alles, was mit Naturheilkunde zusammenhängt, in Österreich eine quasiokkulte Qualität: als eine Art Geheimlehre, die nicht jedem weitergegeben werden darf und kann. Viele Nachkommen Volksheilkundiger (nicht ganz identisch mit Naturheilern) erliegen den Verlockungen scheinbarer Einfachheit und greifen zu Pillen, wo Mutter noch ein Kräutchen parat hatte. Manche lehnen Volksheilkunde überhaupt ab und belächeln sie als Urahn-Aberglauben.

Um so höher sind die zu schätzen, die sich trotz aller Anfeindungen behaupten, die die Tradition fortsetzen und mit Können und Intuition Heilungen vollbringen, zu denen ein Konsilium von Schulmedizinern nicht imstande war, gemäß dem Paracelsus-Wort: „Ich habe Heilungen vollbracht, die ihnen in allen ihren Büchern nicht möglich waren" (69, Bd. II/488). Ja, es gibt sie — allen Verboten und einer übermächtigen, wohlorganisierten und finanziell potenten ärztlichen Standesorganisation zum Trotz. Es gibt sie, einfach weil sie gebraucht werden.

Es sind die einzigen, die wahren Heiler, darunter freilich auch viele Ärzte: Wer heilt, hat den natürlichen Heiltrieb zu bemühen. Man könnte auch sagen: Wer heilt, *ist* Naturheiler, ohne Rücksicht auf die Mittel; denn nur die Natur kann heilen. Das Messer des Chirurgen, der Röntgenstrahl, das Medikament, sie alle schaffen nur Voraussetzungen, daß der Mensch gesunden kann. So gesehen ist der Titel „Naturheiler" ein Pleonasmus, eine Tautologie. Anders als mit Natur geht's ja nicht. Da aber der Wurm darin liegt, daß das System unnatürlich geworden ist, ist der Titel doch wieder richtig: Besinnung auf die Wurzeln.

Damit wächst das Anliegen auch über den kleinen Rahmen Österreichs hinaus, denn es gibt nahezu kein Land der Welt ohne diesen Wurm. Überall werden Menschen vorzeitig zu Unheilbaren gestempelt, überall leiden die Krankenkassen Not, überall dominiert das Geld der großen Multis. „Gehn Sie einmal durch die Villenvororte einer beliebigen europäischen Stadt und schauen Sie, wer da eine Villa neben der anderen und immer noch schöner baut", riet mir ein junger Wiener Facharzt, der es (hier bestimmt das Sein das Bewußtsein) noch nicht zu solchem Objekt sozialen Aufstiegs gebracht hat. „Und dann fragen Sie den Konzern X., welcher Professor den letzten Reihenversuch für das Präparat Y. gemacht und die Atteste (der Unschädlichkeit, Wohlverträglichkeit und Empfehlbarkeit) ausgestellt hat — das deckt sich dann meist mit den Bauherren", lautete der süffisante Hinweis.

Neid jedoch war schon immer ein schlechter Ratgeber, und wir wollen's mit Hackethal halten, der meinte, ein qualifizierter Arzt müsse auch wohl ein ordentliches Einkommen haben, nur dürfe es nicht „unanständig hoch" sein. Wichtiger scheint jedoch das, was mir der Ordinarius für Histologie und Embryologie an der Wiener Universität, Professor Dr. Gottfried Kellner, sagte: „Man hat es den Praktikern unmöglich gemacht, Wissenschaft zu betreiben. Und das alte Lehrer-Schüler-System hat sich wegen der Nieten, die nach den

Vorwort   **11**

Umbrüchen [1938 und 1945 sind gemeint] gekommen sind, nicht wieder eingespielt. Ein enges Lehrer-Schüler-Verhältnis und eine kleine Gruppe, ein
‚kleines Kollektiv‘, sind wichtig für die Ausbildung des Arztes. Aber seit die
Kliniken glauben, sie müssen forschen, ist der Patient Objekt der Forschung
und nicht mehr Objekt der Behandlung."
   Und das ist nun wirklich in allen Ländern gleich: der Patient ist Objekt.
Wenn er Glück hat! Im Pech ist er weniger als das, nämlich Versuchskaninchen
für Pillenverschreiber, Bindegewebslieferant für Chirurgenlehrlinge oder einfach eine Kostenstelle für den Spitalsverwalter. Das aber ist nicht unser Thema,
und wer mag, soll darüber an anderer Stelle nachlesen (26, 46, 47)*.
   Für uns ist die Schlußfolgerung wichtig: Auch ohne Vergewaltigung der
Logik ist evident, daß der Mensch im gegenwärtigen System nicht gesund werden kann, mehr: nicht gesund werden *darf*. Denn das System basiert ja auf
dem Kranken, auf dem Leidenden (*patiens* = leidend).
   Leider muß ich schon wieder polemisch werden, aber die folgenden Sätze
stammen nicht von mir, sondern von einem Wiener Arzt, der durchaus kein
Zyniker ist und dem seine Patienten sogar bescheinigen, daß er „recht gut"
ist und sich „eigentlich ganz schön viel Zeit" für einen Patienten nimmt: „Der
Patient soll durch die Behandlung beim Arzt grad ein bißl besser werden...
so, daß er das Gefühl hat, der tut etwas für mich... Ganz gesund aber darf
er nicht werden, denn er muß ja wiederkommen müssen... Natürlich nicht
zu oft, weil da wird dann der Arzt sauer, lästige Patienten mag er nicht...
aber auch nicht zu selten..." Eine präzise Frage klärte ebenso präzise den
Optimalabstand zwischen zwei Krankenbesuchen: Er liegt genau an der Gültigkeitsgrenze eines Krankenscheines und beträgt in Österreich sohin drei
Monate.
   Ziehen wir die einzig mögliche Schlußfolgerung aus dem bisher Gesagten:
Wer gesund werden will, darf sich nicht auf den Arzt verlassen. Korrekter:
Er hat sich überhaupt auf niemanden zu verlassen, sondern gefälligst selbst zu
denken und nach Kräften mitzuarbeiten.
   So wird in diesem Buch zumeist von jenen die Rede sein, die es wirklich auf
Heilung und nicht Beseitigung von Symptomen angelegt haben, eben den
Heilern. Da die Natur heilt, kann man sie Naturheiler nennen.
   Ob einer einen akademischen Grad, einen Professorentitel oder sonstige
Würden und Ehrenzeichen hat, ist höchst gleichgültig; was zählt, ist der Dienst
am Mitmenschen. Wahre Heilkunst ist Können, nicht Standesintrige, nicht
Medizinerstreit. Akademische Grade schließen freilich Begabung und Intuition
nicht von vornherein aus, wie versichernd-rückversichernd ein Studium immer
gemeint sein mag.
   Nun muß ich aber wohl erklären, woher ich als Nichtmediziner dies alles
weiß, sonst könnte ja einer fragen, wie ich mir denn solche Frechheiten herausnehmen könne... Nun: im Wiener *Kurier*, einer der größten österreichischen
Tageszeitungen, veröffentlichte ich eine Serie über die hierzulande verbotenen

---

* Zahlen in Klammer beziehen sich auf das Literaturverzeichnis. Durch Beistriche sind
Quellen getrennt; nach Strichpunkt steht die Seitenangabe.

Heilpraktiker. Das Echo war in jeder Beziehung ungeheuer. Es kamen tausende Briefe, und die meisten von ihnen waren so, daß ich die medizinische Welt nicht mehr verstand: Ärzte unterließen das Nötige, Richtige, Mögliche. Sie erklärten Menschen für unheilbar, die von Volksheilkundlern mit nicht einmal abgeschlossener Hauptschulbildung in wenigen Tagen zu heilen waren. Schockierend war weniger, daß die Ärzte in ihren Diagnosen (und folglich auch Therapien) einander widersprochen hätten — das soll in den besten Schulen vorkommen —, das kam bisweilen *auch* vor. Empörender war, daß sie so oft von vornherein ablehnten, sich überhaupt mit dem Fall zu befassen; sie schasselten Patienten ab und trieben mit ihnen das grausame (und geldbringende) Spiel des Hinundherüberweisens: vom Praktiker zum Facharzt, von dort ins Spital, von da wieder zurück zum Facharzt, wieder zum Praktiker, neuerdings ins Labor zum nächsten Befund ... Helfen wollte offensichtlich keiner.

Auch die Ärztekammer nicht, der ich die Dutzenden Krankengeschichten als Unterlagen zu massiven Beschwerden über Ärzte und tausend andere Fälle zur Bearbeitung anbot. Die Herren rührten nicht einmal ein Ohrwaschl. Dagegen meckerten sie, als ich in einem Bericht einen Facharzttitel verwechselte.

In der BRD ist das inzwischen schon besser. Dort haben sich ein paar mutige Bürger, Juristen und auch Ärzte zu einer Patientenhilfe e. V. zusammengetan, die Kunstfehler verfolgen und Geschädigten zu ihrem Recht verhelfen. Eine ähnliche Organisation gibt es in der Schweiz. Vielleicht kommt es auch in Österreich dazu.

Aus den Reaktionen war klar, daß die Bevölkerung nach Information lechzte. Über echte Heiler.

Fast ein Jahr später, im Januar und Februar 1978, legte ich eine zweite Serie, diesmal über die „Naturheiler", nach. Es zeigte sich, daß viele Menschen, auch sogenannte Gebildete, in Fragen der Gesundheit, der Lebensführung, der Ernährung und Diätetik erstaunlich unwissend waren — trotz ihrer zahlreichen Kontakte mit Ärzten. Die, die sich wunderten, wenn die Ärzte nicht erfolgreich behandelten, waren noch besser dran, weil sie nachdachten. Die meisten jedoch hatten resigniert, sich mit ihrem Schicksal abgefunden.

So reifte in mir der Plan, die Erfahrungen, negative wie positive, allen Interessierten nutzbar zu machen. Mehrere Reisen in die BRD, in die Schweiz und nach Frankreich zeigten mir deutlich, daß das System überall gleich ist. Die Schwierigkeit lag nur darin, *konkrete* Empfehlungen zu geben.

Auch das muß ich erklären.

Es geht hier nicht darum, etwa bei vegetativer Dystonie ein bestimmtes Naturheilmittel (beispielsweise Brennesselsaft) zu empfehlen. Da gibt es eine Menge Bücher, die davon handeln, die von gescheiten Leuten geschrieben sind und auch wohlfeil im Handel sind. Dieses Buch also ist kein Rezept-Kompendium.

Hier geht es darum, herauszufinden (und das muß jeder für sich selbst tun), wie er am besten lebt, gesund bleibt oder gesund wird und an wen er sich wenden muß, wenn er es nötig hat. In Deutschland allein gibt es 6000 Heilpraktiker und an die 70.000 Ärzte; man wird es mir nicht verübeln, wenn ich

Vorwort 13

sage, daß ich nur einige von ihnen besuchen konnte. Adressen wird man also *auch* finden, aber, verglichen mit dem Angebot, in der Größenordnung von Promillen.

Dieses Buch soll helfen, Lösungsansätze zu finden. Durch Fallbeispiele, durch Schilderungen von Kranken, durch Erfahrungsberichte — und durch Diskussion der Methoden. Anders geht es nicht, denn Medizin ist bekanntlich keine exakte Naturwissenschaft, und weder sind weitreichende Abstraktionen sinnvoll noch Anhäufungen von Mini-Fortschrittsberichten. Selbstverständlich *ist* Medizin Wissenschaft — ich will in diesem Punkt nicht mißverstanden werden, aber es geht hier nicht um Wissenschaft, sondern ums Gesundwerden.

Ums Heilen.

Und das kann, wie im Laufe meiner hunderten Interviews mit Ärzten, Heilern, Heilpraktikern, Seelsorgern (auch die gehören zur „Branche"!) immer deutlicher zutage trat, nur ein Begabter. Kellner: „Einen Arzt kann man nicht ausbilden. Entweder es ist einer Arzt, oder er ist es nicht. So wie man einen zwar in die Schauspielschule schicken kann; aber wenn er nicht schon vorher Schauspieler war, wird er es auch dort nicht. Selbstverständlich braucht der Arzt eine Basis. Aber auch einen ‚sechsten Sinn'."

Eben weil jeder Mensch anders ist, ist auch seine Krankheit anders und muß auch sein Arzt anders sein. Des einen Immunsystem wird mit den Krebszellen, die sich auch im Körper des Gesunden bilden, fertig. Bei einem anderen haben sich vielfältige Schäden jahre- und jahrzehntelang summiert, und die Krankheit bricht aus. Freilich sind alles nur Hilfsvorstellungen, denn *weshalb* die Krankheit wirklich ausgebrochen ist, weiß in der Regel doch keiner . . .

Es gibt Mediziner, die Krebs ohne Stahl und Strahl angehen — und Erfolg haben. Ich halte es für meine Pflicht, das den Leidenden zu sagen. Krebs also ist nicht unheilbar. Das habe ich selbst erfahren, und somit verstehe ich auch Paracelsus besser als vorher: „Es gibt keine Krankheit, die den Menschen unbedingt tötet oder töten kann. Denn alle Krankheiten ohne Ausnahme können geheilt werden, nur gibt es manche, bei denen wir es noch nicht verstehen" (69; II, XX).

Und man wird mich auch verstehen, daß ich lieber jenen Ärzten folge, die gegen Krankheiten wirklich kämpfen und nicht leicht aufgeben, als jenen, die den therapeutischen Nihilismus auf ihr Panier geschrieben haben und mit ihrer Da-kann-man-halt-nichts-machen-Philosophie zu Krankenschein und Tagesordnung übergehen.

So betrachtet ist vieles, was als „unheilbar" klassifiziert wird, gar nicht so unheilbar, angefangen von der eher als lästig denn als gefährlich verschrieenen Psoriasis (auch diese Krankheit kann tödlich enden!) bis zu Krebs und multipler Sklerose. Auch spielt der „richtige" Heiler — nicht jeder Patient paßt zu jedem Arzt — eine Rolle und der richtige Zeitpunkt. Schon Hippokrates kannte den „Kairos", den „günstigen Augenblick", in dem eine Heilung möglich wird, die vorher nicht zustande kommen wollte.

Es ist wahr: nicht jeder Krebskranke kann mit Iscador geheilt werden. Aber es gibt viele, die mit diesem Mittel aus der anthroposophischen Medizin geheilt wurden. Weshalb soll man das nicht sagen? Nur, weil Ärzte Methoden verdammen, die sie gar nicht kennen? *Weil* sie sie nicht kennen? Oder *obwohl* sie sie nicht kennen?

So viele Fragen ... es wird Zeit, mit den Antworten zu beginnen.

So geht es darum, den richtigen Arzt zu finden, was mindestens ebenso schwer scheint wie den richtigen Zeitpunkt und das richtige Heilmittel. Wer gesund werden will, muß diese Suche auf sich nehmen. Und davon handelt dieses Buch.

Von zwei Ärzten ist immer derjenige der bessere,
welcher mit dem schonenderen, weniger eingreifenden Verfahren zum Ziele kommt.

Hippokrates

Neuner und die Augen

„Ja, im Sommer war's. Plötzlich bin ich zsammgfalln. Wir haben den Hausarzt rufen lassen, und der hat mich ins Krankenhaus gschickt, mit der Rettung
nach Kufstein. Ich hab schreckliche Rückenschmerzen ghabt, und der Arzt hat
gsagt, es ist der Blinddarm. Sagen hab ich vor lauter Schmerzen nichts können,
und als mein Mann dann ins Spital kam, konnte man ihm nicht sagen, was
mir fehlte. Vierzehn Tage war ich im Spital, dann wollte man mir den Blinddarm herausnehmen. Aber das ging nicht mehr — den hat man mir schon
sechs Jahre zuvor, anläßlich einer Kaiserschnittgeburt, herausgenommen."

Die, die mir das erzählt, heißt Kreszenz Thaler, ist zum Zeitpunkt des Interviews 50 Jahre alt und quicklebendig. Sie stammt aus der Wildschönau in
Tirol, eben in der Nähe Kufsteins, und ist Gastwirtin. Wo das Gespräch stattfindet, wird später erklärt. Sie hat ausdrücklich nichts dagegen, mit vollem
Namen und ihrer Krankengeschichte in diesem Buch zu stehen.

Selbstverständlich ist ihr Fall nicht nur deswegen erwähnenswert, weil irgendein Unbekümmerter die Blinddarmoperationsnarbe übersah oder weil Kreszenz
Thaler das schon vordem nicht sehr große Vertrauen in Spitäler vollends ver-
lor — die Geschichte hat auch eine positive Pointe. Aber lassen wir sie weiter-
erzählen. „Dann kam ich heim, wurde aber immer mehr krank. Eines Tages
hab ich keinen Fuß mehr heben, nicht mehr aus dem Bett steigen können. Also
kam ich wieder nach Kufstein ins Krankenhaus und bin Woche um Woche
dort gelegen. Jeden Freitag hat's eine Familienszene gegeben, jeden Freitag hat
man mir's Blut abizogn [abgenommen]. Und vor Allerheiligen, 1967 war's,
kommt eine neue Schwester — die, die immer kam, hatte frei — zum Blut-
abiziagn, und ich hab gleich kein gutes Gfühl ghabt. Aber es war mir alles
gleich, und ich geb der Schwester den Arm. Ich schau hin — und plötzlich seh
ich so eine blaue Kugel auf meinem Arm. Ich schrei sofort auf: ‚Schluß damit!',
verlange auf der Stell einen Arzt, schreie: ‚Ich will sofort nach Hause!', frage
sie: ‚Was machen Sie mit mir?'. Und die antwortet: ‚Ja, weil Sie immer so nervös sind.' Ich antwortete: ‚Wer ist da nervös, Sie oder ich?' — aber Arzt kam
keiner. Am Abend kam mein Mann, und wir fuhren heim. Der Doktor daheim
hat geschimpft: ‚Sie sind doch nicht gesund, Frau Thaler', und da hab ich nur
gsagt: ‚Ja, das weiß ich.' "

Etwa unter dem Motto, Eulen nach Athen tragen könne sie selber — aber
Kreszenz Thaler war damals nicht zu Scherzen aufgelegt; eigentlich war sie
heimgekehrt, um nicht im Spital zu sterben. Es ist dies ein Punkt, über den
noch zu reden sein wird: die Würde des Todes und des Sterbenden. In länd-
lichen Gegenden ist der Sinn hiefür noch schärfer . . .

„Daheim also bekam ich neuerlich Schmerzen. Diesmal in der Bauchgegend. Der Hausarzt gab mir Spritzen, und es wurde etwas besser. Aber die Schmerzen kamen wieder. Und wurden immer ärger. Just an einem Punkt, wo ich wieder einmal dachte, jetzt muß ich sterben, kam unser Metzgermeister und sagte: ‚Probier's doch mit'm Neuner.'"

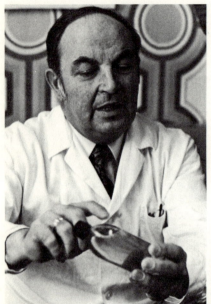 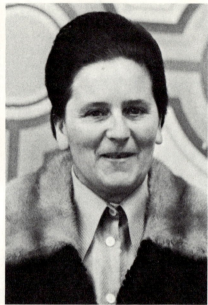

Hans Neuner (bei der Urindiagnose) und Patientin Kreszenz Thaler.

Darauf hatte Kreszenz Thaler einen interessanten Einwand: „Naaa — hab i gsagt, des is a Zillertaler, mit dem will i nix zu tun haben." Obwohl (oder weil) das Zillertal ja nur ein paar Kilometer von der Wildschönau entfernt liegt, soll solche Abneigung nicht nur vereinzelt vorkommen. Schließlich siegte doch die Risikobereitschaft. Der Metzger nahm ein Fläschchen Urin zu H a n s N e u n e r nach Kirchbichl, Tirol, mit. „Und der Neuner hat das Flaschl angschaut; er hat weder meinen Mann noch mich gekannt und hat nur gsagt: ‚Der Frau kann i nix mehr gebn, die ist in drei Tag a Leiche.' Mein Mann aber hat nit nachgebn, er hat bitt und bettelt, und der Neuner hat immer nur auf'n Urin gschaut, der war wie a Brennsuppn [Einbrennsuppe]. Schließlich hat er sich erweichen lassen: ‚In drei Tag entscheidet sich alles!' Und meine Schwester hat alles gemacht, wie der Neuner gsagt hat — Tee, Umschläge —, und schließlich ist auf der Seite, wo man mich operiert hat, eine große, eigelbe Kugel aufgezogen, und um sieben Uhr abends ist die aufgangen. Von da an ist immer Eiter geronnen, auch Wochen danach. Man mußte sehr aufpassen, daß keine Infektion dazukommt. Und nach einem halben Jahr war ich gesund — mit

Neuner und die Augen 17

einer so schweren Krankheit, wo man soviel Geld ausgegeben hat, von einem unscheinbaren Heilpraktiker geheilt."

Um welche Krankheit es sich eigentlich gehandelt habe?

„Ich fuhr dann nach Innsbruck in die Klinik — wenn ich an dem Krankenhaus vorbeifahr, kommt mir doch gleich die Gall hoch —, und die sagten das gleiche wie der Neuner: Es ist von der Gallenblase ein Stein von selbst weggegangen, und das hat die wahnsinnigen Schmerzen verursacht."

Wie sie glaube, daß der Neuner das zuwege gebracht habe?

„Das weiß ich net. Ich bin auf jeden Fall dankbar, daß ich gesund bin — ob's der Neuner oder ein anderer macht. Die Doktoren haben es nicht geschafft, und der Neuner eben doch. Es war eine Kolik, und der Gallenausgang durch einen Stein versperrt. Und diesen Kanal hat der Neuner in einem Tag mit einem Saftl oder Tee geöffnet."

Österreichs Gesundheitsministerin Primaria Dr. Ingrid Leodolter, die diese Schilderung einer Kranken („Krankengeschichte" soll man nicht dazu sagen, dafür enthält sie zuwenig Latein) zu Gesicht bekam, ging leicht angewidert darüber hinweg, obwohl sie als Gastroenterologin stärkeren Tobak gewohnt sein sollte: „Das sind doch keine Fälle, keine Beweise; vieles ist subjektive Beurteilung . . ."

Da sie aber eine noch interessantere Beurteilung eines weiteren Falles gab, den ich bei Hans Neuner, anläßlich eines „normalen" Behandlungstages, auf Tonband aufzeichnete, muß ich wohl auch den noch erzählen.

Patient ist Manfred Hagsteiner aus Kitzbühel, zum Zeitpunkt des Gesprächs 15 Jahre alt. Seine Mutter klassifiziert ihn als „normalen bis mittelmäßigen Schüler mit einem leichten Hang zur Faulheit". Leider spielen auch solche Charakterisierungen in einer Anamnese eine Rolle, aber sie sind durchaus nicht beleidigend gemeint: erstens ist's eine Mutter, die spricht, zweitens liegt ihre und ihres Sohnes Zustimmung zur Veröffentlichung vor.

„Es war im Frühjahr 1964, da war Manfred drei Jahre alt, da wurde er sehr hinfällig. Wir, seine Eltern, rasten von einem Arzt zum anderen, und jeder sagte etwas anderes. ,Verschleppte Lungenentzündung' der eine, ,Magenentzündung' der andere. Für den letzten schließlich war der Bub ,einfach verwöhnt'. Der Bub wollte nicht gehen."

Aber die Ärzte als die Götter in Weiß hatten die Eltern ganz schön an der Leine: „Wir wurden also strenger zu dem Buben." Leider ohne den gewünschten Erfolg.

„Das Leiden wurde noch schlimmer. Im Herbst fanden wir schließlich einen Arzt, der einen Herzfehler feststellte und das Kind sofort in die Innsbrucker Klinik schickte. Dort war die Diagnose so, daß der Junge keine Chance zu überleben hatte. Man sagte, er hätte eine Art Herzlähmung und kam ins Sauerstoffzelt. Kein angeborener Herzfehler, sondern ein Virus, der sich an der Herzwand festhielt, und es gab kein Gegenmittel. Manfred siechte im Spital ein paar Wochen dahin, dann legte man uns nahe, das Kind nach Hause zu nehmen, um, wie es hieß, es ,in Ruhe sterben zu lassen'."

Auch wenn sich vielleicht entschuldigend ins Treffen führen ließe, daß der

Fall für die Innsbrucker Ärzte und aus ihrer Sicht wirklich hoffnungslos lag; auch wenn man Verhaltensforscher und Kinderpsychologen zitieren könnte, denen zufolge in diesen ersten drei Lebensjahren vielleicht kein so intensives Kennenlernen von Mutter und Kind stattgefunden hat — so hätte das auf keinen Fall gesagt werden dürfen. Man wird mich nun fragen, weshalb ich als korrekter Autor nicht im Innsbrucker Spital nachgefragt hätte, ob es tatsächlich so gewesen sei, und ich gebe gerne zu, dies unterlassen zu haben. In dutzenden anderen Fällen habe ich jedoch nachgefragt und nichts als Ausflüchte gehört. Die juristisch einwandfreieste ist immer noch: „Ärztliche Schweigepflicht." Andere sagten höchst unverfroren, das ginge mich nichts an; viele jedoch anworteten — und vermutlich sogar wahrheitsgemäß —, sie könnten sich nicht erinnern.

Es hat sich auch, nachdem dies publiziert wurde, keiner gemeldet und widersprochen, aber das kann ja noch kommen. Für diesen Fall, Herr Oberarzt oder Herr Primarius, steht Ihnen in der nächsten Auflage eine ganze Seite Gegendarstellung zur Verfügung . . .

Zurück zu dem dreijährigen Todeskandidaten und dem Bericht seiner Mutter: „Ich wehrte mich energisch, den Buben heimzunehmen." (Tote sind für jede Spitalsstatistik schlecht; diese Mutter muß das instinktiv erkannt haben.) „Ich bekam ein Zimmer in der Klinik und betreute den Buben. Eines Tages bemerkte ich, daß sein Fuß kalt war — eine Thrombose, Durchblutungsstörungen. Dagegen bekam er Spritzen. Dann hatte er Wasser im Kopf — jeden Tag kam etwas anderes. Es war einfach ein Zusammenbruch, kurz vor dem Ende. Da sagte meine Mutter, daß man nicht so einfach zuschauen kann, und ging — sie ist aus Wörgl — zum Neuner. Mit einer Urinprobe. Und der Neuner sagte, er werde, solange das Kind atme, es versuchen. Er wußte selber nicht, was da helfen könnte, aber er probierte. Er gab meiner Mutter Safterln und Tropferln mit."

Das ist nun ganz und gar unwissenschaftlich, und es wird vermutlich wieder ein Schriftgelehrter kommen und sagen, daß dies Kurpfuscherei sei — und vielleicht wird auch jemand wieder einmal eine Anzeige gegen den Neuner machen: Gipfel der Frechheit, nichts zu wissen, es zuzugeben und dennoch zu behandeln!

„Eine Woche, nachdem er die ersten Tropfen eingenommen hatte, ging es ihm besser. Selbstverständlich mußten wir dem Kind die Mittel ohne Wissen der Ärzte geben. Dann aber blieb der Zustand drei Wochen lang gleich, und erst danach ging es bergauf. Dann gingen wir heim und zum Neuner, uns zu bedanken. Jährlich gehen wir auch zum Röntgen, und bis auf zehn Prozent ist alles ausgeheilt. Das Herz ist leicht verformt, aber der Bub ist nicht schwer gehandikapt. Er kann alles machen, jeden Sport betreiben — nur eben keinen Leistungssport. Am liebsten fährt er Schi oder er schwimmt. Die Ärzte wären heute noch froh, wenn sie wüßten, was damals diese Krankheit gestoppt hat."

Heute ist der Bub ebenso vergnügt und munter wie alle seine Alterskollegen. Zu Beginn der Volksschule (Grundschule) freilich war er in der Entwicklung hintennach, und er brauchte ein volles Jahr zum Aufholen.

Neuner und die Augen

Und was sagte die Gesundheitsministerin dazu? Ich hab's säuberlich auf Tonband: „Das war eine Endokarditis [Entzündung der Herzinnenhaut], es wird kein Virus gewesen sein, sondern eine Herzmuskelentzündung im Rahmen des rheumatischen Symptomenkreises. *No gut, die hört dann amal auf,* und dann kommt eben dieses Kind abgemagert nach Hause. Das haben wir alles erlebt."

Ich fürchte, Frau Hagsteiner, die mir die Krankengeschichte ihres Sohnes erzählte, wird für solchen Fatalismus nicht viel Verständnis haben. Gewiß, alles „hört einmal auf", es bleibt nur die Frage, ob der Patient noch lebt oder ob's aufhört, weil der ganze Körper zu existieren aufgehört hat. Ist das etwa noch eine philosophisch zu nennende Äußerung der obersten österreichischen Gesundheitsinstanz?!

Jetzt freilich ist Zeit für die versprochene positive Pointe. Ich hätte noch dutzende Fälle auf Tonband, und Neuner hat zehntausende in seiner Kartei; aber es nützt ja doch nicht: Wer Ohren hat, nicht zu hören, dem ist nicht zu helfen. Auf meine Frage, wo er das alles gelernt habe, wie er denn diese schweren Krankheiten kurieren könne, sagte mir Hans Neuner: „Mein größter Lehrmeister waren die Fehler der Ärzte."

Ich denke, dem ist nichts hinzuzufügen. Und so können wir uns getrost mit dem Werdegang und den Methoden des urwüchsigen Zillertalers, den seine Heilkunst weit über die Grenzen seines Vaterlandes hinaus bekannt gemacht hat, beschäftigen.

Er stammt aus einer alten Bauernfamilie, in der die Kenntnis der Heilkunst und der Kräuter von einer Generation der anderen vererbt wurde. Er selbst nennt sich „Bauerndoktor" wegen seiner bäurischen Vorfahren, aber er ist nicht einmal soviel Bauer, daß er (Geld genug hätte er) in Tirol einen Bauernhof kaufen könnte. Strenge Gesetze verbieten das; nur Bauern, die Höfe auch bewirtschaften, dürfen Bauernhöfe kaufen. So residiert er in zwei Häusern in Kirchbichl, unweit von Wörgl. Er ist gerne dort, und die Gemeinde schätzt ihn als potente Geldquelle. Seine Umsätze liegen in Millionenhöhe, und Kirchbichl profitiert daran (aus den Steuern auf dem Umweg über den Finanzausgleich Republik Österreich—Gemeinden).

Seine Vorfahren waren sogenannte Bad-Doktoren: Bader, die die kleine Chirurgie beherrschten (im Unterschied zur großen oder zum Steinschneiden; Näheres bei Pies, 126): „Zwei Onkel und meine Mutter haben das fortgesetzt. Meine Mutter hat immer mithelfen müssen, und sie hat auch großen Erfolg gehabt. Ich selber [Neuner ist am 14. Dezember 1917 geboren] wollte Arzt studieren, aber es war eine schlechte Zeit, und so bin ich zu einer Baufirma gegangen."

Man muß dies genau lesen, um jenen oft gehörten Einwand widerlegen zu können, daß jeder, der in unserer Zeit das Zeug zum Arzt in sich verspürt, auch studieren könne. Ja, wenn er kein Stipendium braucht. Vielleicht, wenn er „sich's zu richten" versteht. Jedenfalls wird er aber von mehr als nur einem Standesgewaltigen hören, daß es ohnehin schon zu viele Ärzte und Medizinstudenten gäbe und daß endlich mit diesem Run aufs Goldene Kalb Schluß sein müsse! Das ist zwar ein Argument aus Deutschland, paßt aber überall bestens. Eine Untersuchung der deutschen ärztlichen Standesorganisation über die Motive zur Berufswahl ergab nämlich, daß 65 Prozent der angehenden Mediziner „guten Verdienst" als Arzt als wichtigstes Argument nannten! In Deutschland gibt es allerdings den Numerus clausus!

Heute, da „die Zeit besser" ist, meint man, jedem stünde alles offen. Das ist nicht einmal frommer Selbstbetrug.

Neuner also studierte nicht, außer ein wenig Kräuterheilkunde bei Mama und Onkel, arbeitete im übrigen bei der Bundesbahn und hatte schon die Prüfungen zum Oberinspektor bestanden, da bekam er auf einmal grünen Star: „Ich renne sofort zum Doktor, aber was der getan hat, war nicht zielführend. Er diagnostizierte aber immerhin den grünen Star. Ich war nahe dran, blind zu werden, und in meiner Not fragte ich meine Mutter, ob sie nicht etwas für mich hätte. Sie drückte mir ein paar Kräutln und ein Büchl in die Hand und sagte: ‚Mach's selber.' Und so machte ich."

Inzwischen hatte Neuner auch seinen Beruf aufgegeben, weil er die Stellung verloren hatte. Ein Rechtsanwalt riet ihm, doch einen Masseurkurs zu machen: „So fing ich als Masseur an."

Heute hat Neuners Imperium zwölf Angestellte, ein Teil sind Familienangehörige. In einem der Häuser sind ein riesiges Kräuterlager und die Versandabteilung untergebracht; in anderen Räumen wieder stellt er seine Massagemittel, Öle, Einreibungen (Öle gegen Kopfschmerzen, Migräne, schlechten Kreislauf, Durchblutungsstörungen, Rheuma, Gicht und vieles andere mehr) und Tees her.

Aufgrund seines eigenen Leidens hat er eine besondere Beziehung zu Augenkrankheiten. Das hat nun zu Kontroversen in der Öffentlichkeit geführt und verdient einige Beachtung.

Neuner sagte mir, mit bestimmten Tees könne man „auch dem grauen Star noch beikommen". Seiner Ansicht nach ginge es darum, einerseits den Druck im Auge zu reduzieren, andererseits die entgleiste Stoffwechsellage „umzustimmen". Es wäre dies im medizinischen Jargon unserer Tage eine augenheilkundliche Behandlung mit den Mitteln der internen Medizin.

Daß dies funktionieren soll, wird von Schulmedizinern — mehr: Universitätslehrern — heftig bestritten. Universitätsdozent Dr. Heinz-Carl Bettelheim sandte mir mehrere Briefe in dieser Angelegenheit. Ich kann mich auf einen einzigen Kernsatz beschränken: „Man kann Star (grauen oder grünen) mit Tees, Diät oder Wechselbädern nicht beikommen. Man kann ihm nicht vorbeugen..." Daß dieses jedoch auch von Ärzten behauptet wird, ficht Bettelheim nicht an. Ich hatte ihn auf B e r n h a r d A s c h n e r hingewiesen, jenen großen österreichischen Gynäkologen, einen Schüler Eiselsbergs, der es in New York (wohin er 1938 aus rassischen Gründen floh) zu einiger Berühmtheit gebracht hatte und der (16; 5) schrieb: „. . . fettleibige, vollblütige, arthritische und sonst stoffwechselgestörte Personen werden monate- und jahrelang an schweren Augenleiden konservativ und operativ behandelt (Glaukom, Glaskörpertrübung, Netzhautabhebung, Iritis, Katarakt, Sehnervenentzündung, Chorioiditis usw.), ohne daß auch der Versuch gemacht würde, die erwähnten Allgemeinstörungen zu beseitigen."

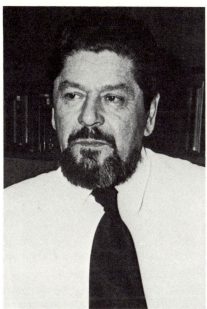 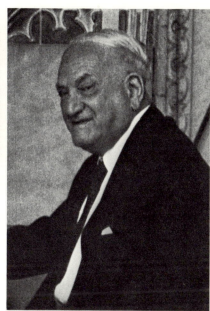

Professor Dr. Gottfried Kellner, Wien; Dozent Dr. Bernhard Aschner
(Bild rechts mit freundlicher Genehmigung von Dr. Weinlich, Pitten, NÖ).

Daß man auf die Konstitution eines Patienten zu achten hat, nicht jeden nach Schema 08/15 behandeln darf, leuchtet sogar mir als Laien ein — und vielen Heilpraktikern und, es soll klar gesagt werden, auch vielen Ärzten.

Anscheinend ist die Augenheilkunde aber etwas Besonderes, ansonsten es nicht sein könnte, daß — unter ausdrücklichem Hinweis auf „diversen Unsinn", den ich in der Zeitung geschrieben hätte — mich ein weiterer Wiener Augenarzt, sagen wir, vorlud. Er schob mir wörtlich das in die Schuhe, was Aschner (immerhin Universitätsdozent) wie zitiert geschrieben hatte, und sagte mir dazu, er hielte nichts, aber rein gar nichts von Umstimmung, Diät und anderen Maßnahmen der internen Medizin in der Augenheilkunde. Sein Name: Professor Dr. Udo Nemetz, Primarius der Augenabteilung im Wiener Hanusch-Krankenhaus.

Das Gespräch war kurz, aber aufschlußreich. Schon die Art, wie er „dieser Aschner" sagte. Und dann kanzelte er mich ab: So, wie ich das dargestellt hätte, könne das gar nicht gewesen sein — *ein* Mann, nämlich Eiselsberg, hätte gar nicht verhindern können, daß Aschner zum Nobelpreis vorgeschlagen wurde. Bei Glaukom richte man mit Tee nichts aus, bei Netzhautabhebung sei nur Operation indiziert, von der man allerdings nie wisse, wie sie ausginge; gegen Katarakt (grauen Star) gebe es frisch nichts — und im übrigen hielte er nichts von der Medizin*.

---

* Längere Fußnote zum Verständnis dieser Erörterung am Schluß des Kapitels.

Meine Gegenfrage, weshalb er dann Mediziner geworden sei, beantwortete er dialektisch geschickt, aber moralisch bedenklich: „Das möchte ich auch wissen." Es ist nur zu hoffen, daß seine Patienten, zu denen er immerhin zwanzigtausend Österreicher jährlich zählt, diese Einstellung nicht zu spüren bekommen.

Zurück also zu Neuner — mit der rhetorischen Frage, wem denn nun der Vorzug zu geben sei: jenem, der steif und fest dabei bleibt, man könne nichts machen, oder jenem, der kämpft, auch wenn es wenig aussichtsreich scheint?

Neuner sieht keinen Grund, die Flinte ins Korn zu werfen. Schon einige Monate nach der ersten öffentlichen Auseinandersetzung präsentierte er ein neues Heilmittel. Das geschah auf einer Fortbildungstagung der „Biologischen Interessengemeinschaft", einer Art Dachvereinigung der österreichischen Heilpraktiker (die, wie gesagt, verboten sind).

Neuner: „Ich bin sicher, daß bestimmte Augenerkrankungen mit dem zusammenhängen, was man ‚Rheuma' nennt. Stoffwechselstörungen sind bei Patienten mit grauem Star häufig — zum Beispiel findet man Gelenksrheumatismus, Arthritiden und auch Durchblutungsstörungen." Das tönt gerade so, als hätte er Aschner gelesen, aber ich bin sicher, daß dies nicht zutrifft.

„Ich hab mich also hingesetzt und nachgedacht und experimentiert. Jetzt hab ich ein Mittel, das noch besser wirkt — kausal gegen vorhergegangene und bestehende rheumatische Erkrankungen, die Mitursache von Augenerkrankungen sein können." Bestandteile des Homöopathikums sind die bewährten Mittel Causticum D 12, Colchicum D 30 und Spigelia D 5.

„Dazu gebe ich in Kombination Blutreinigungs- und Stoffwechseltees [Inhalt unter anderen: Brennessel, Birkenblätter, Stiefmütterchen und Augentrost] und konnte damit gelegentlich auch in von der Schulmedizin als aussichtslos bezeichneten Fällen von grauem Star Besserungen erreichen oder fortschreitende Stadien stoppen." Und er fügt hinzu, daß diese Formulierung noch „vorsichtig" sei.

Neuner kann sich solches leisten; denn er ist in Tirol eine Institution. Er ist mit Orden und Ehrungen überhäuft und Obmann des örtlichen Schützenvereins (was sehr hohe Ehre für einen Tiroler ist), und der Gesundheitsreferent des Landes, Landeshauptmannstellvertreter Dr. Herbert Salcher, zählt zu seinen Patienten. Neuner hat nichts zu fürchten. Ob ihm schon einmal etwas danebengegangen sei?

„Gott sei Dank noch nie. In meiner Kartei habe ich zahllose Adressen von Menschen, denen ich einmal half. Sicher — man hat nicht immer Erfolg. Aber besonders freut's mich, wenn ich dort Erfolg habe, wo Schulmediziner versagten." Wie hoch die Erfolgsquote ist, vermag er allerdings nicht zu sagen, oder er will es nicht sagen.

Woran er erkennt, woran jemand leidet, ist — der Urin.

Das ist jahrhundertealte — beinahe möchte man sagen — „Volkskunst".

Davon handelt das nächste Kapitel.

Neuner und die Augen

* Fußnote zu Seite 21

In seinem apokryphen Werk *Befreiung der Medizin vom Dogma* berichtet Aschner im Aufsatz „Mein Weg auf den Gebieten der klinischen Medizin und experimentellen Pathologie" auf den Seiten 11 bis 14: „Trotz meiner anatomischen Vorbildung und anerkannter wissenschaftlicher Arbeiten wurde mir von Eiselsberg nicht die Möglichkeit gegeben, mich länger als ein Jahr an seiner Klinik als Chirurg auszubilden . . . Ich machte mich an ein Problem heran, . . . nämlich der Erforschung der damals noch unbekannten Funktion der Hypophyse . . ."

Aschner löste das Problem, das weder Eiselsberg noch Tandler noch anderen chirurgischen Koryphäen seiner Zeit geglückt war, wie man nämlich das Überleben der Versuchstiere — zumeist Hunde — sichern könne: „Mein gekränkter Ehrgeiz ließ mir aber keine Ruhe. Ich machte genaue Studien an Hundeschädeln und fand einen Weg, die häufigste Todesursache dieser Tiere, nämlich die Verblutung aus dem die Hypophyse umgebenden arteriellen und venösen Gefäßkranz des Circulus Willisi zu vermeiden und ebenso die Infektionsgefahr . . . Nach einigen Fehlversuchen gelang es mir, bei einem Wurf von fünf zwei Monate alten Hunden bei vier solchen Tieren die Hypophyse vollständig zu entfernen mit dauerndem Überleben der jungen Hunde. Der fünfte Hund blieb unoperiert als Kontrolltier. Als ich zwei Monate später die Hunde miteinander verglich, bin ich wie vor einem unbekannten Naturphänomen ernstlich erschrocken . . . Gegenüber dem nichtoperierten Kontrolltier schienen die operierten Hunde wie von einer ganz anderen Rasse zu sein. Sie sahen wie plumpe kleine Bären aus und waren im Wachstum stehengeblieben, während der Kontrollhund inzwischen ein Mehrfaches der ursprünglichen Größe und seines Gewichtes erreicht hatte" (Aschner belegt dies mit Bildern).

„In der Folge habe ich diese Operation noch an einer ganzen Anzahl anderer Hunde-Würfe durchgeführt, immer mit demselben Erfolg. Als ich dann die Hunde dem Chef des Instituts für experimentelle Pathologie, in welchem ich diese Versuche gemacht hatte, Prof. Paltauf, vorführte, wurde er ganz aufgeregt und sagte, das müssen wir sofort dem Toni zeigen. Er meinte Anton Eiselsberg. Es dauerte keine halbe Stunde, da war Eiselsberg in seiner Equipage zur Stelle. Als er die Hunde sah, wurde er ganz blaß und meinte: ‚Nun, die Technik haben Sie doch an unserer Klinik gelernt. Aber vielleicht haben Sie doch nur einen Teil und nicht die ganze Hypophyse entfernt.' Ich war aber meiner Sache sicher und ließ sofort einen der operierten Hunde töten und sezieren. Die Hypophyse war tatsächlich vollständig entfernt. Prof. Paltauf fragte unmittelbar darauf Eiselsberg, ob er mich vielleicht jetzt an seine Klinik zurücknehmen und mir eine chirurgische Laufbahn ermöglichen würde. Eiselsberg lehnte schroff ab. Er hat es mir zeitlebens nie verziehen, daß ich ein Problem gelöst habe, welches ihm nicht gelungen war, und er hat meine akademische Karriere in Wien gehindert, wo er nur konnte . . . Mehr als 30 Jahre später erhielt für dieselbe Arbeit Prof. B. Houssay, Direktor des physiologischen Instituts in Buenos Aires, den Nobelpreis. Er war aber vornehm genug, in seiner 1947 erschienenen Preisschrift meine Priorität anzuerkennen und meine Arbeit ‚als klassisches Werk' zu rühmen."

Aschner korrespondierte sogar mit Houssay, und dieser schrieb ihm am 31. Juli 1958: „Es ist kein Zweifel, daß Ihre Arbeit über Hypophysektomie eine neue Bahn für die Experimentalforschung in der Endokrinologie eröffnet hat, und deshalb wäre der Nobelpreis dafür zu jeder Zeit gerechtfertigt . . . Auf jeden Fall kann Ihr Name für die Verleihung des Preises vorgeschlagen werden." Aschner selbst kommentiert: „Angesichts dieser Sachlage fragt man sich, warum Eiselsberg nicht diese Entdeckung eines seiner Schüler für das Prestige seiner Klinik benützt hat."

Zum Glaukom äußerte Aschner (in: *Die Krise der Medizin — Lehrbuch der Konstitutionstherapie*, 5. Auflage 1933, Seiten 18—19): „Wenn z. B. eine Frau in den Wechseljahren am grünen Star des Auges (Glaukom) erkrankt, so verwenden auch die besten unter den spezialistisch ausgebildeten Augenärzten vorwiegend lokale Mittel. Gewöhnlich wird Pilokarpin ins Auge eingeträufelt (manchmal werden jetzt auch schon Aderlässe und Schwitzprozeduren versucht). Wenn diese Mittel nicht helfen, dann wird ein Stück der Regenbogenhaut operativ entfernt (Iridektomie) und dadurch meist das Auge vor Erblindung gerettet. Gewiß eine genial erdachte und meist glänzend durchgeführte Operation. Aber immerhin eine Operation mit allen Unannehmlichkeiten und Gefahren, denn die Operation kann ja auch, namentlich bei hohem Blutdruck, durch Nachblutung ins Auge mißlingen. Aber auch bei gelungener Operation verliert das Auge seine frühere Integrität, bleibt also gewissermaßen ein Krüppel. Die alte klassische Humoralpathologie hingegen und ihre inoffiziellen Erben (Naturheilärzte, Homöopathen usw.) betrachten das Glaukom als eine lokale Manifestation einer allgemeinen Stoffwechselstörung, plastisch ausgedrückt etwa als einen Gichtanfall des Auges, und versuchen demnach auch, durch allgemein stoffwechselverbessernde, entzündungshemmende und ‚blutreinigende' Mittel zugleich auf den Allgemeinzustand und auf das Glaukom günstig einzuwirken. Ich habe mich in mehreren Fällen gemeinsam mit Augenärzten davon überzeugt, daß es gelingt, z. B. bei klimakterischen Frauen durch gleichzeitige Anwendung von Aderlaß, Blutegeln hinter das Ohr, blasenziehenden Pflastern, Ableitung auf den Darm, durch Glaubersalz und besonders Kalomel innerlich, vorher erfolglos mit Medikamenten behandelte und bereits unbedingt als dringend operationsbedürftig erklärte Fälle in wenigen Tagen von ihren akuten Beschwerden zu befreien und gelegentlich auch dauernd beschwerdefrei zu halten. Die mich kontrollierenden Augenärzte waren selber erstaunt, daß mit allerdings energisch angewandten konservativen ‚blutreinigenden' Mitteln ein so rascher Rückgang der glaukomatösen Beschwerden überhaupt möglich sei. Es gibt natürlich immer Fälle, die, weil sie zu weit fortgeschritten sind, doch operiert werden müssen . . .“

Wäre es nicht wert, das wieder zumindest zu versuchen — wenigstens an einigen Augenkliniken?

Wer heilt, hat recht.
Alte Volksweisheit

Der Höllerhansl

Bevor wir uns mit den zeitgenössischen Trägern volksmedizinischer Tradition auseinandersetzen, ist ein Blick zurück angebracht. Viele Ärzte — also Schulmediziner —, auch solche, die natürlichen Heilmethoden aufgeschlossen gegenüberstehen, wundern sich bisweilen über den Zustrom, den Heilkundige aus dem Volke haben.

Bernhard Aschner hat das sehr schön in seinem Vorwort zur Übersetzung der Werke Paracelsus' erklärt: „Es ist das gerade für die heutige Zeit [1926] von ganz besonderer Aktualität, weil namentlich in Deutschland jetzt ein großer Teil der Ärzteschaft einen heftigen Kampf gegen die Kurpfuscher und Naturheilkundigen führt, meist ohne sich zu fragen, warum denn ein so großer Teil des Publikums sich von der wissenschaftlichen Medizin abwendet und den Laienärzten und den von der Schulmedizin abweichenden medizinischen Richtungen (Homöopathie, die sog. biologische Heilmethode, Magnetopathie etc.) mehr als je zuströmt. Würden die Ärzte sich über die trotz aller modernen Errungenschaften zahlreichen Mängel und dogmatischen Einseitigkeiten unseres heutigen medizinischen Systems Rechenschaft geben und sich darüber klarwerden, daß die sogenannten Naturheilverfahren durchaus nicht immer Schwindel, Suggestion und schädliche Quacksalberei sind, so würden sie, statt auf diese Methoden loszuziehen, sie lieber mit entsprechender Kritik in ihren eigenen Heilschatz aufnehmen. Außerdem läßt sich auch zeigen, daß viele dieser unbezweifelbaren Heilerfolge, selbst in Fällen, wo die heutige wissenschaftliche Medizin versagt hat, auf Methoden der alten klassischen Humoralpathologie zurückzuführen sind, welche, von der Schulmedizin mit Unrecht verworfen (Aderlaß, Schröpfen, Ableitung auf den Darm und die Haut, Blutreinigungsmethoden etc.), sich in der Tradition des Volkes aus praktischer Erfahrung und Nutzanwendung heraus erhalten haben." (69, I; XXI.)

Am Rande wird interessieren, daß diese Offenheit Aschner nicht bekam; er selbst beklagt sich in seinen zahlreichen Büchern, daß Kliniker ihn meist heftig kritisierten, während praktische Ärzte gerne sein therapeutisches Repertoire annehmen. Die Wiener praktische Ärztin Dr. Hilde Plenk, vor Jahren mit der Österreichischen Ärztekammer in Konflikt, drückt das drastisch so aus: „Das ist der Übermut der Klinik gegenüber den Praktikern."

Den Unsinn dieses Gegeneinander erweist schon eine kurze, oberflächliche Betrachtung der Medizingeschichte. Daß die Medizingeschichte von den Ärzten meistens oberflächlich oder gar nicht betrieben wird, hat niemand treffender als der berühmte Wiener Kliniker Nothnagel formuliert: „Für die meisten Ärzte beginnt die Medizingeschichte mit der eigenen Promotion."

Dessenungeachtet macht die Medizingeschichte klar: Was einmal Schule war, ist jetzt Außenseitermethode, zum Beispiel Aderlassen, Schröpfen, Urindiagnose, Pustulantien; und was noch vor zehn Jahren Außenseitermethode war, wie etwa die Akupunktur, wird nunmehr an verschiedenen europäischen Universitäten gelehrt, wenn auch nicht immer in der Form des klassischen Lehrbetriebes. Es besteht also weder für die Außerschulischen ein Grund, alles Schulische zu verachten — ohne Anatomie, Physiologie und Pathologie, wie sie heute lehr- und lernbar sind, wollen ja nicht einmal Heilpraktiker ihr Gewerbe ausüben —, noch für die Schule, alles, was ihr nicht zugehört, abzutun. Leider ist letzteres häufig. Das Beispiel Eiselsberg kontra Aschner wurde bereits im vorigen Kapitel gebracht, aber so wie Eiselsberg denken und reagieren viele — und dabei war Aschner einer von der Schule.

Lampert (93) hat dieses Verhältnis aus der Sicht des Schulmediziners — er selbst ist einer, aber Außenseitermethoden gegenüber aufgeschlossen — anschaulich dargestellt: „Der gedankliche Grundplan zu allen diesen [schulmedizinischen] Arbeiten ... besteht im wesentlichen aus folgendem kurzem Programm: 1. Auseinandersetzung mit bereits vorhandener Literatur, 2. Darlegung der eigenen Ergebnisse unter genauer und präziser Angabe der Arbeitsmethoden, 3. Revision der anfänglich vorgefundenen Anschauungen auf Grund der selbst beobachteten Tatsachen. Gänzlich verschieden hievon ist das Verhalten der Autoren ... der medizinischen Außenseiterliteratur ... 1. Opposition zur Wissenschaft, 2. die mit autistisch-undisziplinierten Denkschlüssen eigene Theorie, deren Grundlagen zumindest unbewiesen sind, und 3. die daraus gefolgerten Heilbehandlungsvorschläge. So wertlos auch das Ganze auf den ersten Blick erscheinen mag, so können wir doch nicht einfach an solchen uns höchst fragwürdig anmutenden Erscheinungen des Schrifttums vorübergehen."

Damit hat er zweifellos korrekt geurteilt, aber das Schwergewicht auf das Schreiben, das Ausdenken, somit auf die Theorie gelegt. An Theorien mangelt es in der Medizin durchaus nicht, sondern an Ärzten.

Es gibt ein einziges wirkliches Kriterium: Heilung. „Wer heilt, hat recht."

Die Geschichte der Volksmedizin ist voll von Heilungen. Mediziner, die sich mit diesem Gebiet befassen, sind höchst selten, und wenn, dann tun sie es ein wenig von oben herab wie Professor Dr. Johann Friedrich Osiander (122). So schreiben meistens medizinische Laien wie Volkskundler oder Historiker die Geschichte der Bauerndoktoren.

Zumindest in Österreich ist „Höllerhansl" der Inbegriff des Bauerndoktors, des Kurpfuschers. Viele sind höchst erstaunt zu hören, daß der Höllerhansl wirklich gelebt hat. Obwohl er erst 1935 starb, ist er bereits Legende.

Er lebte in Stainz in der Steiermark — korrekter: in Rachling bei Stainz — in einem Haus neben „seiner" Kirche, was ihm den Zorn der Andersdenkenden eintrug. Da er auch kurz in einem Orden und sehr gläubig war, geißelten diese ihn als „Gesundbeter". Ein Massenblatt berichtete denn auch über den Prozeß am 5. Juli 1921 in Graz unter dem Titel „Der Schwindelbader von Stainz verurteilt" mit folgenden Ausfälligkeiten: „Die Steiermark ist ein günstiger Boden für alle Nachtschattengewächse der klerikalen Gehirnversumpfung ... und der

Der Höllerhansl

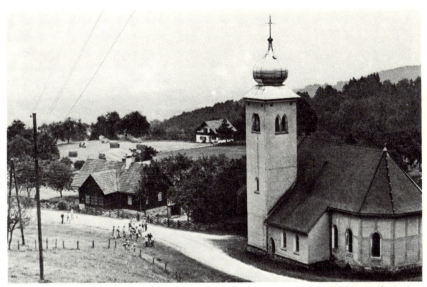

Haus des „Höllerhansl", vorne links neben „seiner" Kirche, in Rachling ob Stainz, Steiermark.

‚Höllerhansl' in Stainz und die anderen Abergläubigen [sic] bilden zusammen eine große Sippschaft der Kurpfuscher und Wunderdoktoren, der verschlagenen und pfiffigen Medizinmänner, die sich mästen an der Dummheit, dem Aberglauben, der hirnlosen Leichtgläubigkeit und biblischen Einfalt der von Ammenmärchen und Köhlergeschichten infizierten Menschen."

Heute wird der Angriff gegen die Kurpfuscher zwar kaum noch mit Ausfälligkeiten gegenüber Kirche und Klerus kombiniert, aber die Tendenz zur generellen Verdammung aller außerschulischen Heilbestrebungen ist durchaus noch nicht überwunden — wie wir gesehen haben und noch sehen werden.

Zurück zum „Höllerhansl", der mit richtigem Namen J o h a n n R e i n - b a c h e r hieß und damals zu zehntausend Kronen Strafe verurteilt wurde (in der Zeit der Inflation kein sehr hoher Betrag). Worin bestand nun das „Verbrechen" des Stainzer Bauernsohnes? Er hatte tausende, zehntausende Menschen untersucht und behandelt — mit Kräutern, Tees und Extrakten. Untersucht hatte er meist nicht die Leute, sondern deren Urin.

In den zwanziger Jahren dieses Jahrhunderts galt das nicht nur als unfein, sondern überdies als unwissenschaftlich. Auch heute noch, wenn auch Österreichs Gesundheitsministerin Leodolter mir erklärte: „Wir Ärzte tun das ja auch." Mag sein; aber wie viele es tun und wie sie's tun — das müßte erheblich klarer gesagt werden.

Die Urindiagnose ist ein typisches Beispiel für eine Schulmethode, die von vermeintlich besserem verdrängt wurde. Sie war bis Mitte des vorigen Jahrhunderts in Gebrauch, und es gab seit dem Mittelalter kaum einen Arzt, der nicht einen Blick ins Uringlas getan hätte, bevor er seinen Patienten taktil untersuchte. In der großen historischen Schlacht zwischen der Zellularpathologie Virchows und der Humoralpathologie Rokitanskys blieben die Säfte des Begründers der „Wiener Schule" auf der Strecke — und mit ihnen Hippokrates' „Seihe des Blutes": der Harn.

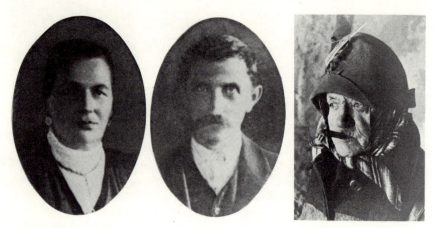

Johann Reinbacher, genannt der „Höllerhansl"; links seine Frau Cilli; rechts Elisabeth Strametz, die „Bergliesl", „Höllerhansls" Kräutersammlerin.

Es geht auch weniger geschwollen. Das demonstriert der Tiroler Heilpraktiker H a n s N e u n e r: „Die Idee ist: Vergleichen wir den Menschen mit einem Ofen. Gehn wir zum Ofensetzer und lassen uns an schön' Kachelofen machen, wird der fragen: Womit wolln Sie heizen? Mit Holz, Kohle oder Koks? Also baut er den Ofen nach Ihren Angaben für Holz. Dann heizen Sie aber was anderes, und er ziagt net [zieht nicht]. Er raucht an allen Ecken und Enden. Und dann kommt der Hafner und schaut in den Ofen und sagt: ‚Ja, am Schamott kenn ich, Sie haben statt Holz Kohlen geheizt!' Ja, am Schamott kennt der den Unterschied — und an der Aschen in der Schublad. Aus dem Rückstand wird klar, was verbrannt wurde. Und da das Leben des Körpers ein Verbrennungsvorgang ist, wird alles im Endprodukt, im Harn, sichtbar!"

Die Stoffwechselvorgänge im Körper sind dem Tiroler höchst plastisch klar: „Das, was gegessen wird, wandelt sich durch den Darm, durch die Leber und andere Drüsen um. Die Rückstände sind der Stuhl — daran erkennt man also nichts. Den Chemismus des Körpers jedoch erkennt man sozusagen an dessen chemischem Endprodukt; daran, wie er's verarbeitet hat. Wie die Zellen des Körpers arbeiten, welche Vorgänge die Rückstände übriglassen, das erkennt man im Harn."

Auch in diesem Sinn ist die Hippokratische „Seihe des Blutes" ein kaum zu verbessernder Ausdruck. Er bezeichnet das, was durch das Sieb oder den Rost „durchgegangen", „durchgefallen" ist.

Neuner: „Aber eins darf man nie vergessen: Die Harndiagnose ist nur *ein*

Der Höllerhansl 29

diagnostisches Hilfsmittel. Auf Röntgenbilder und Irisdiagnose ist auch nicht immer Verlaß, aber wenn man mehrere Diagnosetechniken nebeneinander verwendet, kommt man schon zu guten Ergebnissen. Die Anamnese und die Symptomatik, die Physiognomie — das alles muß berücksichtigt werden."

Und er zeigt einem Kollegen, dem Admonter Heilpraktiker F r a n z   S u l z -b a c h e r, wie es gemacht wird. Er nimmt ein Fläschchen Urin zur Hand: „Der ist von einer älteren Frau. Die hat Zucker, hohen Blutdruck."

Weiblicher Urin ist heller als männlicher, erfahren wir. Am Verlauf „des Schaumes an den Bergen" (beim Schütteln der Flasche) erkennt er den Zucker. „Bei jüngeren Menschen vergeht der Schaum schneller, er zieht auch schneller von den Bergen ab" (Berge: Glaswände). „Den hohen Blutdruck bei dieser Frau — es ist ein altes Leiden, mindestens zehn Jahre lang laboriert sie daran — kenn ich daran, daß, obwohl sie Zucker hat, kein Bodensatz da ist. Es steigt alles nach oben, auch die Sedimente."

Das nächste Fläschchen enthält dunkleren Urin, so kann auch ich sagen, daß er vermutlich von einem Mann stammt. Neuner: „Richtig. Der ist für mich sehr interessant. Er hat ein Bandscheibenleiden und Ischialgie. Und Nierensteine hat er auch gehabt. Die Niere ist das Hauptausscheidungsorgan, und deswegen gibt es kaum eine Krankheit, wie zum Beispiel Rheuma, wo man die Niere nicht mitbehandeln muß. Oder Leber und Galle. Kalter und warmer Rheumatismus zum Beispiel hinterlassen verschiedene Ablagerungen. An kaltem Rheumatismus ist meist die Niere schuld — Rheuma, das in der Kälte auftritt. Rheuma, das in der Wärme, etwa im Bett, auftritt, das hat meistens mit der Leber oder der Galle zu tun — weil's Bluat scho viel zu hitzig is, und das sind dann die Ablagerungen. Man erkennt das an den schlecht abziehenden Substraten an der Glaswand."

Im Glas sind leichte Trübungen zu erkennen: „Diese Wolken, das ist Zucker. Die Ablagerungen an der Wand sind Harnsäure. Die Zellen haben zuwenig Sauerstoff, und so verbrennt zuwenig Harnsäure. Wenn von der aber zuviel im Körper bleibt, lagert sie sich als Salze in den Gelenken ab — auch Wirbel sind ja durch Gelenke miteinander verbunden — und fangen zu reiben an. Durch das wird die Bandscheibn mittn drin verbraucht. Das is grad so wie bei an Auto, wenn man keinen Ölwechsel macht. Wenn die Schlacken im Motor bleiben, reiben sie die Kolben und Zylinderwände auf. Man muß also alle diese Leiden über Stoffwechsel und Nieren behandeln. Man kennt eine verschlagene Angina an den Stoffwechselprodukten im Harn."

Vieles mag recht unwissenschaftlich klingen. Einerseits aber ist das jenen, die von Neuner kuriert wurden, egal (es sind auch Ärzte darunter!), andererseits darf nie vergessen werden, daß wissenschaftliche Diktion oft nur scheinbar differenziert: gelehrte Worte sind nämlich höchst geeignet, über Unkenntnis hinwegzutäuschen. Außer dem intellektuellen Faktor (Neuners Worte versteht ein einfacher Tiroler; der Vergleich mit dem Kachelofen und dem Schamott leuchtet ihm ein) muß noch der psychosomatische mitberücksichtigt werden. Auf Grund seiner sozialen Stellung, als Tiroler unter Tirolern, hat es Neuner erheblich leichter als ein „zuagraster", also zugereister Arzt, dem Bier-und-Wein-Stoffwechselsünder ins Gewissen zu reden. Aber nicht nur deshalb.

Hier ist eine Tradition lebendig, von der der Wiener Primarius Dr. M. Weiss (185) sagt: „Die moderne Medizin hat die Kunst der Harnschau fast zurückgedrängt, von welcher aber noch Leube sagt, ‚daß sie Zeugnis ablege von dem ernsten Streben alter Ärzte, die tieferen Vorgänge im Organismus zu erfassen'." Und er erklärt (auf Seite 18) theoretisch-kurz: „Was uns befähigt, bei den mannigfachen Krankheitszuständen, welche die gleichen Reaktionen im Harn zur Folge haben, mitunter eine Definition der Krankheit aus dem Harn abzuleiten, ist die Kombination verschiedener Reaktionen miteinander, welche vielfach etwas Charakteristisches an sich hat. Der Kranke selbst, sein physikalischer Befund und seine Temperatur können dabei nicht außer acht bleiben." Das könnte, wenn schon nicht stilistisch, so doch inhaltlich vom Neuner sein.

Schon Hippokrates nennt einiges, worauf der Arzt bei der Harnschau zu achten habe. Aus dem siebten Jahrhundert aus Byzanz ist ein Werk von Theophilus Protospatharius über den Urin (dies und folgende siehe Literaturverzeichnis) erhalten. Als „Harn-Standardbuch" des Mittelalters galt lange Zeit das siebenbändige Werk des Johannes Actuarius *Über den Harn*. Weiss schätzt, daß im Mittelalter und in der Neuzeit mehr als zweitausend Werke über dieses Thema geschrieben wurden. Cornelius Celsus mahnt bereits zur Vorsicht: Eine Krankheit dürfe nie aus dem Harn allein beurteilt werden. Man unterschied zunächst grob Farbe, Konsistenz und Inhalt („Color, Substantia atque Contenta") und wandte sich dann genauerem Studium zu.

Ja, es gelang sogar häufig, aus dem Harn eine Schwangerschaft zu diagnostizieren! Wenn auf der Oberfläche ein „Pfauenspiegel" oder „Enterichhals" zu sehen sei, sei die Dame in der Hoffnung, heißt es in einem alten Werk. Das ist, bildhaft ausgedrückt, nichts anderes als die Feststellung von Schwangerschaftshormon im Harn, das auf der Oberfläche schon in geringsten Spuren zu Newtonschen Ringen führt — wie sie jeder von uns kennt, der Spuren Mineralöl ein Gewässer verunreinigen sieht. Relativ große Moleküle in dünnsten (molekularen) Schichten führen zu Interferenzen des Lichts — eben zu Farben. Wie sollte das ein mittelalterlicher Medizinschriftsteller anders und plastischer beschreiben als mit Anlehnung an Pfauenfedern oder Enterichhälse, die geradeso aussehen?

Wie Friedrich Schulz in seinem mit viel Liebe und Mühe zusammengestellten Urinbuch beschreibt, artete die Sache jedoch aus. Man geheimniste in den Harn okkulte Eigenschaften hinein; man füllte ihn in Glasflaschen, die dem Menschen nachgebildet waren und setzte Ablagerungen und Kondensate (die „Männchen-Flaschen" wurden meist erhitzt) zu den entsprechenden Stellen des Körpers in Beziehung. Man betrachtete den Harn als „magischen Spiegel" des menschlichen Körpers, und die spöttisch „Piß-Propheten" genannten Urin-Wahrsager verzerrten etwas, das vorher ärztliche Kunst gewesen war, ins Lächerliche.

Monomanie ist immer schädlich, wie sich auch am Aderlaß zeigen läßt. Eine bestimmte französische Arzt-Schule propagierte diese Technik nahezu als Allheilmittel, was dazu führte, daß verschiedene Anwendungen von Gegnern lächerlich gemacht wurden. So versank der Aderlaß mit der Urinschau als Überbleibsel einer vermeintlich finsteren Epoche in Vergessenheit.

Der Höllerhansl 31

Vor diesem Hintergrund des Harn-Aberglaubens, der Uromantie, ist der Prozeß des Höllerhansls zu sehen. Was die erzürnten Journalisten so gestört haben mag, war vielleicht einerseits der fanatische Glaube der Anhänger an den Höllerhansl, andererseits das florierende Wirtschaftsleben, das er der kleinen Gemeinde Rachling brachte. Vom „Zug nach Rachling" profitierten Gastwirte, Andenkenverkäufer und Fuhrwerksunternehmen, aber auch die Eisenbahner, indem sie in den Waggons der nach Stainz führenden Schmalspurbahn Urinflascherln zum Höllerhansl transportierten und damit dem Zug den Spitznamen als „Flascherlzug" verschafften. Ihn gibt es jetzt wieder: im Sommer für Touristen.

Johann Reinbacher ist auch nicht ohne den Hintergrund der Volksmedizin zu verstehen. Auch hier besteht Informationsnotstand: Aufzeichnungen wurden zwar häufig von einem Familienmitglied auf das andere vererbt, mitunter jedoch aus Furcht vor Verfolgung vernichtet. Je nach Lust und Laune von Behörden und Ärzten wurden nämlich „Boaheiler" (d. h. Bein-, also Knochenheiler), Zahnheiler und gelegentlich auch Viehdoktoren entweder verfolgt und angeklagt oder aber auch, und zwar ziemlich oft, in Ruhe gelassen.

Primarius Dr. R i c h a r d P i a t y, Facharzt für Innere Medizin am Landeskrankenhaus Fürstenfeld in der Steiermark und Präsident der Österreichischen Ärztekammer, hat von diesen „Volksdoktoren" eine weitgehend positive Meinung, die er auch äußerte, welches mutige Vorgehen ihn erwartungsgemäß in Schwierigkeiten brachte (darüber wird im Kapitel „Krebs" berichtet werden). Damit man Piaty nicht mißverstehe, muß seine Aussage in voller Länge wiedergegeben werden.

„Als Präsident der Ärztekammer kann ich nur auf das Gesetz verweisen. Der Kurpfuscherparagraph wurde zum Schutz der Gesellschaft errichtet, jede Verletzung wäre ein Bruch der Rechtsnormen. Das ist ein Unterschied zur Rechtslage in der Bundesrepublik Deutschland, wo man großzügiger denkt, weil das Problem ja verschieden betrachtet werden kann. Zum Beispiel so, daß es in der Geschichte der Medizin immer wieder heilbegabte Einzelpersonen gegeben hat, den Pfarrer Kneipp, der kein studierter Arzt war, oder Prießnitz, der ein einfacher Bauer war, also Laien, die in irgendeinem begrenzten Bereich die menschliche Erkenntnis auf dem Gebiet der Medizin weitergebracht haben, solange sie reine Erfahrungsheilkunde war. Es gibt einen Personenkreis, der vielleicht wirklich heilbegabt ist, der mit großer Verantwortung und viel Intuition — wenn Sie wollen, auch: Gnade — positiv heilend wirken könnte. Wenn, und das muß man dreimal unterstreichen, er sich seiner Grenzen bewußt ist und weiß, wie weit er gehen darf. Kneipp und die großen Naturheiler haben das intuitiv erfaßt. Denn der Schritt zur Scharlatanerie ist sehr klein."

Piaty trennt also, Friedrich Schillers Wallenstein gleich, sehr wohl sich selbst von seinem Amt: Als Kammerchef muß er gegen etwas sein, wogegen er „als" Privatmann, mehr: „als" Arzt, „als" Internist, „als" Primarius, gar nichts hätte. Er hätte sogar den „Kurpfuscher" Bayerl an seiner Klinik dessen Heilmethoden gegen Krebs demonstrieren lassen, wenn es nicht in Kollegenkreisen einen Sturm der Empörung gegeben hätte. Offensichtlich bedarf es eines gewissen „Gespaltenseins", um in dieser Sozietät überleben zu können . . .

Den Übergang von der Seriosität zur Scharlatanerie versuchte ich im Gespräch selbstverständlich genau zu lokalisieren. Und dabei — es wäre auch anders gegangen — wurde Piaty sehr deutlich: „Wenn ich mir so einige Ärzte anschaue, die mit Methoden arbeiten, die unwissenschaftlich sind, und hohe Honorare — vor allem von Armen, die jeden Schilling fürs Gesundwerden ausgeben — kassieren, dann muß ich sagen: Es gibt auch ärztliche Kurpfuscher und ärztliche Scharlatane."

Dem ist in seiner Klarheit nichts hinzuzufügen.

Am Status quo in Österreich hat sich auch nach meinen Zeitungsberichten nichts geändert. Ärzte und Gesundheitsbehörden einigten sich aber intern darauf, gegen Kurpfuscher nichts zu unternehmen. Natürlich kann ich eine solche Verabredung nicht direkt beweisen, wohl aber indirekt: Weder hat einer der von mir namentlich genannten Naturheiler ohne akademischen Grad irgendwelche Nachstellungen erdulden müssen, noch ist er angezeigt worden. Diese Tatsache hat ihren Grund wohl auch, daß keinem ein peinlicher Fehler unterlaufen ist — offensichtlich sind sie alle so gut, daß ihnen nichts zustoßen *konnte*.

Weshalb schließlich Ärzte mitunter fanatisch Kurpfuscher verfolgen, sprach nämlich Piaty deutlich aus: „*Die* fühlen sich dem Heilpraktiker unterlegen. Wer jedoch ein guter Arzt ist, braucht aufgrund seines Wissens und seiner Erfahrung keinen Heilpraktiker zu fürchten." Da sich Kläger somit hätten gefallen lassen müssen, als furchtsam angesehen zu werden, blieben sie still . . .

Zurückblickend auf die Tradition der Bauerndoktoren, über die als eine der besten kurzgefaßten Übersichten die Stainzer Volkskundlerin Dr. Maria Kundegraber *Bauerndoktor und Volksmedizin* (87) geschrieben und eine gleichnamige Ausstellung im Schloß Stainz gezeigt hat, kann man Hauptmotive finden, weshalb sie sich allen Anfeindungen zum Trotz hielten und noch immer halten.

1. Sie sind notwendig. In einschichtigen Gegenden, bei schwerer und gefährlicher Arbeit, träfe der Arzt, wenn er überhaupt käme, im Falle eines Unfalles zu spät ein. Dies für die Notfallmedizin. Bei chronischen Erkrankungen hingegen ist der Hauptgrund der, daß die offizielle Medizin nicht sehr effizient ist. Piaty: „Das Dilemma der modernen Medizin ist, daß wir in der Diagnostik sehr weit fortgeschritten sind, in der Behandlung in weiten Bereichen jedoch noch sehr im dunkeln tappen."

2. Sie sind zumeist in Naturalien honorierbar. Für den Landwirt ist es oft auch heute noch schwerer, Bargeld aufzutreiben, als Dienstleistungen mit Eigenprodukten zu vergelten. Psychologen meinen auch, durch die Übergabe von eigenem bringe der Mensch seine Dankbarkeit deutlicher und besser zum Ausdruck als mit anonymem Geld.

3. Die verordneten Medizinen und Lebensratschläge sind in den meisten Fällen einfach, verständlich und leicht befolgbar. Die Heilmittel sind fast immer auch in höherer Dosierung unschädlich. Die Volksheilkundler entsprechen damit in der Regel einem der ersten ärztlichen Grundsätze, dem *Nil nocere* (nicht schaden) mehr als der durchschnittliche Schulmediziner mit seiner

Der Höllerhansl 33

leichten Hand im Pillenverschreiben. Wichtig ist auch der Punkt, daß Ratschläge leicht befolgbar sein müssen und nicht lebensfremd sein dürfen.

4. Der Arzt hat selten eine Möglichkeit, den Kranken zu irgend etwas zu zwingen; ihn richtig zu motivieren, wie dieses Modewort heißt, fehlt ihm jedoch meistens die Zeit. Der Naturheiler ist da oft erheblich effizienter, weil ihn sein Instinkt zu Handlungen hinreißen läßt, die ein Arzt für unwürdig halten würde. Würde aber ist bekanntlich kein Heilmittel.

Ein Beispiel soll dies erläutern.

Ignaz Prates der Jüngere, mit „Hofnamen" Glendweber, 1867—1937, der in einem Einzelhof des steirischen Laßnitztales lebte, war einer der berühmtesten steirischen Beinheiler. Brüche behandelte er meist mit einer Salbe, dann schiente er das gebrochene Glied mit Holz oder Ästen. Das taten viele, und viele tun es auch heute noch, aber Glendweber galt für falsch zusammengesetzte und falsch zusammengewachsene Brüche geradezu als Experte. So kam einmal ein Bauer aus der Umgebung mit einem schlecht zusammengewachsenen Bruch, der ihm große Schmerzen verursachte. Der Glendweber hieß ihn sich setzen, lenkte ihn ab, indem er sagte: „Do schau amol zum Fenster außi, wos durt kimmt!", und dabei brach er ihm den Arm an der Stelle des alten Bruches, richtete ihn ein und schiente ihn. Der Arm heilte tadellos.

Oder: „Einmal kam auch einer mit einem falsch geheilten Armbruch zum Glendweber; er müsse ihn neu brechen, sagte er. Das aber wollte der Patient aus Angst nicht zulassen. ‚Is scho guat', meinte der Beinheiler, verließ die Stube und kam zu einem der kleinen Fenster, das offen war; dort rief er hinein: ‚Ja servus!' und streckte seine Hand aus, die der Patient ahnungslos ergriff. Der Glendweber packte zu und schlug den Arm fest auf die Fensterkante auf; so war er wieder gebrochen und konnte richtig eingerichtet werden" (87; 45).

Maria Kundegraber, mit der ich anläßlich der Ausstellung in Stainz sprach, betonte ausdrücklich, sich in ihrer Arbeit auf bereits verstorbene Bauerndoktoren beschränkt zu haben. Zwar wisse sie, daß es noch etliche gebe, aber die werde sie unter keinen Umständen mitteilen . . . Diese Vorsicht ist verständlich, nützt jedoch dem leidenden Zeitgenossen wenig.

So ist denn das folgende Kapitel über lebende Volksheiler zu verstehen: zum Nutzen der Lebenden.

Laß es dich nicht gereuen, auch beim gemeinen
Manne nachzufragen, ob ein Ding zum Heilmittel
geeignet sei.

Hippokrates

Malefizöl und schwarze Schmier'

Die Grenze zwischen „Bauerndoktor" und „Heilpraktiker" zu ziehen ist in
Deutschland leicht. Heilpraktiker ist, wer zugelassen ist. Wer es nicht ist, ist
Kurpfuscher.

In Österreich ist das viel komplizierter. Hier ist der Heilpraktikerberuf von
Gesetzes wegen verboten. Auch ein Bauerndoktor ist ein Kurpfuscher, zumindest dieser Auffassung nach, und also nach der Gesetzeslage unterscheiden zu
wollen, ist unmöglich: hierin sind alle gleich.

Ein nützliches Kriterium schafft jedoch die deutsche Situation. Gingen wir
davon aus, daß in der nächsten Zeit in Österreich die Zulassung des Heilpraktikerberufes bevorstünde und daß nach einer in solchen Fällen üblichen
Übergangszeit jeder nach Ablegung einer Prüfung das Recht zur Niederlassung
erwürbe, würde sich eine Gruppe von der anderen sondern: solche, die eine
Prüfung ablegen und bestehen, und andere, bei denen das nicht der Fall wäre.

Selbstverständlich ist eine Prüfung einseitig. In ihr stehen ja nicht nur Wissen
sowie allenfalls Können und Erfahrung zur Frage, sondern auch die Fähigkeiten
des Verbalisierenkönnens und der Unterdrückung von Nervosität. Aber etwas
Besseres als eine Prüfung wird es wohl noch lange nicht geben, und es ist auch
schwer vorzustellen, wie dieses Bessere beschaffen sein könnte. Also lassen wir
es nach deutschem Vorbild bei einer Prüfung, in der der Nachweis erbracht
werden muß, daß der Heilpraktiker „keine Gefahr für die Volksgesundheit" ist.

Nach diesem Kriterium sind also die, die die Prüfung bestehen, die Heilpraktiker, die anderen die Bauerndoktoren.

In der Nähe von Weiz in der Steiermark lebt so ein Bauerndoktor. Ich habe
mit ihm sprechen wollen, und ich kam überhaupt nur in sein Haus, weil mich
ein Einheimischer begleitete. Immerhin redete er — wenn man so sagen kann
— mit mir, aber nur, um mir zu erklären, daß er weder in Zeitung noch Buch
stehen wolle. Ja, er behandle dies und jenes, vor allem Knochenbrüche, aber
auch chronische Krankheiten; aber mit siebzig sei er einerseits nicht der jüngste,
andererseits gedenke er wie bisher Bauer zu bleiben. Als solcher sei seine Zeit
knapp, und neue Patienten könne er keine brauchen.

Ob er die Ärzte fürchte? Da lachte er schallend: Die kämen selbst zu ihm.
Oder schickten Krankenschwestern vom Spital herauf, um seine Salben zu
holen (die vor allem dann gefragt sind, wenn Brüche nicht und nicht heilen
wollen). Nein — mit den Ärzten käme er bestens aus.

Es scheint also kein Zweifel zu bestehen, daß dieser Mann in seinem Bereich anerkannt und für das, was er tut, qualifiziert ist. Nur läßt sich schwer
vorstellen, daß dieser behäbige, schwerfällige Mann, der lange über der Zu-

bereitung einer Salbe zubringt und genau überlegt, was er wem gibt, eine Prüfung jemals bestehen würde.

Legt man „normale" Maßstäbe an eine solche Prüfung, bei der ja ein Arzt die Entscheidung trifft, läßt sich leicht einsehen, daß Städter, Wendige, gute Lerner, gute Erklärer im Vorteil sein würden — Bauern, Langsamdenker und Schlechterklärer dagegen im Nachteil. Nach irgend etwas muß sich die Schulmedizin als Prüfungsinstanz ja richten, das ist klar, aber daß die bei einer Prüfung zur Schau gestellten Eigenschaften nicht notwendigerweise mit ärztlicher Kunst zusammenhängen, muß einleuchten.

„Echte" Bauerndoktoren, Volksmediziner, die auf ihrem Grund und Hof „amtieren", werden wohl weiterhin ungeprüft behandeln und heilen — und oft nur Gotteslohn oder Naturalien nehmen. Wer sich dagegen in einer Praxis niederläßt, der wird billigerweise eine Prüfung ablegen — wie etwa der Admonter F r a n z S u l z b a c h e r, der in einer Münchner Heilpraktikerschule lernte, dort freiwillig das Examen machte und nun selbst Vortragender in dieser Schule ist. Es pfeifen die Spatzen von den Dächern, daß er in seiner Admonter Praxis mehr macht als Fußpflege und Massage („Körperpflege" hat er seinen Salon genannt); dennoch hat er noch nie Schwierigkeiten gehabt.

Sulzbacher ist auch das beste mir bekannte Beispiel der Verbindung von Volks- und Schulmedizin. Den Drang, Hang und die Begabung zum Heilen hat er von seiner Großmutter ererbt. Er selbst machte als Kind eine schwere

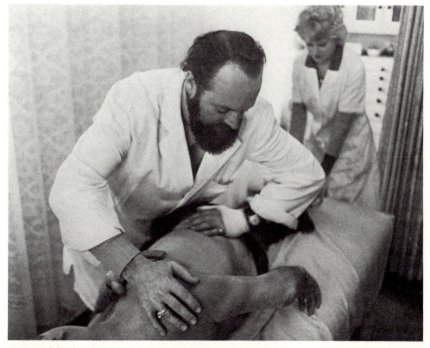

Franz Sulzbacher bei der Arbeit in seiner Praxis in Admont.

Krankheit durch, nämlich Knochentuberkulose. Seine Großmutter behandelte ihn mit dem alten Volksheilmittel Hundefett; etwas anderes gab es nicht. Die Tbc ist heute ausgeheilt: ansonsten könnte Sulzbacher ja nicht Menschen behandeln.

Selbstverständlich arbeitet er auch mit Tees und Kräutern, aber dieser Zweig der Naturheilkunde ist so umfangreich, daß er eigens (Kapitel 6) behandelt werden muß. Die übrigen Therapien sind das klassische Repertoire der Humoralpathologie à la Aschner: Blutegel, Schröpfköpfe, Kreislaufbäder, Massage, Chiropraktik und Akupunktur (1).

Seine Spezialität ist ein arg vernachlässigtes Gebiet der Schulmedizin, nämlich der Kopf. Für Menschen aus der näheren und ferneren Umgebung wurde die kleine Praxis in Admont zum Mekka, wenn sie langanhaltende Kopfschmerzen nicht anbrachten — weder bei praktischen Ärzten noch bei Neurologen, noch in Spitälern. Einer dieser zahllosen Geheilten steht mir Rede und Antwort: Hermann Simmer, 25, aus St. Georgen in der Klaus, bei Waidhofen an der Ybbs in Niederösterreich. Er half, wie das so üblich ist, im Winter kräftig beim Hausbau mit. „Plötzlich hab ich solche Kopfschmerzen kriegt. Also zum Doktor. Tabletten, Spritzen, aber die Schmerzen wurden immer ärger. Dann rauf nach Steyr ins Spital. Dort röntgenisiert man mich, aber man stellt fest: I hab nix. Vierzig Spritzen pro Tag hab ich kriegt, aber nix hat g'holfen. Die Schmerzen sind immer ärger worden. Dann ist der Psychiater kemman. Er hat mi untersucht: I hab nix."

Langsam mußten die Ärzte zum Schluß gekommen sein, einen Simulanten vor sich zu haben, aber es gab nichts, wovor Hermann Simmer sich hätte drücken wollen. Im Gegenteil: Das Weihnachtsfest stand bevor und er wollte heim.

„Zehn Doktoren haben mich untersucht und immer wieder gsagt, i hab nix. Schließlich ist gar der Chef von Mauer-Öhling [einer Nervenheilanstalt] kemman. Wieder hab i Spritzen kriegt, wieder Tabletten. Zu Silvester war ich immer noch ungebessert im Spital. Da kommt der Primarius, sagt wieder, i hab nix — da bin ich dann heiß gangen und hab gsagt, ich will heim."

Sprach's, tat's und ging zum Sulzbacher.

„Der hat mir a paar Nadeln reingsteckt und mir hinter die Ohren a Salbn gebn. Nach zwei Tagen fangt des zum Beißen an, Eiter is kemman — aber dann war das Kopfweh guat. Ich geh zum Hausarzt, erzähl ihm des — der schüttelt nur den Kopf."

Immerhin bescheinigt Simmer seinem Hausarzt, ein „klasser Mann" zu sein: er hat ihm trotz Kopfschüttelns die Stunden bestätigt, die er beim Sulzbacher in Behandlung war (für die Krankenkasse).

Was Sulzbacher anwandte, war einerseits Akupunktur, um den akuten Schmerzanfall zu lindern, andererseits „Malefizöl": Ein blasenziehendes, höchst aggressives Öl auf der Basis von Canthariden (spanische Fliegen). Aschner (16; 523) berichtet über das ähnliche (pflanzliche) Crotonöl. Er beschreibt es als zu schwach, auf beliebiger Stelle der Haut einen Ausschlag hervorzurufen, jedoch

Malefizöl und schwarze Schmier' 37

„genügt eine Spur davon an empfindlichen Hautstellen, wie hinter dem Ohr oder am äußeren Genitale, um heftige Pustelbildung und Dermatitis auszulösen" (16; 524).

Den Wirkungsmechanismus hat man sich so vorzustellen, daß dieser Reiz einerseits Abwehrstoffe konzentriert, andererseits eine Ausleerung schädlicher Stoffe stattfindet: „Wo die Natur einen Schmerz erzeugt, dort will sie schädliche Stoffe anhäufen und ausleeren, und wo sie dies nicht selbst fertigbringt (etwa durch kritische Ausscheidungen), dort mache ich ein Loch in die Haut und lasse die schädlichen Stoffe heraus" (Paracelsus). Aschner (16; 497) fügt hinzu, daß man sich unter „diesen schädlichen Stoffen zu verschiedenen Zeiten Verschiedenes vorgestellt hat. Ursprünglich waren es böse Geister und Dämonen. In der chinesischen Medizin dachte man an gasförmige, leicht flüchtige Krankheitsstoffe und erfand die Akupunktur."

Man kann auch sagen: Unabhängig vom Wissen ihrer Zeit haben Ärzte zu allen Zeiten und in allen Ländern Kranke gesund gemacht, durch Erfahrung.

Bismarcks Leibarzt, der Geheime Medizinalrat Professor Dr. Ernst Schweninger, schrieb dazu: „Wäre das Arzten eine Wissenschaft, ja ruhete nur die Grundlage des ärztlichen Könnens in der Wissenschaft oder in den Wissenschaften, so wäre es um die Kranken sehr schlecht bestellt.* Es wäre das Menschengeschlecht wohl längst ausgestorben, wenn die Bedingungen für eine Gesundung aus kranken Tagen, also die Umstände, aus denen verlorene Arbeits- und Aufnahmefähigkeit wieder zu beschaffen ist, nur zu erfüllen wären aus dem Vorhandensein einer Wissenschaft... Hippokrates müßte ob solcher Ansicht lächeln. Er, der arme Alte, glaubte unter anderen Unmöglichkeiten, daß das menschliche Gehirn eine Drüse sei, die durch den Rachen Schleim in die Lunge ergieße, allwo er in Fäulnis übergehen könne; woraus dann gewisse Erkrankungen der Lungen entstünden. Und er behandelte die Lungenkranken ebenso gut wie wir; oft sogar mit den gleichen Mitteln. Und wenn sein Name in den Büchern unserer nunmehr auch wissenschaftlich gewordenen Wundärzte höchstens noch als der einer petrefakten Kuriosität erwähnt wird, so wußte er darum doch ebenso glücklich die ihm von seiner Zeit gestellten chirurgischen Aufgaben zu lösen; oft glücklicher und zweckmäßiger als die glorifizierten Vielwisser unter seinen Nachfahren. Die Wissenschaft zeitigt nur dann verwertbare Ergebnisse, wenn sie uns Erkentnisse zu beschaffen imstande ist, die richtig sind. Diejenigen, die über Dauer und Wert menschlichen Wirkens zu Gericht sitzen, die Geschichtsschreiber, sagen uns und werden unseren Enkeln sagen, wie oft die Wissenschaft sich geändert hat, wie oft sich immer wieder als falsch erwiesen, was einst richtig schien. Die Dinge bleiben ewig gleich: die Änderung der Wissenschaft, der Wechsel unserer Kenntnisse beweist nur, daß diese nie richtig waren; daß sie aber sicher heute ebensowenig richtig sind, als sie es gestern und ehegestern waren" (150; 32—33).

Bezogen auf Herrn Simmer: Ihm und Sulzbacher wird es höchst gleichgültig gewesen sein, ob es sich um böse Dämonen, chinesische Luftgeister, Bakterien,

---

* Dies trifft auf weite Bereiche der heutigen Schulmedizin zu. Der Verf.

Krankheitsstoffe, üble Humores (Säfte) oder ein Ens veneni (eine der Krankheitsursachen des Paracelsus) gehandelt hat. Wichtig ist, daß es eine Überlieferung gibt, die höchst pragmatisch bei persistenten Kopfschmerzen Ab- und Ausleitung über die (relativ dünne) Haut hinter den Ohren vorsieht. Die nicht lange Ursachen sucht oder mit schmerzhaften Untersuchungen den Patienten noch weiter peinigt (wie Simmer im Spital geschehen), sondern schnell und zielstrebig handelt. Denen, die dagegen einwenden, dies sei unwissenschaftlich, pflege ich zu entgegnen, wissenschaftlich sei, was zu einem Ziel führe; man kann doch nicht die Aufgaben einer Wissenschaft vom Menschen darin erblicken, kühne theoretische Konstruktionen zu schaffen und das Wesentlichste darin, nämlich den Menschen, zu vergessen.

Nun kann man es wohl nicht Sulzbacher anlasten, daß er eine Methode verwendet, derer sich die alten Ärzte bedienten, die aber unter den Schulmedizinern unserer Tage nahezu in Vergessenheit geraten ist. Der Fehler ist einerseits in den Ärzteschulen, den Universitäten, zu suchen, andererseits in jenen dogmatischen Standesregeln, die einem Arzt es schwermachen, Methoden anzuwenden, die er nicht offiziell sanktioniert gelehrt bekommen hat. Der Wiener Arzt Dr. Friedrich Hawlik wird zwar sagen: „Alles ist gut, was reinen Herzens für die Gesundung eines Patienten getan wird", aber ich fürchte, diese Heiligung der Mittel durch den Zweck wird für die ärztliche Standesvertretung noch lange nicht die Kraft eines schlüssigen Beweises haben.

Es war dies alles vorauszuschicken, bevor an die echte Volksmedizin herangegangen wird. Ich weiß nicht, was die folgenden zwei Vertreter dieser Richtung über Muskeltonus, Physiologie des Gehirns und die Funktion der Langerhansschen Inseln wissen (und sagen können). Ich habe sie nicht danach gefragt, und ich sehe auch keinen Grund, weshalb ich es hätte tun sollen: Weder bin ich eine selbsternannte Einmann-Prüfungskommission noch ein Medizin-Experte, etwa deshalb, weil ich Latein gelernt habe, Cäcilia Rossböck aber nicht. Es ist im Grunde unwichtig, was sie oder andere Bauerndoktoren über die Funktion des menschlichen Körpers wissen, solange sie richtig behandeln und nicht mehr Schaden stiften, als ohne Behandlung ohnedies eingetreten wäre. Sie behandeln rein phänomenologisch-erfahrungsheilkundlich: dies hilft dann und wann, und das Wesen der Krankheit zu ergründen sind schon erheblich klügere Leute gescheitert.

Die „Schwarzwallnerin"

Schwarzau im Gebirge liegt nur eine Autostunde von Wien entfernt. Cäcilia Rossböck, die „Schwarzwallnerin" (der Beiname kommt von der urspünglichen Heimat ihrer Familie, dem Schwarzwald, und wurde verballhornt), 77 Lenze jung, haust nicht in Schwarzau im Gebirge, sondern außerhalb — und somit wirklich im Gebirge. Wer keine besonderen Ansprüche an die Lebensdauer seines Autos stellt, mag mit diesem einen steilen Karrenweg hinauffahren zum Haus Im Steinbruch zwei.

Früher stieg sie ja hinunter, jeden Sonntag, ins Tal zum Gruber-Wirt, wo sie ein Zimmer hatte, in dem sie die Bresthaften der Umgebung empfangen konnte, aber seit dem Winter 1977 wollen ihre Beine nicht mehr so richtig: „Da bin i selm krank gwen. Sag i, hör i untn auf." So muß jetzt der Berg „selm" zum Propheten gehen, entweder in einstündigem Fußmarsch oder vierhundert Höhenmeter auf nicht ganz drei Kilometer löchrigem Karrenweg.

Eine weitere sanitätspolizeiliche Bedingung zur Ausübung des Heilberufes erfüllt sie gleichfalls nicht: sie führt keine Krankenkartei. „Aufschreim" tut sie sich nichts. Dafür sammelt sie nicht, wie man vermuten könnte, selbst Kräuter, sondern arbeitet mit Heilmitteln, wie sie in Apotheken handelsüblich sind. Denn „Tee hilft bei keiner Krankheit". Fast alle Naturheilkundigen und viele Ärzte werden ihr darin widersprechen, aber das ist nun einmal ihre Ansicht, und ich bin nicht befugt, diese Meinung zu verfälschen. Vielleicht hat sie Tees nicht probiert, oder die falschen Kräuter oder unwirksame Drogen; in ihrem Erfahrungsschatz jedenfalls fehlt diese Anwendungsart der Pflanzen — diese selbst jedoch durchaus nicht. Ein Pulver, das sie mir „gegen Magenweh" mit heim gibt, ist ein reines Pflanzenprodukt: geriebene Kalmuswurzel (aus der Apotheke).

Und in noch etwas unterscheidet sie sich von anerkannten Heilkundigen: sie gibt ihre Rezepte nicht preis.

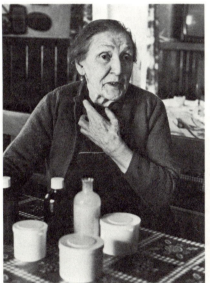 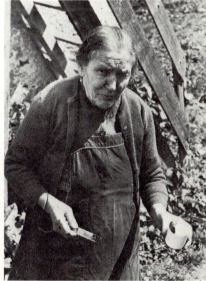

Cäcilia Rossböck mit ihren Salben und Tinkturen — und der schwarzen Schmier'.

Ihr diesbezügliches Repertoire umfaßt drei Öle, fünf Salben und ein paar Pulverln. Vorzüglich wendet sie „schwarze und gelbe Schmier'" (Salbe) an, aber auch Einreibungen mit Ölen — und Diät. Ich spreche sie ausdrücklich auf Psoriasis an, und die, obwohl von der Schulmedizin dafür gehalten, ist für sie „gor ka Problem". Sie behauptet, bisher noch jeden Fall von Schuppenflechte geheilt zu haben, und zwar mit der schwarzen Salbe und mit Diät. (Ausführlicheres über die Schuppenflechte folgt auf Seiten 184 ff.)

Ihr Hauptbetätigungsfeld sind „offene Sachen", also Wunden, wobei deren Provenienz unwichtig ist. Es kann sich sowohl um Unfälle und akute Verletzungen als auch um chronische offene Geschwüre, wie zum Beispiel Ulcus cruris, handeln.*

Ihre Erzählung eines Falles, auf etwa ein Viertel Wortlaut komprimiert und ins Hochdeutsche übersetzt: „Bei der Arbeit an einem Zaun hat ein Vater mit einem Vorschlaghammer seinem fünfzehnjährigen Sohn die Endglieder dreier Finger der rechten Hand abgequetscht. Sie gingen zum Arzt, und der überwies sie sofort ins Spital zur Amputation. Die Glieder sind nur noch ganz lose darangehangen, aber amputieren wollten sie nicht. So kamen sie herauf zu mir. Ich habe Salbe draufgeschmiert und alles eingebunden — und alles ist wieder zusammengewachsen. Sogar die Nägel sind wieder nachgewachsen, was ich zunächst nicht geglaubt habe."

Wie beim zitierten steirischen Beinheiler aus Weiz sind ihre Salben und Öle hochgeschätzt von Menschen, die nach Unfällen zwar mit zusammengewachsenen Knochen, aber mit steifen Gelenken die unfallchirurgischen Kliniken verlassen. Auch hier soll es schon vorgekommen sein, daß Krankenschwestern Salben holen ließen, um die Gesundung ihrer Schützlinge zu beschleunigen. Sie lobt die Zusammenarbeit mit einem Spital in der Nähe, aber die Einseitigkeit mancher Ärzte kritisiert sie heftig: „Die machen soviel schlecht."

Sie nimmt ihnen das doppelt übel, „weil de san gstudiert, aber die Krankheit kennen's trotzdem net. Sie geben einfach a Spritzn. Ob's hilft, ist ihnen egal." Und sie meint damit, es sei bei ihnen gleichgültig, wenn ihnen etwa ein Kunstfehler unterliefe, bei ihr jedoch nicht: „Bei mir is des net gleich, wann i an verpfusch."

Zweimal in ihrem Leben stand sie vor Gericht, einmal, weil sie Geld für ihre Dienste genommen hatte. Sie konnte aber nachweisen, daß die Pulverln und Salbengrundlagen, die sie aus der Apotheke bezog, auch sie etwas kosteten. Zudem kann sie sich mit einem päpstlichen Segnungsschreiben trösten, das sie zum Dank für das Gesundmachen eines französischen Pfarrers (Befreiung von Psoriasis) erhielt sowie einem Diplom des „Kuratoriums der Naturärzte Österreichs" — das sie für eine amtliche Anerkennung ihrer Tätigkeit hält.

Im Dritten Reich, als in Österreich das deutsche Gesetz galt, wollte man sie zur Heilpraktikerin machen und sie zwingen, eine Prüfung abzulegen. Die Fama berichtet, sie hätte den Abgesandten der Behörde „schöne Grüße an den Führer" sowie das Götzzitat aufgetragen. Tatsache ist, daß sie von jenen Behörden unbehelligt blieb und weiter behandeln durfte. Es ist ihr aber auch deutlich anzumerken, daß ihr die Gesundheitsbehörden der Republik ebenfalls „wurscht" sind.

---

* Dies im Gegensatz zur Behauptung Osianders (122; 326 f.), aus der Volkserfahrung sei „nur wenig Brauchbares für die Behandlung der Wunden und Geschwüre zu entnehmen".

Malefizöl und schwarze Schmier' 41

Wie viele Patienten sie behandelt habe?

„O mei, des kann i net sagn."

Aber sie erinnert sich an einen Fall aus der ersten Nachkriegszeit. „Im Preintal war's, da ist eine ältere Frau mit einem alten Militärjanker in den Stall gegangen. Dabei muß sie sich infiziert haben. Wegen ihres Hustens geht sie zum Apotheker, und fragt ihn so nebenbei wegen eines roten Flecks auf der Hand. Der sagt: ‚Das kann gefährlich werden, sofort zum Arzt!' Aber sie geht heim, arbeitet weiter. Schon am nächsten Tag war die Hand geschwollen, dann der Arm."

Ein klarer Fall von Sepsis, von Blutvergiftung. Man holt aber nicht den Arzt, der ohnehin nicht dagewesen wäre, sondern die Schwarzwallnerin.

„Ich seh das, schütt ihr sofort das Öl drauf und die Schmier und sag ihr, wenn's aufgeht, haben wir Glück gehabt. Wenn's nicht aufgeht, muß sie am lebendigen Leib derfäulen. Sie ist oben glegen, im Zimmer, herunten war das Gasthaus, und die Leut sind herumgsessen und haben gsagt: ‚Die Alte stirbt eh.' Und dann plötzlich war der Amtsarzt da. Klar — das war eine verratene Gschicht."

Der Amtsarzt dringt auf sofortige Überführung ins Spital, vor allem, nachdem er den Verband der Schwarzwallnerin abgerissen und die Bescherung gesehen hat.

„Es war aber alles offen; das Fleisch is abighängt, und schuld gwesn wär i sowieso, weil i als erste zubigangen bin und net a Arzt. Also hab ich dem Doktor gsagt, die stirbt ja aufm Transport, und wenn sie überhaupt a Chance hat, dann nur hier. Darauf hat mich der Amtsarzt angschaut und gsagt: ‚In drei Tag is eh so aa hin.' Ich frag Sie: Is des a Red für an Amtsarzt? No, und die Frau ist gsund gwordn, sie hat noch Jahre danach glebt."

Sie bekam ein Verfahren wegen Kurpfuscherei (bei dem bekanntlich der Ausgang nicht interessiert; stirbt ein Patient in Kurpfuscherbehandlung, steht der Kurpfuscher wegen fahrlässiger Tötung oder Totschlags vor Gericht), in dem sie zu zwei Tagen Arrest, bedingt auf zwei Jahre, verurteilt wurde. Weder diese noch eine zweite Strafe brauchte sie je abzusitzen; die Zeit war gnädig, und die Verjährung kam immer rechtzeitig.

Vieles ist ihrer Meinung nach „ka Red für an Arzt". Zum Beispiel: „Was die alles für Krebs halten, was gar keiner ist."

Wie sie das beweisen wolle?

„Sehr einfach. Beim Krebs gibt's keine Hilfe. Es gibt auf der Welt keinen, der Krebs heilen kann. Aber ich habe viele geheilt, die nach ‚Krebsoperationen' zu mir gekommen sind. Die können nicht Krebs gehabt haben, obwohl die Ärzte ihnen das gesagt haben."

Hier wird die Sache mit aller Macht philosophisch, und keine Erfahrungswissenschaft der Welt kann daran etwas ändern. Das Kernproblem heißt: Was ist Krebs? (Siehe Kapitel 8 — dort freilich wird die Frage auch nicht beantwortet.)

Wenn man Krebs als etwas definiert, das a priori unheilbar ist, hat Cäcilia Rossböck recht. Dann sind Heilungen Heilungen a posteriori, und es war da kein Krebs — das liegt eben in der Definition. Eine zweite Kategorie ist die der schulmedizinischen Ausrede. Wenn (wohlverstanden, „nach menschlichem Ermessen", wie das so schön heißt) „einwandfrei" Krebs diagnostiziert wurde und der Patient dann doch geheilt wird, so war es entweder ein „Wunder" oder, wenn Naturheilverfahren dies bewirkt haben, eben „kein Krebs".

Aus der Aporie hilft weiter die Möglichkeit, daß Cäcilia Rossböck ganz einfach irrt. Oder nur so tut als ob. Das ist nämlich der bequemste und wahrscheinlichste Weg. Die Verständigungsschwierigkeiten zwischen mir, der ich in diesem Fall Advocatus diaboli (nämlich der Schulmedizin) spiele, und ihr sind größer, als man annehmen könnte: „Ich verstehe", sagt sie, „die ärztlichen Befunde nicht, und die Ärzte verstehen mich nicht." Bei so intensivem gegenseitigem Nichtverstehen ist (ebenfalls a priori) notwendigerweise die Kommunikation gestört — ein Hauptproblem in der Verständigung zwischen Schule und Außerschulischen. (Gesundheitsministerin Leodolter: „Alle Gespräche, die geführt wurden, sind daran gescheitert, daß der eine von dem, der andere jedoch von jenem geredet hat. Zusammengekommen sind wir nicht.") Vielleicht bringt ein weiterer Fall Licht in die Sache und die Haltung der Schwarzwallnerin.

„Einer ist aus der Steiermark gekommen. Der hat beim Hals alles rausgeschnitten gehabt. Der Arzt hat ihm gesagt, er muß in acht oder vierzehn Tagen wieder ins Spital. Das wollte er nicht. Ich habe, ehrlich gesagt, schwarzgesehen — denn wenn's Krebs ist, kann keiner was machen. Ich habe ihm mei Schmier' gegeben, und er hat sich gut geschmiert, und er ist gesund geworden. Das hat ihm sogar sein Arzt bestätigt. — Ein paar Monate später kommt sein Sohn zu mir. Erzählt, daß der Vater gesund ist. Was kommt er da zu mir, wenn er ohnehin gesund ist? Dann hat er gefragt, ob ich Krebs heilen kann, und da hab ich gewußt, daß ihn der Arzt geschickt hat. ‚Na', hab i gsagt, ‚es gibt auf der ganzen Welt kan, der was an Krebs heiln kann.' "

Somit spricht einiges für die Annahme, daß Cäcilia Rossböck es für besser hält, Krebs für unheilbar zu halten. Das verschafft weniger Ärger und bringt die Ruhe, die man zum Salbenkochen braucht. Außerdem ist Krebs nicht ihr „Spezialgebiet".

„Seit fünfhundert Jahren ist das Heilen in der Familie", sagt sie mir noch. Sie hat es von ihrem Vater, Matthias Zähling, der in Kleinzell ansässig war, „aber lernen kann man das nicht. Man muß die Krankheiten kennen." Einer ihrer Söhne „taugt nix", der andere hingegen „tuat sich ganz guat beim Einbinden".

Lärbams Pech und Rossböcker Geist

„Die volkstümliche Medizin bestand bei unseren Altvorderen besonders in dem geheimnisvollen ‚Wenden'! Auf diese Weise wird ja heute noch bei ‚Fraisen', ‚Schwund', ‚Fieber' oder ‚Wurm' öfters hier kuriert ... schon Kaiser Karl der Große suchte (im Verein mit der Kirche) dem zu steuern durch den Gebrauch von ‚Hausmittelpflanzen', die in allen Bauerngärten gezogen werden

Malefizöl und schwarze Schmier' 43

mußten und dort größtenteils heute noch zu treffen sind. Und wirklich blieben die Leute in den abgelegenen Gebieten dabei gesund. Freilich mußten sie dabei oft weit gehen zu einem ‚Schwarzwallner', so speziell zu unserem Matthias Zähling vom Schwarzwald, der durch seine ‚Hiasschmier' wirklich unzählige Beinbrüche heilte. Sein Ruhm ist zum Teil übergegangen auf seine Söhne in Rohr und am Roßbach." Das schreibt Pater Benedikt Kißling (81).

Zählings Methode, Brüche zu heilen, ist simpel, wie die anderer Bauerndoktoren auch: Einrichten, Salbe drauf, mit Rinde oder Spanholz schienen, zubinden und den Patienten zwei, drei Wochen ins Bett legen. Es muß hier eingefügt werden, daß auch Schulmediziner nichts gegen diese Art der Bruchbehandlung einzuwenden haben, wenn der Bruch nicht offen und unkompliziert ist und dem Patienten die Bettruhe zugemutet werden kann. „Durch Ruhigstellen verheilen Knochenbrüche wirklich schnell und gut", kommentierte ein Chirurg diese Methode, gab aber zu bedenken, daß beispielsweise bei einem Beinbruch ein Gehgips dem Patienten Beweglichkeit und Arbeitsfähigkeit verleihe.

Vielleicht war diese Behandlung in früheren Tagen angezeigter, da man noch mehr Zeit und Muße hatte und ein Bauer ganz gern darniederlag, wenn es nur zwei oder drei Wochen waren ... Plackerei war das Landleben immer, und die von der Bauernkrankenkasse finanzierten Kuraufenthalte in Bad Tatzmannsdorf oder anderswo waren noch nicht erfunden.

Einer aus der Schwarzwallner-Tradition ist F r a n z   Z ö c h l i n g in Innerhallbach. Das liegt tief drin im Niederösterreichischen, in der Nähe der Kalten Kuchl, und es ist nicht not, hier den Weg zu ihm zu beschreiben, denn er hat eine Art Versandhandel für Heilmittel. Wer schreibt und ein paar Schillinge für die Auslagen schickt, bekommt alles, was er braucht.

Er selbst nennt sich „Bauer und Jäger". Das erste ist sein Broterwerb, das zweite seine Leidenschaft. Seine Salbenrezepte hat er von den Ahnen geerbt. Auch bei ihm finden sich schwarze, gelbe und weiße Schmier'. Hauptanwendungsgebiet: Nachbehandlung von Knochenbrüchen.

Die chirurgische Arbeit liegt in den Spitälern, aber aller Nagel- und Schienkunst zum Trotz bleibt noch einiges zu tun. Steifigkeit der Gelenke, Durchblutungsstörungen der Beine, Abnützungserscheinungen, insbesondere des Kniegelenks, sind der Therapie durch die Zöchlingschen Salben zugänglich.

Wie lange es daure, bis sich die Wirkung einstelle?

Zöchling ist da sehr ehrlich: „Das ist je nach Mensch verschieden. Es gibt solche, die gut ansprechen, dann ist die Wirkung schon nach ein paar Tagen da. Andere sprechen schlecht oder überhaupt nicht an. Ja, es gibt Sachen, wo's nix hilft."

Der 47jährige Naturliebhaber streicht stundenlang durch Wald und Feld, um die Ingredienzien für seine Salben zu sammeln. Eines der wichtigsten Dinge sei „Lärbams Pech", und dieses bedeutet auf Hochdeutsch „Pech des Lärchenbaumes" (Larix decidua Mill.).

Die Kenntnis der lärchischen Heilkraft ist erstaunlich wenig verbreitet. Zahlreiche ansonsten gute Kräuterbücher enthalten keinen Hinweis darauf (88, 158,

180). In der Steiermark macht die Volksheilkunde jedoch davon ausgiebig Gebrauch. Die Sache ist nicht ganz klar, denn die Lärche ist ja auch in der Schweiz und im süddeutschen Raum heimisch, von dort aber fehlen mir Hinweise auf deren arzneiliche Verwendung.

In Marhof in der Steiermark zum Beispiel kochte man eine Heilsalbe aus Hauswurz (Sempervivium tectorum L.), reinem Lärchenpech, Butter und etwas Kampfer: „Da kann ma den Hintern zuahoiln" (87; 11). Eine Heilsalbe der Mockbäuerin in Untergreith bei Gleinstätten, ebenfalls in der Steiermark, besteht aus Rindsschmalz, Lärchenpech, echtem Bienenwachs, Schwarzwurzel (Symphytum officinale L.), Hoalandawurzn (Levisticum officinale Ko.), Fette-Henn-Wurzn (Sedum telephum L.), Nicklwurz (Sanicula europaea L.) und Schmerwurz (Bryonia alba L.). Diese Salbe wird im Mai gekocht, weil die Pflanzen da am meisten Heilkräfte enthalten (87; 13).

Es fällt auf, daß Lärchenpech nie allein verwendet wird. Es spielt seiner zähen Konsistenz wegen für die „Schmierbarkeit" einer Salbe eine Rolle, hat aber sicher selbst Heilwirkungen; ein Synergismus mit anderen Stoffen kann vermutet werden. Es ist der Saft, der nach dem Anbohren des Baumstammes austritt, und es läßt sich denken, daß dessen Gewinnung nicht ganz einfach ist. Man muß die Bohr- und Zapfstellen ständig unter Kontrolle halten und laufend den Saft einsammeln; läßt man sich zuviel Zeit, kommt es zu Verharzungen und Verunreinigungen, auch durch Insekten.

Noch wirksamer ist nach Zöchling „Tannas Pech", und nach nunmehriger Kenntnis der innerhallbachschen Semantik können wir dies unschwer mit „Tannenpech" übersetzen. Es ist selten und teuer, und es wird nur am unbeschädigten Baum gesammelt. Es tritt, in meist kleinen Tropfen, an der Rinde von Tannenbäumen (Abies alba Mill.) aus. Es wirkt insbesondere gegen Hämorrhoiden. Zöchling hat eine eigene Hämorrhoidensalbe entwickelt, weil er Tannenpech für diesen Zweck für geeigneter hält. Die zwei genannten steirischen Heilsalben mit Lärchenpech wirken jedoch offensichtlich bei gleicher Indikation.

Zöchlings Frau Maria hat sich einiges von ihrem Mann abgeschaut und beherrscht das Metier fast so wie er. Sie haben sogar eine Art „Kundenkartei": Frau Zöchling hebt die Briefe mit den Bestellungen in einer Schachtel auf; auf den Briefen wird vermerkt, was der Besteller dann tatsächlich und wann er es bekommen hat; ebenso wird notiert, welcher Betrag zu zahlen ist (er bleibt in bescheidenen Grenzen).

Woran er die Krankheiten kenne?

Frau Zöchling, die ihrem Mann auch das Beantworten von Fragen meist abnimmt, weil das der eher schweigsame Naturbursch nicht gern tut: „Meistens wissen die Leut das, sie kommen ja von einem Arzt. Oft schickt sie der Arzt her — zur Nachbehandlung. Auch Spitäler schicken sie um eine Salbe, die sie ‚woanders' holen sollen. Manchmal freilich glaubt er [ihr Mann], daß es etwas anderes ist, als der Doktor sagt."

Weshalb die Leute zu ihm kämen?

Diesmal antwortet er selbst: „Ich glaube, die Leut merken, daß ihnen die Medikamente nicht guttun. Viele werden auf Medikamente magenkrank. Es sind auch Ärzte und Schwestern drunter."

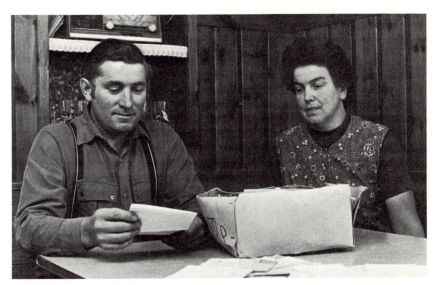

Franz und Maria Zöchling, „Bauerndoktoren" in Innerhallbach, Niederösterreich.

Salben, deren Wirkstoffe durch die Haut resorbiert werden, wirken da viel schonender. Auch die Schulmedizin appliziert vieles rektal (über den Mastdarm) mit Zäpfchen, wenn der primäre Verdauungstrakt von Medikamenten und deren Nebenwirkungen verschont bleiben soll.

Eine weitere Spezialität, die er ererbt hat, ist Zöchlings Rezept für den sogenannten Rossböcker Geist. Das ist „Schnaps mit Wacholder" (Juniperus communis L.), der zum Einreiben bei Gliederschmerzen und allerlei anderen Beschwerden dient. Der Schnaps (hochdeutsch: Branntwein) wird nicht nur mit den Beeren, sondern auch mit Kampfer angesetzt. Innerlich darf er nicht genommen werden! Überhaupt legt Zöchling Wert darauf, nur äußerlich zu behandeln, und das ist vermutlich auch der Grund, weshalb er noch nie Schwierigkeiten mit Ärzten oder Gesundheitsbehörden hatte — im Gegensatz zu seinem Großvater Matthias Zähling, der, von weniger erfolgreichen Konkurrenten aus Neid verklagt, wiederholt vor Gericht stand.

Negative Auslese

„Mehr als neunzig Prozent der Leute, die zum Heilpraktiker kommen, sind mehr oder minder verpfuscht. Nur ganz selten kriegen wir frische Krankheitsfälle."

Die junge Dame mir gegenüber ist höflich-kühl, und es ist überhaupt ein Wunder, daß sie mich vorließ: G a b r i e l e Z i e r o w (auch den Vornamen mußte ich ihr mühsam entlocken; sie steht nur unter „G. Zierow" im Telephonbuch) gab mir zu verstehen, daß sie ihre Zeit nur ungern an einen Skribenten verschwendet. Aber die Kühle hat auch ihr Gutes — nämlich Sachlichkeit. Es gibt Zahlen, die sonst in der Medizin, die viele fälschlich noch immer für eine (Natur-)Wissenschaft halten, meistens nicht sonderlich viel aussagen.

Gabriele Zierow also ist seit 1974 niedergelassene Heilpraktikerin in Hannover und entstammt, wenn man so will, zunächst und zumindest halbwegs der Schulmedizin, auf die sie schimpft. Sie ist staatlich geprüfte Krankenschwester und „hat alles mögliche gemacht, auch viel selbständig gearbeitet, soweit das in diesem Beruf möglich war".

Unter anderem hat sie scharf beobachtet. Und sie hat, genauso wichtig, selbst nachgedacht. Sie kam drauf, daß vieles in der Schulmedizin unsinnig, ja geradezu schädlich für den ist, dem sie dienen soll, nämlich für den Kranken. So beschloß sie, Heilpraktikerin zu werden.

Ob sie da an eine Schule ging oder Fernkurse besuchte?

„Das ist ein etwas düsteres Thema ... Nein, nicht in bezug auf meine Person. Ich halte die verschiedenen Heilpraktikerschulen und die Prüfungsordnung für Heilpraktiker für außerordentlich unbefriedigend. Was nichts damit zu tun hat, daß es immer wieder sehr gute Heilpraktiker geben wird — das ist relativ unabhängig voneinander."

Frau Zierow also besuchte keine Schule, sondern lernte selbst. Autodidaktisch. Sie machte ihre Zwischenprüfungen in der Wunstorfer Heilpraktikerschule (bei Hannover), unterzog sich der Überprüfung durch den Gutachterausschuß für Heilpraktiker und bekam ein Jahr später, nach Absolvierung einer ihr auferlegten Assistentenzeit durch die Landesregierung Niedersachsen, die Erlaubnis zur Niederlassung.

„Dann habe ich mir meine eigenen Therapieformen herausgesucht, mich damit auseinandergesetzt und dann (1974) die Praxis eröffnet." Sie hat sich sicherlich keine Illusionen gemacht, aber die negative Auslese an Patienten, die zu ihr in die Praxis kommen, hat sie doch einigermaßen überrascht.

„Neunzig Prozent derer, die zum Heilpraktiker kommen, haben den Kreislauf Hausarzt—Facharzt—Fachklinik—Kuraufenthalt und Besuche bei einigen medizinischen Koryphäen schon hinter sich. Sie sind von Kopf bis Fuß mit allen Möglichkeiten der modernen Medizin durchgetestet und behandelt — und meist hat sich überhaupt nichts gebessert. Im Gegenteil: in sehr vielen Fällen hat sich einiges verschlechtert."

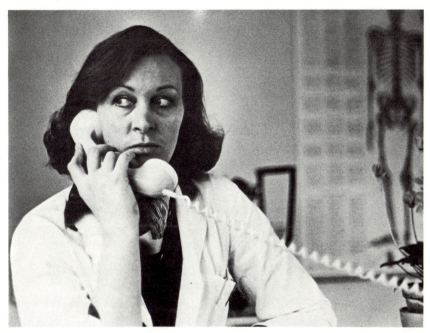

Gabriele Zierow, Heilpraktikerin in Hannover.

Hier muß gesagt werden: Frau Zierow steht voll und ganz zu ihren Aussagen, sie spricht aus eigener Erfahrung, die, in anderen Worten, schlicht lautet: Die Schulmedizin macht viele Patienten noch kränker, als sie es ohnedies sind.

Sie steht mit dieser Meinung freilich nicht allein, und es werden noch einige gewichtige Stimmen in diesem Buch zu Wort kommen. Zum Beispiel der Lauenburger Chirurg Professor Dr. Julius Hackethal, der mir sagte: „Ich bin sicher, die Menschheit wäre gesünder, wenn es die Schulmedizin nicht gäbe" — welche Sentenz den Präsidenten der Wiener Ärztekammer, den Orthopäden Dozent Dr. Hermann Neugebauer, zu der gleichermaßen süffisanten wie kennzeichnenden Stellungnahme veranlaßte, man brauche ob solcher Bemerkungen gar nicht mehr weiterzudiskutieren; solche Leute disqualifizierten sich selbst.

Aber entstehen etwa nicht vielerorts Abteilungen und Forschungsprojekte speziell im Zusammenhang mit dem ungeheuer großen Komplex der iatrogenen Krankheiten, also derer, die durch ärztliche Einwirkung verursacht werden? Disqualifizieren sich auch diese Forscher? Aber in Wien wie anderswo scheint man von Standes wegen noch immer lieber drauflos zu behandeln als nachzudenken, als eingebürgerte Behandlungsweise kritisch zu überprüfen und allen Heilmöglichkeiten gegenüber aufgeschlossen zu bleiben.

Diesen „Patienten-Mist", diese Brosamen von den Tischen der reichen Schulmediziner also, bekommen die Heilpraktiker. In Deutschland ganz offiziell — da sind Heilpraktiker ja zugelassen. Da hat der Bundesbürger wenigstens noch etwas, wo er hingehen kann, wenn alles sonst versagt hat; da findet er noch Bezugspersonen, die sich seiner annehmen. Das Honorar ist durchschnittlich mäßig: eine Behandlung kostet zwischen 30 und 50 Mark (Stand Sommer 1978); und alle Privatkassen (Zusatzversicherungen) sowie einige Betriebskrankenversicherungen decken diese Kosten ab. Die gesetzliche, offizielle Krankenversicherung freilich nicht oder nur unter bestimmten Voraussetzungen.

Mit dieser negativen Auslese also muß Frau Zierow arbeiten — und ein paar Tausend ihrer Kollegen dazu.

„Die Basis, auf der wir stehen, ist somit viel ungünstiger als beim Schulmediziner — das sollte man nie vergessen. Denn die Leute gehen ja zuerst einmal zum Schulmediziner, und das ist ja auch verständlich . . ." — eben weil die Krankenkasse zahlt.

Und wie viele dieser schlecht Behandelten, Verpfuschten, Aufgegebenen, Abgeschasselten könne sie zumindest bessern?

„Die Erfolgsquote bei denen, die gebessert aus der Praxis entlassen werden, liegt bei 90 Prozent. Ich weiß — das ist sehr viel. Die Quote derjenigen, die als geheilt entlassen werden, liegt bei 60 Prozent. Wobei wir unter ‚geheilt' nur solche Fälle reihen, die auch nach der Entlassung sich weiterhin regelmäßig in den Praxen melden und Bericht erstatten — und das über einen längeren Zeitraum."

Mir kommt — wieder einmal — das Paracelsus-Wort in den Sinn: „Ich habe Heilungen vollbracht, die ihnen in allen ihren Büchern nicht möglich waren." Ein solcher Prozentsatz muß als höchst beachtlich gelten. „Das ist er auch. Einigen — etwa zehn Prozent — kann man leider nicht helfen. Es wäre gut, wenn möglichst viele Patienten schon im Anfangsstadium ihre Erkrankungen mit naturheilkundlichen Methoden behandeln ließen. Es ist etwas schwierig, sich mit Empirie, mit Erfahrungsheilkunde, zu beschäftigen — das Angebot an therapeutischen Möglichkeiten ist ungeheuer groß. Es gibt unwahrscheinlich viele Nuancierungsmöglichkeiten, und es bleibt einem im Endeffekt nichts anderes übrig, als sich festzulegen, was man macht und was nicht. Man muß sich klarwerden, welche Therapieformen die übergeordneten sind und mit welchen man möglichst viele Krankheitsbilder abdeckt."

So macht sie Neuraltherapie nach Dr. Huneke. (Das ist seitens vieler deutscher Heilpraktiker die Standardtherapie; wir kommen später im Zusammenhang mit dem Bochumer Heilpraktiker Siegfried Rohde noch darauf zurück.) Sie präzisiert: „Nicht nur die klassische, die im Dreimonatskurs vermittelte Neuraltherapie, sondern ich habe mich mehr als zwei Jahre damit auseinandergesetzt", und sie verweist auf Segmenttherapie, Akupunktur, Ozontherapie und, für ihre Krebspatienten, Enzymtherapie. Das ist für viele, die durch Stahl

Negative Auslese 49

und Strahl nicht gesundeten, oft die letzte Hoffnung auf ein paar menschenwürdige Jahre. (Im Kapitel „Krebs" wird darauf noch eingegangen.)

Ich benütze die Gelegenheit, mir die Ozontherapie erklären zu lassen, da Frau Zierow darauf große Stücke hält.

„Ozon hat die chemische Formel O_3 im Gegensatz zum Sauerstoff, O_2. Diese Form ist chemisch außerordentlich reaktionsfähig und, in konzentrierter Form, giftig. So müssen wir stark mit ‚gewöhnlichem' Sauerstoff verdünnen, und zwar jeweils individuell, unterschiedlich für jeden Patienten. Zur Anwendung gelangt, unabhängig von der Art der Applikation, ein Ozon-Sauerstoff-Gemisch in verschiedenen Konzentrationen. Man wendet Ozon z. B. zum Begasen von offenen Wunden und Geschwüren, wie Ulcus cruris oder bei Ekzemen, an. Man spritzt es aber auch intravenös, intraarteriell oder subkutan und man kann es auch intrakutan quaddeln. Man kann Wasser ozonisieren und dem Patienten zu trinken geben — etwa bei Schleimhautgeschwüren des Magens und des Zwölffingerdarms; man kann auch ozonisiertes Eigenblut injizieren, das ist eine der bekanntesten Formen."

Über die Wirkungsweise ist wenig bekannt. Außer daß Ozon bakterizid und fäulnishemmend wirkt und aufgrund seiner Instabilität und Reaktivität (vergleichbar dem naszierenden Wasserstoff und dem biologisch aktiven Schwefel in Schwefelbädern) stimulierend auf den Organismus wirkt, weiß man nicht viel. Aber, wie immer in der Heilkunde, schadet das nicht. Wichtig ist, *daß* es wirkt.

Und wann wird nun Ozon verwendet?

„Es ist höchst erfolgreich z. B. bei der Hepatitis, der Leberzellenentzündung, und der Leberzirrhose, dem Schwund des spezifischen Lebergewebes."

Auch bei diesem Satz zu verweilen ist nützlich. Die Hepatitis ist eine weitverbreitete Krankheit — wie Hackethal und andere gezeigt haben — vornehmlich „dank" den Fortschritten der Chirurgie. Als sogenannte Serumhepatitis A und B wird sie vor allem bei Bluttransfusionen übertragen, und zwar mit einer Wahrscheinlichkeit (je nach Autor verschieden) zwischen 2,5 und 4 Prozent pro Konserve. Nach verschiedenen Autoren beträgt die Wahrscheinlichkeit, durch eine Blutinfusion Hepatitis zu bekommen, ab sechs Konserven zwischen 20 und 30 Prozent. Japaner berichten sogar, 64,5 Prozent der Blutempfänger hätten eine Hepatitis mitinfundiert bekommen (46; 198—199). Wenn weiter (zur „Prophylaxe" bei großen Operationen) so drauflos infundiert wird, können Deutschlands Heilpraktiker und Ozongerätehersteller beruhigt in die Zukunft blicken, denn allein diese iatrogene Infektion schafft hunderte Arbeitsplätze und kostet ein mittleres Volksvermögen. Aber weder Staat noch Krankenkassen rechnen so, und Patienten schon gar nicht.

Der Patient mag Frau Zierows Äußerung entnehmen, daß es entgegen der Meinung der Schulmedizin doch etwas gegen Leberzirrhose gibt. Und wenn es auch in vielen Fällen nicht erfolgreich ist — einige werden daran gesunden. Weitere Ozon-Indikationen: Durchblutungsstörungen, vor allem Raucherbein, und Managerkrankheit.

Übrigens: Wie kam sie dazu, so eigene Wege zu gehen?

„Ich bin groß geworden mit einer Erziehung, die mir einprägte, nichts als gegeben hinzunehmen, sondern immer zu fragen, warum und wieso."

Auch das klingt nach Hackethal: „In der Medizin müssen Sie immer alles und jedes bezweifeln. Immer schön selber denken."

Frau Zierow also „wandte diese Taktik auf die Schulmedizin an und kam zu höchst überraschenden Ergebnissen. Und sehr häufig zu anderen als die Schulmediziner."

Ob es nicht auch gute Schulmediziner gebe?

„Ja, die gibt es wohl auch. Aber, prozentual gesehen, viel weniger gute Schulmediziner als Heilpraktiker. Das hat auch einen ziemlich einleuchtenden Grund, nämlich den, daß ein Heilpraktiker völlig ungeschützt ist. Er kann sich nicht leisten, große Fehler zu machen; aus seinem eigenen Überlebenstrieb heraus muß er ununterbrochen wachsam sein — ihm *darf* nichts passieren. Somit ist das praktisch auch ausgeschlossen. In dem Augenblick, wo in Deutschland einem Heilpraktiker ein größerer Fehler unterlaufen würde, womöglich mit tödlichem Ausgang, würde sich die gesamte Schulmedizin auf die gesamte Heilpraktikerschaft stürzen. Die warten ja nur darauf — darüber ist sich jeder Heilpraktiker im klaren."

Inzwischen ist ja auch der Heilpraktiker Martin Hinterthür aus Leeste bei Bremen vor Gericht gestanden. In „seiner" Überdruckkammer starben, laut Anklageschrift, fünf Menschen im Laufe unsachgemäßer Behandlung. Freilich war ein Arzt mit dabei, der es hätte besser wissen müssen: Rudolf Lammert aus Lienen/Westfalen.

Gabriele Zierow meint, daß die Akzeptierung von Heilpraktikern durch die Schulmedizin eine Frage der Toleranz und der Klugheit sei. „Bei vielen von ihnen weckt man Emotionen, wenn man diese Frage nur aufs Tapet bringt. Wissenschaftliches Denken aber (etwas, das die Schulmediziner für sich beanspruchen) sollte zu unterscheiden wissen zwischen guten und schlechten Heilpraktikern."

Ob sie nicht selbst auch an einer Abneigung gegenüber der Schulmedizin laboriere?

„Ja, das müssen Sie aber verstehen — 90 Prozent von denen, die in unsere Praxis kommen, sind ja verpfuscht, von Schulmedizinern verpfuscht. Es macht auf die Dauer keinen besonders großen Spaß, sich immer mit verpfuschten Fällen herumzuschlagen. Andererseits glaube ich, daß die Schulmediziner — ich habe ja lange genug mit einigen von ihnen zusammengearbeitet — auf ihrem spezifischen Gebiet meist sehr viel können und wissen. Ich bin nur der Meinung, daß dieses spezifische Gebiet den Menschen und seine vielfältigen Ausdrucksmöglichkeiten auch in bezug auf Erkrankungen gar nicht deckt und erfaßt. Und zudem fehlt bei den Schulmedizinern ein Selbstreinigungssystem, wie es dies bei den Heilpraktikern gibt. Wenn nämlich ein Heilpraktiker keinen Erfolg hat und nicht gut ist — dann ist er sehr schnell weg vom Fenster. Die Frage, *wie* schnell, ist die seiner persönlichen Vermögensverhältnisse, und diese sind bei den meisten nicht besonders gut."

Dagegen fördere, meint sie, das gegenwärtige System in der Schulmedizin die Nieten — eine Meinung, die hier getrost wiedergegeben werden kann, da sie

Negative Auslese 51

auch von Schulmedizinern geteilt wird, etwa vom Wiener Histologie-Ordinarius Professor Dr. Gottfried Kellner.

„Mehr als 50 Prozent der Schulmediziner sind nicht besonders gut", meint Frau Zierow. „Ich halte keinen für gut, ob Schulmediziner oder Naturheiler, der einen neuen Patienten fragt, wo es ihm fehlt, ihm ein Rezept schreibt und ihn nach wenigen Minuten rauswirft — das halte ich für skandalös, unmöglich und fast schon für kriminell. Ich bringe das auch meinen Patienten gegenüber bei passender Gelegenheit zum Ausdruck."

Patienten führt sie mir keine vor — ich hatte, da Frau Zierow unter Zeitmangel litt, auch nicht darum ersucht —, aber beim nächsten ihrer Kollegen, den ich besuche, bekam ich dafür um so mehr Kranken-„Material".

Ein Mann sticht schnell

S i e g f r i e d R o h d e in Bochum nennt sich „einen Sohn der untersten sozialen Schicht", und er läßt keinen Zweifel daran, daß er es zu etwas gebracht hat — Heilpraktiker ist zweifellos „etwas". Er redet viel und geschwind, und vielleicht mag nicht alles, was er so plaudert, kritischer Nachprüfung durch medizinische Gutachter standhalten; aber eines ist gewiß: seine Patienten wollen ihn „küssen", „umarmen" oder gar — höchst belustigende Vorstellung aus dem Munde eines 71jährigen Bergarbeiters — „auf Händen herumtragen".

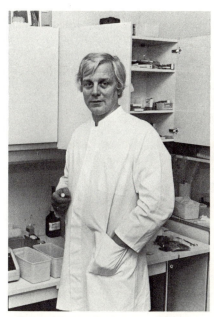 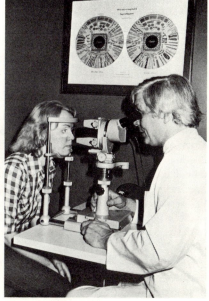

Siegfried Rohde, Heilpraktiker in Bochum, im Labor seiner Praxis und bei der Irisdiagnose.

52   *Naturheiler*

Siegfried Rohde ist beliebt in Bochum. Auch er bekommt eine negative Auslese. Seine Patienten mögen mich nicht tadeln; es ist ja wahr, und ihre eigenen
Aussagen beweisen dies.

Zum Beispiel Frau Gerda Heil aus Essen. Sie ist der seltene, beinahe klassische Fall einer „reinen" Trigeminusneuralgie. Man hat ihre Zähne, ihren Kopf
untersucht, geröntgt, aber keinen Herd gefunden. Das Leiden kam ganz plötzlich über sie: „1969 ging ich noch ohne Kopfbedeckung im Winter spazieren.
1970 sah ich mich vor Schmerzen kaum noch hinaus."

Frau Heil hatte „ihren" Trigeminus linksseitig. Wer jemals diese Schmerzen
erlitten hat, wird sie sein Lebtag nicht vergessen. Die ganze Gesichtshälfte
brennt wie von Feuer, und je nachdem wie viele Äste des dreigeteilten Gesichts-
nervs (daher der Name) befallen sind, schmerzen Unterkiefer, Oberkiefer oder
Stirn- und Augenpartie oder alle drei gemeinsam. Treiben einen diese Schmerzen schon allein halb zum Wahnsinn, so sind Seh-, Geruchs- und Geschmacks-
störungen nicht minder lästig; am übelsten jedoch sind Patienten dran, wenn
der Nerv aufgrund der Entzündung seinen Dienst überhaupt versagt und eine
Lähmung die Folge ist.

Dies passierte auch Frau Heil: „Ich konnte nicht mehr schlucken und sprechen. Nicht mal den eigenen Speichel hielt ich."

Für Nervenentzündungen, somit auch für Trigeminusneuralgien, sind Ner-
venärzte, Neurologen, zuständig. Ob sie nicht bei diesen gewesen sei?

„Aber gewiß. Die hatte ich nach einigen Monaten durch. Alle pumpten mich
mit Tabletten voll — Dolo-Neurobion und Tegratal —, aber die Schmerzen
ließen nur vorübergehend nach. Wenn es windig war, mußte ich den Kopf
ganz vermummen, und es gab Tage, da konnte ich überhaupt nicht das Haus
verlassen."

Worin die Therapie der gegenwärtigen Schulmedizin besteht, hätte niemand
besser darstellen können, als diese schmerzgequälte Frau. Man muß freilich
hinzufügen, daß es nicht immer Dolo-Neurobion gab. Was machten die Ärzte
vor dessen Erfindung?

In hartnäckigen Fällen war wohl eine Injektion direkt in den Nerv indiziert
— des hochbrisanten Herbstzeitlosenalkaloids Colchicin. Das lähmte den Nerv
durch mehrere Wochen, und meist kam es zur Heilung der Entzündung —
durch Ruhestellung, wie man post festum erklärte; und sagen mußte man ja
irgend etwas. Gelegentlich aber blieb die Lähmung. Man konnte sie überdies
durch simple Durchtrennung des Nervs herbeiführen, was die Schmerzen radikal beseitigte, freilich auch die entsprechende Gesichtspartie lähmte. Medicina
crudelis (grausame Medizin) — dieses für die seit Virchow verworfene Humoralpathologie abwertend gebrauchte Beiwort paßte präzise auf diese Art der
„Therapie".

Völlig in Vergessenheit geraten ist die Methode, wie sie Bernhard Aschner
beschreibt und wie sie vor hunderten Jahren erfolgreich von angeblich „un-
wissenschaftlichen" Ärzten angewandt wurde: „In mehreren Fällen von Trigeminusneuralgie half die Kombination von Baunscheidtschem Verfahren und
Cantharidenpflaster, welches zuerst unterhalb des Ohres am Hals, aber auch

Negative Auslese 53

direkt im Gesicht angewendet wurde. Die Patientinnen nahmen die vorübergehende Belästigung durch Blasenbildung gern in Kauf, da die Schmerzen oft über Nacht verschwanden. Sie kamen zwar manchmal an einer anderen Stelle des Gesichtes wieder, aber durch tage- und wochenlange fortgesetzte Hautableitung wurde doch in mehreren Fällen Heilung erzielt. Intern wurde gleichzeitig mit stoffwechselentlastenden Mitteln behandelt. Auch hat sich Extr. Aconiti dabei sehr bewährt" (16; 512—513).

Auf Baunscheidt und das Cantharidenpflaster wird später noch ausführlich eingegangen. Hier sei nur soviel vermerkt, daß auch Rohde nicht nach diesem Verfahren arbeitete (auch er kannte es nicht), aber mit seiner Methode der bei Huneke in Düsseldorf gelernten Neuraltherapie beste Erfolge erzielte.

Rohde: „Dieser Stich ist wirklich heikel. Man muß durch das Kiefergelenk präzise das Ganglion Gasseri treffen. Der Patient darf sich weder bewegen noch sprechen noch atmen; man muß ihn vorher entsprechend durchatmen, schlucken und aspirieren lassen." Rücksprache mit anderen Kennern der Neuraltherapie belehrte mich, daß dieser „goldene Stich" wirklich keine Kleinigkeit ist — aber Rohde hat ihn in zwei Sekunden absolviert, und die Patientin ist dabei kaum zusammengezuckt. Sie hatte anderthalb Jahre lang Ruhe nach der letzten Injektionskur bei Rohde — „aber vor ein paar Tagen kamen wieder in der Nacht leichte Krämpfe. Bevor es ärger wird, dachte ich: Her zu Herrn Rohde."

Der Bochumer Heilpraktiker ist so ehrlich, zuzugeben, daß seine Patienten „schon ein bißchen was" aushalten müssen: „Wenn man schnell zum Ziele kommen will, und das ist bei Leuten von außerhalb meistens notwendig, dann muß man auch zu schärferen Waffen greifen."

Solche sind zum Beispiel Zwölfzentimeternadeln, die Rohde gekonnt mit einem Schub durch die Bauchdecke ins Ganglion coeliacum (das Sonnengeflecht) stößt: zur Förderung der Durchblutung und Koordination der Nerven, gegen vegetative Dystonie, gegen mangelnden Tonus der Darmpartien und des Magens. Kürzere Nadeln werden zwischen Kopfhaut und Schädeldach gestoßen — etwa gegen zerebrale und periphere Durchblutungsstörungen. Gespritzt wird Procain oder Novocain, aber manche Neuraltherapeuten meinen, darauf komme es nicht an, wichtig sei, *daß* gespritzt werde. Weiter stark in Gebrauch ist das sogenannte „Umspritzen" der Narben (mit einem pistolenartigen Gerät, das Procain subkutan — unter die Haut — plaziert), das Suchen von Störfeldern und deren Kompensation sowie die Kombination zwischen Neuraltherapie und Akupunktur. Man wird bemerken, daß die Mehrzahl der Ärzte diese Methoden entweder nicht kennt oder ablehnt — meist aus Unkenntnis. Es handelt sich um außerschulische Methoden: solche, die nicht an den Medizinschulen, den Universitäten, gelehrt werden. Um so wirkungsvoller sind sie in der Hand der „kleinen Praktiker", eben der Heilpraktiker.

Freilich ist mit ihnen nicht alles möglich. Monomanie ist auf jedem Gebiet schädlich, aber weder Frau Zierow noch Herr Rohde ist von diesem einseitigen Schlag.

Es ist reges Kommen und Gehen hier, bei Rohde, gegenüber dem Bochumer

Bahnhof. Das Wartezimmer ist meist voll, aber die Belegschaft wechselt schnell: Rohde, seine Frau, eine weitere Helferin und ein Heilpraktiker-Lehrling sind äußerst fix. Ein gutes Dutzend Krankengeschichten nehme ich auf Tonband. Alle haben mir bereitwillig geholfen, ihre Erfahrungen zu formulieren; aber ich kann unmöglich alle verwerten. Vielen Dank, liebe Bochumer!

Einen Mann freilich muß ich abschließend wohl noch drannehmen. Er hat mich zwar gebeten, seinen Namen nicht zu schreiben, und dieser Bitte komme ich auch gerne nach, aber das, was er zu erzählen hat, ist mehr als medizinhistorisch interessant.

„Es ist wegen des Ärgers mit der Berufsgenossenschaft, den ich nach meiner Erzählung haben könnte. Ich bin 31 Jahre lang im Bergbau gewesen, in Eschweiler im Kohlenrevier, hab ne Staublunge — Silikose — und bin Invalide. Ich darf ja niemandem sagen, was ich Invalidenrente habe, aber wenn die draufkommen, daß es mir jetzt besser geht, kürzen die mir die Rente um 20 oder auch um 30 Prozent."

Besserung, Heilung — das alles ist in diesem System nicht vorgesehen, und wenn einer Verdacht schöpfte, wär's aus. Nun könnte man wohl sagen, einer, der 31 Jahre lang in die Zeche einfuhr, habe ja dem Staat wohl auch einiges an Kohle gefördert und Geld gebracht, und da sollte es auf ein paar Mark nicht ankommen. Möglich auch, daß ihm als Unikum (er ist der letzte Überlebende seiner Generation) kein Pfennig gekrümmt würde — aber sicher ist gar nichts. Also ist er begreiflicherweise lieber vorsichtig.

„Mit vier Beschwerden kam ich zu Rohde. Erstens: Ich hatte keinen Sauerstoff mehr im Blut. Zweitens: Meine Beine waren steif. Ich hatte schreckliche Krämpfe. Drittens: Der Kopp, der ging mir hoch. [Gemeint sind heftige Kopfschmerzen.] Viertens: Ich kriegte fast keine Luft mehr. Ich ging ständig zum Arzt in der Berufsgenossenschaft, aber der erreichte nichts. Schließlich empfahl mir mein Schrebergartennachbar, es mit Rohde zu versuchen. Seit Mitte Mai bin ich nun bei ihm [das Interview fand im darauffolgenden Oktober statt], und ich kann sagen, ich bin wie neugeboren. Die Mediziner sagten: Alles ist Verschleiß bei Ihnen, man kann nichts machen. Aber Rohde hat gesagt: Ich werde Sie schon hinfingern. Kopf, Leber, Herz, Galle und Beine — das alles ist jetzt wieder in Ordnung. Natürlich — die Staubkrankheit kann man nicht wegnehmen, die ist noch da. Aber wenigstens habe ich keine Beschwerden."

Er hat eine Flasche feinsten französischen Kognaks mitgebracht — für Rohde: „Dem geb ich gern alles, aber von der Rente laß ich mir nichts abziehen."

Obwohl er „nie in einer Wirtschaft saß und nie rauchte", trank er doch mal gelegentlich ganz gern ein Gläschen Wacholder. „Ich hab das dem Rohde auch gesagt, und der hat meine Leberbefunde angeschaut und gesagt: ‚Nix, mein Lieber.' Also hab ich mich gehalten."

Dieser Punkt verdient besonders betont zu werden und legt einen weiteren Unterschied zwischen Schulmediziner und Heilpraktiker bloß: Der Arzt befiehlt, aber dem Heilpraktiker gehorcht man. Man gehorcht ihm um so mehr, als Erfolge, als Besserungen handgreiflich werden.

Negative Auslese 55

Der Arzt, trotz aller Miesmacherei verschiedener Skribenten weiterhin unentthronter Gott in Weiß, ordiniert und befiehlt in der Regel auf Distanz. Man nimmt seinen Spruch für ein Fatum — für etwas, das nicht beeinflußbar ist. Und in einer Art unbewußtem Zirkelschluß meint man, da dieser Spruch nicht beeinflußbar ist, hätte er selbst auch keinen Einfluß. Ich habe das selbst an vielen Beispielen beobachten können. Obwohl die Anordnungen des Arztes durchaus richtig und lobenswert waren, folgte ihnen der Patient trotz Autoritätsglaubens nicht. Oder, schlimmer: wenn er ihnen folgte und sie ihre Wirkung nicht taten, war die Enttäuschung um so tiefer.

Der Heilpraktiker ist anders. Rohde, „Mann aus dem Volke" wie der Kumpel selbst, spricht seine Sprache, ist ihm näher, versteht ihn besser. Schon nach der ersten Injektion trat eine spürbare Besserung ein, und damit war Rohde in des Mannes Augen legitimiert. Sogar dazu, ihm sein Gläschen zu verbieten.

Auch unter meinen Landsleuten konnte ich dieses Phänomen wiederholt lokalisieren. Ein Stoasteirer versteht weder Latein noch Hochdeutsch; sogar mit der österreichischen Umgangssprache hat er, so sie außerhalb seiner grünen Grenzen gesprochen wird, Schwierigkeiten. Den Mann aus seinem Dorf, der ihm Salbe und Kraut verordnet und ihm Diätempfehlungen gibt, den versteht er. Und dem folgt er: Es ist einer wie er selbst, ein Gleicher unter Gleichen.

So also hielt sich der Kumpel aus Bochum vier Monate lang und trank keinen Tropfen Alkohol. Als ich ihn sah, war das Verdikt bereits wieder aufgehoben. Rohde war mit seinen Leberwerten (Transaminasen, bestimmte Enzyme, ein Funktionsparameter der Leber) höchst zufrieden und konnte ihm wieder sein Gläschen bewilligen.

Woher wußten alle diese Leutchen von Rohde und daß die Chance, er würde ihnen helfen, gut war? Einige Antworten kennen wir: Der Nachbar hat ihn empfohlen, ein Freund, ein Berufskollege.

Diese Mund-zu-Mund-Empfehlungen sind das wirksamste und überzeugendste „Überweisungsmittel", das es überhaupt gibt.

Aber es gibt noch einen Faktor, der nicht hoch genug eingeschätzt werden kann: die Zeitungen. Frau Heil zum Beispiel erfuhr durch die *Bild-Zeitung* (die übrigens monatelang eine Serie über Naturheilmethoden und den Münchner Heilpraktiker Köhnlechner brachte) von Rohde. Er hatte eine Dame so wie später sie selbst von Trigeminusschmerzen befreit. Ein anderes Ehepaar, dessen Durchblutungsstörungen und Arteriosklerose den Ärzten ihres Heimatgebietes (ein Weinbauerndorf an der Mosel) therapeutisch widerstanden, gelangte durch die *Neue Post* zu Rohde. Und ich könnte zahllose andere, vor allem eigene Beispiele anführen, wie die Kranken durch Zeitungsberichte wohin fanden ...

Es ist dies eine Gegebenheit, die Ursache heftigster Angriffe ärztlicher Standesorganisationen ist. Ärzten ist es nämlich untersagt, für sich Reklame zu machen. Früher einmal war das anders, da hingen Geschäft und Leistung mit der Werbetrommel zusammen: siehe Doktor Eisenbarth (126). Auch Heilpraktiker dürfen dort, wo sie zugelassen sind, nicht werben; dies trifft zum Beispiel auf die Bundesrepublik und einige Schweizer Kantone zu. Sie dürfen aber, wie ein Arzt auch, ihre Praxiseröffnung in einer Zeitungsannonce kundtun. Diese

Regelung besteht beispielsweise im Schweizer Halbkanton Appenzell-Außerrhoden. Das Appenzeller Gesetz verdient wegen seiner Eigenheiten eingehende Würdigung; hier sei nur soviel vermerkt, daß es zum Beispiel vorschreibt, daß die „Auskündungen nicht aufdringlich, übertrieben und anstößig sein und nicht zu Täuschungen Anlaß geben dürfen".

Wie erfährt aber der Kunde, der Patient, vom Angebot? Außer durch den Branchenteil des lokalen Telephonbuches (der aber in der BRD nur strikt lokal aufliegt) eben durch Mundpropaganda und Zeitungsberichte.

Manche Heilpraktiker, etwa die Mystiker unter ihnen, die Zeit für sich und ihre innere Entwicklung brauchen, scheuen allerdings die Öffentlichkeit. Man kommt zu ihnen meistens nur vor, wenn man den richtigen Trick hat. An sich ist es bedauerlich, wenn sich renommierte Heilpraktiker wie zum Beispiel der gebürtige Ungar und nachmalige Buddhistenmönch Stephan Pálos in München oder der über die Grenzen seines kleinen Heimatortes Feldkirchen in Kärnten weithin bekannte Siegfried Huber einem Gespräch verweigern. Aber schließlich tun sie es im Hinblick auf das Wohlergehen ihrer Patienten. Und die sollen eben nicht zu viele werden! Nein, eine Massenpraxis wollen sie nicht.

Weg vom Fenster

Da hier davon die Rede war, soll das Problem gleich erörtert werden: Wie ergeht es einem Heilpraktiker, der nicht Erfolg hat? Diese Frage stellt sich vor allem in der Bundesrepublik Deutschland immer häufiger, denn der Numerus clausus schließt viele vom Medizinstudium aus und drängt sie auf eine „Schmalspurlaufbahn". Viele junge Leute legen daher vorzeitig ihre Prüfungen als Heilpraktiker ab und warten, bis sie 26 sind, denn erst mit vollendetem 25. Lebensjahr darf man sich in der BRD als Heilpraktiker niederlassen. Mit der Niederlassung ist freilich erst ein Teil bewältigt. Wo kein Bedarf oder wo einer schlecht ist, ist er schnell „weg vom Fenster", wie Gabriele Zierow sagte.

Nahe Hannover, wo ich Frau Zierow interviewte, stand mir eine Dame Rede und Antwort, die Heilpraktikerin ist, aber aufhörte, aufgeben mußte: E l i s a - b e t h H o l t m a n n. Sie ist eine geborene Evers, und da liegt ihr das Arzten (um diesen Ausdruck des alten geheimen Medizinalrats Ernst Schweninger zu verwenden) im Blut. Ihr verdanke ich die Bekanntschaft mit der Evers-Diät, und sie bestärkte mich in der Einsicht, daß das, was Schulmedizin für unheilbar erklärt hat, es noch lange nicht sein muß. Und noch mehr ist an ihr zu schätzen, daß sie so ehrlich über ihr Scheitern als Heilpraktikerin sprach. Das findet man nicht alle Tage, denn die meisten reden über ihre Erfolge ... Mißerfolge sind aber gerade höchst lehrreich für die, die da unten nachdrängen.

„Evers war vor zwei Jahren gestorben, und ich habe gefunden, ich müßte auch etwas tun in der Richtung. Da habe ich mich mit zwei anderen zusammengetan. Der eine war Heilpraktikeranwärter, ein Jugoslawe, die andere eine amerikanische Psychotherapeutin. Die haben mich überredet. Sonst hätte ich es wahrscheinlich nicht gemacht."

Die anderen brauchten sie und nützten sie, da sie sowohl die Heilpraktiker-

Negative Auslese 57

prüfung als auch das Recht zur Niederlassung hatte, schamlos aus. Sie gesteht das auch ein. Sie sei zu gutmütig, zu nachgiebig. Ihre andere Seite — Einfühlsamkeit in Patienten — hätte sie höchstwahrscheinlich zu einer hervorragenden Heilpraktikerin gemacht.

„Wir hatten zu dritt ziemlich groß angefangen. Die anderen meinten, sie hätten einen so großen Bekanntenkreis, der die Praxis trüge. Aber bezahlt habe dann alles ich — 30.000 Mark."

Ein schöner Haufen Geld.

„Wir hatten noch ein besonderes Magnetgerät angeschafft — Pamatron nennt es sich —, und der Mitarbeiter sagte, er hätte selbst magnetische Kräfte . . . so habe ich mich übertölpeln lassen. Er brachte auch die Parapsychologie mit ins Spiel — das interessierte mich —, wahrscheinlich war er jedoch nur ein Scharlatan. Ich war angesichts der Patienten unsicher, aber er meinte, wir würden das schon überspielen, lernen, Routine bekommen."

Die Patienten allerdings, von zahlreichen Arztbesuchen geschärften Sinnes, ließen sich nichts vormachen.

Elisabeth Holtmann hatte sich überdies das undankbarste Gebiet ausgesucht, das es in der Heilkunde gibt: richtige, gesunde Ernährung, Diät. Evers-Diät, wie sie ihr Vater verfochten hatte; aber das erfuhr ich erst später. Ferner Atem- und Bewegungstherapie sowie positive Lebenseinstellung.

„Der Mensch ist von Natur aus ein Früchte- und Wurzelesser. Wichtig für ihn ist lebendige Nahrung — und die des richtigen Zeitpunkts. Er sollte das essen, was die Natur jeweils anbietet." Einmal mehr taucht das hippokratische Motiv des rechten Augenblicks auf!

Für die Praxis in der Jakobistraße 20 in Hannover jedenfalls war der Augenblick ungünstig: „Nach drei Monaten hatte ich keine Lust mehr und sperrte zu. Die Miete war hoch, und eine Familie mit fünf Kindern habe ich auch. Ich wollte einfach nicht so lange weg sein. Ich sah, es hatte keinen Zweck."

Ihre Praxis in Hannover hat sie zwar aufgegeben, aber trotzdem arbeitet sie von ihrer Garbsener Wohnung aus weiter. Sie hält Kurse in Volkshochschulen (über West-Joga, Fußreflexzonenmassage, Atemgymnastik) und ist im übrigen ungebrochen.

„Ich sehe das schon als meine Lebensaufgabe an. Ich werde wieder ne Praxis aufmachen, vielleicht im nächsten Jahr, aber ich werde gewiß im kleinen anfangen."

Wie ihr Vater Joseph Evers. Von ihm und der multiplen Sklerose ist im siebten Kapitel die Rede — nach einem Ausflug in die Pflanzenheilkunde.

Alle Wiesen, Matten und Felder sind Apotheken.

Paracelsus

Ein Kraut gegen jede Krankheit

Auch der Ausspruch, der dieses Kapitel als Leitspruch ziert, wird, wie so viele, Paracelsus zugeschrieben. Im Grunde aber ist es gleichgültig, welche Autorität dahintersteht. Die oberste Instanz, höchste Autorität auf dem Gebiete der Heilkunde ist die Natur. Wie Wunder nicht gegen die Natur, sondern nur gegen unser beschränktes Wissen von der Natur geschehen, so erfolgen Heilungen nicht gegen die Natur, sondern mit der Natur.

Man könnte auch bildhaft sagen: Wer gegen den Strom schwimmt, ertrinkt; wer sich aber mit den Wellen fortbewegt, ihre Energie ausnützt, geht nicht nur nicht unter, sondern kommt weiter. Nutzung der „richtigen Phase" nennt das die Physik heute, und wer, wie Young (190), diese Variable in seine Welttheorie mit einbezieht, hat damit einen wichtigen Schritt vollzogen.

Die Vorstellung des In-der-Zeit-Seins findet sich schon in der Antike und bei den jüdischen und arabischen Philosophen-Ärzten Abu Ali El-Hosein Ben Abdalla Ibn Sina (Avicenna) und Abul Welid Muhamed Ibn Roschd (Averroës); auch die Alchemisten sind ohne diese Vorstellung nicht denkbar. Paracelsus formulierte: „Ein jeglich Ding, das in der Zeit steht, das stehet im Himmel", und der sich an sich zur Medizin als (Natur-)Wissenschaft bekennende Schulmediziner Fritz Hartmann (52), der mit Unwissenschaftlichkeit hart ins Gericht geht, ließ sich von diesem Wort geradezu begeistern: „Das ‚in der Zeit sein' des Menschen ist zu einem bestimmten Zeitpunkt seine Anamnese, seine bisherige Entwicklung, von der Stunde der Geburt an. Beides muß der Arzt kennen, wenn er den richtigen Zeitpunkt seines Handelns erkennen will. Die Lehre des richtigen Zeitpunkts, der im griechischen Denken im Begriff des Kairos schon eine große Rolle gespielt hatte, spiegelt den ethischen Impuls des Paracelsus. Das Leben ist so kein Zufall, es ist bestimmt für jeden einzelnen."

So schön der Gedanke vom „ethischen Impuls" auch immer sein mag, ich denke viel eher an Naturabläufe, die sich Paracelsus bei seinen Behandlungen zunutze machte. Von den fünf Krankheitsursachen des Paracelsus, die Hartmann aufzählt, ist ja die erste das „Ens astrorum", die „Summe der Störungen, die durch Mißklang des menschlichen Lebensablaufs mit dem Weltablauf hervorgerufen sind", einer Art Interferenz zwischen dem Makrokosmos Welt und dem Mikrokosmos Mensch.* „Es muaß alls zsammstimmen", sagt der Natur-

---

* Die anderen Entia des Paracelsus: 2. Ens veneni (Vergiftungen, Infektionskrankheiten), 3. Ens naturale (natürliche Gegebenheiten, zum Beispiel Konstitution), 4. Ens spirituale (psychische Krankheiten), 5. Ens deale (Krankheiten durch göttliche Fügung).

heiler Franz Sulzbacher, „denn sonst geht's nit." Sonst kann man nicht heilen — besser: den Weg für die Heilung bereiten.

Das einzige, das immer „in der Zeit" ist, ist die Pflanze.

Das älteste Heilpflanzenbuch der Erde ist chinesisch. Es soll mehr als 5000 Jahre alt sein und vom legendären Kaiser Shen-nung stammen. Auf alle Fälle ist ihm darin ein Ausspruch in den Mund gelegt, der diese Einstellung wiedergibt: „Die Kraft deines Körpers liegt in den Säften der Kräuter."

Die Pflanze wächst, wenn „ihre Zeit" gekommen ist; sie blüht, trägt Frucht und verdirbt. Der Mensch nutzt sie, wenn sie „zeitig" (dies noch heute der österreichisch-bäuerische Ausdruck für „reif") sind. „Seine Zeit ist noch nicht kommen" und „Die Zeit wird über euch kommen", heißt es in der Bibel.

Zeit und Krankheit sind in der Weltschau des Paracelsus eins. In seinem Traktat über das Ens Dei schreibt er (69; I, 55): „Gott schickt Gesundheit und Krankheit und auch die Arznei für unsere Krankheiten. Bei jeder Arznei aber kommt es auf einen ganz bestimmten Punkt an. Dieser Punkt ist die Zeit. Alle Krankheiten sind bestimmt, zu ihrer Zeit geheilt zu werden, und nicht, wann wir es wünschen und wollen. Kein Arzt kann den Zeitpunkt der Genesung vorher wissen. Den weiß allein Gott. Jede Krankheit ist ein Fegefeuer."

Jeder Arzt wird diesen Grundsatz beherzigen, einfach weil er *muß*. An dieser Stelle muß jedoch etwas eingefügt werden, was in jüngster Zeit zu einigen Diskussionen geführt hat.

Die bedrückenden Ereignisse von Klingenberg in Unterfranken, wo einem Mädchen der Teufel ausgetrieben wurde, anstatt daß ein Arzt geholt worden wäre, und Exorzisten und Eltern des Mädchens schließlich wegen fahrlässiger Tötung vor einem Aschaffenburger Gericht standen, haben zu einer wahren Literaturflut geführt. In einem dieser Bücher schreibt ein katholischer Geistlicher unter dem Pseudonym Anton Beda: „Was unternimmt der kranke Mensch nicht alles, um gesund zu werden! Was auch immer helfen mag, alles ist recht: ‚Und wenn's der Teufel selber wär!‘ So kann man reden hören. ‚Wenn's nur hilft.‘ Gesundheit um jeden Preis. Man versucht alles Mögliche und meint: ‚Nützt es nicht — es schadet nicht.‘ " Dann geht Beda hart mit „Magnetopathen, Telepathen, Pendlern oder Sympathieheilkundigen" ins Gericht, wirft den philippinischen Wunderheilern vor, sie mißbrauchten „die Bibel zu Frevlem", kanzelt Abergläubische ab, die sich „eine Gebetsformel um den Hals hängen ... ohne mein Zutun bleibt es Papier und Magie"; er wettert gegen „Besprechen, Zukunftsdeuterei und Wahrsagerei" und meint, dies alles sei Zauberei und sohin „eine Gabe von unten" (21). Es scheint aber doch zu starker Tobak zu sein, wenn er, Emil Kremer (einen Mennoniten aus dem Elsaß) zitierend, schreibt: „Leichtgläubig, ohne Gott zu fragen, geht man zum ‚Augendiagnostiker‘, um sich die Krankheit aus den Augen lesen zu lassen, ohne zu prüfen, ob wissenschaftliche oder nur ‚mediale‘ Mittel dabei angewendet werden. Ärzte haben wiederholt festgestellt, daß kein wissenschaftlich feststellbarer Zusammenhang zwischen Iris und Krankheit besteht (Photos an 2000 Todesfällen). Irisdiagnose ist (genauso wie das Handlesen!) eine Art von ‚Hellsehen‘, eine Gabe von unten. Solche Art von Augendiagnose wird in der Seelsorge immer wieder als dämonische Beeinflussung und Bindung erfahren" (21; 131).

Herr Kremer meint wahrscheinlich „Photos von Leichen", und es ist ganz nüchtern-naturwissenschaftlich die Frage zu stellen, was diese denn beweisen, welche Korrelationen zwischen Auge und Organinsuffizienz denn ein Pathologe finden solle. Weiter in Bedas Text kommen dann auch noch Hypnose, autogenes Training, Autosuggestion und Akupunktur dran: „Sympathieheilungen sind Satanswerk. Magnetopathen haben aus sich heraus sehr wenig ‚natürlichen Magnetismus' — der Rest wird von unten gegeben! Wer sich von Satan helfen läßt, frevelt gegen Gott" (21; 140). Kurz, er eifert gegen Dinge, mit denen sich sehr wohl auch christliche Priester und Theologen ernstlich befassen. Lassen diese sich auch von Satan helfen? So war denn da wohl eine Instanz zu fragen.

Wiens Erzbischof Kardinal DDr. Franz König, dem ich diese Fragen vorlegte, nahm sich zur Unterstützung der Debatte DDr. Johannes B. Torello, einen gelernten Psychiater, der dann Geistlicher wurde, sowie den Wiener Ordinarius für Moraltheologie, Dr. Karl Hörmann, mit. Offizieller kirchlicher Auffassung nach ist zunächst Bemühen um Gesundheit „nie Sünde", wenngleich Torello anmerkte, „in der Psychopathologie" sei „eine Gesundheitssucht zu bemerken: Die Leut' fressen Pillen, werden durch Lektüre und Propaganda neurotisiert, und das Geschäft steigert sich enorm. Viele sehen nur Krankheiten, wollen nur fit bleiben; die Beziehung zu sich, zum eigenen Leib, zur Umwelt wird total gestört."

Medizinische Techniken sind kirchlicher Auffassung zufolge „grundsätzlich wertneutral". Aber es kann schon sein, daß „eine Ideologie, eine Weltanschauung" (Torello) dahintersteckt. Hinter der Akupunktur etwa chinesisch-taoistische Philosophie oder hinter der als psychologische Beruhigungstechnik empfohlenen transzendentalen Meditation Maharishi Maheshs eine hinduistische Wurzel, und Taoismus oder Hinduismus sind eben etwas anderes als Christentum.

Kardinal König stellte ich nun die Frage, die man, wenn man über Gesundheit und Heilen schreibt, wohl stellen muß, und die nach Kenntnis des Paracelsus-Satzes vom Gott, der Gesundheit und Krankheit schickt, auf Antwort drängte. Der Kardinal: „In irgendeinem Sinne ist alles gottgewollt... alles, was geschieht. Das ist aber eine rein theologische Frage. Sie handelt von der Vorsehung Gottes, wie weit Gott eingreift. Ohne Gott geschieht nichts, Gott weiß um alles, Gott hat seine Pläne. Viele Kranke fragen: Warum trifft *mich* diese Krankheit? Und da muß man natürlich sagen, daß es irgendeinen Sinn hat, den ich nicht erkenne. Viele Menschen werden ja durch eine Krankheit innerlich gewandelt. Es kann eine gottzugelassene Krankheit sein oder irgendein Schicksal, das mit der Erbsünde, der Erbschuld, verbunden ist. Den vollkommenen Menschen, der nicht der Krankheit unterworfen ist, den gibt es nicht. Alles Irdische ist dem Vergehen unterworfen." Und Torello ergänzt: „Direkt wollen kann Gott die Krankheit nicht; sie ist etwas Böses für die

Natur. Aber die Krankheit ist da in ihrer Wirklichkeit — und in diesem Sinne etwas, das man nicht vermeiden kann und das wir ertragen müssen."

An der Existenz des Teufels zweifelt die offizielle katholische Lehre nicht. „Kirchliche Auffassung und Lehre ist schon die, daß es das Böse als eine personifizierte Macht gibt" (Kardinal König). Sohin kann auch der Teufel aus einem Menschen ausgetrieben werden. Doch gilt auch hier das Occam-Prinzip der Minimierung der Axiome: „In der Regel hat man es [bei vermuteter Besessenheit] mit einer psychischen Krankheit zu tun" (Kardinal König), und Aufgabe „als denkende Menschen und Wissenschaftler ... ist es, uns dafür einzusetzen, eine natürliche Ursache zu finden. Und solange diese Forschung nicht abgeschlossen ist, dürfen wir nicht von übernatürlichen Ursachen sprechen" (Torello), die aber selbstverständlich nicht ausgeschlossen werden.

Ob also Irisdiagnose, Magnetopathie und Besprechen wie von Beda behauptet „Teufelszeug" seien? König: „Das kann man nicht behaupten." Und Hörmann ergänzt: „Früher hat man in christlichen Schriften auf den Teufel zurückgeführt, was den Charakter des Bedenklichen trug. Heute muß man viel vorsichtiger sein. Aber okkulte Phänomene können schon in subtiler Weise bedenklich sein — dann nämlich, wenn die intensive Befassung mit solchen Dingen zur Ersatzreligion wird. Das würde ich dann als dämonisch unter Anführungszeichen bezeichnen."

Ich meine, daß auch darüber gesprochen werden mußte. Heilung kommt von „Heil", und dieser Begriff gehört wesenmäßig zum Christentum. Wer geheilt werden will, muß seinen Gleichgewichtszustand „in der Zeit", muß Seele, Geist und Leib ausbalancieren. Es wird dazu noch einiges zu sagen sein; aber nun zu dem, was immer „in der Zeit" ist, zur Pflanze.

Wie schafft es ein unscheinbares Wesen, das, wie die Chemie herausfand, mit Hilfe eines grünen Farbstoffes namens Chlorophyll und Sonnenlicht das Kohlendioxid aus der Atmosphäre „ißt" und solcherart unentbehrliche Primärnahrung für Tier und Mensch sowie unerläßliches Glied der zahlreichen Kreislaufketten ist, die Leben heißen? Entweder sie ist im Gleichklang mit dem Ganzen, mit der Natur, den klimatischen und wettermäßigen Bedingungen, der Luftfeuchtigkeit, der Temperatur, der Kohlendioxid- und Sauerstoff-Konzentration, dem Licht — „Zufall", daß das Absorptionsmaximum des Chlorophylls genau in jenem Teil des Sonnenspektrums liegt, das auf der Erde quantitativ und qualitativ bevorzugt ist? —, mit dem Boden und dessen Mineralien und Lebewesen. Oder sie kann nicht leben.

Entweder sie ist in der Zeit, oder sie ist nicht.

Mißtrauen gegen Medikamente

Auf der „Paracelsus"-Kräuterfarm Daaden im Westerwald sprach ich darüber mit D o r o t h e a L ö h e. Sie ist Heilpraktikerin und noch nicht lange hier. Franz Alexander Teufert, der, vom Lacher See kommend, 1950 oberhalb Daadens den Westerwald zu roden begann, um Heilpflanzen anzubauen, der ein einmaliger Pflanzenkenner war und der mehr als zwei Jahrzehnte nimmermüdes Herz seiner Schöpfung war, starb. Die Frage seines Nachfolgers war auf geschäftlicher und wissenschaftlicher Seite leicht zu lösen: Das Geschäft vererbte er dem Mann seiner Nichte, Klose. Die pharmazeutische Betreuung der Teemischungen (in der Bundesrepublik gilt jede Kräutermischung von mehr als sieben Pflanzen als Arzneimittel und apothekenpflichtig, daher ist zur Aufsicht ein Apotheker notwendig) übernahm ein Magister der Pharmazie aus Köln. Aber die Helf-und-Heil-Tradition Teuferts fortzusetzen war offensichtlich schwieriger.

Jetzt ist Dorothea Löhe da und gedenkt zu bleiben: „Vor mir hatten die vier Heilpraktiker. Aber offensichtlich war das nichts. Man muß nämlich von den Pflanzen voll und ganz überzeugt sein."

Wie sie zu dieser Auffassung gekommen sei?

Einerseits, sagt sie, seien Pflanzen eine alte Liebe von ihr, aber das sei wohl keine Begründung. Sie schildert mir ihren Werdegang zur Phytotherapeutin.

„Ich sitze hier, weil ich der anderen Medikation mißtraut habe."

Wer nun meinte, sie nähme dabei die allopathischen chemischen Mittel aufs Korn, der irrt; die natürlich *auch*. Aber sie mißtraut auch den homöopathischen Arzneimitteln, und zwar weil mehrere Firmen (solche Verschlechterung macht in Naturärzte- und Heilpraktikerkreisen sehr schnell die Runde) nicht mehr „richtig = homöopathisch" verdünnen, also potenzieren, sondern einfach verdünnen = dilutieren. Andererseits meint sie, maschinelle und großindustrielle

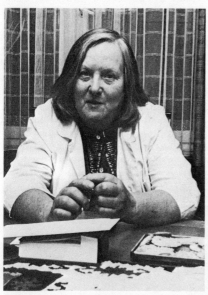
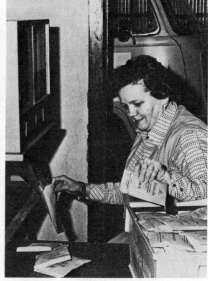

Dorothea Löhe, Heilpraktikerin der Paracelsus-Kräuterfarm Teufert in Daaden, Westerwald; Teeabfüllung in die Versandbeutel.

Ein Kraut gegen jede Krankheit 63

Verarbeitung schade der Pflanze. „Ich habe also daran gekrankt, daß ich nicht wirklich verordnen wollte, weil ich nicht überzeugt war."

Die alten Ärzte hatten ja gefordert, der Arzt müsse die Arznei selbst bereiten, sie bereiten können oder, wo er die Hilfe eines Apothekers beanspruche, zumindest bei der Bereitung dabei sein. Dorothea Löhe ist immer dabei: „Ich gehe auf die Felder, wenn die Pflanzen wachsen. Ich sehe, was wo wächst und wie es wächst. Ich bin bei der Verarbeitung, beim Pflücken, beim Schneiden, beim Verpacken und beim Versenden."

Die Firma versendet fertige Teemischungen in Säckchen, sogenannten „Beuteln", nach Indikationen geordnet und mit Nummern versehen. Zum Beispiel „Nerven-Schlaftee" (Nummer 112) oder Tee gegen Parodontose (Nummer 156) oder den nach Frau Klose „vor allem in Skandinavien beliebten" Männer-Aufbautee Nummer 135. Es gibt Frühstückstee, Abendtee, Grippetee und Blutreinigungstee, aber das sind nur die Grundmischungen. Je nach Symptomenkomplexen stellen die wissenschaftlichen Mitarbeiter in Daaden individuell Tees zusammen, wobei oft mehrere Beutel auf einmal verschickt werden und aus einem zum Beispiel am Morgen, aus einem anderen jedoch mittags und abends genommen werden muß. Die Tees sind fertig gemischt; Entmischungen, wie sie von Maurice Mességué als Grund dafür genannt werden, daß er nur Reindrogen verkauft, kommen angeblich nicht vor oder liegen, wie beispielsweise bei Fenchelkörnern, im Bereich des Vernachlässigbaren.

Dorothea Löhe erzählt weiter. „An sich konnte ich mir selber viel zutrauen nach dem Spruch: Erst das Wort, dann die Pflanze, erst zum Schluß das Messer. Ich habe noch bei Huneke selbst, knapp vor dessen Tod, die Neuraltherapie gelernt. Ich ließ mir die Grenzstranginjektionen geben, um zu sehen, wie das tut. Diese Therapie, bei der mit (zum Teil langen) Nadeln tief gestochen wird, ist freilich auch diagnostisch gut — man merkt gleich, wo die ‚Kurzschlüsse' sind, wenn man die Nervenbahnen mit elektrischen Leitungen vergleichen will. Und dann habe ich gesehen, daß ich den ‚großen Schuß', den Stich mit der 15-Zentimeter-Nadel ins Sonnengeflecht, laut meiner Kartei 600mal gemacht hatte — und dann habe ich mir es selbst verboten."

Weshalb?

„Nicht, weil etwas passiert wäre, sondern weil ich mir gesagt habe, es geht auch anders. Man entwickelt sich eben weiter."

Daß eine nicht mehr ganz junge, erfahrene Heilpraktikerin von einer therapeutischen Methode abkommt, die sie perfekt beherrschte — das muß doch einigermaßen verwundern.

„Ja — wenn Sie einmal eine Methode intus haben, dann drängen Sie die fast jedem auf. Es ist eine generalisierende Methode, mit der finden Sie immer was — Störfelder oder was sonst."

Das ist mal verkehrt 'rum: Nicht weil eine Methode schlecht beherrscht wird, wird sie aufgegeben, sondern weil sie zu gut beherrscht wird.

Aber da war doch der Einwand zu machen: „Frau Löhe, zuerst waren Sie sozusagen auf neuraltherapeutischem Gebiet monoman * — sind Sie es jetzt nicht auf dem phytotherapeutischen?"

„Das sieht so aus. Vielleicht ist es auch so. Aber die Pflanze — die ist nicht monoman."

Das ist eine gute Antwort, und ehe dieser Faden weitergesponnen wird, muß noch kurz der Anlaßfall geschildert werden, der Frau Löhe dazu bewog, sich selbst und ihren Patienten die Spritzen zu verbieten.

„Einmal kam eine kleine, zarte, schwache Dame zu mir. Und bei der sah ich, daß es viel mehr psychische Dinge waren, die sie und ihr Verhältnis mit ihrem Mann und ihrem Sohn belasteten. Die soll ich mit der 15-Zentimeter-Nadel...? Also habe ich, ich kannte ja meinen ‚Heilmagnetismus', die Finger an die Stelle angelegt, wo ich ansonsten die Nadel setze. Und siehe da — es hat sie warm durchströmt. Es war auch wenig ‚Isolation', ich meine Speck, zwischen ihrer Haut und dem darunter. Leptosome sind ja meistens ‚Elektriker', wenn ich das so ausdrücken darf."

Ist die Tee-Therapie imstande, andere Behandlungsformen vollständig zu ersetzen?

„Mit dieser wunderbaren Tee-Therapie bin ich imstande, nicht nur die Neuraltherapie zu ersetzen, sondern viel mehr. Die Neuraltherapie hat sicher immer einen Effekt — und wenn ich nichts anderes als eine Myogelose mit der Nadel treffe und diese zerteile. Aber Tee schafft das alles eleganter und schmerzloser."

Tee ist sozusagen das typische umstimmende, stimulierende, sedierende oder tonifizierende Mittel der inneren Medizin. Warum Tee wirkt, wisse sie nicht, sagt Dorothea Löhe ehrlich; „aber die Pflanze ist eine Widerspiegelung der Sphärenharmonie; sie ist kosmisch, sie ist gewachsen aus tausenderlei Einflüssen, Wassern, Boden, Mineralien, Strahlungen; sie ist vielfältig und allumfassend in ihrer Wirkung."

Ob man die Wirkungsweise der Pflanzen chemisch-pharmakodynamisch erklären könne? Ob der Apotheker hier diese ihre Einstellung teile?

„Der Apotheker macht seine Arbeit gemäß seinen Vorschriften. Sicherlich gibt es chemisch erfaßbare Wirkstoffe, nach der wir Drogen klassifizieren. Aber die ganze Pflanze ist mehr als das."

Das ist der Punkt, an dem sich Chemotherapie und Phytotherapie scheiden. Die Kluft ist durchaus nicht unüberbrückbar, aber historisch gewachsen. Sie entstand, als sich die wissenschaftliche Chemie der Naturstoffe anzunehmen begann; in allen Pflanzen Wirkstoffe suchte (und auch fand), diese hübsch in Klassen einteilte, ihre Strukturen aufklärte und zu experimentieren begann. *Weshalb* die eine chemische Substanz biologisch aktiv ist, die andere aber nicht, weiß man so gut wie nicht. Man kennt den Einfluß optischer Aktivität (die Fähigkeit eines Stoffes, die Schwingungsebene des polarisierten Lichtes zu drehen) und weiß, daß sie molekularer Asymmetrie entspringt. Man kennt den

---

* Von einer einzigen Idee oder Zwangsneigung besessen.

Ein Kraut gegen jede Krankheit 65

Einfluß von Doppelbindungen, Zwitterionen — aber *weshalb* so verschiedene Stoffe wie Ascorbinsäure, Laetrile, Ozon, Radon, naszierender Schwefel oder Roter-Rüben-Saft wirken, ist nach wie vor unenträtselt. Man „verbesserte" die Natur, indem man immer neue chemische Verbindungen schuf — zum Gebrauch für, am und, schlimmer, im Menschen.

Man kennt zwar jetzt viele Millionen chemischer Verbindungen, aber man kann den pharmakodynamischen Einfluß eines Substituenten oder eines Radikals noch immer nicht genau voraussagen. So ist man nach wie vor auf Herumprobieren angewiesen. Und so sterben jährlich Millionen Tiere in medizinischen, pharmazeutischen und biochemischen Laboratorien und Fabriken, weil es herauszufinden gilt, ob diese oder jene chemische Substanz gegen Angina tonsillaris, Krebs oder auch Schnupfen irgendeine Wirkung habe — oder nicht am Ende gar solche Krankheiten hervorrufen könne. Und schließlich wird man mit dem kurzen, aber bündigen Ausspruch aus dem Munde eines medizinischen Universitätsprofessors (Gottfried Kellner) — „Die Ratte ist kein Mensch, das sagte schon der alte Pollitzer, und er hat sicher recht" — konfrontiert, der nichts anderes besagt, als daß alle Tierversuche Unfug sind. Kellner wörtlich: „Der Tierversuch ist nun einmal international eingeführt und wird gesetzlich verlangt. Und deshalb wird dieser Blödsinn gemacht, obwohl er manche kleine pharmazeutische Firma umbringt. Ein chronischer Toxizitätsversuch kostet heute zwischen einer und zwei Millionen Schilling."

Die Wirkstoffe wurden aus ihrem Zusammenhang gerissen. Das gereicht nicht zum Vorteil des Menschen. Viele Pflanzen entwickeln als ganzes bessere Wirkungen, vor allem weniger Nebenwirkungen, als die rein dargestellten Wirkstoffe. Klassischer Fall Opium — dieser Dicksaft des Mohns (Papaver somniferum) galt in der Humoralpathologie eines Hufeland oder Aschner noch viel. Eines der rund 20 Alkaloide, die im Opium enthalten sind, nämlich das Morphin, wurde und wird jedoch zumeist als Narkotikum rein angewandt, mit allen damit verbundenen Gefahren: höhere Neigung zu Süchtigkeit als bei Opium, größere Unsicherheit bei der Dosierung. (Freilich wird auch heute noch von vielen Ärzten lieber Opium verwendet.)

Das Ganze ist mehr als die Summe seiner Teile. Dieser Satz gilt für die Pflanze in besonderem Maße. Pflanzen — das sind nicht nur Heilpflanzen, das ist Gemüse und Obst, das wir essen; das ist die Nahrung der Tiere, die wir essen; das sind, um es noch einmal zu sagen, die ganz unentbehrlichen Sauerstoffspender auf Erden; die Regulatoren des Wasserhaushaltes, der Luftfeuchtigkeit, des Klimas. Der Stuttgarter Heilpraktiker Hans Joachim Rau (in seiner höchst verdienstvollen Arbeit über die Geschichte der Heilpflanzenkunde, 133): „Während man im allgemeinen den Begriff Arzneipflanze nur dann gelten läßt, wenn die pharmakologische Wirkung als gesichert gilt, sagt man heute, daß bei einer Heilpflanze eine Wirkung beim Menschen ‚nur' angenommen werden kann — das ist die wissenschaftliche Interpretation."

An anderer Stelle (174) habe ich vom Wundergarten Findhorn berichtet, wo Gemüse und Obst in dem höchst unwirtlichen Klima Nordschottlands dank „geistiger" Kräfte besser gedeihen als in so manchem witterungsmäßig begünstigten südlichen Land, und daran hat man wohl zu denken, wenn der Zürcher Metaphysiker und Antinikotinapostel Albert Paliwoda erzählt (dies in einem Hotel am Stadtrand Nürnbergs): „Ich muß im Grünen leben, sonst habe ich keine Kraft für meine Arbeit." (Paliwoda „gewöhnt" bekanntlich Rauchern ihr Laster innerhalb von Minuten ab, mit einer von ihm angegebenen Erfolgsquote von 80 Prozent.) „Ich gehe hinaus, unter Bäume, rede mit ihnen. Sie werden das nicht verstehen, aber Bäume sind meine Brüder. Sie geben mir Kraft, Freude, Erleichterung, Entspannung..." Nun ist wohl, wie auch andere (Schmidhauser, Tepperwein) beschrieben und zahllose erfahren haben, der therapeutische Wert eines Aufenthaltes oder Spazierganges unter Bäumen, neben Pflanzen, auf Wiesen unbestritten — aber mit Bäumen reden werden doch wohl nur die wenigsten. Trotzdem sollte man nicht gleich alles als Spinnerei abtun: Es gibt mehr Dinge zwischen Himmel und Erde, um ein stark strapaziertes Wörtchen wieder zu bemühen.

Einen weiteren Hinweis darauf, daß in der Pflanze mehr als nur Chemie steckt und daß es darauf ankommt, daß sie auch getrockneten Zustands lebendig sei, verdanke ich dem großen französischen Phytotherapeuten Maurice Mességué. Er hat alle seine Erkenntnisse selbst in zahlreiche Bücher gefaßt, so daß ich mich hier kurz halten kann. Er meint, daß Pflanzen auch dann, wenn sie nur getrocknet zur Anwendung kommen dürfen (man erklärt dies mit fermentativen Prozessen, die erst Wirkstoffe freisetzen oder verträglich machen, zum Beispiel beim Tabak), nie ganz durchgetrocknet werden dürfen. Mességué: „Sie müssen noch etwas Feuchtigkeit, etwas ‚Leben' in sich haben. Nie dürfen sie so getrocknet werden, daß sie zu Staub zerfallen." Und wenn sie es tun, sind sie keine Heilpflanzen mehr — dann gehören sie einfach verworfen.

Mességué achtet, da er die begrenzte Haltbar- und Wirksamkeit der Pflanzen kennt, darauf, sie nicht zu lange liegen und im Verkehr zu haben. Die Grenze gibt er mit „acht bis zwölf Monaten" an.

Zurück nach Daaden, zu Frau Löhe. Sie ist der Meinung, daß mit Pflanzenbehandlung der oberste ärztliche Grundsatz des „Nil nocere" (nicht schaden) besser befolgbar sei als mit der 15-Zentimeter-Huneke-Nadel, und schwärmt im übrigen von den vielen Blütenfarben, die sie mit nervlichen Lagen verbindet: „Was gelb ist, ist der Frühling, sohin Sympathicus, Antrieb; etwa Forsythie, Huflattich, Hamamelis, Primel, Arnika. Parasympathicoton und sohin dämpfend ist lila-rot, also Digitalis, was heute fast jedem aufgedrängt wird. Weiß — das sind Nerven: Convallaria (Maiglöckchen), Crataegus (Weißdorn), wenn man nach der Blüte geht. Das ist die Signaturenlehre und das, was Steiner wußte." (Zu Rudolf Steiner kommen wir noch — wenn es bei Dr. Leopold Felbermayer um Krebs geht.)

Die Zahl der Pflanzenarten — mehr als 400.000 — läßt es nicht zu, daß ein Mensch auch nur einen Teil der rund 6000 zu Heilzwecken genutzten kennt; Vonarburg (180; 95) spricht sogar von 10.000. Jeder hat andere, denen er den Vorzug gibt, und die er aufgrund ihrer Beschaffbarkeit und ihres Vorkommens anwenden kann. Hippokrates bevorzugt sowohl in bezug auf Nahrungs- als auch auf Heilmittel (die er sogar gleichsetzt: „Deine Nahrungsmittel seien deine

Heilmittel, und deine Heilmittel seien deine Nahrungsmittel") bodenständige, und die meisten in Alpenländern tätigen Kräuterkundigen werden dem zustimmen. Dies geht sogar so weit, daß man Exoten, wie etwa Teufelskralle oder Ginseng, als überhaupt unnötig ansieht und sie ablehnt. „In unserer Schweizer Apotheke wachsen rund 450 davon", rechnete sich Vonarburg aus, und jeder wird beipflichten, wenn ich sage, daß die vollständige Beherrschung auch nur eines Zehntels davon eine Lebensaufgabe ist. Der Kärntner Ignaz Schlifni hat ein handliches Heilpflanzenlexikon zusammengestellt, das 850 Pflanzen und deren Verwendungsmöglichkeiten enthält und trotzdem noch in die Tasche jedes Kräutersammlers paßt.

So wird es auch nicht wundern, daß M a u r i c e M e s s é g u é — er ist wahrscheinlich der reichste Pflanzenheilkundige der ganzen Welt — nur „30 bis 35 Kräuter" kennt, „die aber dafür gut". Auch er hat bei seinem Vater gelernt, und dieser hat nichts anderes gemacht, als vierhundertjähriges Familienwissen fortzuführen, zu ergänzen und weiterzuentwickeln.

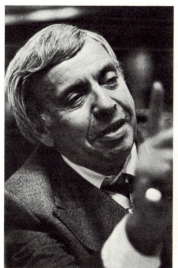
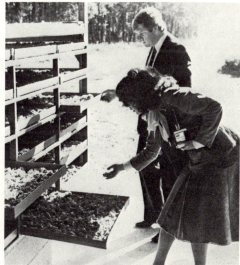

Maurice Mességué hält sehr auf die richtige Trocknung der Pflanzen, etwa in seinem Kräuterhaus in Gavarret in der Gascogne (rechts mit Besuchern).

Mességué kennt, schätzt und verwendet Schöllkraut, Mohn, Kamille, Thymian, Quendel, Majoran, Ysop, Citronelle, Minze, Heidekraut, Löwenzahn, Eisenkraut, Brennessel, Klette, Salbei, Malve, Petersilie, Schafgarbe, Kohl, Knoblauch — um nur einige zu nennen. Das ist eines der wichtigsten, wenn auch häufig mißverstandenen Anliegen des Südfranzosen aus dem Departement Gers (Gascogne), der das Leben und die Frauen liebt: Jeder kann sich in seinem Gärtlein das meiste davon selber ziehen. Außer vielleicht Kamille, bei der es doch sehr auf die südliche Sonne ankommt — und die auch Mességué aus

Afrika importiert. Einige Drogisten haben Vorbehalte gegen Mességué-Produkte angemeldet: sie seien teuer, und der Kunde verlange Mischungen — Mességué jedoch verkaufe, offensichtlich des besseren Geschäfts wegen, alles einzeln. Ich habe Mességué zu diesem Punkt eingehend befragt, und wenn einer, der schon alles hat, in diesem Fall leicht redet, so hat er damit doch recht. Es geht ihm nicht um *seine* Pflanzen, sondern darum, daß möglichst viele Menschen aus Pflanzen Nutzen zu ziehen imstande sind. Dazu gehört auch, daß man die Pflanzen kennt, mit ihnen umgehen, sie pflanzen, ernten und richtig verwerten kann. Auch hat Mességué natürlich einen Namen zu verlieren, und schon aus diesem Grund achtet er darauf, daß seine Pflanzen immer erstklassig sind. Um Mißverständnissen aus dem Weg zu gehen, verkauft er auch keine Giftdrogen wie zum Beispiel Schöllkraut. Er versendet ausschließlich in Papiersäckchen oder Kartons (wie Teufert in Daaden), und da seine Pflanzen weder begast noch sonstwie chemisch oder physikalisch behandelt werden, „kommt schon gelegentlich vor, daß da ein Käferchen drin ist" — wie mir der deutsche Generalimporteur Rudi Karcher höchst selbstkritisch mitteilte. „Es gab auch schon Reklamationen, daß Minze verschimmelte", weiß ein Drogist aus Wien, aber trotzdem möchte er diese Kräuter in seinem Sortiment nicht missen: „Allein schon im Geruch [also dem Gehalt an ätherischen Ölen] sind Mességué-Pflanzen anderen überlegen." Ein jeder Krämer lobt seine Ware, heißt es; aber ich muß gestehen, daß ich selten so betäubt war wie vom Duft der Rosen-, Lavendel- und Thymianplantagen in und um Gavarret. Zusätzlich zu seinen Tee-Rohprodukten gibt er Rezepturen aus, damit der Konsument weiß, was er wie anwenden muß. Damit steht er im Gegensatz zu Teufert, der die Ingredienzien seiner Tees nicht verrät.

Ja, es kostete sogar einige Mühe, herauszufinden, was nun denn im Westerwald angebaut wird. Schließlich aber bekam ich eine Liste: Salbei (Salvia officinalis), Melisse (Melissa officinalis), Eberraute (Artemisia abrotanum), Pfefferminze (Mentha piperita Mitscham), Beinwell (Symphytum officinale), Echter Steinklee (Melilotus officinalis Lam.), Wermut (Artemisia absinthium), Herzgespann (Leonurus cardiaca), Heilziest (Betonica officinalis; richtiger Stachys officinalis Trev.), Schwarze Malve (Althaea niger; richtig Althaea rosea Cav, ssp. nigra, schwarze Stockrose), Kapuzinerkresse (Tropaeolum majus L.), Königskerze (Verbascum thapsus L.), Engelwurz (Angelica archangelica L.), Lavendel (Lavandula officinalis), Ysop (Hyssopus officinalis L.), Thymian (Thymus officinalis), Spitzwegerich (Plantago lanceolata L.), Feldstiefmütterchen (Viola tricolor L.), Weinraute (Ruta graveolens L.) und Ringelblume (Calendula officinalis L.).

Diese Aufzählung ist, wie sich aus einem Prospekt der Firma selbst feststellen läßt, nicht vollständig. Man kultiviert auch den Weißen Andorn (Marrubium vulgare L.), die Geißraute (Galega officinalis) und das Waldbohnenkraut (Satureja calamintha Scheele). Arnika (Arnica montana L.) kommt wild vor und wird geerntet, braucht daher nicht kultiviert zu werden (und kann auch nicht: Arnika wächst nicht in Kulturen). Es ist dies eine Pflanze, die man in meiner Heimat sehr schätzt und die beispielsweise Mességué völlig unbekannt war; sie kommt in der Gascogne nicht vor. In meiner Familie dagegen wird seit hunderten Jahren Arnikatinktur immer nach dem gleichen Rezept angesetzt. Das Mittel wirkt bei kleinen Verletzungen und Insektenstichen, wird aber auch (höchstens drei Tropfen auf ein Glas Wasser) gegen Magenbeschwerden und Fieber innerlich genommen.

Versendet wird die Ware in Daaden in Papiersäckchen, geschnitten dagegen maschinell; die Geschäftsführung und Frau Löhe finden nichts dabei. Mességué schneidet nicht maschinell, sondern nur von Hand; die einzige Maschine, mit der die ebenfalls papierenen Säckchen in Berührung kommen, sind die halbautomatischen Waagen.

Gemeinsam ist hingegen allen die Abneigung gegen Aufgußbeutel. „Herr Teufert hat sich dazu nicht entschließen können", sagt man heute in Daaden, und er wird seine Gründe dafür gehabt haben. Es sei ein Unterschied in der Heilwirkung, behaupten viele.

Vermutlich ist es so wie mit dem Standort. Während offizielle Chemie und Pharmazie keinen Unterschied zwischen Pflanzen, die kultiviert, und solchen, die wild gewachsen sind, gefunden haben wollen (ebensowenig, wie ein Lagenunterschied Berg/Tal vorhanden sein soll), wissen das Naturheiler und Pflanzenkundler anders. Zum einen geben sie, ohne mehr als ihr „Gespür", ihre Intuition, dafür in die Waagschale werfen zu können, an, daß Pflanzen wahrscheinlich Schadstoffe aus ihrer Umgebung aufnehmen; daher sei es vernünftig, solche abseits der Straßen und Industrie- und Ballungsgebiete zu suchen und zu sammeln. Vor allem deshalb, weil ein wirklich verantwortlicher Sammler Pflanzen nie wäscht, sondern so trocknet, wie sie der Herrgott habe wachsen lassen. Zum anderen meinen sie, daß größere Lichtmengen in mittleren Höhen (um 1000 Meter) sehr wohl einen günstigen Einfluß auf Pflanzen, etwa gegenüber nebeligen Tallagen, hätten. Teufert führt ausdrücklich an, daß die Daaden-Farm „am Abhang des ‚Roland' gegen Ost und Südost, 450 Meter hoch" liegt und die Lichtintensität [gemeint ist vermutlich Lichtmenge, die Zahl der Sonnenstunden] „30 bis 40 Prozent höher ist als in den Niederungen und Tälern".

Mit Umsatzzahlen sind die Kräutermischer von Daaden genauso knausrig wie mit Rezepturen. Fürchtet man so die Konkurrenz? Die überraschende Antwort ist nein, aber aus dem Gespräch ergibt sich, daß der Markt als eher eng empfunden wird. Naturheilmittel können so richtig nicht aufkommen. Man habe zwar „zwischen 300.000 und 500.000 Kunden" (daß das eine Firma dieser Größe nicht genau weiß, nimmt wunder), aber, läßt man durchblicken, der Absatz könnte besser sein.

Und das ist nun ein zweiter Aspekt der pharmazeutischen Industrie: Einem derart potenten Apparat — ein pharmazeutischer Konzern wie etwa Hoechst oder Bayer hat ja nicht nur Pharmaka, sondern andere Chemikalien und Grundstoffe wie Kunstfasern in seinem Programm — mit Millionen für Werbung an den Schlüsselstellen haben die kleinen Naturheilmittel-, Homöopathie- und Kräuterfirmen nichts Gleichwertiges entgegenzusetzen. Hier kann nur das Produkt selbst, durch seine Güte, seine Wirkungen und das Ausbleiben der Nebenwirkungen überzeugen, und das ist auch ein Grund dafür, daß diese Firmen und Naturheiler darauf angewiesen sind, daß die potentiellen Kunden von ihnen erfahren müssen — meistens durch Zeitungen und Gesundheitszeitschriften.

Geschickte Anti-Propaganda tut ihr übriges. Gelegentlich fällt ein Wörtchen, an der „ganzen Pflanzenheilkunde" sei ja „nichts dran" und das ganze Gebiet laboriere noch immer an den Marktschreiern des Mittelalters. Wo Behauptungen leicht, Beweise aber schwer sind, hatten Bauernfänger traditionsgemäß reiches Betätigungsfeld — und wenn man dem Volk einredet, Natur- und Volksheilmittel seien Mumpitz und die, die solche propagierten, Quacksalber, dann wird es vielleicht doch manchen geben, der dies glaubt und lieber zum Pulver greift, worin ihn die Werbung unterstützt. Obwohl in einigen Ländern, darunter Österreich und die Schweiz, die Werbung für Heilmittel verboten ist, ist das doch in Deutschland, wo die Arzneimittelwerbung in allen Zeitungen zu finden ist, aber auch in den Fachblättern Österreichs und der Schweiz, anders. Die *Österreichische Ärztezeitung* etwa, die von der Österreichischen Ärztekammer betrieben wird, enthält eine Unzahl von Heilmittelanzeigen, die, wo schon nicht Patienten (gelegentlich liegt die Ärztezeitung auch in einem Wartezimmer auf, was gegen die Empfehlung ist), so doch Ärzten die medikamentöse Therapie in rosigsten Farben schildert. Daß in dieser Werbeschlacht Teufert und andere Kleine untergehen, liegt auf der Hand.

In der Jubiläumsausgabe von *Chrut und Uchrut* zum 120. Geburtstag des Schweizer Kräuterpfarrers J o h a n n   K ü n z l e verwies J. Nienhaus (abgesehen jetzt von seiner wenig befriedigenden Definition der Phytotherapie im Unterschied zur Chemotherapie) auf die häufig mißverstandenen Charakteristika der Kräuterheilmittel, die eine *„milde Wirkung"*, eine *„zuverlässige Wirkung"* und praktisch *„keine unerwünschten Nebenwirkungen"* haben. „Ursprünglich mögen quantitative Aspekte für die Zuordnung des Begriffes *milde Wirkung* die Hauptrolle gespielt haben, etwa in dem Sinne, daß man unterschied zwischen Pflanzen, von denen man ständig und in großen Mengen zu sich nehmen konnte, als ‚mild wirksam' und solchen, die schon in sehr geringer Menge ‚stark wirksam' waren und/oder bei längerer Anwendung zu meist unliebsamen Nebenerscheinungen führten. Zum anderen wurde deutlich, daß dieser (im Grund rein quantitative) Aspekt gleichzeitig *relativierenden* Charakter hat: ‚... erst die Dosis macht, ob ein Ding ein Gift sei...' (Paracelsus). Folgenschwer für die Gesundheit der Bevölkerung war noch ein weiteres Mißverständnis der oben gegebenen Charakteristika, das im Fortschrittsüberschwang eine lange Zeit pharmakologisches Dogma war. Man setzte einfach ‚*mild und frei von Nebenwirkungen*' gleich mit ‚*frei von Wirkungen*' und sprach den Kräutern, wenn überhaupt, dann nur eine Placebowirkung zu" (88; 132).

Grundsätzlich ist diese Analyse wohl richtig. Man sollte dabei aber nicht übersehen, daß auch die Verwendung von Tollkirsche (Atropa belladonna L.), Fingerhut (Digitalis purpurea L.) und Schneerose (Helleborus niger L.) Pflanzenheilkunde, Phytotherapie, ist. Obwohl, wie richtig bemerkt wird, erst die Dosis das Gift macht, sind die genannten Pflanzen Giftpflanzen von sehr starker Wirkung.

Sehr wichtig scheinen den meisten Pflanzenheilkundigen Fragen der Reinheit

Ein Kraut gegen jede Krankheit 71

zu sein. Es ist ja nicht so, daß wir heute dieselben Pflanzen ernten wie Pfarrer Künzle vor 70 oder Paracelsus vor mehr als 400 Jahren. Einerseits laborieren wir an einer gestörten und vergifteten Umwelt, andererseits an einer Landwirtschaft, die sich meist gern und häufig überreichlich chemischer Produkte bedient, seien es nun Insektizide, Fungizide oder Herbizide, oder ganz einfach Kunstdünger, um die Pflanzen zu „pushen" und den Ertrag zu steigern.

Maurice Mességué, der von sich sagt, daß er nicht reich, sondern „sehr reich" sei, verzichtet auf einen Krieg mit Arzneimittelherstellern und Konkurrenten in der Werbung und legt sein Geld lieber in Analysen an. Da es sich um Verunreinigungen in Spuren handelt und da die Methoden nicht ganz einfach sind, kosten die Untersuchungen auch eine Menge Geld. Mességué geht es vor allem um die Verunreinigung der Pflanzen mit Schädlingsbekämpfungsmitteln, und da besonders um die chlorierten Kohlenwasserstoffe wie DDT, Lindan, Aldrin und Dieldrin. Auch hier sind entsprechende Werbemittel am Werk, um den Landwirten die Verwendung zu „erläutern" und zu „empfehlen". Schon in geringer Konzentration jedoch können solche Stoffe die Heilwirkung einer Pflanze aufheben oder sie sogar ins Gegenteil verkehren. Wir kommen auf die Wirkung auch kleinster Verunreinigungen noch zurück; es hat nämlich den Anschein, als käme es mehr auf Spuren denn auf die Trägersubstanz an (Näheres dazu auf den Seiten 222 — 239).

Man könnte nun zusätzlich Parkinson, Packard und andere Nationalökonomen bemühen, um präzise nachzuweisen, daß große Apparate eine Eigengesetzlichkeit entwickeln, um zu überleben; sie *müssen* ja produzieren, expandieren, werben, quasi aus sich heraus. Aber ist damit dem Menschen und seiner Gesundheit gedient?

Oft wird eingewandt, Pflanzen könnten ohne Dünger nicht wachsen, aber wer sich ernsthaft mit dem Problem auseinandersetzt, wird finden, daß das ein Vorurteil ist. Teufert verwendete selbstverständlich nie Kunstdünger, auch Mességué nicht. In Daaden, Westerwald, muß lediglich ab und zu dem Boden Kalk zugesetzt werden, weil er an diesem Mineralstoff arm ist. Manche Pflanzer pflegen auch den klassischen Fruchtwechsel — einmal diese Pflanze, das nächste Jahr eine andere auf demselben Beet —, aber das funktioniert nur bei einjährigen Pflanzen.

Rau (in seiner zitierten Arbeit) gibt „Wildpflanzen immer den Vorrang vor Kulturpflanzen. Wer den großen Einfluß kennt, den am gleichen Ort wachsende Nachbarpflanzen haben — ich erinnere an das in der gesamten Biologie herrschende Gesetz der Symbiose —, der weiß, welch blutige Laien sogenannte Fachleute sein können. Ebenso entscheidend ist die Bodenbeschaffenheit. Wenn z. B. der gelbe Enzian, Gentiana lutea, der am besten auf kargen Gneis- oder Granitböden gedeiht, in mit Jauche gedüngte Gartenerde eingepflanzt wird — wie ich das kürzlich mit Entsetzen bei einer sogenannten Heilmittelfirma beobachten mußte —, dann wendet sich der Gast mit Grausen. Es steht außer Zweifel, daß angebaute Heilpflanzen gute Qualität haben können, aber eben nicht und niemals automatisch haben."

Es ist dies zum Teil naturwissenschaftlich nicht greifbar, zum Teil ja (wie

DDT und Blei, Cadmium und aromatische Cancerogene). Aber es ist nicht einzusehen, weshalb eine vieltausendjährige Tradition etwas Unsicherem geopfert werden sollte: Hippokrates, Plinius und Pedanios Dioscurides kannten und forcierten Heilkräuter, und Karl der Große ordnete den Anbau von Heilpflanzen in Bauerngärten an. Insbesondere brachte er Anis, Fenchel, Lavendel und Rosmarin aus dem Süden. Vonarburg zählt übrigens alle von Karl zu pflanzen angeordneten Kräuter auf (180; 26). Von Walafridus Strabus, der besonders den Salbei lobte, Arnaldus de Villanova, der Goldrute (Solidago virgaaurea) als Diuretikum und Waldmeister (Galium odoratum Scop.) als verjüngend pries, der heiligen Hildegard von Bingen, der ein eigenes Kapitel gewidmet werden muß, den arabischen Meistern Avicenna und Averroës, über Albertus Magnus, Jakobus Theodorus Tabernaemontanus, den Apotheker von Bergzabern, der in 38 Jahren 3000 Kräuterabhandlungen zusammentrug und in einem der umfassendsten Werke niederlegte, Caspar Bauhinus, Paracelsus, Pfarrer Kneipp, Pfarrer Künzle spannt sich die Pflanzenheilkunde, bisweilen in den Hintergrund gedrängt, aber im Wesen ununterbrochen, im Bogen bis in die Gegenwart zu Teufert, Neuner, Löhe, Rau und Mességué — bis hin auch zu dem kleinen, quirligen, von den Ärzten aufgegebenen Kärntner, über den ein paar Worte zu verlieren sicherlich lohnt.

Zum Sterben heimgeschickt

Seinen Namen — I g n a z S c h l i f n i — erfahre ich, erstaunlich genug, von einer Ärztin, der Wiener Praktikerin Dr. Hilde Plenk. „Er ist für mich der beste Heilpflanzenkenner Österreichs. Ich habe bei ihm einen Kurs gemacht." Sie, die erfahrene Dame mit erwachsenen Kindern, längst Großmutter, ging zu dem jüngeren (1924 geboren) Laien in die Lehre! Wahrlich — dazu gehört Mut!

Schlifni kam als Kind eines Kärntner Forstarbeiters und späteren Landwirtes zur Welt. 1929 brannte sein Elternhaus ab, und die Familie zog in die Steiermark. Dort ging er zur Schule, und „da habe ich das erste Mal bemerkt, daß ich schlecht sah. Ich bin nicht besonders gut mitgekommen, obwohl ich gut lernte. Ich sollte Geistlicher werden. Jetzt, nachträglich, sagen mir manche Pfarrer, ich solle froh sein, daß ich keiner geworden bin."

Die Sehstörungen wurden immer ärger. „Dann hat mich der Großkaufmann Steiner in die Klinik nach Graz gebracht, und dort hat man chronischen Hydrocephalus (Wasserkopf) festgestellt. Ja — ich hatte schon drei Jahre lang ununterbrochen Kopfweh." Aber wie das als Kind meist so ist, glaubte auch Schlifni, das gehöre zum Leben und sei quasi „normal".

Auf der Grazer Klinik konnte man nicht viel für ihn tun. „Ich mußte eine Menge Untersuchungen über mich ergehen lassen, aber nichts brachte Erfolg. Schließlich befreite mich der steirische Landesschulrat von der Volksschule, und man schickte mich zum Sterben heim in die Obersteiermark."

Niemand stirbt gern. Auch Schlifni nicht; aber, so merkwürdig das klingen mag, er hatte sich mit seinem Tod abgefunden, denn die Kopfschmerzen waren so arg, daß der Tod für ihn bisweilen eine Erlösung gewesen wäre.

Ein Kraut gegen jede Krankheit 73

Zeit hatte er, und so tat er alles mögliche, um sich abzulenken. Er nahm unter anderem Zitherunterricht. Und vor einer Zitherstunde ließ seine Lehrerin ein kleines Heft liegen. „Es lag so neben ihrer Tasche, und ‚Homöopathie' stand drauf", erinnert sich Schlifni heute. „Ich blätterte darin, weil die Stunde noch nicht angefangen hatte. Und plötzlich las ich von einem Mittel, das gegen alles das wirken solle, was ich hatte: Wasserkopf, Kopfschmerzen, Sehstörungen. Es hieß ‚Helleborus D 6', und ich bat die Zitherlehrerin, mir ein Fläschchen davon mitzubringen."

Aber sie hatte ein Kind vor sich und dachte, dieses wolle sich einen Scherz erlauben und wimmelte es ab. Glücklicherweise ließ Schlifni nicht locker — eine Eigenschaft, die ihn heute noch auszeichnet — und bekam dieses Mittel aus jener Pflanze, die in Ostösterreich Schneerose, zumeist jedoch Nieswurz und mit dem lateinischen Namen Helleborus niger heißt.

„Dieses Mittel hat in mir die große Wende gebracht. Schon nach Minuten war ich schmerzfrei — das erste Mal seit Jahren. Und das war auch die Geburtsstunde für mein Interesse an Pflanzenheilkunde und Homöopathie."

Der von der Schulpflicht befreite Schlifni stürzte sich ins Studium der Pflanzen. Aber er wälzte nicht nur Kräuterbücher, sondern ging auch hinaus in die Natur, um die Gewächse kennenzulernen.

„Da ich schon als Kind krank war, habe ich eben schon früh in meinem Leben die Gesundheit zu meinem Lebenszweck gemacht. Nach dem Kriege war ich in Wien bei allen einschlägigen Veranstaltungen dabei. Zum Beispiel 1955 bei einer Krebstagung in der Wiener Urania. Dort habe ich einen Tiroler kennengelernt, der hieß Friedrich Mühlbacher. Der war in jungen Jahren Lehrer an der Heilpraktikerschule in München, war später erstrangiger Naturarzt in Madrid und kam dann nach der Revolution 1937 nach Österreich. In Kitzbühel baute er sich eine tolle Praxis auf. Sogar die Polizei hat ihm aus der Innsbrucker Klinik die schwerkranken Patienten hintransportiert."

Das war zu der Zeit, wo zwar die Polizei, nicht aber der gewöhnlich Sterbliche Autos hatte, und da Heilpraktiker in Österreich (wir erinnern uns: deutsche Gesetzeslage!) praktizieren durften.

„Mühlbacher hat das tiefe Bedürfnis gehabt, nicht nur Kranken, sondern auch naturheilerisch begabten Menschen in Österreich zu helfen. Ihm fehlte aber der Umgang mit Behörden und Gesetz. Er hat wiederholt versucht, einen Verein zur Förderung der Naturheilkunde aufzubauen, aber es ist ihm nie gelungen. In mir jedoch erkannte er als guter Menschenkenner ein Organisationstalent, und nach mehreren Besprechungen gründeten wir am 28. Dezember 1958 in Salzburg den ‚Verein Natürlichen Lebens' (VNL). Ziel war, unseren Mitmenschen Hilfe angedeihen zu lassen, und ohne staatliche Unterstützung oder die Hilfe irgendeiner Partei oder Konfession haben wir leise, aber sehr intensiv gearbeitet."

In einem Land, in dem vieles von Subventionen abhängt, von der Butter bis zur bildenden Kunst, verdient solche Initiative doppelte Beachtung.

„Als Ergebnis dieser Arbeit haben wir heute 22.500 Mitglieder. Sehr bald haben wir auch in Deutschland Fuß gefaßt und in Hagen in Westfalen einen

Zweigverein gegründet. Im Herbst 1976 schließlich folgte die Landesgruppe Bayern, und am 27. Jänner 1977 die Gruppe Nordrhein-Westfalen... Der VNL, dessen Präsident jetzt Hans Neuner ist, und ich, wir haben eine Unmenge von Daten. Wenn jemand imstande ist, die bestehende Krankenkassenmisere zu ändern, dann sind das wir. Aber wir drängen uns niemandem auf; wir arbeiten lieber im stillen." Ergebnis dieser stillen Arbeit sind „acht Lehrpflanzen- und Schaukundegärten in ganz Österreich, ein Bienenweidegarten, fünf botanische Arbeitswochen, eine Unmenge von Vorträgen und Veranstaltungen und die Vereinszeitschrift". Schlifni hat 120 Fachleute in Heilpflanzenkursen herangebildet, und er läßt keinen Zweifel daran, daß man ihm in der Naturheilkunde so leicht nichts vormachen kann. Auch ein Heilpflanzenlexikon im Taschenformat stammt aus seiner Feder.

Der Gründung der „Biologischen Interessengemeinschaft" (BIG) des Klagenfurter Historikers Univ.-Prof. Dr. Karl Dinklage, des Wiener Kosmobiologen Dipl.-Ing. Ernst Wanieczek, des Admonter Heilpraktikers Franz Sulzbacher und des Tiroler Naturheilers Hans Neuner stand er zunächst reserviert gegenüber. Er meint, es sei besser, die Leidenden statt die Heilpraktiker zu vertreten (die BIG hat sich die Anerkennung und Zulassung der Naturheilkundigen, der Heilpraktiker, zum Ziele gesetzt), sieht aber heute ein, daß auch dieses nicht schlecht ist. Und seit einiger Zeit (1977) marschieren VNL, BIG und der „Erste Österreichische Naturheilverein" zumindest ein Stück des Weges gemeinsam.

Ob es auch Ärzte gäbe, die sich für seine Arbeit interessierten?

„Ja, es gibt etliche interessierte, die ich gewinnen konnte. An der Schulmedizin schätze ich die Chirurgie. Nicht aber die innere Medizin. Die ist in

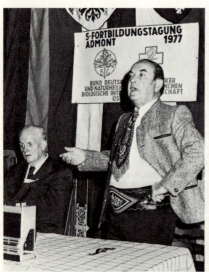 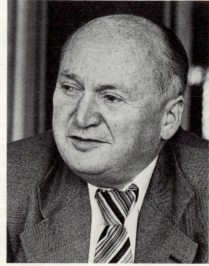

Professor Dr. Karl Dinklage und Naturheiler Hans Neuner (sprechend); Heilpflanzenkenner Ignaz Schlifni.

einer Sackgasse. Und ich glaube, daß das ein wahrer menschlicher Internist auch erkennt."

Weshalb eine Sackgasse?

„Es ist ein Teufelskreis; eines gibt dem anderen die Hand. Nehmen Sie nur ein Beispiel, das der Antibiotika. Warum helfen Penicillin und Streptomycin nicht mehr so wie früher? Das kommt daher, daß die Tiere mit Antibiotika aufgepäppelt werden und wir diese Stoffe mit der Nahrung aufnehmen. So haben wir sie ständig in uns und uns an sie gewöhnt, und wenn dann einmal Penicillin helfen soll, wirkt es nicht mehr."

Das ist zwar ein bißchen grob, aber im Prinzip richtig dargestellt.

Lob der Brennessel

Es gibt dutzende, ja vielleicht sogar hunderte Menschen in Österreich, der Schweiz und Deutschland, die sich mit Pflanzen befaßt haben und Spezialisten für die eine oder andere Art oder die Verarbeitung geworden sind. Ich kenne einige von ihnen, und die vielen anderen, die ich nicht kenne, mögen mir nicht übelnehmen, daß ich sie hier nicht nenne — alles kann ja kein Mensch kennen. Auch ist es besser, ich schreibe über das, was ich kenne und selbst erprobt habe.

Die heilende Kraft der Brennessel, die schon Paracelsus rühmte, hat der Wiener F r a n z A n d r a e an sich neu entdeckt. Er hatte lange mit Krampfadern an den Beinen zu tun, und er behandelte sie höchst einfach, indem er sich Brennesseln auflegte, sie mit elastischen Binden festmachte und über Nacht draufließ. Er schrieb mir dazu: „Am Morgen sind die Pflanzen fast trocken, und man entfernt sie. Schon da spürt man Erleichterung. Wenn man das einige Male macht, kann man völlig frei von Schmerzen werden."

Andrae also ist seine Krampfadern mit dieser Methode — mit frischen Pflanzen — losgeworden. Obwohl Urtica dioica L. bis in den Winter hinein wächst und zeitig im Frühjahr (März/April) wieder da ist, sind doch einige Monate völlig brennessellos. Man soll, so wurde eingangs dieses Kapitels geschildert, Pflanzen „außer der Zeit" nicht verwenden, aber das bezieht sich ja nicht auf getrocknete. Andrae sann, wie er die Nessel konservieren könne, und er entwickelte eine Extraktions- und Konservierungsmethode, die sogar vor den Augen des gestrengen österreichischen Lebensmittelschützers Hofrat DDr. Friedrich Petuely Gnade fand. Andrae also darf seinen Brennesselsaft namens „Florissamin", im Prinzip ein alkoholischer Auszug, herstellen und verkaufen — frei (gilt nicht als Heilmittel) und mit behördlicher Genehmigung. Er rühmt dessen Wirkung (die ich selbst und in meinem Bekanntenkreis erprobt habe) bei Magen- und Darmbeschwerden, Über- und Untersäuerung, Flatulenz, Obstipation, Durchfall. Die „Sonnenkraft der Brennessel" (Andrae) wirkt aber auch aufs Sonnengeflecht, sohin aufs Nervensystem, und in Fällen von nervösen Magen- und Darmstörungen, ja sogar bei der mysteriösen vegetativen Dystonie wurden erhebliche Besserungen beobachtet. In Verbindung mit äußerlicher Anwendung der frischen Pflanze („Brennen" der schmerzenden Gelenke) kann man den Extrakt auch gegen Gelenksrheuma, Arthritis und sogar Arthrosen anwenden; damit verbessert sich die Wirkung der Hautreizung.

Der alte Praktiker Dr. Friedrich Hawlik zögerte nicht, mir gegen Gonarthrose Brennessel zu empfehlen: „Rund ums Kniegelenk auflegen und wegnehmen. Und kurze Zeit später wiederholen." Das mag nun in den Ohren der wissenschaftlichen Gemeinde höchst suspekt klingen, aber mir hat es geholfen. Und ich billige auch, daß der Cortison-Kelch (dieses Nebennierenrindenhormon wird heutzutage nahezu gegen alles und jedes gespritzt; die Folge sind geradezu unglaubliche Störungen und Krankheiten) an mir vorübergegangen ist ...

Öl aus Geranien

Der steirische Diplomingenieur W i l l i B a h r, der mehrere Jahre mit dem Nachdenken über eine Theorie des Krebses (aus mesomeren Resonanzfeldern der Zelle) zubrachte, setzte schließlich als „Nebenprodukt" seiner Forschungen ein Heil- und Massageöl („Lebarol") in die Welt. Der studierte Physiker behauptet nicht mehr und nicht weniger, als daß die zellulären Kräfte der Pflanzen nach einer besonderen Methode schonend gewonnen werden können — mit Hilfe von reinem Olivenöl. Auch er ist erblich belastet. Der Großvater seiner Frau, Balthasar Sallmutter in St. Radegund, war ein bekannter Pflanzenheilkundler, und er kurierte ihm „eines Sonntags, als weit und breit kein Arzt aufzutreiben war, höllische Zahnschmerzen — eine Entzündung unter einer

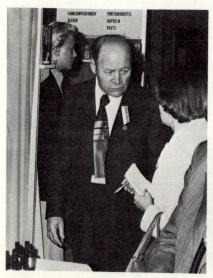 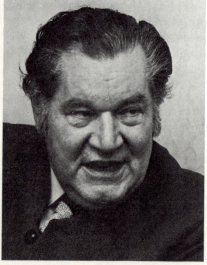

„Brennessel-Spezialist" Franz Andrae, Wien; Willi Bahr, Naturheilforscher und Masseur, in St. Radegund.

Ein Kraut gegen jede Krankheit   77

Plombe — mit zerdrücktem Storchschnabel (Geranium; die Art ist nicht überliefert), den er mir in den Nacken legte. Innerhalb von fünf Minuten waren
die Schmerzen weg, und als ich tags darauf zum Zahnarzt ging, fragte mich der,
wie ich mit diesem vereiterten Zahn so lange ausgehalten hätte, und ich sagte
es ihm."

Bahr also extrahiert Kamillen, Lein, Geranien (Verwandte des Storchschna-
bels), Wacholder, Mohnblütenblätter und Oliven mit Olivenöl nach einem
bestimmten Verfahren. Das Öl ist dem Prospekttext zufolge gegen Verrenkungen und Verstauchungen, Blutergüsse, Neuralgien, Sehnenscheidenentzündun-
gen, Sonnenbrand, Brandwunden, Schnupfen, Ohrenentzündungen, Ischias,
Gastritis und sogar Magen- und Zwölffingerdarmgeschwüre anwendbar.

Seine Tochter, Christine Bahr, wie der Vater geprüfte Heilmasseurin, berichtet folgende Episode: „Nach meiner Mandeloperation habe ich ein Schluk-
kerl gemacht. Es hat zwar teuflisch gebrannt — es sind auch Ölsäuren drin —,
aber tags darauf habe ich im Gegensatz zu den anderen Operierten bereits
herzhaft essen können. Dann habe ich mir das Öl auch in die Ohren geträu-
felt, und die nach dieser Operation typischen Ohrenschmerzen sind ausge-
blieben!"

Ärzte haben das Öl untersucht, geprüft — und einige haben es seither in
Verwendung. Sie meinen, es entfalte seine besten Wirkungen dort, wo Kapillargefäße lokal geschädigt sind. Man massiert es leicht oder mittelstark ein; lediglich auf Krampfadern muß es ohne Druck aufgebracht werden. Prof. Dr.
H. Zechner (Vorstand der HNO-Abteilung am Wiener Krankenhaus Lainz)
verwendet es zur Behandlung chronischer Otitiden als Operationsvorbereitung.
Und zur Trockenlegung chronischer Ohren.

Die Erben des Kräuterpfarrers

Von Kräuterpfarrer J o h a n n K ü n z l e war schon die Rede, und er war
ja *der* Mann, der in unserem Jahrhundert die Heilpflanze populär gemacht hat.
Höchst bescheiden schob er die meisten Verdienste an dieser Renaissance auf
Kollegen Kneipp, aber sich in diesem Punkt verständlich zu machen, ist schwer,
gilt doch Kneipp in unseren Landen allemal als Wassertherapeut. Daß er zahlreiche Abhandlungen über Kräuter geschrieben hat, ist nahezu unbekannt.

Von Künzles Namen zehren heute zwei Erben: die Kräuterpfarrer Künzle AG
in Minusio, Schweiz; und die Johann Künzle, Kräuter-Zentrale Floralp AG,
Herisau, ebenfalls Schweiz.

Die AG in Minusio am Lago Maggiore ist ein Großbetrieb mit wissenschaftlicher Abteilung, zahlreichen Maschinen und Publikationen, einem kostenlosen
Beratungsdienst und einer Unzahl von Präparaten. Niederlassungen in Deutschland, Österreich und weiteren 17 Ländern sorgen dafür, daß Frostbeulensalbe,
Bibernell-Bonbons, Kräuterölbäder, Professorentee und Lapidar-Kräutertabletten unters Volk gebracht werden. Es gibt ein Markenzeichen und Mittel für die
Werbung. Ein Besuch in Minusio wäre sicherlich interessant gewesen, aber

leider kam ich dort nie hin. Daß Künzles Heilkräutertees neuerdings in Aufguß-beuteln angeboten werden, konnte ich ja auch Prospekten entnehmen.

Sehr wohl hingegen führten mich meine Recherchen nach Herisau im Schweizer Halbkanton Appenzell-Außerrhoden, und da besuchte ich auch die Brüder Gall und Otto Giger, die Inhaber der Floralp AG. Sie sind ein Klein-(Drei-Mann-)Betrieb, haben geringe Margen, öfter Ärger mit den Behörden und verdienen daher unser Mitgefühl. Sie informierten mich auch über das höchst interessante eidgenössische Arzneimittelwesen sowie über das Geheimnis des geruchlosen Knoblauchs.

Die Firma wurde 1924 von Johann Künzle, einem Neffen des Pfarrers Johann Künzle, mit dessen Segen gegründet, und die Palette der Produkte umfaßte alles, was Künzle selbst propagierte, sammelte, sammeln und herstellen ließ. Es ist dies Künzles eigentliche Heimat. Nur ein paar Kilometer entfernt, in Hinterespen (heute St. Gallen-Ost), wurde Johann Künzle am 3. September 1875 geboren; sein Vater war heimatberechtigt in Gossau (Kanton St. Gallen). Die erste Kaplanstelle hatte er in Mels (St. Gallen), schließlich zog er in die Berggemeinde Libingen (bei Wattwil, St. Gallen), wo er — sein Lieblingsfach war schon an der Hochschule in Löwen Pflanzenkunde gewesen — mit Behandlungen seiner seelsorgerischen Schützlinge auch gegen leibliche Wehwehchen begann. Von dort kamen auch die ersten Klagen dem Bischof zu Ohren, aber Künzle schickte ihm kurzerhand von ihm Geheilte — und damit war die Sache in Ordnung.

Die nächsten Stationen waren Amden, Feldkirch, Buchs und Herisau. Als ihm die Arbeit über den Kopf wuchs und er sich mit aller Kraft der Pflanzenheilkunde widmen wollte, zog er nach Zizers in Graubünden.

Vorher freilich hatte er seinen Kampf mit Behörden und Ärzten zu bestehen. Und hierin zeigte die eidgenössische Demokratie ihre Vorteile: eine spontane Volksabstimmung setzte sich massiv für Künzle ein. Mit 65 mußte er vor eine ärztliche Prüfungskommission, und er bestand glänzend. Danach war er behördlich als Kräuterpfarrer anerkannt. Gestorben ist er am 9. Jänner 1945, im Alter von 87 Jahren.

Die Firma „Johann Künzle" in Herisau also stellt mehrere Heilmittel her, aber lange nicht so viele wie die „Künzle-AG" in Minusio. Gall Giger rühmt das Johannis-Elixier gegen gestreßten Magen, Ulcus ventriculi et duodeni und Nikotin- und Alkoholabusus; das Herz-Tonikum Teosedol gegen Herzleiden aller Art sowie für die Nachbehandlung nach Herzinfarkt; weiter ein Kreislaufmittel, Lebertropfen und Leber-Galle-Mittel. Bemerkenswert jedoch sei das Knoblauchpräparat in Form von Dragees.

Gall Giger: „Es ist eine einzigartige Spezialität, und zwar weltweit. Es ist das einzige Präparat, das die Wirkung des frischen Knoblauchs hat ohne dessen Geruch. Das kommt daher, daß wir den nicht riechenden Wirkstoff des Knoblauchs, das Alliin (Allium sativum = Knoblauch), erhalten. Unangeschnittener Knoblauch riecht nicht. Tritt jedoch Luft hinzu, dann wird das Enzym Allinase in der Pflanze wirksam, das das Alliin in das stark riechende

Allicin überführt. Durch unser Verfahren entfernen wir die Allinase, und so bleibt Alliin eben Alliin."

Diese Dragees sollen — fast — schonender wirken als die Pflanze, denn sie passieren dank ihres Säureschutzmantels den Magen, dem Knoblauch nicht immer bekommt: „Die Dragees lösen sich erst im alkalischen Milieu des Darmes auf."

Als Indikationen werden Ruhr, Amöbenruhr, akute Durchfälle, akute und chronische Gärungsdyspepsien, Verstopfungen, Koliken, Flatulenz, Völlegefühl, nervöse Darmspasmen, Colitis, Würmer und Darmschäden nach Antibiotika genannt.

Zu haben sind sie, und damit beginnt nun der Gang durch das Labyrinth eidgenössischer Arzneimittelvorschriften, regionsweise verschieden in Apotheken und Drogerien. Daß die Floralp AG in Herisau ihren Sitz hat, hat seinen Grund. Wir sind hier im Kanton Appenzell-Außerrhoden, dem einzigen der Schweiz, wo die Ausübung des Heilgewerbes praktisch frei ist.

Das Gesundheitswesen ist Sache der Kantone. Es gibt zwar eine „Interkantonale Kontrollstelle für Heilmittel" (IKS) mit dem Sitz in Bern, aber deren Beschlüsse haben nur den Charakter von Empfehlungen. „Die Heilmittelkommission bestimmt die Arzneimittel, die der (einfachen oder verschärften) Rezeptpflicht unterstehen. Sofern und soweit sie hiebei den Empfehlungen der Interkantonalen Kontrollstelle für Heilmittel (IKS) folgen will, kann auf deren Listen A und B verwiesen werden" (Verordnung über den Verkehr mit Heilmitteln für den Kanton Appenzell A.Rh., Nr. 434, erlassen am 6. Dezember 1965, § 10). Das heißt: Die kantonale Sanitätsbehörde, bestehend aus dem Regierungsrat der Sanitätsdirektion (ein Jurist, Mitglied der Kantonsregierung, sozusagen „Minister"; diese Funktion ist nebenberuflich und bedingt nur eine geringe Aufwandsentschädigung), dem Kantonsarzt und dem Kantonsapotheker, entscheidet allein, was ein Heilmittel ist und was nicht. Und noch vieles andere mehr.

Die Klassen (Listen) bedeuten hiebei: A — apothekenpflichtig und rezeptpflichtig, B — gegen Rezept in Apotheken, aber repetierbar, C — in Apotheken ohne Rezept, D — in Apotheken und Drogerien frei verkäuflich, E — in allen Geschäften frei verkäuflich, zum Beispiel Hörapparate, Rheumawäsche, Reformkost.

Da es zwar eine verbindliche Schweizer Pharmakopoë gibt, aber die Eigenständigkeit der Kantone nicht angetastet wird, muß nach Vorliegen der IKS-Zulassung — eine Empfehlung, wie wir wissen — der Hersteller eines Arzneimittels bei der Sanitätsbehörde die Zulassung für den Kanton beantragen. Will er in allen Schweizer Kantonen (20 Ganz- plus 6 Halbkantone, die sich ebenfalls Kantone nennen) sein Mittel verkaufen, muß er 26mal um die Bewilligung einkommen — ohne irgendeinen vorherigen „Verdacht", ob er sie auch bekommen wird oder nicht.

Die Entscheidung richtet sich gewiß auch nach dem Betrieb. Giger: „Hier in Außerrhoden sind wir noch relativ frei. Aber in anderen Kantonen, zum Beispiel in Schaffhausen, ist sogar für die Abfüllung von Lindenblüten in Klein-

packungen eine genaue Chargenliste zu führen" (damit der Weg einer End-
verbraucherpackung bis zum Ursprung zurückverfolgt werden kann). Pflanzen-
und Naturheilmittel „leben" jedoch häufig von ihrer Unmittelbarkeit; wenn
die Manipulation zu aufwendig wird, gehen unter Umständen Wirkstoffe verloren — und das Produkt verteuert sich.

Freie Heiltätigkeit

Außerrhoden kennt zudem den Begriff der „freien Heiltätigkeit" und hat
ihn auch gesetzlich festgelegt. Das ist weltweit ein Unikum, und es stand die
Reise dafür, sich in Herisau und Umgebung umzusehen. Sogar den zuständigen
Regierungsrat bekam ich zu Gesicht und zu sprechen, aber er drückte mir alle
diesbezüglichen Gesetze in die Hand und bat mich, von Namensnennung und
Interview abzusehen: „Es ist schon genug darüber geschrieben worden, und
daß man sagen könnte, wir wären mit dieser Regelung glücklich, wäre übertrieben." Man hat — Basis war, wie immer in der Schweiz, eine Volksabstimmung — die Schleusen geöffnet. Aber sie jetzt zu schließen ist weniger einfach ...

Also: Das inzwischen legendäre Gesetz hat die Nummer 419 und den Titel
„Gesetz über das Gesundheitswesen für den Kanton Appenzell A.Rh."; es
wurde am 25. 4. 1965 angenommen und trat am 18. 10. 1965 in Kraft. Es
unterscheidet zwischen Gesundheitsbehörden (I.) und medizinisch-pharmazeuti-
schen Berufen (II.). Hier interessiert nur II., und da nur (die einen sind „Medi-
zinalpersonen, Ärzte, Zahnärzte, Drogisten und Heilmittelhersteller") die sogenannten „anderen Heilpersonen".

Artikel 11 bestimmt nämlich: „Mit den in diesem Gesetz enthaltenen Ausnahmen und Einschränkungen ist die Heiltätigkeit jedermann gestattet." Ausländer werden nur zugelassen, wenn sie die „gesetzliche Niederlassung im
Kanton" besitzen (zehn Jahre Aufenthalt im Kanton); Ausnahmen sind „in
besonderen Fällen" möglich. Artikel 15 nennt weitere Bedingungen: „Die Ausübung einer Heiltätigkeit oder eines pharmazeutischen Berufes ist nur vertrauenswürdigen Personen gestattet, die handlungsfähig und im Besitz der
bürgerlichen Ehren und Rechte sind und über zweckmäßige Räume und Einrichtungen verfügen. Sie haben sich vor Beginn ihrer Tätigkeit unter Angabe
des Praxisortes bei der Sanitätsdirektion unter Beilage eines Leumundszeug-
nisses und eines Vorstrafenberichtes schriftlich anzumelden und, sofern es sich
um eine bewilligungspflichtige Tätigkeit handelt, die Bewilligung einzuholen.
Jede Änderung des Praxisortes sowie auch die Aufgabe des Berufes sind der
Sanitätsdirektion schriftlich bekanntzugeben."

Haftung und Schäden regeln Straf- und Zivilrecht; die Sanitätsbehörden müssen die Praxis betreten dürfen; die „Auskündungen" dürfen nicht „aufdringlich, übertrieben oder anstößig sein und nicht zu Täuschungen Anlaß geben" —
aber sonstige Nachweise, Prüfungen oder Diplome werden nicht verlangt.

Verbote werden erlassen, wenn gegen die gesundheitspolizeilichen Vorschriften verstoßen wird oder die Berufspflichten so verletzt werden, daß Patienten

Ein Kraut gegen jede Krankheit   81

gefährdet sind; als weitere Interdiktspunkte figurieren mißbräuchliche Aus-
nützung der beruflichen Stellung, sittliche Verfehlungen an Patienten und deren
wirtschaftliche Ausbeutung.

Ein eigenes Kapitel ist das, was einem frei Heiltätigen (Mundartausdruck in
der Schweiz „Naturarzt", praktisch deckungsgleich mit dem deutschen und
österreichischen Begriff des Heilpraktikers) zusätzlich aus dem „Paket des Verbotenen" gestattet werden kann. Die Arzneimittelverordnung sieht „Speziali-
täten" vor. Da ein Naturarzt eine „andere Heilperson" ist, hat er auch das
Recht, Heilmittel „herzustellen, zu lagern, zu prüfen und abzugeben", wenn
es „fachmännisch" geschieht. Der Präsident der Schweizer Naturärztevereinigung, R u d o l f Z ü s t in Rehetobel, bestätigt mir, daß die meisten Naturärzte eigene Medikamente, eben Hausspezialitäten, herstellen — und die bei
Abgabe in der Praxis von der IKS-Prüfung gemäß Artikel 22 des zitierten
Gesetzes ausgenommen sind!

Das ist in der Regel die Haupteinnahmequelle, weil die Sätze für die Sprechstunde niedrig sind (20 bis 35 Franken; Behandlungs- oder Sprechzeit bei Züst
20 bis 40 Minuten). Naturärzte dürfen rezeptpflichtige Medikamente nicht
verordnen, aber Ausnahmebewilligungen sind möglich und werden erteilt —
etwa für bestimmte Drogen, die der Naturarzt beherrscht. Auch Injektionen
sind ihm verboten, hingegen können ihm, wenn er eine „hinreichende Kenntnis
und Beherrschung der Injektionstechnik und der Asepsis" nachweist, intra-
kutane und subkutane Injektionen bewilligt werden. Das ist weniger, als derzeit in Österreich Krankenschwestern gestattet ist: Hier wurde gegen den
Widerstand zahlreicher Ärzte durchgesetzt, daß auch Krankenschwestern stechen dürfen. (Sie machen es, da geübter, oft besser, schneller und schmerzloser
als manche Ärzte — auch intravenös.)

Züst erläutert, daß noch andere Bewilligungen (und Beschränkungen) möglich sind — etwa im Hinblick auf bestimmte Therapien. Vor 1965 gab es
überhaupt keine Beschränkungen, „aber das hieß noch nicht, daß ein hier
ansässiger Naturarzt auch Arbeit hatte und davon leben konnte".

So muß man sich umsehen, was sich im Kanton tut. Die kleinen Orte im
Vorgebirge der Alpen, die Außerrhoden ausmachen, sind voll von Naturärzten,
Heilpraktikern, Magnetopathen, Zahnärzten und Ärzten (es gibt hier eigene
„kantonal approbierte Zahnärzte" — sozusagen Zahnärzte von des Kantons
Gnaden). Die Dichte an Behandlern und Heilern ist hier vermutlich so groß
wie nirgendwo anders in Europa; sie genießen allerdings bei den Einheimi-
schen nicht immer den Ruf, auf den sie Wert legten — wie mehrere Befra-
gungen ergaben.

Motive: „Der Prophet gilt nichts im eigenen Lande." — „Der Arzt kostet
nichts." — „Woher weiß man, was einer kann?"

Es ist notwendig, auch diese Seite der relativen heilerischen Freiheit zu sehen;
aber es läßt sich denken, daß sich nur der behauptet, der auch Erfolg hat.

Die Klientel derer zu Speicher, Teufen, Lustmühle, Vögelinsegg, Rehetobel,
Trogen und Herisau rekrutiert sich denn meist aus außerkantonalen Bresthaften. Man kommt aus dem nahen Zürich, aus Vorarlberg, aus dem süd-

deutschen Raum. Vor allem für Ausländer ist die Fama, die den Heilern von Außerrhoden vorauseilt, schon so etwas wie Erfolgszwang: Wer eine Reise zu einem Naturarzt auf sich nimmt, „will" schon dadurch gebessert werden.

Schlendert man durch einen der genannten Orte, so fallen einem viele bunte Pflänzchen in des Herrgotts heilerischem Garten auf. Neben den „normalen" Ärzten und Zahnärzten, den „schulischen" Heilpraktikern und den Hypnotiseuren sind es vor allem die Geist- und Okkultheiler, die das Bild prägen. Die meisten nennen schmucke Häuschen, viele Villen, einige sogar Kliniken ihr eigen (Klinik oder Spital darf sich freilich nur ein Institut unter ärztlicher Leitung nennen; aber was darunter, nämlich unter diesem Arzt, passiert, ist eine zweite Sache); andere wieder bannen mit magischen Zeichen und Sprüchen (auch an Hauswänden) Geister. Man schätzt, daß zusätzlich zu den im Kanton Appenzell rund 130 angemeldeten Heilern in der übrigen Schweiz noch einmal so viele im Untergrund, also ohne Bewilligung, tätig sind. Züst nennt auf die Frage nach der Zahl der Mitglieder der „Naturärztevereinigung der Schweiz" siebzig.

Er ist „nicht mit allem glücklich, was sich da Naturarzt nennt" — es handelt sich ja nicht um einen geschützten Titel — und befürwortet freiwillige Selbstkontrolle: „Da es keine amtliche Prüfung gibt, hat unser Verein eine freiwillige eingeführt."

Wie viele Mitglieder diese abgelegt hätten?

Er zögert mit der Antwort: „Nur wenige."

Aber, meint er, man achte schon durch die Aufnahmebedingungen auf eine gewisse Auslese. Geisteraustreiber werden erst gar nicht aufgenommen.

„Wie überall gibt es gute und schlechte." Er und sein Stellvertreter H a n s Z ü r c h e r (Züst ist seit 1949, Zürcher seit 1964 Naturarzt) versichern, daß „nur der Erfolg" den Naturarzt mache. Und häufig müsse man lange denken, suchen, prüfen und probieren, bis sich der Erfolg einstelle — und wohl auch den richtigen Zeitpunkt treffen. Die meisten, die zum Naturarzt kommen, haben, wie in anderen Ländern auch, den Kreislauf Arzt—Labor—Klinik schon hinter sich.

Neben seiner Privatpraxis arbeitet Züst auch in einem Kurhaus, wo man sich insbesondere der Magen- und Darmkrankheiten annimmt. Seine bevorzugten Therapieformen sind Wickel, Massage, Darmbäder, Chiropraktik und homöopathische Arzneien. Pflanzenheilmittel indes rangieren bei ihm an erster Stelle; auch hat er in seiner Hausapotheke „Hausspezialitäten".

Was er von Geistheilern halte?

Auch diese Antwort kommt langsam und überlegt. Züst will nicht mißverstanden werden. Wir hatten vorher über einen (abwertenden) Artikel einer großen Schweizer Zeitung gesprochen. Aber dann sagt er einen Satz, wie ich ihn aus ärztlichem Munde noch nie gehört habe: „Man schaut doch auch etwas nach oben." Und Zürcher ergänzt: „Man braucht eine gewisse Einstellung zum Helfenwollen, zum Universum. Liebe zum All, Liebe zum Menschen. Die Geister scheiden sich, wo die Liebe zum Geld vorherrscht."

Ein Kraut gegen jede Krankheit

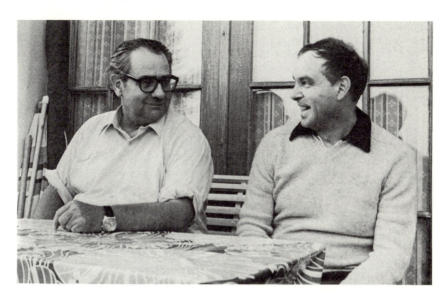

Rudolf Züst, Rehetobel, Präsident, und Hans Zürcher, Speicher, stellvertretender Präsident der Naturärztevereinigung der Schweiz.

Sie betrachten „gelegentlich, und nicht nur bei uns, sondern auch bei Ärzten vorkommende ‚Wunderheilungen'" als Winke aus dem Numinosen [um hier mit einem Schweizer, dem Zürcher Psychiater und Spezialisten für paranormale Heilung, Hans Naegeli-Osjord, zu sprechen], aber „niemand soll sagen, daß *er* es war, der geheilt — oder nicht geheilt — hat. Wir waren, sind und werden sein immer nur die Werkzeuge."

Freilich muß dieses Werkzeug passen; mit einem Achtzehnerschlüssel kann man eine Zwölfer-Mutter nicht öffnen. Züst: „Es kommt auf den Menschen an, der mir gegenübersitzt, wie der mit mir redet und ich mit ihm rede." Er meint, ein Naturarzt hätte mehr Zeit und Einfühlungsvermögen als ein Schulmediziner, nehme sich des Patienten besser an, aber es käme schon vor, daß auch ein Naturheiler nicht zu einem Patienten passe.

An dieser Stelle ist es wohl nützlich, wieder einmal Schweninger zu zitieren. Ich weiß, daß der alte Geheime Medizinalrat, sofern er unter modernen Ärzten überhaupt bekannt ist, als „Außenseiter" abgetan wird; aber die meisten kennen ihn ohnehin nicht (er war Bismarcks Leibarzt). Er schreibt ausführlich über das Wesen des Arztseins und das Verhältnis Arzt—Patient und kommt zu dem Ergebnis: „Dieses Verhältnis Arzt—Patient ist auf seine Abmessungen hin zu prüfen. Vor allem: Es ist eine variable Größe; ins Unendliche veränderlich, weil es aus zwei unendlich variierenden Faktoren sich zusammensetzt; aus zwei Menschlichkeiten. Das Verhältnis Arzt—Patient ergibt sich für jeden einzelnen Fall des Ereignisses neu aus der besonderen Humanität des einzelnen Arztes und der Humanität seines Patienten. Hieraus ergibt sich, daß nicht jeder

Arzt der Arzt jedes Kranken sein kann. Der kluge Arzt wird dieser notwendigen Tatsache Rechnung tragen und nicht jeden behandeln, der über seine Schwelle tritt. Er wird dort augenblickliche Hilfe nicht versagen, wo die Not an seine Türe pocht. Die Entfaltung seiner Kunst wird er zu Nutz und Frommen des Erfolges jedoch nur da einsetzen, wo ihm ein Kranker begegnet, dessen Humanität er mit der seinen zu umspannen vermag; um nicht zu klein befunden zu werden für diese Aufgabe" (150; 75).

Ich spreche Züst auf einige Fälle an, über die zu reden vielleicht lohnte, aber er antwortet mir mit einem weiteren Satz, mit dem sich dieses Kapitel, das mit Pflanzen und dem In-der-Zeit-Sein begann, recht gut geschlossen werden kann.

„Es liegt uns nicht, über Erfolge zu reden. Es nähme dies uns die Kraft. Erfolge vergißt man, Mißerfolge bleiben einem."

Dennoch wird auf diesen Seiten weiterhin auch von Erfolgen die Rede sein.

Unheilbar (I): Multiple Sklerose

Unheilbar. Viele halten das für eine Diagnose (das Wort entstammt dem Griechischen und bedeutet Unterscheidung, d. h. zwischen Krankheiten) und meinen damit Verdikt, Verurteilung, Unentrinnbarkeit, Schicksalhaftigkeit.

Gewiß gibt es schicksalhafte Krankheiten, gewiß gibt es ewige Gesetze, die man nicht ungestraft übertritt. Man soll jedoch mit Verdikten sparsam sein. Das gebietet schon das auch naturwissenschaftlich anerkannte Ökonomieprinzip „Principia non praeter necessitatem multiplicanda": nicht nach mehr Erklärungsgründen zu suchen, als unbedingt notwendig ist, auch als „Occams Rasiermesser" bekannt.

So ist der Spruch „unheilbar" formallogisch gesehen ein Urteil; er ist die Aussage, die Entscheidung eines Menschen. Und ein Mensch kann irren. Ein anderer an gleicher Stelle hätte vielleicht anders entschieden. Daher ist ein solches „Urteil" etwa einem Schiedsrichterspruch in einem Fußballspiel vergleichbar; es gilt, weil es der gekürte, bestallte („geweihte") Schiedsrichter gesagt hat, nicht aber, weil es objektiv richtig ist.

Man kann diesen Unterschied Patienten nicht lange genug einhämmern und klarzumachen versuchen. Sicherlich hat der urteilende Arzt „Weihen" im Sinne des Doktorats und der eidlichen Verpflichtung (Hippokrates-Eid); vielleicht nimmt er sogar den Eid ernst. Vielleicht hat er sogar recht mit seinem Urteil. Vielleicht aber auch nicht.

Er hat sogar oft nicht recht. Sonst gäbe es nicht Consilia — Beratungen von Ärzten am Bett eines Kranken. Nicht, um die Therapie abzuklären, oft wird behandelt „ut aliquid fit" — damit überhaupt etwas geschieht. Consilia werden meistens einberufen wegen Unklarheiten in der Diagnose.

Man darf das Ärzten nicht übelnehmen. Im täglichen Routinebetrieb entgeht manches auch einem geschulten Auge; nicht jeder Arzt hat die gleiche Ausbildung (glücklicherweise!) wie der andere, nicht jeder hat gleich sehen, gleich riechen, gleich tasten gelernt. Dem einen ist das Auge, dem anderen der Darm, dem dritten der Muskeltonus wichtig. Vater Hippokrates wußte, als er schrieb: „Die Entscheidung ist schwer."

Es ist mehr als ein Gemeinplatz. Es ist die Widerspiegelung ärztlichen Strebens überhaupt.

Kommt ein Arzt also zu dem Urteil „Unheilbar", dann wird man ihn fragen müssen, unter welchen Voraussetzungen, zu welcher Stunde (Kairos!), in welcher Sozietät, angesichts welchen therapeutischen Repertoires, mit welcher Ausbildung, mit welchen Kenntnissen und aufgrund welcher Grundeinstellung zu

Patient, Leben und Krankheit er dazu gekommen ist. Viele braucht man gar nicht zu fragen, was die Prozedur zugegebenermaßen erheblich vereinfacht: Sie lehnen schroff jede Begründung ab und flüchten. Sie meinen nämlich, der Patient hätte kein Recht auf Information.

Man darf auch das den Ärzten nicht übelnehmen, denn sie haben vieles gelernt: Latein und Anatomie, Physiologie, Pathologie, Zahnheilkunde, Pharmakologie, Urologie, Onkologie... Sie wissen eine Menge, aber dieses Wissen bleibt zumeist Papier. Das, was ein Arzt am notwendigsten brauchte, hat er — jedenfalls auf der Universität — nicht gelernt, nämlich Menschen zu behandeln. „Alles, was ich an der Universität lernte, ist, Pulverln zu verschreiben", sagte mir, abkürzend, die praktische Ärztin Dr. Irmtraud Zuchristian, Perchtoldsdorf bei Wien. An der Universität lernen Ärzte auch nicht Psychologie — die Kunst, mit dem Patienten umzugehen. Wenn einer lästig wird, meinen die meisten noch immer, das einfachste sei es, ihm das „Unheilbar" möglichst kurz und deutlich ins Gesicht zu sagen.

Man darf es ihnen wirklich nicht übelnehmen, denn sie sind — von den Ausnahmen abgesehen — Gefangene des Systems.

Und so darf man andererseits dem Patienten nicht übelnehmen, wenn er sich angesichts dieses „Unheilbar!" an jeden Strohhalm klammert, wenn er Hilfe dort zu finden glaubt, wo sie ihm — häufig unbeschwert — angeboten wird. Ich denke, man sollte diese Hoffnung sogar wirklich Unheilbaren lassen; andererseits schadet es nicht, dieses „Unheilbar" möglichst oft, intensiv und von möglichst vielen Gesichtswinkeln her in Frage zu stellen.

Es kommt eine weitere Dimension dazu, die der Arzt im Auge behalten sollte. „Solange der Arzt um ihn kämpft, hat der Kranke eine Chance. Gibt er ihn jedoch auf, ist er verloren. Und der Patient spürt das meist ganz genau", sagte mir Primarius Dr. Rudolf Plohberger, Vorstand der internen Abteilung des Krankenhauses Hainburg an der Donau (Niederösterreich), notgedrungen mit vielen Krebsfällen befaßt. Und gerade Schwerkranke spüren Subtilitäten besonders. Es scheint, als schärfe ihnen ihre Krankheit die Sinne.

Als unheilbar gilt heute vieles. Krebs etwa. Oder „gewöhnliche" rote Nasen. Ekzeme, Psoriasis, Diabetes, Menière, Bechterew, Glaukom und noch ein paar dutzend Krankheiten mehr. Manchmal hat man den Eindruck paramasochistischen medizinischen Rekordstrebens: Je mehr an Unheilbarem, um so schöner! Wer hingegen Hippokrates, Galenos, Paracelsus und Aschner durchblättert, wird finden, daß früher erstaunlich wenig unheilbar war. Man fragte weniger und behandelte mehr.

Das Odium der Unheilbarkeit haftet auch der multiplen Sklerose an. Der Mann, der diese Krankheit wahrscheinlich am besten von allen Ärzten kannte, war Dr. J o s e p h   E v e r s aus Hachen im Sauerland (Westfalen). Und er urteilte: „Die multiple Sklerose gehört nach meinen Erfahrungen zu den am leichtesten heilbaren Krankheiten" (35; 72). Das ist ein kühnes Wort und, um korrekt zu bleiben, ein Urteil.

Multiple Sklerose — MS — ist am häufigsten in den USA und Mitteleuropa.

Unheilbar (I): Multiple Sklerose 87

Früher war sie praktisch unbekannt, erst in neuerer Zeit gibt es Zunahmen; in neuester Zeit scheint sie konstant zu bleiben. Aufgrund pathologischer Sektionsbefunde kamen deutsche Forscher (Weitz) zu dem Ergebnis, daß der Promillesatz „autoptisch festgestellter Polysklerotiker von 1906 bis 1940 von 0,65 auf 1,57 gestiegen" sei (36). In den Jahren 1941 bis 1944 sank er auf 1,44, zwischen 1946 und 1950 gar auf 1,27.

Der Schluß liegt nahe, daß irgendwie die Ernährung im Spiel ist. Evers befaßte sich in jungen Jahren sehr viel mit Ernährung und kam in mühsamer Grundlagenforschung, durch Messung der Darmlängen von Säugetieren und Vergleich der Gebisse zu dem Schluß, daß der Mensch eigentlich ein „Pflanzen- und Wurzelesser" ist. Er ist in allem dem Schimpansen am ähnlichsten, und der ist reiner Vegetarier, wenngleich auch kein Großkonsument von Blattspinat, wozu es eines rinderähnlichen (wiederkäuenden) Verdauungssystems bedürfte (35).

1940 kam die erste MS-Patientin in seine Sprechstunde. Evers dazu: „Ich hatte noch nie eine gesehen, auch nicht auf der Universität." Aber er zögerte nicht, das anzuwenden, was er anderweitig als richtig und wirksam gefunden hatte, nämlich seine Diät. Er erklärt sie: „Bei dieser Diät handelt es sich nicht in erster Linie darum, *was* der Mensch ißt, ob Fleisch oder nicht Fleisch, ob viel Fett oder wenig Fett, ob viel Eiweiß oder wenig Eiweiß, ob basenüberschüssig oder säureüberschüssig usw.; der springende Punkt ist vielmehr der, daß jedes Nahrungsmittel so naturnahe wie möglich verzehrt wird. Daher kommt es auch, daß bei dieser Diät Früchte, Nüsse, Wurzeln, Milch, gekeimte Körner und Honig im Vordergrund stehen, eben weil diese ohne jede Bearbeitung, ohne irgendwelche Zusätze mit Genuß vom Menschen verzehrt werden können ... Ich wußte nun, daß diese Patientin sich jahrelang sehr einseitig ernährt hatte. Da ich mit dieser naturnahen Diät bei schweren chronischen Stoffwechselkrankheiten wie Arteriosklerose, chronische Polyarthritis rheumatica, Erkrankungen des Kreislaufsystems (Herz, Gehirn, Extremitäten), Fettsucht, Diabetes, chronische Erkrankungen der Verdauungsorgane recht gute Erfolge erzielen konnte und die MS mit den üblichen Mitteln doch als ‚unheilbar' galt, habe ich diese Kostform bei der MS-Patientin angewandt, und das Mädchen wurde gesund" (34).

Bis zu seinem Tode im Jahre 1975 fanden mehr als 13.000 MS-Patienten aus allen Teilen Europas und auch aus Übersee den Weg zu ihm nach Hachen, später nach Langscheid (Hochsauerland, Westfalen).

Joseph Evers' Sohn Paul, der die Klinik ärztlich leitete, als ich sie besuchte, ist in seinen Erklärungen erheblich vorsichtiger. Wie sein Vater legt er höchsten Wert darauf, daß die Krankheit möglichst frühzeitig erkannt wird, nur dann seien die Chancen auf echte Heilung gut. Er verneint also trotz aller Vorsicht nicht, daß Heilungen vorkommen, er ist nur nicht so optimistisch, was die Anzahl betrifft.

Eines der wichtigsten Argumente für die Unheilbarkeit vieler MS-Erkrankter ist die Tatsache, daß sie jährlich in der Evers-Klinik zu finden sind. Würden sie gesund, kämen sie ja nicht wieder. Freilich sind viele von ihnen von Gesunden nicht zu unterscheiden. Das ist das Tückische an der Krankheit: sie kommt in Schüben, und man weiß nicht, wie lange die Schübe auseinanderliegen — drei Monate, drei Jahre? Häufig werden die Intervalle mit fortschreitender Krankheit kürzer — aber durchaus nicht immer. Evers berichtete mir von Fällen, wo durch die Behandlung mit der Evers-Diät erreicht wurde, daß die Schübe zwanzig Jahre auseinanderlagen. Da ist dann wohl schwer zwischen „Heilung" und „Besserung" zu unterscheiden.

Die Krankheit beginnt mit Bewegungs-, Seh- und Verdauungsstörungen. Müdigkeit und Parästhesien sind häufig; die Empfindungen gewisser Körperpartien, etwa der Beine und Arme, sind beeinträchtigt. Typisch etwa ist ein „pelziges" Gefühl. Schlucken und Wasserlassen gehen schlecht, der Gleichgewichtssinn leidet. Schließlich kommt es zu Lähmungen. Multiple Sklerotiker sind häufig an den Rollstuhl gefesselt. Oder, im schlimmsten Fall, völlig bettlägerig.

Evers senior: „Im Anfang besteht nur eine leichte, flüchtige Entzündung im Zentralnervensystem ... Im Laufe der Jahre gehen aber auch diese Befunde ins chronische und dann ins sklerotische Stadium über. Daß alsdann keine Restitutio [Wiederherstellung] mehr möglich ist, ist selbstverständlich. Unser Blick ist viel zu sehr von den gewöhnlichen Sektionsbefunden im *Endstadium* der Krankheit gebannt. Daraus auf die Unheilbarkeit der Krankheit zu schließen ist falsch, denn im Frühstadium sieht es ganz anders aus" (35; 72).

Ist ein Erreger mit im Spiel?

Dr. Joseph Evers hielt dies für ausgeschlossen, Dr. Paul Evers: „Unwahrscheinlich." Sowjetische Genetiker sind sicher, daß ein Virus der Erreger ist. Andere Forscher meinen, es seien zumindest Mit-Erreger vorhanden, die Mykoplasmen.

Es handelt sich um Mikroorganismen, die kleiner als Bakterien und größer als Viren sind. Man kennt sie, beachtet sie aber meistens nicht. In medizinischen Büchern kommen sie gelegentlich als „unspezifischer mikrobieller Faktor" vor. Ob sie harmlos sind oder nicht, darüber streiten die Gelehrten. Ziemlich sicher sind sie gegen Penicillin resistent, und das ist auf alle Fälle ein Alarmzeichen.

Eine Forschergruppe in München (DDr. Werner Scheidl, Dr. Blasius Freytag, Dr. Georg Beck) und Argentinien (Dr. Héctor O. Denner) ist der Meinung, daß diese Lebewesen mit der Zwitterstellung zwischen Bakterien und Viren sehr wohl als Erreger in Frage kämen, genauso wie Mykobakterien („zarte, oft fadenförmige, nicht sporenbildende, unbewegliche, kapsellose Stäbchen", nach Wiedemann-Werner, 187a), von denen der Tuberkelbazillus einer ist.

Scheidl erzählte mir, er habe mit Mykoplasmenvakzinen (Impfstoffe, die aus dem Erreger gewonnen wurden) „gelähmte Multiple-Sklerose-Patienten innerhalb von sechs Monaten wieder gehfähig gemacht". Es sieht so aus, als bestünde hier eine Front: natürliche Nahrung kontra Erregerbekämpfung. Es ist aber nur eine Schein-Gegnerschaft. Wenn auch Paul Evers von Erregern nichts wissen will, so konzediert Scheidl doch, daß die Diät wichtig ist. Nur seine Erklärung des Geschehens ist anders.

Er geht von der Stoffwechsellage der Körperzellen aus, wie auch Sander und

Unheilbar (I): Multiple Sklerose 89

andere Physiologen. Deren Anschauung nach sei das Säure-Basen-Gleichgewicht der Zelle ausschlaggebend für deren Wohlergehen. Exakter: der pH-Wert, also die Wasserstoffionenkonzentration. Ideal, „gesund" sei neutrales bis leicht basisches Milieu. Gerät die Zelle jedoch ins saure, bedeute das in der Regel Krankheit. Im sauren Milieu fühlen sich die Bakterien, Mikroorganismen, etwa Streptokokken und Pseudomonas (Darmparasit, auch Pyocyaneus), wohl und setzen ihrem Wirt zu. Klassische Therapie bei Tuberkulose daher: vegetarische Diät. Durch basenbildende Nahrung (wozu vornehmlich Gemüse und viele Obstsorten gehören) macht man die Stoffwechsellage wieder alkalisch und den Erregern den Aufenthalt im Körper unmöglich. Sie sterben ab oder werden inaktiv, und der Organismus ist gesund.

Evers dagegen, wie zitiert, ist an der Unterscheidung Säurebildner—Basenbildner (Fleisch, Ei, Eiweiß sind Säurebildner) nicht interessiert und betont den Wert lebendiger Nahrung: „Das rohe Nahrungsmittel zeigt bei der Fortpflanzung wie bei der Ernährung gegenüber den gekochten Nahrungsmitteln einen wesentlichen Unterschied: es ist lebendig. Es hat die drei typischen Zeichen eines Lebewesens: 1. es baut sich selbst auf; 2. es pflanzt sich fort; 3. es antwortet auf einen Reiz der Umwelt in einer Form, die für die Erhaltung seines eigenen Selbst wie seiner Art die beste ist. Das alles kann das gekochte Nahrungsmittel nicht mehr" (35; 67).

Man meint, Evers rede von einer verborgenen Eigenschaft des Lebendigen, einer Lebenskraft, wie sie von einigen Forschern angenommen wurde und wird (Reichenbach). Es ist beinahe dasselbe, dem wir in der Pflanzenheilkunde begegneten („eine Pflanze ist mehr als Chemie") — oder der Einstellung, wie sie in der anthroposophischen Medizin besteht.

Ich kann mir schwer vorstellen, daß bei so erfahrenen und konzisen Forschern wie der Münchner Gruppe ein Irrtum bezüglich Erreger geschehen sein sollte: Die Herstellung einer Vakzine aus einem Erreger ist zwar nicht sonderlich schwer, verlangt aber doch Übung und Kenntnis der Serologie, Immunologie und Bakteriologie. Gewiß kann nicht jeder einen Impfstoff herstellen, und wenn die Erfolge so sind, wie sie behauptet (und von Prominenten auch bezeugt) werden, dann mag es ja vielleicht wirklich einen Erreger geben. Aber sogar Scheidl und Denner selbst halten die Frage eines Erregers für zweitrangig: „Angesichts der Kleinheit der Organismen ist es ja der Normalfall, daß ein Erreger *nicht* gefunden wird" — und Ärzte haben ja auch vor Kenntnis der Bakterien und Viren Patienten gesundgemacht.

„Man heile seine Krankheiten eher durch Fasten als durch Medikamente", wußte schon Hippokrates. Die heutigen Mayr-Ärzte und Ernährungsphysiologen wissen auch warum: Der Organismus kehrt während einer Fastenperiode von selbst in den basischen pH-Bereich zurück, so er vorher azid war. Selbstverständlich gehören Fastenkuren ausschließlich in die Hand eines erfahrenen Arztes — vor allem in der heutigen Zeit, da die meisten Menschen selten oder nie gefastet haben und beim „Umrühren" der Depotfette und Zellen mit Autointoxikationen gerechnet werden muß.

Kehren wir zurück in die Evers-Klinik. Sie liegt, was von ihrem Gründer für sehr wichtig gehalten wurde, in ruhiger und vergleichsweise reiner Umgebung — obwohl das Ruhrgebiet kaum hundert Kilometer Luftlinie entfernt ist. Einige landwirtschaftliche Betriebe der Umgebung sind auf biologisch getrimmt. Die Evers-Klinik nimmt nur Nahrungsmittel aus solchen Betrieben. Magdalena Selle, der gute Geist der Klinik und so etwas wie eine Managerin (sie war schon Pensionswirtin unter Evers, der schließlich Frau Selles Pension zu „seiner" Klinik ausbauen ließ), hat viel Mühe darauf verwandt, vor allem die Milch sauberzuhalten. Die Stallungen der Kühe, die für Evers die Milch liefern, werden ständig kontrolliert, und das ist „für die Bauern doch eher lästig" (Selle). Milch, Rahm, Quark einerseits und Nüsse, Karotten, Getreide, Rote Rüben, Salat, Äpfel und Sonnenblumenöl andererseits sind die Grundpfeiler der „Diät für alle Stoffwechselkrankheiten", zu denen Evers nicht nur MS und Arteriosklerose, Krebs, Diabetes, Gicht, Porphyrinurie, sondern auch Karies, Magen-, Leber- und Darmleiden, Blutkrankheiten und Erkrankungen des Muskel-Nerven-Systems rechnet. (Im Kapitel 9, „Ernährung", wird auf diese Fragen noch eingegangen.)

Die Evers-Klinik faßt an die 100 Patienten und sie ist so gebaut, daß die jeweils ähnlichen Fälle beieinander sind. Im untersten, für Rollstühle geeigneten Teil sind die schwersten untergebracht, im obersten die leichtesten: Hier hat man Stufen und Steigungen zurückzulegen, was aber mit Hilfe der Geländer im Garten gut gelingt. „Weisheit wohnt nicht im Lärm, lausche den Wundern der Stille" steht als Motto an der Hauswand, und so erkennt man schon beim Eintritt, daß man sich hier nicht auf eindimensionale Behandlung — Hydrotherapie, Massage, Bewegungstherapie, Lymphdrainage — beschränkt, sondern auch des Menschen Seele mit einbezieht. Es gibt Musiktherapie, die ein bißchen an Rudolf Steiner erinnert. Dieser wird hier sehr geschätzt. Magdalena Selle: „Wo immer möglich, kaufen wir Nahrungsmittel, die nach seiner Anbaumethode, der biologisch-dynamischen, gezogen wurden." Es gibt auch autogenes Training und vor allem das therapeutische Gespräch mit den Ärzten und Schwestern. Und den Kontakt mit Gleichgesinnten. Es ist eine fröhliche Klinik, und ginge es nach der Stimmung, man glaubte, man wäre in einem Rekonvaleszentenheim für Blinddarmoperierte. Miesmachen gilt hier nicht. Und wenn einer wirklich unheilbar ist und das nächste Jahr wiederkommen muß, so hat er inzwischen soviel Lebensfreude getankt, daß er auch einen langen und lieblosen Winter übersteht.

Zahlen über Besserungs- und Erfolgsquoten gibt es leider nicht, aber Frau Selle sagt: „Die meisten gehen gebessert nach Hause." Was von den umstehenden Patienten mit Nicken bestätigt wird. Ein durchschnittlicher Kuraufenthalt für einen MS-Patienten beträgt drei bis vier Wochen, aber es kommt auch vor, daß einer sechs Wochen bleibt. Die deutschen Krankenkassen kommen für die Kosten auf (Verpflegssätze 1977 zwischen 85 und 115 DM pro Tag), die österreichischen nicht, die Schweizer je nach Versicherungsvertrag.

Und nun, obwohl sie inzwischen geradezu klassisch ist, von vielen aber doch nicht gekannt wird, die Grundzüge der Evers-Diät in Evers' eigenen Worten.

„Nur folgende Nahrungsmittel sind erlaubt: Rohe Früchte, rohe Wurzeln,

Unheilbar (I): Multiple Sklerose

rohe Milch, Butter, Haferflocken, Vollkornbrot, rohes Ei, Bienenhonig und Wasser. Zu den Früchten gehören: Äpfel, Birnen, Zwetschen, Haselnüsse, Walnüsse, Sonnenblumenkerne, grüne junge Erbsen, Kirschen, Weintrauben, Pfirsiche, Stachelbeeren, Johannisbeeren, Himbeeren, Erdbeeren, Brombeeren, Orangen, Bananen, Mandeln, Paranüsse, Kokosnüsse, Erdnüsse, Tomaten, Körnerfrüchte (Weizen, Roggen, Hafer), die Trockenfrüchte (Korinthen, Rosinen, Feigen und Datteln) und Gurken. Zu den Wurzeln gehören vorzüglich die Mohrrüben (Karotten). Zu den Knollen gehören Kohlrabi, Sellerie, Radieschen, Rettiche und Zwiebeln.

Bei frischen, leichten Fällen oder wenn der Patient sich im Laufe der Kur (insbesondere im Gehen) gebessert hat oder bei Patienten älter als 50 Jahre gebe ich als nächstes rohen Schinken, rohen durchwachsenen Speck (milde gewürzt, ich lasse außerdem bei beiden von der Salzseite 1,5 cm abschneiden) und rohes Gehacktes, nur mit Zwiebeln gewürzt.

Je natürlicher das Nahrungsmittel ist, desto besser ist es. — Früchte und Wurzeln möglichst kauen; wenn es gar nicht geht, dann reiben, aber erst kurz vor dem Essen; Kauen ist aber entschieden besser. Milch kuhwarm oder kalt; wenn man erwärmen will, dann im Wasserbad, aber niemals über 37 Grad, sehr wichtig! Man kann die Milch auch sauer werden lassen. Die Milch muß direkt vom Erzeuger bezogen werden. Natürlich soll die Milch von Tieren stammen, die keine Tuberkelbazillen in die Milch ausscheiden.

Butter, wenn möglich Bauern-, Ziegen- oder Schafsbutter, weil der Rahm in der Molkerei auf 95 Grad erhitzt wird. Margarine oder sonstige künstliche Fette sind streng verboten. Quark (Topfen) ist auch erlaubt. Er darf aber nur aus roher, frischer Milch hergestellt sein und muß ohne Salz und Zucker genossen werden; Honig kann man zusetzen, je nach Geschmack. Als Honig kommt nur reiner Blüten-Bienenhonig in Frage. Ei möglichst nur von Hühnern, die sich ihr Futter draußen freilaufend gesucht haben. Je frischer das Ei, desto besser ist es." (Merkblätter mit noch ausführlicherer Diät-Beschreibung sowie ein Wochen-Rezeptplan nach Evers können bei der Evers-Klinik, D-5768 Sundern-Langscheid, gegen Rückporto angefordert werden.)

Es soll nicht verhehlt werden, daß einer der „Päpste" der Naturheilkunde, Professor Dr. Alfred Brauchle, in seinem *Großen Buch der Naturheilkunde* die Evers-Diät zur Behandlung der MS zwar erwähnt und befürwortet, aber mit dem Zusatz „Erfolg unsicher" versieht. Ob Brauchle (er hatte eine Naturheilklinik in Dresden) selbst Erfahrung in der Behandlung von MS-Patienten hatte, war mir nicht möglich zu erfahren. Grundsätzlich scheint mir auch hier besser, der Erfahrung als einer „Lehre" zu vertrauen.

Gestützt wird diese meine Auffassung durch Dr. L e o p o l d   F e l b e r - m a y e r, der in Gaschurn (Vorarlberg) ein Sanatorium betreibt. Auch er verwendet Evers-Diät und, wie er sagt, mit großem Erfolg. Bezeichnend ist folgende Episode, die er mir erzählte. „Es gab eine wissenschaftliche Tagung, bei der u. a. die multiple Sklerose im Mittelpunkt stand. Geredet wurde über alles mögliche — nur nicht über die Evers-Diät. So stellte ich eine Frage dazu; ich saß im Auditorium. Der Referent antwortete ganz kurz, die Evers-Diät sei unwirksam. Ich stellte eine Zusatzfrage, und da ergab sich, daß er sie weder kannte noch ausprobiert hatte."

So einfach ist das in der Medizin. In diesem Punkt ist sie Lehre, nicht Wissenschaft: Was gegen die herrschende Lehrmeinung ist, wird verstoßen.

Fiat medicina, pereat patiens: Es geschehe Medizin, auch wenn der Patient zugrunde geht!

In wohlabgewogener, unter Umständen radikaler, manchmal aber recht konservativer chirurgischer, aber gleichzeitig tiefgreifender interner konstitutioneller Behandlung liegt der Schlüssel zum Krebsproblem. Denn einem so furchtbaren Menschenwürger wie dem Krebs gegenüber handelt es sich nicht um den Sieg einer einzigen Doktrin. Kompliziert sind die Vorgänge, die zu einer Krebsbildung führen; und es ist meist unzureichend, bloß zu operieren oder zu bestrahlen, ohne die konstitutionellen Grundlagen, den ganzen Menschen, mitzubehandeln.

Bernhard Aschner

Unheilbar (II): Krebs

Die Betrachtungen vom Beginn des vorigen Kapitels über den Begriff „Unheilbarkeit" klingen noch nach; so können wir ohne große Vorreden in des Themas Mitte gehen.

Ich hatte versprochen, es mit Hippokrates zu halten und das Theoretisieren bleiben zu lassen. Aber Krebs ist ein heißes Eisen, und man tut gut daran, zunächst einmal in die Maske des Schafs zu schlüpfen, wenn man als Wolf daherkommt (und über Leute berichten will, die behaupten, Krebs heilen zu können). So muß man nach der Art derer vorgehen, die heute den Krebs für sich arrogiert haben, der Chirurgen und Strahlentherapeuten und der vielen Krebsforscher nämlich, und man muß brav einmal sagen, was Krebs ist und wodurch er verursacht wird. Oder mit Hilfe von Literaturzitaten zumindest so tun, als ob man es wüßte. Hat man sich einmal damit legitimiert, kann man forsch argumentieren und rabulieren.

Reüssiert hat man damit noch lange nicht — und kuriert noch weniger.

Vor vielen Jahren lernte ich an der Hochschule, eine Krebszelle sei durch ihre Stoffwechsellage charakterisiert. Anstatt, wie es einer braven Zelle zukäme, ihren Energiebedarf durch Atmung zu decken (der „Verbrennung" energiespendender chemischer Verbindungen), griffen Krebszellen in die unterste Lade der biochemischen Trickkiste und versorgten sich per Gärung mit dem Lebensnotwendigen. Dabei entzögen sie den Nachbarzellen eben jene Nahrung, die diese für ihren normalen (aeroben) Stoffwechsel brauchten und würden solcherart ins Anaerobe (Sauerstofflose), ins Krebsmilieu, gedrängt und selbst krebsig.

Selbstverständlich ist man heute erheblich weiter. Hekatomben von Versuchstieren und, leider, auch ein paar Menschen, wie Blüchel (26) schreibt, und Milliarden Dollar wurden auf dem Altar der Krebsforschung, diesem Goldenen Kalb des zwanzigsten Jahrhunderts, geopfert; und so borniert wäre auch der verbohrteste Naturapostel nicht, daß er nicht einsehen würde: *Irgend etwas* mußte dabei wohl herausgekommen sein.

Inzwischen hat auch die Kybernetik, die Wissenschaft von den Regelkreisen und Steuerungssystemen, ihren Siegeszug um die Welt angetreten; inzwischen wurde der Genetik-Code wo nicht erklärt so doch entschlüsselt; und diese zwei Wissenschaften Kybernetik und Molekularbiologie haben zumindest eine eigene Sicht der Dinge und eine neue Terminologie reifen lassen.

Demnach spricht man heutzutage von Krebs als „fehlgesteuertem Leben" und meint damit: Die Krebszelle entwickelt sich entgegen der ursprünglichen Information, sozusagen losgelöst von den anderen Zellen, „für sich" weiter. Sie steckt andere Zellen an, „reißt sie mit" auf dem Weg dieses falschen Programms. Die Zellen sind „für sich gesehen" gesund und „vermehren sich recht gesund weiter, nur eben ohne Rücksicht auf den Gesamtorganismus" (176; 13).

Die Frage, warum sich die Zelle so verhält, ist in erster Dimension zu beantworten. Sie gehorcht dem zentralen Steuerungsorgan, dem ihr immanenten Programm (gespeichert in der Desoxyribonukleinsäure im Zellkern), nicht mehr. Weshalb sie sich aber dem Zugriff des Einenden — dessen, das den Gesamtorganismus im Auge hat — entzieht und damit selbstmörderisch ihrem eigenen vorzeitigen Ende zustrebt, ist nach wie vor unenträtselt.

Das vielleicht Wichtigste für die Krebsbekämpfung überhaupt ist ein Quantitätsproblem. Eine Zelle ist klein, und eine einzige, die krebsig entartet ist, ist auch keine Gefahr für den Körper. Daher ist es weder möglich noch notwendig, *eine* Krebszelle im Körper zu lokalisieren. Schließen sich aber Krebszellen zusammen, heißt das eine Geschwulst, ein Tumor. Er ist zunächst nicht einmal als solcher wichtig, sondern ein Indiz dafür, daß der Körper mit den einzeln und ständig auftretenden entarteten Zellen nicht fertig wird. Häufig löst sich so ein Mini-Tumor auch wieder auf, ohne daß sein Träger überhaupt etwas davon bemerkte, aber seine Anwesenheit ist grundsätzlich ein Hinweis auf eine krebsbegünstigende Lage des Systems.

Leider — und das zeigt nun das Problem in seiner vollen Schärfe — ist ein solcher Mini-Tumor von vielleicht einem Millimeter Durchmesser auch mit den raffiniertesten diagnostischen Hilfsmitteln nicht erfaßbar, wenn man nicht weiß, daß er vorhanden ist und wo man ihn suchen soll. Er fällt seinem Träger in keiner Weise auf — und doch enthält er Millionen Krebszellen. Trotzdem ist die Früherkennung, die sich auf mehrere Millimeter große Tumore stützt, nicht ganz sinnlos: solche Geschwülste sind in einer Größenordnung, daß das Immunsystem mit Unterstützung durch geeignete Mittel von selbst mit ihnen fertig werden kann, wenn die Systemlage nur rechtzeitig entdeckt wird.

F r é d é r i c   V e s t e r, studierter Chemiker und seit Jahren in der Krebsforschung tätig, der selbst Außenseiterthesen vertritt, schildert Unheimlichkeit und Früherkennung dieser Krankheit: „Wir haben zunächst lauter sich gesund fühlende Menschen, in denen jedoch bereits etwas wuchert... Bei anderen Krankheiten, etwa bei Infektionen, ... ist das völlig anders: der ganze Mensch spürt und weiß, daß er krank ist. Beim Krebs gibt es dieses Gefühl lange Zeit nicht. Deshalb die Bedeutsamkeit, aber letztlich auch die ‚Augenauswischerei' der Früherkennung, die sich ja stets nur an bereits erfolgten Wucherungen orientiert, kommt bereits viel zu spät, nämlich wenn in dem untersuchten Gewebe schon Hunderttausende, ja Millionen von Zellen auf den Krebsstoffwechsel umgeschwenkt sind" (176; 76 f.). Exakt gesprochen handelt es sich also um keine Früherkennung.

Bis hierher ist eigentlich alles Schulmedizin und Schulwissenschaft. Ab nun jedoch scheiden sich die Geister, einerseits in der Ätiologie, andererseits in der Therapie und, kreuzweise, in beidem. Dieser Satz liest sich, zugegeben, höchst verwirrend und meint nun im Detail:

Unheilbar (II): Krebs

○ Es gibt Therapeuten, die Krebsursachen richtig erkennen, richtig deuten und richtig behandeln.
○ Es gibt solche, die falsch erkennen, aber richtig behandeln;
○ es gibt weiters jene, die richtig erkennen und falsch behandeln;
○ und es kommen auch solche, die falsch erkennen und falsch behandeln, vor.

Das sieht wie formallogische Spielerei aus, ist es aber nicht. Der Gruppe vier zum Beispiel ist eine Richtung von Forschern und Ärzten zuzuordnen, die meinen, die Krebszelle als solche sei quasi isoliert krank; da sie selbst fehlgesteuert sei, müsse man sie entfernen; und dadurch, daß man sie entfernt, heile man auch die Krankheit.

Um die Sache noch komplizierter zu machen, gibt es eine weitere Gruppe von Forschern, die möglicherweise nur einen Teil der Ursachen richtig deutet, aber dennoch richtig behandelt — was sich ja an den Erfolgen zeigen läßt. Da einer dieser Gruppe hier ausführlich zu Wort kommen wird — Otto Snegotska aus Berlin —, mußte dies der Vollständigkeit halber noch gesagt werden.

Die Beschränkung auf die Zelle war wohl einer der verhängnisvollsten Irrtümer in der Geschichte der Krebsforschung und -bekämpfung. Ich schreibe diesen Satz im vollen Bewußtsein seiner Konsequenzen; er ist von mir, und ich übernehme dafür die alleinige Verantwortung — aber er reifte in mir ja nicht durch mich selbst, sondern nach vielen Gesprächen mit Medizinern, sowohl forschenden als auch behandelnden, und nach der Lektüre zahlreicher Arbeiten über den Krebs. Historisch gesehen resultiert diese Einstellung aus der Konfrontation Virchow—Rokitansky, beziehungsweise ihrer Lehren, wie bereits erwähnt. Seziermesser, Mikroskop, Färbemittel und das ganze Repertoire der Histologie schienen den Virchow-Anhängern ungeheures Beweismaterial für ihre Anschauungen in die Hand zu geben: Seht her, da ist die Zelle — die gesunde und die kranke —, da sind Kern und Mitochondrien, und die Molekularbiologie steuerte das Wissen um DNA, Messenger-RNA, ATP und vieles mehr bei.

Die tausende Jahre alte Humoralpathologie, die Lehre von den gesunderhaltenden und krankmachenden Säften, die Rokitansky vertrat, wurde als wertloser Urväterhausrat auf die Müllkippen gekarrt. Heute jedoch besinnt man sich wieder. Viele meinen, daß man eine Krebszelle zwar als solche erkennen und isolieren, sie aber nicht isoliert vom Gesamtorganismus sehen kann, der sie schuf. Vester in einem Exkurs über die (krebserregende) Mutationstheorie: „Sie betrachtete . . . nur die Einzelzelle und ging einfach von einer sprunghaften Erbänderung aus. Eine Beteiligung des Gesamtorganismus oder gar eine Krebsdisposition wurde rundweg abgelehnt. Die logische Folge war, daß der Mensch wieder ‚gesund‘ sein mußte, sobald es gelang, den Tumor zu beseitigen, sobald alle Krebszellen entfernt waren. Wenn dann doch wieder Rezidive auftraten, war eben nicht sauber genug operiert, nicht gründlich genug bestrahlt worden. Diese Theorie hatte in ihrer konsequenten Anwendung dazu geführt, die ganze offizielle Krebsbekämpfung in Medizin und Forschung auf die Vernichtung des Tumors zu konzentrieren. Andere Richtungen hatte man von Anfang an vernachlässigt oder nicht gelten lassen“ (176; 75).

Selbstverständlich ist Vester Partei, nämlich Krebsforscher. Aber genau aus diesem Grunde darf man wohl annehmen, daß er weiß, was er sagt. Und in diesem Punkt ist Krebsforschung wirklich schulischste, d. h. dogmenhafteste, unflexibelste Schulmedizin: Außenseiter werden „rrtsch, obidraht", wie man onomatopoetisch, aber durchaus verständlich auf Wienerisch sagt. Solches ist mir selbst widerfahren. Als ich von Otto Snegotska aus Berlin zurückkam, hatte ich einige seiner selbstverlegten Broschüren im Gepäck, die sich mit Diagnose und Therapie des Krebses beschäftigen. Ich versandte sie an zahlreiche mit Krebsforschung befaßte Institute und Kliniken in Österreich, mit einem Brief, in dem das Ersuchen geäußert wurde, die Sache zu untersuchen, zu prüfen und mir über das Ergebnis Mitteilung zu machen. Kein einziges Institut hat es der Mühe wert gefunden zu antworten; und vermutlich sind Broschüre und Brief gleich in den Mistkübel, Etikett „Unrein", gewandert: einer, der von außen kommt und daherredet, ist a priori unrein . . .

Unter diesem Aspekt sind auch diverse Bettelaktionen zu beurteilen, die manch ein Land anstellt, um zu Geld für die Forschung zu kommen. Ich habe nichts gegen Forschung, aber 156 Millionen Schilling zu sammeln, wie es in Österreich geschehen ist, und dafür Geräte zu kaufen, über deren Wert und Nutzen die (schulischen) Krebsspezialisten selbst uneins sind, diese Geräte sich noch dazu von Lobbies oktroyieren zu lassen, aber für Nachprüfungen einigermaßen versprechender Außenseitermethoden weder Zeit noch die paar notwendigen Schillinge zu haben, dünkt mich krassestes Mißverhältnis.

Damit sind wir von der Theorie mitten in die Polemik geschlittert, was noch ein bißchen zu früh ist; denn wir sollten ja zuerst einmal Fallbeispiele bringen.

Die Geschichte eines Stimmbandkrebses

Gaschurn ist schon wegen seiner Lage bevorzugt: auf tausend Meter Seehöhe in einem ruhigen, abgeschiedenen Tal, dem Montafon (Vorarlberg), lädt es zum Wandern, Skifahren, Erholen ein — und mittendrin hat Dr. L e o p o l d F e l b e r m a y e r, gebürtiger Tiroler und ein Schüler von Franz Xaver Mayr an der Wiener Poliklinik, sein Diät- und Kneippsanatorium mit heute 93 Betten entstehen lassen. Im Laufe unseres Gesprächs kommen wir auch auf Krebs, und Felbermayer berichtet einen Fall aus seiner eigenen Familie: „Feiern Sie mich jetzt nicht als Krebsheiler — das ist das Schlimmste, das einem passieren kann." Aber er verbot mir nicht, den Fall zu berichten, wenngleich auch dazuzusagen ist, daß nicht jeder Krebs so behandelt (und kuriert) werden kann.

„Mein eigener Vater hatte ein Stimmbandkarzinom. Als es entdeckt wurde, war er 71 Jahre alt. Er war starker Raucher, hat das Rauchen nicht aufgeben wollen und war lange Zeit heiser. Ein Tiroler Hals-Nasen-Ohren-Spezialist hat das diagnostiziert. Ich ließ zur Sicherheit eine Probeexzision machen, und die Diagnose stimmte — leider. So wollte ich ihn sofort mit Iscador behandeln lassen und habe einen Landecker Kollegen gebeten, das zu übernehmen. Aber der hat sich gewunden wie ein Wurm."

Iscador ist ein Mistelpräparat aus der anthroposophischen Medizin Rudolf

Unheilbar (II): Krebs 97

Steiners. Es wirkt spezifisch gegen bösartige Geschwülste und ist, wenn man das so sagen will, ein Homöopathikum.

„Wir schickten meinen Vater noch einmal in die Klinik nach Innsbruck. Dort wurde er wiederum untersucht, und es wurde die Diagnose nicht nur bestätigt, sondern man fand sogar Leber- und Lungenmetastasen. Mit dem untersuchenden Kollegen diskutierte ich die Prognose, und es war eher trist: man gab ihm ein Vierteljahr, maximal ein halbes."

Man hat sich das gut einzuprägen, denn es ist ja nicht ein medizinischer Laie, der hier berichtet, sondern ein Arzt. Da auch alle anderen Ärzte wußten, daß es sich um den Vater eines Arztes handelte, darf wohl angenommen werden, daß sie sich 1. sehr bemühten, um alles zu machen, und 2. bemühten, nichts falsch zu machen. Ich weiß, vor dem Gesetz sind alle gleich — aber in der Krankenbehandlung durchaus nicht: Kollegen und Angehörige von Kollegen sind „gleicher".

„Ich habe also mit dem untersuchenden Kollegen gesprochen und ihn gefragt, ob er, solange er bei ihm ist, meinen Vater mit Iscador behandeln würde. Daraufhin hat er mir einen Vortrag von einer Dreiviertelstunde — ich habe genau auf die Uhr gesehen — gehalten. Schon nach dem zweiten Satz war mir klar, daß er keine Ahnung hatte, aber dennoch hat er über Iscador geredet. Natürlich dagegen. Woraufhin ich sagte: ‚Gestatten Sie, daß ich ihn wieder mitnehme, wenn Sie ihn nicht behandeln wollen‘, und wir sind abgereist. Ich lehrte meine alte Mutter, Iscador zu spritzen [es muß injiziert werden], und mein Vater lebte noch zehn Jahre lang, und zwar ohne Beschwerden."

Ich habe das praktisch wörtlich und ohne Kürzungen vom Tonband abgeschrieben, weil es einmal symptomatisch und dann auch aus der Sicht der Schulmedizin unwiderleglich ist: Hier tritt ja ein Arzt, ein gelernter Schulmediziner, als Zeuge gegen seine Kollegen in die Schranken. Es gibt hier weder an der Diagnose noch an der Prognose noch am Procedere etwas zu deuteln. Man beachte nur, wie sich die Dinge entwickelt hätten, wäre das einem „gewöhnlichen" Patienten, einem medizinischen Laien, einem Nicht-Arzt-Angehörigen, passiert. Er hätte dem Anti-Iscador-Vortrag nichts entgegenzusetzen gehabt, wenn er überhaupt von Iscador gewußt hätte; und vermutlich hätte er dem Drängen des Arztes nachgegeben, Papa zur Operation dazulassen. Und da man ihm noch ganze „drei bis sechs Monate" gab, wäre der Patient wohl auch innerhalb dieser Zeit gestorben, und es hätte niemand etwas dabei gefunden, weil es, sozusagen innerhalb der Prognose, „sanktioniert", „normal" gewesen wäre. Die Ärzte hätten sich getröstet, ihr Möglichstes getan zu haben, die Angehörigen damit, keine andere Wahl gehabt zu haben.

Man hat aber sehr oft eine andere Wahl.

Mama Felbermayer spritzte regelmäßig Iscador, und Papa Felbermayer „unternahm alles, was man in diesem Alter noch machen kann. Er reiste — und fuhr ab und zu zur Kontrolluntersuchung nach Innsbruck. Er kam auch zu mir, und ich schickte ihn auch zu dem Röntgenologen, und der sagte immer: ‚Wenn ich nicht wüßte, daß das ein verifiziertes Karzinom ist, würde ich sagen, das kann kein Karzinom sein, weil er da schon tot sein müßte.' Dabei hatte er eine eigroße Metastase in der Lunge."

So nach dem Motto, daß nicht sein kann, was nicht sein darf; aber es scheint, als hätte die Schulmedizin beim Ausmessen des Universums einiges übersehen. Vor allem in der Krebsfrage. Ich wende ein, daß das häufig die Argumentation der Professoren sei: Wenn ein Kurpfuscher ein einwandfrei diagnostiziertes Karzinom bessere oder „heile", war's eben hinterher kein Karzinom.

Felbermayer: „Ja, jeder Professor nimmt eine Fehldiagnose in Kauf. Nur nicht zugeben, daß an dem Weg, den *er* noch nicht begangen hat, etwas gut ist."

Der Tod seines Vaters war für Felbermayer zwar furchtbar, aber ebenfalls lehrreich. „Ich war grade auf Urlaub — einmal muß ich ja auch Urlaub machen; das ist immer im November, wenn das Sanatorium geschlossen ist — in Indien. Da hat mein Vater einen heftigen Fieberschub bekommen. Hohes Fieber. Meine Mutter hat einen Kollegen geholt — irgend etwas mußte sie ja tun, und der hat die Diagnose auf Lungenentzündung gestellt. Und hat, das ist heutzutage für den Arzt wie für den Laien geradezu ein Reflex, Penicillin gegeben. Also Penicillin rein, und drei Wochen später ist das Karzinom richtiggehend explodiert. Es war furchtbar. Als ich aus dem Urlaub zurückkam, war alles recht grausam. Wenn ein Karzinom in die Lunge metastasiert, erstickt man buchstäblich. Er ist dann sehr schnell gestorben. Meiner Überzeugung nach hatte es sich um eine Heilkrise gehandelt."

Spitzfindige Schulmediziner werden nun die Frage gestellt wissen wollen, ob Felbermayer seinen Vater mit Iscador nun „geheilt" oder nur „gebessert" habe. Vermutlich war in dieser Diktion das Karzinom noch „da", wenngleich „unterdrückt" („larviert" sagt man dazu). Aber weder die Frage noch die Antwort sagen für Therapeuten und Patienten etwas aus. Penicillin hätte nach Auffassung Felbermayers überhaupt nicht verwendet werden dürfen, gleichgültig, ob Krebs offen, larviert oder überhaupt nicht da war.

Für Felbermayer ist Krebs eine Krankheit des Gesamtorganismus, und man kann ihm seiner Auffassung nach nur beikommen, wenn man den ganzen Menschen behandelt (Ganzheitstherapie): „Selbstverständlich habe ich eine nicht geringe Anzahl von Krebspatienten. Solche, die unmittelbar nach Operationen, noch mit Wunden, sind; aber auch solche, die nicht operabel sind." Es sind, erfahre ich, „klare Fälle" darunter, die eine Operation kaum überleben würden, aber auch solche, die sich nicht operieren lassen wollen — einerseits aus Furcht, andererseits aus Überzeugung. Felbermayer hat eigenen Worten zufolge „tatsächlich schon einige Leute geheilt, wenn ich auch weiß, daß ‚heilen' ein großes Wort ist. Und am besten hat sich da eine polyvalente Therapie bewährt."

Das bedeutet das Nebeneinander zahlreicher einander ergänzender und unterstützender Therapieformen. Es wird auf die verschiedenen Behandlungsformen noch eingegangen, aber hier sollte noch einmal ausdrücklich vermerkt werden, daß der automatische Ablauf Krebsdiagnose—Operation—Bestrahlung durchaus nicht naturgegeben ist, auch wenn das Kliniker häufig so darstellen. Zwar

Unheilbar (II): Krebs 99

in autoritärer Diktion (Vorsicht vor denen, die so reden!), aber im Prinzip klar hat dies Professor Dr. A l f r e d B r a u c h l e, eben einer der „Päpste" der Naturheilkunde, dargestellt: „Die Naturheilkunde lehnt keineswegs grundsätzlich Operation und Bestrahlung ab, verwahrt sich aber dagegen, daß man jeden Fall von Geschwulstbildung zur mechanischen Korrektur der Operation oder Bestrahlung unterwirft. Jede Geschwulst ist eine allgemeine Störung und soll nicht allein örtlich behandelt werden. Ja, die ausschließlich örtliche Behandlung wird oft vom Gesamtorganismus sehr ‚übel genommen' und führt zu einer Verschlimmerung und einem schnellen Kräfteverfall" (28; 364).

Und Brauchle zitiert den ihm persönlich bekannten Chirurgen August Bier: Auf die Frage, was er tun würde, hätte er selbst Mastdarmkrebs, antwortete Bier, ohne zu zögern: „Niemals operieren!" Und Brauchle erzählt von seiner Schwiegermutter, die Brustkrebs hatte und noch vierzehn Jahre nach Beginn des Leidens lebte — ohne Operation, nur mit naturheilkundlicher Behandlung.

Als bestes Beispiel dafür, wie die offizielle Medizin im Europa des zwanzigsten Jahrhunderts vorgeht, mag die „Nachbehandlung" nach Krebsoperationen und Strahlenbehandlungen dienen. Sie steht nämlich deshalb unter Anführungszeichen, weil sie *nicht* stattfindet.

H a n s J o a c h i m R a u, Heilpraktiker in der Nähe von Stuttgart: „Ich habe einen relativ hohen Anteil an Krebspatienten. Es gibt auch einige Nichtoperierte drunter, aber die meisten sind operiert, haben auch Bestrahlungen hinter sich, und für die mache ich Nachbehandlung." Wir erinnern uns: Heilpraktiker sind in Deutschland erlaubt, tun also dieses mit dem Segen von Ärzten und Gesundheitsbehörden, müssen aber vom Patienten selbst honoriert werden.

Höchst erstaunlich, daß die Patienten „aus ganz Deutschland" zu ihm kommen. Seine Begründung: „Frischoperierte sind traditionsgemäß unversorgt."

Und er schildert den Ablauf, wie er heute in der Bundesrepublik (und auch sonst) Routine ist: „Der Patient also wurde operiert. Er hat Bestrahlungen bekommen, und dann entläßt man ihn. Ein halbes oder auch ein Jahr später bestellt man ihn wieder, und in der Zwischenzeit tut sich nichts."

Er behandelt so: „Wir [d. h. die Naturheilkunde] sehen das so: Der Patient stirbt nicht an Krebs, sondern an den Toxinen, den Giften, die auch nach der Operation noch im Körper sind; eventuell auch an der Tendenz zur Degeneration. In meinem Programm sind an die 40 Komplexmittel der Homöopathie, verschiedene Injektionspräparate, auch von der Mistel. Es gibt ja einiges davon in ganz Europa, das von Ärzten und anderen Einzelpersonen entwickelt wurde und mit dem man dem Geschehen einen günstigeren Verlauf geben kann."

Kann man Ihrer Auffassung nach Krebs heilen?

„Nein, das kann man nicht. Ich sage daher auch nie: ‚Ich heile Krebs'; alles, was man erreichen kann, ist ein Stillstand. Ich ziehe immer die Parallele zur Tuberkulose. Auch diese Krankheit muß nicht immer tödlich verlaufen; es gibt Kavernen, Abkapselungen bei Lungentuberkulose in der Lunge, und der Patient lebt weiter. Das gibt es in seltenen Fällen auch bei Krebs. Freilich: der größere Teil der Patienten stirbt, und man kann ihm nicht helfen. Einem kleinen Teil kann man helfen. Aber das ist weder statistisch noch prognostisch zu erfassen. Wenn mich jemand fragt, kann ich nur antworten, ich werde mich bemühen, ihm nach bestem Wissen und Gewissen zu helfen. Wie weit wir kommen, weiß ich nicht."

Ist Ihrer Meinung nach die Behandlung in den Krankenhäusern adäquat?

„Das ist ein heißes Eisen. Was die Klinik tut, tut sie nach bestem Wissen und Gewissen, eben nach dem Stand der Wissenschaft. Es ist eine andere Ebene... Für die Medizin sind Stahl und Strahl das einzige, und in ihrer Sicht reicht das, was die Naturheilkunde vorschlägt, nicht aus. Aber es gibt immer wieder Fälle, in denen die Naturheilkunde viel erreicht. Sie kennen ja den Bayerl, der meiner Ansicht nach etwas ungeschickt argumentiert, weil er a) sagt, er heile Krebs, und b) die Ärzte mit seinen Aussagen immer wieder reizt, die ihnen in dieser Art nicht gefallen können. Es gibt auch unter meinen Patienten Ärzte und deren Angehörige mit bösartigen Krankheiten, und wir machen natürlich alles sehr diskret. Der Heilpraktiker sollte immer nach dem Motto arbeiten ‚Gute Dinge geschehen in der Stille'."

Da nun das Stichwort Bayerl gefallen ist, ist es an der Zeit, sich auch mit diesem Mann zu befassen.

Heilt er Krebs?

J o h a n n B a y e r l, 72, daheim in Salzburg-Liefering, ist Ärzten ebenso wie Journalisten bekannt. Er bombardiert sie alle mit Briefen, Faksimile-Kopien, Krankengeschichten. Einziger Unterschied: die Ärzte beschimpft er noch.

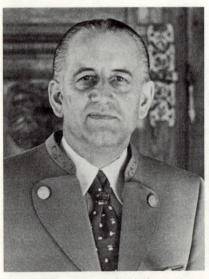 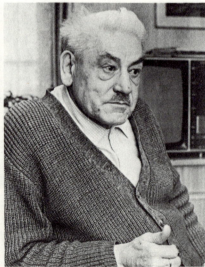

Hans Joachim Rau, Heilpraktiker in Stuttgart;
„Krebsspezialist" Johann Bayerl, Salzburg.

Unheilbar (II): Krebs

Der Grund seiner Aggressivität ist in einem Satz darstellbar: er meint, er könne Krebs heilen. Die Ärzte, die von sich selbst sagen, sie könnten das nicht (Österreichs Ärztekammerchef Piaty: „Derzeit kann ja niemand von sich behaupten, die Wahrheit über den Krebs und dessen Behandlung zu kennen"), nennt er demzufolge Kurpfuscher und Scharlatane. Er hatte bis Sommer 1978 acht Verurteilungen nach dem Kurpfuscherparagraphen und viele tausend Schilling Strafe gezahlt. So einen „tunken" die Ärzte selbstredend ein. (Es gibt nur einen zweiten Heiler in Österreich, der annähernd so viele Strafen wie Bayerl hat, nämlich Rudolf Niemetz in Klagenfurt — aber nicht wegen Kurpfuscherei, sondern wegen anderer Delikte.)

Ja, den Mund hält er nicht, „der Bayerl", der sich so am Telephon meldet, in das er langsam und schwerfällig spricht. Er ist schwerhörig und schwer gehbehindert und wirklich nicht das Abbild eines, der eigene Gesundheit auf andere überträgt; aber schon in der Kindheit des als Sohn eines Huf- und Wagenschmiedes in Kleinwölz im Böhmerwald Gebornenen litt er unter einem verkürzten Bein: „Mein Bein war 14 Zentimeter kürzer als das andere; jetzt, im Alter, heile ich mir das selbst." Er hat Schneider gelernt, war arbeitslos, machte in München die Heilpraktikerschule und praktizierte dort auch. „Aber jetzt darf ich als Österreicher in Deutschland nicht als Heilpraktiker arbeiten", und deswegen residiert er in Liefering, ziemlich knapp an der deutschen Grenze.

Ihm zufolge hat er an die dreitausend Menschen von Krebs und vergleichbaren bösartigen (auch gutartige mögen darunter sein) Geschwüren geheilt. Wenn es nach seinen Widersachern, den Ärzten, geht, ist kein einziger Fall beweisbar. Bayerl hat dafür eine Erklärung, und ich kann nichts dafür, daß sie fast gleichlautend wie jene von Dr. Leopold Felbermayer gegeben worden ist: „Hintennach, wenn ich jemanden von Krebs geheilt habe, heißt es dann immer: ‚Irrtum in der Diagnose.' Es war halt kein Krebs."

Auch mir leuchtet ein, daß sich Ärzte unmöglich so oft, an die dreitausend Mal, geirrt haben werden, zumal Bayerl von „rund dreitausend Ärzten" spricht, die ihm Kranke zur Behandlung senden, weil sie nicht weiterkommen. Und da darf es nicht wundern, daß er, der so verteufelt wird, gelegentlich sich kräftig revanchiert. Zum Beispiel mit der Veröffentlichung einer Krankengeschichte, mit vollem Namen der Ärzte: Da „tunkt" nun eben *er* ein . . .

Primarius Dr. Olaf Wieser, Vorstand der Lungenabteilung des Landeskrankenhauses Klagenfurt, überwies eigenhändig-schriftlich eine Patientin, Ehefrau eines Kärntner Landesrates, nach einer Brustkrebsoperation „zur Untersuchung und eventuellen Behandlung" an Bayerl. Zwar „auf Wunsch des Herrn Landesrates", aber immerhin. Die Dame wurde „Mamma-Ca IV" operiert und hatte Lungenmetastasen — laut Brief vom 13. Dezember 1976. Im Sommer 1978 lebte sie noch immer, und gar nicht schlecht. Bayerl behauptet, dank seiner Behandlung. Und wahrscheinlich hat er sogar recht.

„Mir scheint, daß das Pferd von hinten aufgezäumt wird. Daß es viel dringlicher wäre, die Krebsbekämpfung an der Basis zu verbessern. Dafür zu sorgen, daß jene Fehler in der Krebsbehandlung abgestellt werden, die man schon heute vermeiden könnte... Wir sind in der Praxis der Krebsdiagnostik und -therapie weit hinter dem zurück, was möglich wäre... Was auf diesem Gebiet heute bei der ambulanten und stationären Versorgung auf niedrigster und höchster Ebene geschieht, muß uns alle in Angst und Schrecken versetzen. Nach einer sehr gründlichen Beschäftigung mit dieser Materie bin ich zu der Überzeugung gekommen, daß eine Frau mit einem krebsverdächtigen Knoten in ihrer Brust im Moment bei uns in der Bundesrepublik höchstens eine Chance von zehn Prozent hat, von dem Arzt ihres Vertrauens bestmögliche Hilfe zu erwarten." Alles das schreibt einer, der es weiß, aber deswegen von seinen Kollegen einfach als „Schwein" beschimpft wurde, nämlich der Lauenburger Chirurg Professor J u l i u s   H a c k e t h a l (47; 112).

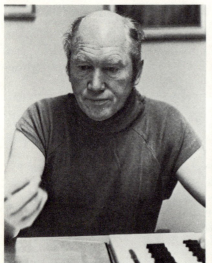 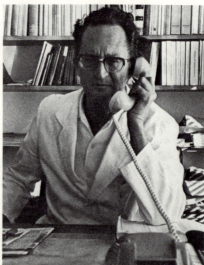

Professor Dr. Julius Hackethal, Lauenburg; Dr. Leopold Felbermayer, Gaschurn.

Und weiter unten (a. a. O.) schreibt er über die Techniken und Risiken einer solchen Operation, die jeder Interessierte (jeder, der Krebs hat oder mit ihm rechnen muß) dort nachlesen sollte. *Weshalb* jedoch eine solche Operation (eine Biopsie-Operation, d. h. eine Operation direkt am oder im Krebsherd) „immer ... ein höchstverantwortlicher Eingriff" ist, der aus „einem schlafenden Tiger ein todbringendes Raubtier machen kann" (Hackethal), sollte jedoch noch kurz zitiert werden: „Krebszellen haben einen Durchmesser von 5 bis 50 My, also von 5 bis 50 Tausendstel Millimetern. Die kleinsten Krebszellen sind kleiner als rote Blutkörperchen (6 bis 9 My). Wahrscheinlich sind auch Bruchstücke der kleinsten Krebszellen noch vermehrungsfähig. Mit jedem Messerschnitt und jedem Scherenschlag bei der Operation werden unzählige abführende Kanäle angeschnitten, geöffnet. Lymph- und Blutkapillaren (= Haargefäße) mit einem Durchmesser von 10 My. Vor allem aber auch die

Unheilbar (II): Krebs 103

kleinsten Abwasserkanäle, die Gewebsspalten oder Spalträume, aus denen die Lymphkapillaren entspringen ... Es ist einleuchtend, daß Geschwulstzellen nicht nur als Einzelexemplare, sondern in Kompanie-, ja wohl sogar in Divisionsstärke in die Abwasserkanäle eingeschleust werden können ... Je ,rabiater' (= traumatischer) bei einer Biopsie vorgegangen, je mehr der Krebstumor gezerrt und gequetscht, je öfter hineingeschnitten wird, um so größer die Krebsexplosion" (47; 120 f.).

Hackethal schildert weiter, wie deutsche (und überhaupt europäische) Schlechthinchirurgie vorgeht, nämlich wie oft sie danebentappt, und eben aus diesem Grund wünscht sich der Chirurg eine bessere allgemeinmedizinische Behandlung, wie sie zum Beispiel die Naturheilkunde offeriert. Man sollte darüber wirklich nicht zur Tagesordnung übergehen, meine ich.

Überweisung vom Arzt zum (in Österreich verbotenen) Heilpraktiker — darf denn das überhaupt sein? Ist das nicht Anerkennung der Kurpfuscherei? Gewiß nicht von der Ethik des praktischen Arztes Dr. Hawlik (bereits zitiert: „Alles ist gut, was reinen Herzens für die Gesundung des Patienten getan wird") her gesehen, aber doch wohl aus der Sicht der Standesvertretung. Primarius Piaty dazu, und zwar zu einem Zeitpunkt, da die Sache noch nicht veröffentlicht war: „Ich halte das nicht für eben geschickt, aber der Wunsch des Patienten gilt ja auch. Wenn er sich eben den Bayerl einbildet ... Der Arzt hat alles zu tun, um den Patienten zu heilen und, wenn er das nicht kann, seine Beschwerden zu lindern." Also ist diese Überweisung vertretbar.

Wirbel waren dennoch zu erwarten, und sie traten auch ein. Ich publizierte die Sache am 5. Juni 1977, und darauf erhob sich ein Entrüstungssturm unter Kärntner und Salzburger Ärzten. Der überweisende Arzt nahm sogar das Wort „Gaunerei" in den Mund — für die Tatsache der Veröffentlichung jenes Papieres, das er so kunstvoll aus- und unterfertigt hatte, und sein unmittelbarer Chef, der Kärntner Ärztekammerpräsident Dr. Hadmar Sacher, sprach von „standeswidrigem Verhalten" und kündigte eine Disziplinaruntersuchung an.

In der tagelangen Auseinandersetzung fiel auf, daß fast alle Gazetten ihren Ton den offiziellen Aussendungen anpaßten und Stellungnahmen der Ärztefunktionäre breiten Raum widmeten, aber Bayerl eher abwertend behandelten und versuchten, ihn lächerlich zu machen.

Der Ausgang der Sache ist lehrreich und für das System leider symptomatisch. Nach einem kurzen Rückfall erholte sich die Patientin und war, wie mir Bayerl in einem Gespräch im Frühjahr 1978 mitteilte, praktisch symptom- und beschwerdefrei. Die Familie des Landesrates jedoch hatte den Kontakt zu Bayerl offiziell abgebrochen und die Rückgabe der Originalüberweisung Wiesers gefordert. Würde Bayerl nicht gehorchen, würde man sich das Papier mit Polizeigewalt holen! Diese Drohung im Rechtsstaat Österreich des Jahres 1977? Wozu der Herr Landesrat (Mitglied der Landesregierung) das Papier brauchte, wurde später klar: Seiner Intervention war es zu danken, daß das Disziplinarverfahren gegen Primarius Olaf Wieser niedergeschlagen wurde. Obwohl es Kopien des Schriftstücks gab, war die Sache mit dessen Rückgabe „gerichtet", wie man in Wien sagt.

In diesem Zusammenhang ist ein weiterer Vorfall zu berichten, der den bereits genannten Primarius R i c h a r d P i a t y beinahe seine Stellung als Ärztekammerpräsident gekostet hätte. Er kannte damals — das Ereignis liegt Jahre zurück — weder Bayerl noch offensichtlich seine Standeskollegen: „Aus Salzburg hat mir einer geschrieben. Er hat behauptet, Krebs heilen zu können. Ich kann mich nicht einmal erinnern, wie der heißt."

Kurzes Nachhelfen („Vielleicht der Bayerl?") ergibt, daß es tatsächlich der Bayerl war.

„Es war eine denkwürdige Geschichte. Also, ich schrieb ihm, er könne in meinem Krankenhaus Krebskranke behandeln."

Piaty, damals zusätzlich Landtagsabgeordneter und Präsident der Ärztekammer für die Steiermark, in einem späteren Brief (5. Februar 1975): „Persönlich bin ich durchaus der Auffassung, daß jeder Mensch, der eine Heilbegabung aufweist, das Recht haben sollte, Heilbehandlungen durchzuführen, soweit eine Schädigung des Patienten und ein geschäftsmäßiger Mißbrauch ausgeschlossen werden können. Für meine Person würde ich auch jederzeit eine Zusammenarbeit mit den Naturheilkundlern suchen, weil ich die persönliche Überzeugung habe, daß deren geistige Einstellung zu den Heilmethoden meiner Auffassung von Heilkunde entsprechen. Wären Sie räumlich in meiner Nähe, würde ich Ihnen ebenfalls die Gelegenheit anbieten, an Krebskranken unter meiner Aufsicht zu beweisen, ob Ihre Heilauffassungen und -methoden durch Erfolg bestätigt oder widerlegt werden können. Derzeit kann ja niemand von sich behaupten, die Wahrheit über den Krebs und seine Behandlung zu kennen. In der Heilkunde kann jeder von jedem lernen, und jeder weiß über irgend etwas mehr als der andere. Leider hat die Gesetzgebung in Österreich schon seit Jahrzehnten andere Normen gesetzt wie etwa in der Bundesrepublik Deutschland. Als gewählter Repräsentant der österreichischen Ärzteschaft muß ich mich diesen gesetzlichen Bestimmungen unterwerfen, selbst dann, wenn ich über deren Zweckmäßigkeit anderer Meinung bin. Von mir aus kann ich leider nichts unternehmen, diese gesetzlichen Bestimmungen zu verändern, da ich in den beschlußfassenden Gremien der Ärzteschaft dafür nie die Mehrheit bekommen würde. Mit der Bitte, dafür Verständnis haben zu wollen . . ."

Piaty, in Unkenntnis der Bayerlschen Psyche, hätte also Bayerl ohne weiteres an sein Krankenhaus in Fürstenfeld gelassen, schon damals, als noch Daume und nicht er Präsident war. Aber Bayerl behielt das nicht für sich und schrieb darüber auch Professor Karl Fellinger und anderen. Damit war die Sache wieder einmal „öffentlich", und die Ärzte reagierten sauer. Piaty mußte passen: „Grad, daß ich net gstolpert bin" — auf dem Weg zur Karriere, dem Weg zum Präsidenten, der er damals noch nicht war. Immerhin zeugt es von Mut, sich auch noch später als Präsident zu dieser ketzerischen Auffassung zu bekennen.

Bayerl hat zahlreiche Erklärungen von Patienten griffbereit, die ihm Krebsheilungen, auch „an Eides Statt" bescheinigen, aber freilich keine Patientenkartei. Darüber sprach ich mit der ebenfalls schon genannten Wiener praktischen Ärztin Dr. Hilde Plenk, die selbst bei Bayerl war und sich mit ihm über seine Methoden unterhielt: „Ja, wie der das macht, das ist wohl unmöglich. Er hat in einem Ofenrohr ein Binkerl Kalenderzettel versteckt, auf denen er sich Notizen macht." Das bezog sich auf die Kartei, aber an seinen Methoden ist doch etwas dran: „Krebs bricht nicht von heute auf morgen im Organismus aus. Wenn man ihn bemerkt, ist er schon im zweiten Stadium. Wenn es dem Organismus gelingt, die Krankheit im ersten Stadium abzufangen, ist das chancenreich — und in diesem Stadium helfen Bayerls Sachen gut. Mit meiner Methode der Medikamententestung [nach Voll] kann ich genau feststellen, ob ein Medikament gewirkt hat oder nicht. In der dritten Stufe freilich, wo außer Stahl und Strahl nichts hilft, aber Bayerl behauptet, sehr wohl etwas bewirken zu können, da helfen diese Mittel wohl nichts mehr."

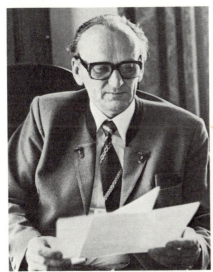 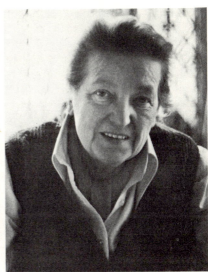

Primarius Dr. Richard Piaty, Präsident der Österreichischen Ärztekammer;
Dr. Hilde Plenk, praktische Ärztin in Wien.

Noch ein zweiter Arzt besuchte Bayerl, der mich aber bat, seinen Namen nicht zu nennen. Er litt selbst an einem Tumor: „Nicht deswegen war ich dort. Ich schaue mir vieles an und überlege, was meinen Patienten nützlich sein könnte. Bayerl hat intuitiv erkannt, daß die Ernährung eine große Rolle in der Bekämpfung von Krankheiten spielt. Ich nahm seine Sachen, da sie auf keinen Fall schaden können und eine regulative, vielleicht auch entgiftende Wirkung auf den Verdauungstrakt haben."

Ob seiner Meinung nach Bayerl ein Scharlatan sei?

„Er hat Intuition, Sendungsbewußtsein und ist ehrlich. Er betont die Wichtigkeit der Ernährung, die von der Schulmedizin links liegengelassen wird. Seine Diät ist nicht tumoraggressiv, aber tumorneutral. Keinesfalls ist sie ein tumoraggressives Vorgehen wie die Gerson-Diät, die ja wegen der ungeheuren

Kosten und des gigantischen Aufwandes für den gewöhnlich Sterblichen nicht in Frage kommt." Gersons Methode besteht in wiederholten Einläufen zur Darmreinigung, in der Vermeidung von Noxen (schädlichen Einflüssen) und einer Nahrung aus naturbelassenen Lebensmitteln und frischgepreßten Gemüse- und Lebersäften, die unter Stickstoff in eigenen Maschinen hergestellt werden müssen, damit der Luftsauerstoff die Wirkstoffe nicht verdirbt.

Und jetzt müssen wir die einzelnen Behandlungsformen nennen.

Krebsbehandlung nach Bayerl

Die *Krebsursachen* sind für den Salzburger vor allem das Rauchen („die unermeßliche Schädlichkeit des Rauchens"), enge Büstenhalter, Mieder und Bundhosen (sie führen nach Bayerl zu „Störungen des Lymph-, Blut- und Nervenkreislaufes" sowie zu Verdauungsstörungen), ferner Umweltgifte, falsche Ernährung und erbliche Belastung.

Die *Behandlung* erfolgt in erster Linie durch Diät, aber auch durch Pflanzenextrakte, die in regelmäßigen Abständen, alle Stunden, auch jede zweite Stunde, zu nehmen sind. Zusätzlich kommt eine Wärmebehandlung in Betracht. Bayerl darüber in seinem Merkblatt mit dem etwas langatmigen Titel „Hier ist die gesunde Lebens- und Heilweise für kranke Menschen und für Menschen, die gesund bleiben wollen. Wer das wünscht, lebe nach diesem Plan": „Harte Geschwülste müssen dauernd mit feuchtwarmen Leinsamenbrei-Umschlägen behandelt werden und bedürfen der erforderlichen wie auch heilmittelmäßigen Behandlung. Wenn Leinsamenbrei-Umschläge notwendig sind, dann wird dieser zu einem dicken, schleimigen Brei zubereitet. Weit über die harte Geschwulst hinaus warm und fingerdick auf die bloße Haut auftragen, eine Plastikfolie darübergeben und über diese dann ein warmes, dickes Wolltuch, und diesen Umschlag dauernd warmhalten. Dieser Umschlag wird morgens und abends gewechselt. Wenn trockene, warme Sandsackerl-Umschläge notwendig sind, dann wird dazu am besten feiner Schotter verwendet. Dieser wird ausgewaschen, um den Staub zu entfernen, dann in einem alten Topf am Herd erwärmt, in das Sackerl gefüllt und auf die erkrankte Stelle mehrere Stunden lang täglich aufgelegt."

Es ist dies die Technik der Erwärmung und Überwärmung, wie sie von Manfred von Ardenne, Schlenz und anderen propagiert wurde und mit der zum Teil Erfolge erzielt wurden. Ardenne jedoch ist in neuerer Zeit davon abgekommen. Erklärt wird die günstige Wirkung der Wärme mit der Förderung der Durchblutung und besserem Abtransport der Toxine; dagegen spricht die Gefahr des „Aufrührens" des Tumors.

Diät: Verboten sind kalte und kohlensäurehaltige Getränke, empfohlen werden Tees, Milch und Wasser. „Obst, Kompotte, Marmeladen, Obstsäfte und alles Süße sind Gärungsprodukte, die im Magen und im Darm zu gären beginnen, die Verdauungssäuren wegnehmen und die Lieblingsnahrung aller körperfremden Bakterien und der Krebserreger sind. Wer also diese Produkte zu sich nimmt, der betreibt in seinem Körper eine Bakterienzucht..." Vom

Unheilbar (II): Krebs 107

Obst erlaubt Bayerl nur Tomaten und zwei Bananen und zwei Grapefruits pro Woche; von Beeren nur Heidelbeeren, Preiselbeeren, schwarze Johannisbeeren, Holunder und Brombeeren. Er verbietet Stachelbeeren, Erdbeeren und Himbeeren.

Streng verboten für den Kranken sind Schweinefleisch und Wurstwaren sowie Leberkäse (Fleischkäse), Dosennahrungsmittel, Mayonnaise, Hartkäse und alle Süßigkeiten, ferner Kaffee, Speiseeis, Senf und alles mit Backpulver Zubereitete. Erlaubt sind Brot und alle nichtgesüßten und mundgerecht gesalzenen Milchspeisen, Mehlspeisen, Kartoffelspeisen, Teigwaren und Hülsenfrüchte, Quark, Eier, Reis, Mais, Sauerkraut, Rote Rüben, Kohl. Kalbfleisch und Geflügel sind nur dann erlaubt, wenn Gewißheit besteht, daß die Tiere nicht mit Antibiotika gefüttert worden sind. Fleisch darf nur zweimal wöchentlich gegessen werden. Krebskranke dürfen überhaupt keine Wurstwaren und kein Fleisch essen.

Diese Richtlinien halten auch Schulmediziner zum Teil für günstig. Einiges freilich ist dazuzusagen; und daß ich Bayerls Ratschläge hier so ausführlich wiedergebe, heißt noch lange nicht, daß ich mich mit ihnen identifiziere. Ich denke aber, daß man gerade zu einem in seinen Grundzügen unbewältigten Problem wie dem des Krebses nicht genug wissen kann. Die noch zur Sprache kommenden Ernährungsratschläge lassen sich jedoch irgendwo auf einen gemeinsamen Nenner bringen.

Grundsätzlich sollte man die Fragestellung nicht zu eng fassen. Erstens wird in der Naturheilkunde wie auch von denkenden Ärzten, die sich selbst nicht der Naturheilkunde zurechnen (hier kann man also nicht nach diesen Kategorien klassifizieren), immer nur der Kranke, nie aber eine Krankheit behandelt. Schweninger sagt dazu höchst aggressiv: „Das Ziel der ärztlichen Tat kann nur ein Behandeln sein. Das Heilen liegt nicht innerhalb ihrer Wirksamkeiten. Nun: wenn der Arzt überhaupt nichts heilen kann, Krankheiten kann er nicht einmal behandeln. Denn Krankheiten gibt es in Wirklichkeit überhaupt nicht; für den Arzt gibt es nur kranke und erkrankte Menschen" (150; 55). Zweitens richten sich die therapeutischen Möglichkeiten nach den Lebensumständen und etlichen anderen Bestimmungsstücken, die der Arzt in Zusammenarbeit mit dem Kranken auswählen sollte. Wenn man den Krebs als Stoffwechselkrankheit auffaßt, was er in einem Sinne ja wohl ist, Evers aber mit seiner Diät bei Stoffwechselkrankheiten gut will zu Rande gekommen sein und Schinken gestattet, steht dies in Widerspruch zu Bayerl. Es muß aber deswegen nicht falsch sein.

Wieder gilt der Grundsatz: Selber denken! Überlegen, was das Fleisch im Darm und im übrigen Organismus bewirkt, und danach die Entscheidung treffen. Das Wichtige ist, ganzheitlich zu behandeln, immer den gesamten Organismus zu sehen; aber sich die Materie zu erarbeiten muß wohl unterteilt werden — in Kapitel wie auch in Krankheiten. Ganzheitsmedizin unterscheidet sich von der Organpathologie einfach durch das ständige Besinnen auf dieses unverzichtbare therapeutische Prinzip.

Daß auch dieses Buch unterteilt wurde und sich dieses Kapitel mit Krebs befaßt, darf ebensowenig mißverstanden werden. Aufgrund zahlreicher Gespräche, des Literaturstudiums und des Lesens von Krankengeschichten bin ich zu der Überzeugung gekommen, daß die Behandlung der meisten Krankheiten, insbesondere der Systemerkrankungen wie Krebs, Gicht, Rheuma, Arthritis, ohne Regelung der Verdauung, des Magen-Darm-Traktes, des Zellstoffwechsels und des Säure-Basen-Gleichgewichtes nur Stückwerk ist. „Ableitung auf den Darm" hat man das früher wohl genannt und „Umstimmung"... Diese grundlegenden Techniken des Fastens und seiner Hilfsmethoden sind aber so wichtig, daß sie eines eigenen Kapitels bedürfen (Kapitel 9), wo sie in einen größeren Zusammenhang gestellt werden.

Zurück zum „isolierten" Krebs.

Bestrahlung und Probeschnitte

Brauchle, der wie selten einer den Wert der Naturheilkunde bewies (Kapitel 9), rät, bei der Entscheidung über eine Krebsbehandlung unbedingt die Operationssterblichkeit zu berücksichtigen und das, was im günstigsten Fall nach der Operation kommen kann. Was Hackethal über die Brustdrüsenkrebsoperation schrieb, gilt sinngemäß für andere Karzinome, und das ist nun nicht besonders ermutigend.

Auch mit Bestrahlung ist höchste Vorsicht angezeigt: „... die Bestrahlung einer Geschwulst setzt oft die allgemeine Lebenskraft des Körpers derartig herab, daß man sich in solchen Fällen nicht zurückhaltend genug benehmen kann. Es ist bis zu einem gewissen Grade eine Gefahr, daß es Fachärzte für Strahlenheilkunde gibt, die von ihrem Fachgebiet derartig eingenommen sind, daß sie andere Möglichkeiten nicht genug berücksichtigen" (28; 364).

Ich selbst kenne einen von ihnen, und man kennt ihn in Österreich wohl genausogut wie ich; ich brauche daher seinen Namen nicht zu nennen. Es ist nur zu vermerken, daß selbst Schulmediziner schon auf die Brauchle-Linie eingeschwenkt sind und bei Überweisungen an ihn zur Strahlentherapie „äußerste Zurückhaltung üben" — weil „der uns die Patienten verbrennt".

Warum bestrahlt wird, liest man am besten bei Vester: „In der routinemäßigen Traditionsbehandlung wird ja bis zum heutigen Tag kräftig weiter bestrahlt. Vielleicht befreit man sich durch das Gefühl, damit aktiv etwas gegen den Krebs zu tun, aus der beengenden Hilflosigkeit. Auch ist sicher ein Großteil Modernismus und Technikgläubigkeit dabei, Faszination durch die technische Brillanz der Strahlenkanone, der Millionen kostenden computergesteuerten Fokussiergeräte" (176; 81).

Um zu verhindern, daß auch gesunde Zellen durch Strahlung zerstört werden, muß der Strahl möglichst dünn gehalten und von möglichst vielen Richtungen auf den Tumor gerichtet werden.

„Zunächst verschwindet der Tumor... Dieser vordergründige optische Erfolg ... liefert dann noch die letzte Unterstützung für die Technikgläubigkeit ... aber die Schädigung betrifft auch den genetischen Code, also die Erbinformation. Und wirklich falsch programmierte Zellen sind ein erneuter

Unheilbar (II): Krebs 109

Gefahrenherd schlimmster Art. Weiterhin wird durch Bestrahlung die Immunabwehr lahmgelegt" (176; 82). Man sollte meinen, die Mediziner würden einen intakten körpereigenen Abwehrmechanismus, der von sich aus mit Fremdstoffen, also auch krebsig entarteten Zellen, fertig werden könnte, über alles schätzen und seine Wiederherstellung forcieren; aber bei der Strahlenbehandlung geschieht das genaue Gegenteil. Mit Sicherheit sterben bei jeder Bestrahlung nicht nur Tumorzellen, sondern auch gesunde. Schlimmer: gesunde werden geschädigt, so daß sie selbst entarten . . .

Damit sind freilich die schulischen „Behandlungen" noch immer nicht vollständig aufgezählt. Das dritte sind die sogenannten Immunsuppressiva — solche Mittel, deren erklärter Zweck nämlich die Unterdrückung der Abwehrreaktionen ist und wie sie vor allem in der Transplantationschirurgie verwendet werden. Zytostatika — Stoffe, die das Zellwachstum hemmen (hemmen *sollen* sie das der Krebszellen) — treffen natürlich auch gesunde Zellen, und damit ist der Teufelskreis geschlossen, denn viele Zytostatika wirken nämlich wie Immunsuppressiva! Vester: „Sieben von diesen Mitteln (krebshemmender Antimetaboliten, also Zytostatika), darunter das bekannte Endoxan, wurden aufgrund ihrer immununterdrückenden Wirkung gleichzeitig als carcinogen erkannt und es wurde vor ihrer allzu freizügigen Anwendung gewarnt" (176; 82).

Das System verschleiert die Folgen. Wie berichtet, ist für die Nachbehandlung nichts vorgesehen, und wenn Monate oder einige Jahre später Metastasen auftreten und die Krankheit nach scheinbar beseitigtem Tumor wieder ausbricht, wird dies unter Umständen als völlig neuer Fall behandelt. So kommen also die Krebs„heilungen" durch Bestrahlung zustande, durch eine geschickte Manipulation der Statistik!

Auch die Diagnostik liegt im argen. Man lese wiederum Hackethal. Aber auch Brauchle berichtet vom großen Pathologen Ludwig Aschoff: „Ich weiß, wie schwer und unsicher es ist, aus einem mikroskopischen Präparat die Diagnose auf Gut- oder Bösartigkeit zu stellen. Während die Assistenten immer gleich Bescheid wußten, um was es sich handelte, sah ich den Altmeister Aschoff über dem Mikroskop immer wieder Zweifel äußern. Ich habe mehr als einmal erlebt, daß eine mikroskopisch als durchaus gutartig bezeichnete Geschwulst den Probeschnitt ‚übelnahm' und sich innerhalb von Wochen in eine schnell fortschreitende, bösartige Geschwulst verwandelte" (28; 364).

„Verborgene (geschlossene) Krebse behandelt man besser nicht, denn sonst gehen sie schnell zugrunde, nicht behandelt leben sie länger", so schrieb Hippokrates (65; Aph. VI). Wer wollte angesichts der Feststellungen Aschoffs Hippokrates als überholt abtun?

Hippokrates: „Eine Frau hatte ein Krebsgeschwür an der Brust. Es floß blutige Jauche aus der Warze. Als dieser Fluß aufhörte, starb sie." Aschner kommentiert: „Man kann oft sehen, daß der heutige gefürchtete Ausfluß aus Krebsgeschwüren eine Art Ausleitung schädlicher Stoffe bedeutet, wobei das Allgemeinbefinden relativ gut ist. Wird dieser Ausfluß durch Verschorfung oder Exstirpation des Tumors beseitigt, dann treten manchmal rasch Rezidive und

Metastasen ein, während Belassung des ursprünglichen Zustandes dem Allgemeinbefinden oft zuträglicher ist. Die heutige Klinik steht noch nicht auf diesem Standpunkt" (16; 41 f.). Man muß ergänzen: Auch heute nicht (Aschner starb 1960).

Brauchle: „Chirurg und Strahlenarzt sehen in jeder Geschwulst nur allzuoft die Gefahr einer zukünftigen Bösartigkeit. Sie sind ganz auf Pessimismus eingestellt und ohne Vertrauen auf die Selbsthilfe des Organismus. Diesen Pessimismus übertragen sie dann auch meist auf Patient oder Angehörige, so daß man einwilligt, sich operieren oder bestrahlen zu lassen" (28; 365). Oft wird die Geschwulst nur aus kosmetisch-ästhetischen Gesichtspunkten (weil sie den Körper verunstaltet) weggeschnitten.

Brauchle ist hoch anzurechnen, daß er nicht um den heißen Brei herumredet. Viele glauben nämlich, die Naturheilkunde stünde auf so unsicheren Beinen, daß man auf ihrer Basis den Krebs nicht anrühren dürfe. Eine Neuerscheinung (99) des Titels *Naturheilkunde von A—Z* nennt Krebs überhaupt nicht als solchen, sondern nur unter dem Stichwort „Metastasen" und „Lippenkrebs"! Angepriesenes „Naturheilmittel": Sofort zum Arzt oder in ein Krankenhaus!

Empfehlungen eines Großen der Naturheilkunde

Professor A l f r e d B r a u c h l e rät, „die Wiederherstellung des gestörten Gleichgewichtes" anzugehen; Skepsis gegenüber dem Probeschnitt; keine Überforderung des geschwächten Organismus, Lebenskräfte ordnen und anregen, reichlich Frischkost, Vermeiden jeglichen Übermaßes, Einlegen von Fastentagen, eiweißarme Ernährung. Regelmäßige Pflege von der Haut her durch „Besonnen, Luftbäder, Waschungen, Guß- und Badeanwendungen und mit Vorsicht eingesetztes Übererwärmungsbad. Von nicht zu unterschätzender Wirkung ist die seelische Ermutigung" (28; 555).

In der Schulmedizin ist die psychische Komponente der Krebserkrankung noch immer nicht anerkannt: „Die Medizin muß endlich begreifen, daß seelische Konflikte, lieblose Kindheit, Verlusterlebnisse, Streßfaktoren, unerfüllbare Wunschvorstellungen und verkrampfende seelische Spannungen meßbare organische Wirkungen haben und deshalb als gleichwertige Faktoren in die . . . Krebsvorsorge ebenso wie in die Therapie mit einbezogen und, wo dies möglich ist, abgebaut werden müssen . . ." (176; 94). Die materiellen Krebsfaktoren — Rauchen, aromatische Kohlenwasserstoffe, Blei, Quecksilber, Cadmium — sind ja langsam bereits anerkannt.

An anderer Stelle (174; 149) habe ich berichtet, wie der amerikanische Luftwaffenarzt O. Carl Simonton — übrigens ein Strahlentherapeut — seine Krebskranken „mitbehandelt". Er erklärt ihnen das Geschehen in ihrem Körper, im Tumor, möglichst drastisch und unter Zuhilfenahme von Bildern, Filmen und Diagrammen und leitet sie an, in einer psychologischen Technik, einer Art Meditation, sich die Immunabwehr, die Freßzellen des Körpers, plastisch vorzustellen, wie sie die kranken Krebszellen überwältigen und beseitigen. Letzte Meditationsvorstellung des Patienten schließlich: Ich bin gesund. Grundvoraus-

Unheilbar (II): Krebs   111

setzung ist, den Patienten über seine Krankheit voll zu informieren, ansonsten er ja nicht mitarbeiten könnte. Er bekommt auch Bilder von Krebspatienten zu sehen, die durch diese Behandlung gebessert wurden. 50 von 152 Patienten wurden durch diese flankierende, positive Psycho-Technik gesund oder gebessert — ein innerhalb der Krebstherapie höchst beachtlicher Prozentsatz. Der Primarius eines niederösterreichischen Krankenhauses (Internist): „Der Krebskranke ist aufgrund seiner Erkrankung von Natur aus depressiv. Er braucht entsprechende ärztliche Führung."

In wie vielen Kliniken bekommt er die?

Hunza und das Amygdalin

Die amerikanische Ernährungsberaterin B e t t y M o r a l e s, die auf mehr als 25jährige Erfahrung zurückblickt, berichtete (195; 155—158) über Hunza. Dies ist ein Landstrich in 2400 Meter Seehöhe im Karakorum, der von mehr als 50.000 Menschen bewohnt wird. Degenerative Erkrankungen sind dort unbekannt; in der Geschichtsschreibung der letzten 900 Jahre ist kein einziger Krebsfall erwähnt. In Hunza wird man 80 bis 90 Jahre alt, was, wenn es der Durchschnitt sein sollte, sehr viel, aber dennoch nicht die aufgrund genetischer Grenze mögliche Lebenserwartung ist; diese wird von einigen Forschern mit 120 bis 135 Jahren angegeben. Todesfälle vor dem Erreichen hohen Alters kommen dort meist durch Abstürze bei landwirtschaftlicher Arbeit vor: beim Bewirtschaften der auf Terrassen in steilem Berggelände angelegten Felder.

Zum Kochen wird ausschließlich Schneewasser verwendet, und es ist neben Yakmilch auch als Getränk beliebt. Die wichtigsten Nahrungsmittel sind Getreide, Körner, Früchte, Butter und Käse (aus Yakmilch) sowie Schaf- und Yakfleisch. Hinzu kommen Marillen-(Aprikosen-)Kerne, und das ist mit ein Grund, sich hier mit Hunzas Bewohnern zu befassen.

In den Kernen ist nämlich Amygdalin enthalten, und dieses ist nach Frau Morales und der Ansicht von einigen Forschern neben der gesunden Lebensweise in Hunza (frühes Aufstehen, schwere körperliche Arbeit auf den Feldern, gesunde Ernährung, Fehlen von Industrie- und Autoabgasen) verantwortlich für das Fehlen von Krebs.

Am besten, wir lassen Frau Morales in eigenen Worten berichten: „Ein Vater-Sohn-Team, Dr. E. T. Krebs und sein Sohn E. T. Krebs jr. (Biochemiker) haben nach jahrelanger Forschungsarbeit Vitamin B_{17} entdeckt, das sowohl als geprüfte, ungiftige Krebstherapie angewendet wird als auch präventiv eingesetzt werden kann. Es wird aus Aprikosenkernen extrahiert und für intravenöse Anwendungen aufgearbeitet. Vitamin B_{17} wird auch Amygdalin genannt, für die orale Anwendung existieren Kapseln und Tabletten" (195; 156).

Frau Morales ist Ernährungsberaterin und Präsidentin der „Cancer Control Society", und es ist verständlich, daß sie sich für alles einsetzt, das den Krebs hemmt oder auch nur im Verdacht steht, dies zu tun. Um so mehr, als es in den USA „Medizinmonopole und Pharmakartelle . . . fertigbrachten, die Verfassungsgesetze ... so zu ändern, daß als legale und anerkannte Krebsbehandlung nur noch chirurgische Eingriffe, Bestrahlungen und Chemotherapie erlaubt sind" (195; 157). Vitamin B_{17}, auch als Laetril (amerikanisch Laetrile) oder Nitrilosid bekannt, ist folglich in den USA verboten, und es gibt einen schwunghaften Schmuggel über alle, vor allem die mexikanischen Grenzen.

Amygdalin wurde bereits 1830 von deutschen Chemikern rein dargestellt, und zwar aus den Samen von Bittermandeln (Prunus amygdalus Batsch.) — und nicht, wie man aus Frau Morales' Formulierung vielleicht herauslesen könnte, von E. T. Krebs. Ferner ist Amygdalin keineswegs „ungiftig", sondern ein hochbrisantes Gift, und das ist wohl auch der Grund, weshalb es in den USA verboten ist.

Chemisch gesehen handelt es sich um ein cyanophores Glykosid, womit man ausdrückt, daß bei der Hydrolyse (der enzymatischen Umsetzung mit Wasser) Cyanwasserstoff (Blausäure) frei wird. Diese Blausäure, HCN, ist eines der brisantesten Gifte, das überhaupt bekannt ist. Die tödliche Dosis wird mit „1 mg CN$^-$ pro kg Körpergewicht bei Stoß-Aufnahme" (37 a; 535) angegeben, und das ist nun sehr wenig. Die Giftwirkung wird durch Blockade des Ferments Cytochromoxidase erklärt, so daß der für die Zellatmung nötige Sauerstoff nicht mehr aktiviert werden kann. Allerdings ist die Entgiftungsgeschwindigkeit im Organismus erstaunlich hoch: etwa 1 mg $\cdot$ kg^{-1}h^{-1} (ein Milligramm Cyanid pro Stunde und Kilogramm Körpergewicht). Was heißt, daß die minimal tödliche Dosis innerhalb einer Stunde völlig entgiftet wird und daß keine Schäden zurückbleiben, wenn der Organismus die Vergiftung überlebt. Blausäure wurde wegen ihrer schnellen Wirkung in den deutschen Konzentrationslagern zur Massenvernichtung („Zyklon B") verwendet.

Nun ist Amygdalin gewiß keine Blausäure aber dennoch höchst giftig. Amerikaner mögen den Stoff nennen, wie sie wollen — aber ein Vitamin (gedanklich mit vita = Leben assoziiert) stellt man sich denn doch anders vor. In der Literatur wird die tödliche Dosis von Bittermandeln mit 30 bis 60 Stück angegeben; es hängt vom Körpergewicht und der „Bitterkeit" der Mandeln ab. „Gewöhnliche" süße Mandeln enthalten Amygdalin nur in Spuren. Amygdalin nun findet auf höchst wunderbare Weise seinen Weg in die Krebszellen und bringt diese „nach der Auschwitzer Methode" vom Leben zum Tode, aber lassen wir wieder Betty Morales plaudern.

„Es ist keine einfache Sache, wie da die ganze Ernährung und Lebensweise hineinspielt, und doch ist das Verhalten dieses organischen Stoffes mehr als faszinierend. Es mag eine Übervereinfachung sein, wenn ich jetzt das, was mir der Entdecker des Amygdalins — Dr. E. T. Krebs senior — mitteilte, hier wiedergebe ... Es ist chemisch gesehen ein Saccharid, und zwar ein natürlich linksdrehendes Saccharid. Zwei dieser Moleküle sind verbunden mit einem Cyanid-Molekül. Ja! Cyanid! Wohlgemerkt: Cyanid aus der Natur, nicht künstlich hergestelltes! Es ist eines der faszinierendsten Wunder der Natur, daß dieser Cyanid-Faktor in Krebszellen freigelegt wird und diese bösartigen Zellen abtötet; bei normalen, gesunden Zellen wird dieser Faktor neutralisiert. Wenn dieses organische Cyanid zum Kern einer Krebszelle gelangt, spaltet ein nur

Unheilbar (II): Krebs

in bösartigen Zellen vorkommendes Enzym — die Beta-Glucosidase — das umschließende Saccharid und legt das Cyanid frei. Dieses Cyanid tötet in Form eines Gases die Zelle buchstäblich ab. Befördert der Blutstrom dasselbe Cyanid-Molekül, welches in zwei natürlichen Zucker-Molekülen eingeschlossen ist, zum Kern einer normalen Zelle, verändert ein anderes Enzym, nämlich die Rodenase (von normalen Zellen produziert) das Cyanid in Thiocyanat, welches beim Austritt eine leicht desinfizierende Wirkung hat" (195; 157).

Es ist wirklich keine einfache Sache, und ein Blick in ein gutes Lehrbuch der organischen Chemie hätte geholfen, vieles klarer zu formulieren.

Grundsätzlich geht es darum, das Cyanid (Pfeil) aus dem Amygdalin freizusetzen, wie untenstehende Strukturformel veranschaulicht.

Amygdalin ist, wie mitgeteilt, ein Glykosid: eine Verbindung aus einem Zucker und einer spezifischen, nicht zuckerhaltigen Komponente, dem sogenannten Aglykon. Das Aglykon ist die Blausäure und der Zucker das höchst seltene Disaccharid Gentiobiose, und dieses heißt so, weil es auch in einem Zucker in der Wurzel von Gentiana, Enzian, vorkommt.

Kräuterheilkundige wissen nun, daß Gentiana lutea L. (gelber Enzian) eine wertvolle Heilpflanze ist, und zwar mit Wirkung auf vieles, auch Geschwüre des Magen- und Darmtraktes. Sohin steht zu vermuten, daß die tatsächlich einwandfrei festgestellte Wirkung des Amygdalins gegen Krebs nicht nur auf dem Cyanid, sondern höchstwahrscheinlich *auch* auf der Gentiobiose beruht. Vermutlich wird weder Blausäure noch Gentiobiose allein wirken: ein Fall von mutmaßlichem Synergismus (Zusammenwirken).

Diese Annahme wird gestützt durch die Tatsache, daß das Ferment, das Amygdalin hydrolisiert, in den Pflanzen enthalten ist und somit die Pflanze selbst den „Keim" zur späteren Spaltung dieser Substanz gelegt hat. Man soll aber nicht zu klug sein und sich aufs Praktische beschränken: Amygdalin wirkt gegen Krebs, und mehrere Pflanzen, die ähnliche Blausäureglykoside enthalten, wie zum Beispiel Flachs (Linum usiatissimum L.), offensichtlich auch.

Aprikosen sind in Asien, besonders in Pakistan, Indien, den Himalaya-Ländern, in Persien und der Türkei weit verbreitet, und die getrockneten Kerne dienen so wie die Früchte als Nahrung. Frau Morales meint, das sei eine phantastische Krebstherapie und -prophylaxe und empfiehlt auch uns die Prunus-Familie: Zwetschen, Pfirsiche, Aprikosen, Nektarinen, Reineclauden. Wie in vielen Haushalten üblich, sollten die Kerne („Steine") geknackt und der amygdalinhaltige Kern Gelees und Kompotten beigegeben werden — und nicht nur zur Haltbarmachung.

Weitere Nahrungsratschläge aus dieser Sicht: Wertvoll seien praktisch alle Samen, Hirse, Buchweizen, Weizenkeime, Limabohnen, Nüsse und Mandeln (wir werden dieser „Diät" bei Dr. Frey begegnen). Auch Zuckerrohrmelasse sei reich an Amygdalin, desgleichen Trauben und Äpfel, die mitsamt den Kernen gegessen werden sollen.

Zu vermeiden seien raffinierter weißer Zucker, denn der „ist buchstäblich ein nahrungsloses Nahrungsmittel", sowie „veredeltes", d. i. gebleichtes Mehl.

Die Rote-Rüben-Therapie

S á n d o r   F e r e n c z i (Csorna, Ungarn) berichtete wiederholt über Krebsbehandlung mit dem Saft Roter Rüben (Rote Bete, Rohnen, Randen; Beta vulgaris L. ssp. vulgaris var. conditiva Alef.): „Die Behandlung bestand anfangs aus täglicher Verabreichung von 250 Gramm geriebenen Roten Beten, später aus ungefähr 0,5 Liter Preßsaft der Knollen. Die Reaktionen auf diese Applikation waren durchaus günstig, aber Patienten konnten diese Mengen Preßsaft nicht auf längere Zeit nehmen. So ließ ich ... ein Konzentrat anfertigen, aus 1 Liter Preßsaft ungefähr 50 cm^3 Konzentrat ... von den 40 Kranken reagierten auf diese Behandlung 38 gut oder sehr gut ... 6 Kranke wurden klinisch symptomlos. Es handelte sich um 3 Fälle von Lungenkrebs, 1 von Magenkrebs, 1 von Uteruscarcinom und 1 von Lymphosarkom. Leider mußte bei allen die Behandlung ausgesetzt werden, weil die Kranken entweder das Konzentrat nicht weiternehmen konnten oder es ausgegangen war. Es traten daraufhin Rückfälle ein."

Ferenczi zog aus seinen Studien den Schluß, daß Rote Rüben kein Mitosegift (Gift, das die Teilung der Krebszellen verhindern würde) enthalten, sondern einen lebenswichtigen physiologischen Stoff im Organismus ersetzen. Er nennt sein Verfahren daher „Substitutionstherapie"; solange die Kranken dieses Mittel bekommen, können sie symptomlos bleiben.

Auch Rotwein und Holunderbeeren (Sambucus nigra L.) haben ähnliche Wirkung, und Ferenczi meint, es sei eine allen diesen Naturprodukten gemeinsame Anthozyanverbindung (oder zumindest einander ähnliche), die substituierend wirke. In Deutschland wurden zahlreiche Versuche angestellt, unter anderen von Trüb und Bartsch in Bochum und Seeger in Berlin, und Ferenczi wurde bestätigt. Handelsüblich sind nunmehr Rote Rüben in Extrakt- und Konzentratform, in Form eines Pulvers und als Most. In Kombination mit Zytostatika soll Roter-Rüben-Saft sogar auf Krebszellen wachstumshemmend wirken.

Der Hühnerembryonenextrakt

Der Wiener praktische Arzt Medizinalrat Dr. H e i n z   B i n d e r entwickelte nach Überlegungen über die Niehanssche Frischzellentherapie Extrakte

Unheilbar (II): Krebs   115

von Hühnerembryonen und behandelt damit Krebs — mit gutem Erfolg, wie er sagt.

Es handelt sich um einen völlig eiweißfreien, wäßrigen und sterilen Extrakt aus bebrüteten Hühnereiern, der einfach intramuskulär injiziert wird — in das Gesäß. Binder meint, es könne sich auch bei Frischzellen nicht darum handeln, daß die gesamte Zelle wirksam sei, sondern wirken müßten „bestimmte Zellinhaltsstoffe, die man noch nicht kennt".

An dem Beispiel eines inzwischen verstorbenen Patienten erläutert er mir Verfahren und Wirksamkeit: „Franz B. kam damals mit einem einwandfrei festgestellten ödematösen Tumor im linken Bronchus und einer Vitalkapazität von 1300 zu mir." Zu deutsch: Krebs in der linken Lunge, das durch Atmung aufzunehmende Luftvolumen war erheblich verringert (Werte um 3800 sind normal).

„Der Patient, damals 56 Jahre alt, bekam am 30. September 1954 die erste Injektion." Schon am 8. Oktober notierte Binder in der Krankengeschichte „Heiserkeit verschwunden", am 14. Oktober „Wohlbefinden" und am 26. Oktober wurde B. röntgenisiert. Primarius Dr. Hiebaum (Lungenheilstätte Baumgartner Höhe) hatte den „Eindruck des deutlichen Stillstandes, wenn nicht der Regression", und er merkt, da er ja von der Behandlung durch Binder wußte, ausdrücklich an, diese könne „bis zu 30 Injektionen" fortgesetzt werden.

Das geschah, und B. wurde am 11. November 1954 als praktisch geheilt entlassen. Binder: „Zwei Monate später war der Tumor weg. Der Patient starb in den sechziger Jahren, jedoch an einem Gehirnschlag."

Ob er eine Erklärung für das Geschehen habe?

„Meiner Ansicht nach ist Krebs eine Stoffwechselerkrankung, und die Injektionen normalisieren den Stoffwechsel. Wenn diese Störung behoben ist, ist der Körper imstande, den Tumor zu resorbieren. Am besten sieht man das bei einer Operation: Ist der Tumor entfernt, kommt er häufig wieder, das heißt, die Störung besteht noch. Die Operation ist somit eine symptomatische Therapie — man beseitigt die Geschwulst, nicht aber die Störung."

Eingestandenermaßen haben nicht alle Krebspatienten Binders auf diese Therapie angesprochen, aber „zehn gut dokumentierte und hunderte andere Fälle kann ich schon vorweisen. Ich habe schließlich aufgehört, Protokolle zu führen — es schert sich ja ohnehin niemand darum."

Ob er nie versucht habe, Kliniken sein Verfahren schmackhaft zu machen?

„Rausgschmissen haben's mich."

Wir sprachen schon vom Übermut der Klinik gegenüber den Praktikern, aber einen Medizinalrat hinauszufeuern ist doch ungewöhnlich. Binder schildert die Episode: „1955 war ich bei Primarius Dr. Johannes Kretz — der war damals für die Krebsforschung zuständig. Ich erzähle ihm die Sache, sagt er: ,Das gibt es nicht.' Ich frage: ,Wollen Sie nicht die Befunde sehen?' Da sagt er noch einmal: ,Das gibt es nicht, daß ein Mittel gegen so viele Sachen hilft' und hat mir die Mappe über den Tisch zurückgeschoben."

Die „vielen Sachen" hat Binder zuvor kurz gestreift, gegen die sein Mittel noch wirkt: Diabetes, multiple Sklerose, Hornhauttrübung, Polyarthrosen, Spondylosen, Gefäßstörungen und Leberschwellung — das meiste davon System- oder Stoffwechselerkrankungen.

Als schließlich Binder selbst forschen wollte, verlangte man im Sozialministerium, das damals für die Gesundheit zuständig war, ein von Klinikchefs ausgestelltes Attest, daß Binder geistig in der Lage sei, Forschung auszuüben. Binder (im Jahre 1978) zu mir, wörtlich: „Da hätten sozusagen die Klinikchefs bestimmen müssen, ob ich teppert oder normal bin."

Er gewann eine Firma, ihm die Ampullen herzustellen, blieb Praktiker und behandelt weiter. Zahlreiche Kollegen verwenden sein Präparat (das nicht im Handel ist) und berichten gute Erfolge. Er klagt nur darüber, daß viele (kostenlose) Ärztemuster wollten und er das finanziell nicht durchhielte.

Kurz nachdem ich das Interview mit Binder veröffentlicht hatte, erschien ein Bezirks-Vertrauensarzt der Wiener Ärztekammer bei Binder. Er gab vor, sich einmal in der Praxis umsehen zu wollen (wozu er berechtigt ist), brachte aber die Sprache bald auf das Interview. Ob er das alles so gesagt habe, ob es korrekt wiedergegeben sei? Binder bestätigte dies. Ob er denn nicht wisse, daß einem Arzt Werbung verboten sei?

Binder entgegnete darauf, Information sei erlaubt und er habe ja keine Werbung betrieben. Und verwies im übrigen auf des inquirierenden Herrn Doktors eigene Aktivitäten: „Die Ausübung des Arztberufes ist an eine Niederlassung (Ordination) gebunden. Haben Sie, hat der Herr Professor Fellinger etwa oben auf dem Küniglberg eine Ordination?" Damit waren Fellingers und anderer Ärzte Auftritte im Fernsehen gemeint und der Besucher abgewimmelt.

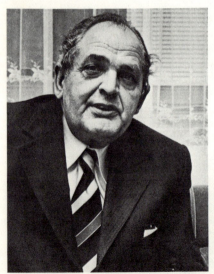 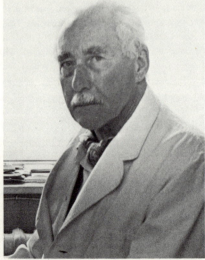

Zwei Außenseiter: Medizinalrat Dr. Heinz Binder, Wien, Erfinder einer nicht anerkannten Krebstherapie; Otto Snegotska, Berlin, Krebsforscher, Bakteriologe.

Unheilbar (II): Krebs 117

Nicht verhehlt soll werden, daß auch zahlreiche Enzymtherapeuten mit Enzymen, Proteinhydrolysaten und Vitaminen Krebs und Leukämie zu Leibe rücken, zum Teil mit beachtlichem Erfolg. Auch in meiner Sammlung finden sich zwei solcher Ärzte, die aber ausdrücklich baten, ihre Namen nicht zu nennen. Dies also nur als Hinweis: Auch Enzymtherapie ist indiziert bei Krebs.

Die bösen Mykoplasmen

Das vorletzte Unterkapitel zum Thema Krebs ist einem Mann gewidmet, der sich selbst Außenseiter nennt: O t t o S n e g o t s k a, 73, Bakteriologe in Berlin. Den Hinweis auf ihn verdanke ich Georg Thomalla, selbst ein leidgeprüfter Mann: „Den sollten Sie besuchen. Er hat Tausenden geholfen."

Ich treffe Snegotska in dessen Mietwohnung in Charlottenburg, die gleichzeitig sein Laboratorium ist. Der Laborraum enthält ein Mikroskop, zwei Trockenschränke (die als Brutschränke verwendet werden), ein paar Petrischalen und ähnliches Gerät. Ein paar tausend Mark mögen da schon drinstecken, aber der materielle Wert dieses Geräts ist nichts im Vergleich zum ideellen. Er behandelte wirklich mehrere tausend Krebskranke, und die meisten konnte er jahre- und jahrzehntelang beschwerdefrei und symptomlos halten.

Er ist deswegen „out", weil er sich Schneid und Gesinnung nicht wollte abkaufen lassen: Ein Professor bot dem Nichtakademiker alle Möglichkeiten zur Forschung, allerdings unter der Bedingung, sein, des Professors, Name müsse über der Arbeit stehen. Das wollte Snegotska nicht und forschte und publizierte allein — und war damit für die Schulmedizin uninteressant geworden. Es dürfen ja bekanntlich nur die Ihren forschen, entdecken und berühmt werden, und nur dann, wenn sie Kliniker sind. Daß vielleicht etwas für die Patienten drin sein könnte, das focht diesen Kliniker nicht an. In den Jahren, da es Snegotskas Methode gibt, haben sich freilich zahlreiche Institute dafür interessiert — vor allem in den USA, Skandinavien und Lateinamerika, gelegentlich wohl auch in Deutschland. Alle arbeiten nach Snegotska, die meisten jedoch modifiziert (unter anderem der bereits genannte DDr. Scheidl in München und Dr. Denner in Los Cuartos, Argentinien), was Snegotska mit einem „Leider" kommentiert.

Mag sein, daß das starre Festhalten an der These vom Krebserreger Snegotska in der wissenschaftlichen Gemeinde verdächtig machte, die allenfalls einen Miterreger gelten läßt. Snegotska gewichtet genau umgekehrt: Primär ist für ihn ein Erreger die Ursache, und sekundär ist das andere — wie zellschädigende Substanzen und chronische Entzündungen. So habe ich ihn gleichsam vorsichtshalber (Seite 95) unter Gruppe fünf gereiht, aber vielleicht wird eine künftige Krebsforschung, eine modernere Ätiologie und eine bessere Sicht des Gesamten ihn dereinst der ersten Gruppe zurechnen.

Mykoplasmen sind für Snegotska die Krebserreger (siehe auch Seite 88), und er ist höchst erstaunt, daß ich mit einem Taschenbuch der Mikrobiologie anrücke, in dem von ihnen offiziell Kenntnis genommen wird (187a; 119). Dieses nennt sie „besonders klein" und kugelförmig — zwischen 50 und 300 Millimikron — und „vielgestaltig", da sie keine eigene Zellwand besitzen. Und: „Resistenz gegen Penicillin, aber Empfindlichkeit gegen Breitbandantibiotika. Vermehrungsfähigkeit auf besonderen Nährböden ... In Gewebekulturen zeigen sie manchmal intracelluläres Wachstum." Sie erregen diesem Handbuch zufolge „beim Menschen Urethritis (Harnleiterentzündung) und Prostatitis (Entzündung der Vorsteherdrüse) beim Mann, Cervixentzündungen (Entzündungen des Gebärmutterhalses) bei der Frau sowie fieberhafte Erkrankungen der Atemwege (ein Teil der Erkältungskrankheiten ist durch Mykoplasmen hervorgerufen)".

Mykoplasmen finden sich im Blut vieler Menschen — zum Beispiel von Rheumatikern und Diabetikern. Snegotska nimmt für sich in Anspruch, entdeckt zu haben, daß nun je nach Krankheit die Thrombozyten (feste Bestandteile des Blutes, die bei der Blutgerinnung eine Rolle spielen, auch Blutplättchen genannt) durch die Mykoplasmen charakteristisch parasitiert sind. Parasitiert sind auch Thrombozyten der Gesunden, aber es kommt eben auf das Wie an. Snegotska vergleicht dies mit der mikrobiellen Parasitierung des Darmes, wo es ja auch eine „Normalflora" gibt.

Snegotska hat durch die Ölimmersion seines Dunkelfeldmikroskopes (ein einfaches Lichtmikroskop genügt nicht) beobachtet, daß diese Mikrobenflora je nach Erkrankung charakteristisch entartet. Er hat die Thrombozyten + Mykoplasmen photographiert und auch einen eindrucksvollen Schmalfilm darüber angefertigt, der die Bewegungen der Gebilde zeigt.

Snegotska fing an, sich Blutproben aus Spitälern zu holen. Man gab sie ihm — und lächelte. Im Zuge seiner 25jährigen Arbeit jedoch wurde die Diagnose immer genauer, und er ist so weit, daß er heute mit einer Genauigkeit von mehr als 90 Prozent Krebs, Rheuma, Leukämie und andere Krankheiten diagnostizieren kann (Leukämie allerdings nicht aus den Thrombozyten, sondern aus den Leukozyten) — allein aus dem Blut. Als man in den Kliniken das bemerkte, verschwand das Lächeln — ebenso die Erlaubnis, Blutproben holen zu dürfen.

Snegotska meint, dies sei eine echte Frühdiagnose, auf alle Fälle eine viel echtere als die herkömmliche, von der auf Seite 94 ja bereits gezeigt wurde, daß es eines Verbandes von mehreren hunderttausend Zellen bedarf, um Krebs zu erkennen, was zwar in der Sicht der heutigen Schulmedizin „Frühdiagnose" heißt, aber weder praktisch noch logisch eine ist — sie ist eben nur „relativ" früh, früher als die „Späterkennung" (oder „Zu-spät-Erkennung").

Das Blut ist auch für die Behandlung der Krankheit wichtig. Aus dem „besonderen Saft" stellt Snegotska nämlich eine Autovakzine, einen Impfstoff her, der dem Kranken injiziert wird. Er heilt damit Krebs, Leukämie, Parkinson, multiple Sklerose und andere bisher als unheilbar geltende Krankheiten, wie er sagt. Ich frage ihn ausdrücklich, ob man das so sagen könne.

„Im ersten und zweiten Stadium heile ich Krebs. Aber wer einmal Krebs hatte, bleibt Keimträger, und in diesem Sinne ist Krebs unheilbar. Es gibt zur Zeit in der Heilkunde nichts, womit man den Erreger töten könnte, ohne dem Patienten Schaden zuzufügen. Was aber möglich ist: man kann den Tumor

Unheilbar (II): Krebs 119

abbauen, den Patienten mit einer Eigenvakzine beschwerdefrei machen und verhindern, daß der Krebs sich im Körper ausbreitet."

Wie fertigen Sie diese Vakzine an?

„Ich gewinne sie aus dem Blut des Kranken. Das hat den Vorteil, daß die Vakzine spezifisch gegen die jeweilige Krankheit des Betreffenden wirkt. Die kulturelle Anreicherung der Mykoplasmen dauert etwa vier Wochen, danach steht die Vakzine zur Verfügung."

Wie wird die Vakzine gegeben?

„Wichtig ist, daß sie in richtiger Dosierung in der Nähe des Krankheitsherdes verabfolgt wird. Man kann sie zwar auch oral und rektal geben, aber in jedem Fall ist sie zusätzlich durch Injektionen zu applizieren. Vakzinezäpfchen sind für Dickdarm- und Prostatatumoren geeignet, Tabletten für Magenerkrankungen. In dringenden Fällen wird direkt in den Tumor injiziert, wenn keine Operation möglich ist."

Ist das nicht gefährlich?

„Wenn nicht überdosiert wird, nein. Der Tumor muß langsam abgebaut werden, um den Körper vor Tumorzerfallsprodukten zu schützen. Bei zu starker Dosis kommt es zu einer Vergiftung des Organismus. Wir kennen dieses Intoxikationsphänomen von der Bestrahlungstherapie."

Was er von dieser und anderen „klassischen" Methoden halte?

„Bestrahlung und Zytostatika schädigen die Zellen und hemmen die körpereigenen Abwehrkräfte. Wenn man weiß, daß die Erreger nur geschädigte Zellen angreifen können, dann begreift man auch, daß schon geringste Bestrahlungen (auch die der Vorsorgeuntersuchung, z. B. der Mammographie) nachteilig sind. Man sieht das sofort bei einer Blutuntersuchung. Ein Patient mit einem intakten Immunsystem wird mit einer Krebserkrankung relativ leicht fertig; liegen jedoch Strahlenschäden vor, ist der Fall meist hoffnungslos."

Ihre Therapie hilft also nicht immer und in jedem Fall?

„Im dritten Stadium ist nur noch zu lindern. Aber auch das ist schon viel. Die Menschen werden unabhängig von Morphium und nahezu beschwerdefrei."

Ob ich recht verstanden hätte, daß man mit der Vakzine auch Tumoren beseitigen kann und somit ohne Operation auskäme?

„An sich: Ja. Aber das ist nicht immer ratsam. Meist ist es besser, den Tumor chirurgisch entfernen zu lassen und nach meiner Methode mit Vakzine nachzubehandeln, damit sich keine Metastasen bilden können. Ich habe Patienten gehabt, die blieben 15 Jahre nach ihrer akuten Krebserkrankung beschwerde- und metastasenfrei."

Wir erinnern uns an Brauchle. Auch er sagt, daß man in jedem einzelnen Fall aus der Sicht des Naturheilers überlegen und entscheiden müsse, ob der Tumor mechanisch entfernt werden solle. Nach einem bekannten Gesetz der Immunbiologie ist die Chance, mit der Krebserkrankung fertig zu werden, um so größer, je kleiner die Menge der im Körper vorhandenen Krebszellen (oder die Tumormasse) ist. Das ändert freilich nichts daran, daß jede Operation mit

Risiken (wie sie Hackethal beschrieb) behaftet ist und auch der beste Operateur nicht vor Zwischenfällen, Fehldiagnosen des Pathologen (Gewebsschnitte) und Anomalien des Patienten gefeit ist. Man hat wirklich jeden einzelnen Fall individuell zu behandeln — das ist die grundsätzliche Lehre, die sich aus den vorangegangenen Seiten ziehen läßt.

Snegotska übernimmt dann keine Verantwortung, wenn der Patient sich nicht hält. Er braucht „regelmäßige Behandlung mit der Vakzine, also wöchentlich etwa eine Spritze (1 ml). Ich lerne die Patienten an, selbst zu injizieren. Sie können damit den optimalen Zeitpunkt — abends, wenn der Körper danach ruhen kann — wählen und sind nicht auf Ärzte angewiesen."

„Krebsdiät" nach Snegotska

Selbstverständlich ist Diät einzuhalten. Snegotskas Verbotsliste umfaßt alle Arten Zucker, auch Honig und Süßigkeiten, Kuchen, Gebäck, alle süßen Früchte (Birnen, Bananen, Feigen, Datteln, Trauben), fettes Fleisch, Schmalz, Butter, Rahm, Erdnußöl, alles Gebratene und Gegrillte, Kaffee, Tabak, Alkohol, gesüßte Fruchtsäfte und alle Hülsenfrüchte. Erwünscht sind alle Arten Gemüse und viel Milcheiweiß.

Der Bakteriologe hat trotzdem eine distanzierte Haltung zu Ernährungsvorschriften. Auf einem Diätmerkblatt sagt er: „Eine sichere, vor Krebs schützende oder gar Krebs heilende Diät gibt es zur Zeit nicht. Eine derartige Diät wurde lediglich dazu erdacht, um möglichst alle schädlichen, den Krankheitsherd aktivierenden Genuß- und Nährstoffe vom Patienten fernzuhalten. Man kann dieselben natürlich nicht restlos ausschalten, aber doch auf ein Mindestmaß reduzieren und schon allein dadurch die Tumor-Entwicklung hemmen. Aus diesem Grunde ist eine sorgfältig zubereitete, naturgemäße Ernährung die unerläßliche Voraussetzung für eine erfolgreiche Krebsbehandlung überhaupt."

Es hat den Anschein, als würde Snegotska im Alter vielleicht doch noch jene Anerkennung zuteil, die ihm bisher vorenthalten wurde. Ein Münchner Forscherteam hat Snegotskas Arbeiten nachgeprüft. Der emeritierte Ordinarius für Bakteriologie in München, Professor Dr. Blasius Freytag, zu Snegotskas Methode: „Ich bin eben dabei, Snegotskas Tests, Theorien und Therapien nachzuprüfen. Zusammen mit Professor Beck mache ich Tierversuche, und die Ergebnisse lassen darauf schließen, daß das Agens des betreffenden menschlichen Krebses im Blut tatsächlich enthalten ist."

Die Versuchstechnik besteht darin, mit Blut von Krebskranken die Krankheit auf die Versuchstiere zu übertragen. Hat man die Krebszellen entfernt, muß das, was überträgt, wohl ein Stückchen „Krebsinformation" sein, um in der Vesterschen Diktion zu bleiben. Hackethal berichtete, Krebszellen seien „5 bis 50 My" groß. Ein „My" ist ein Tausendstel Millimeter („Mikron"), und sie sollten sich von den Mykoplasmen, die um zwei Größenordnungen kleiner (50 bis 300 mμ, also Millimikron) sind, wohl unterscheiden lassen. Ob man „Krebsinformation" oder „Krebserreger" dazu sagt, ist Geschmackssache und

Unheilbar (II): Krebs 121

gelehrte Spitzfindigkeit. Mir scheint wichtig, daß hier eine Methode vorliegt, mit der man Krebskranken helfen kann.

Wie er als Bakteriologe Snegotskas Theorie beurteile?

Freytag: „Die Theorie ist so lange haltbar, als sie ständig ihren praktischen Wert beweist. Vielleicht ist nicht *alles* haltbar, aber einem muß ich entschieden entgegentreten: Auch wenn es sich um eine Außenseitermethode handelt, da Snegotska ein Außenseiter ist, so ist es doch reine Wissenschaft."

Auch das könnte uns für die Therapie egal sein, ist es aber nicht. Wenn sich ein Professor der Bakteriologie im Ruhestand der Nachprüfung einer Außenseitermethode widmet, um sie weiteren Patienten nutzbar zu machen, dann verdient das höchste Anerkennung.

Auch Professor Dr. Georg Beck, Leiter des Landesuntersuchungsamtes für das Gesundheitswesen, Abteilung für Veterinärmedizin, in München-Oberschleißheim bestätigt, daß an Snegotskas Methode „etwas dran" ist: „In Reihenversuchen mit Mäusen konnten Professor Freytag und ich zeigen, daß das Serum von Krebspatientenblut die Krebssymptome auf die Versuchstiere übertrug. Es scheinen also Erreger übertragen worden zu sein." Beck und Freytag hatten eine Veröffentlichung ihrer Versuche in Aussicht gestellt. Weitere Veröffentlichungen zu der Sache sind von DDr. Werner H. Scheidl, München, und Dr. Héctor O. Denner, Argentinien, zu erwarten.

Das Snegotska-Verfahren ist einfach und mit relativ geringer Ausrüstung von jedem erfahrenen Bakteriologen durchzuführen. Die genaue Anleitung kann von ihm um 10 DM plus Porto bezogen werden: Otto Snegotska, D-1 Berlin 10, Brauhofstraße 4, Tel. (030) 34 14 305.

In der Streitschrift *Der Krebs geht uns alle an* sagt er: „Die praktischen Ärzte, das hat sich in zahllosen Gesprächen gezeigt, würden eine erfolgversprechende, naturgemäße Behandlung sofort akzeptieren. Denn sie tragen die ganze Last und moralische Verantwortung für ‚ihre' Patienten ... Ein derartiges Verfahren ist bereits heute über jedes medizinische Labor möglich ...
Ob dieses einfache, mit sehr geringen Kosten verbundene Konzept der Allgemeinheit schon jetzt oder erst in der nächsten Generation zugute kommt, hängt allein von den Gesundheitsbehörden ab. Denn die praktischen Ärzte ... fürchten um ihr Prestige, wenn sie in ihrer Praxis Untersuchungsmethoden und Heilverfahren anwenden, die von den maßgeblichen Gremien noch nicht abgesegnet wurden. Erst hier beginnen die wirklichen Schwierigkeiten. Denn die hierfür zuständigen Herren fordern von dem Autor einer neuen Therapie — auch wenn sie sich seit Jahren bewährt hat — ein breit angelegtes Gutachten von behördlich zugelassenen Sachverständigen. Doch diese sind mit ihren eigenen Problemen und lukrativeren Untersuchungen anderer Art voll ausgelastet ... Deshalb mein Appell an alle: Helft mit an der Krebsbekämpfung. Nicht durch Geldspenden, die oft eine unzweckmäßige Verwendung finden, sondern durch einen persönlichen Einsatz zur Bildung einer Interessengemeinschaft."

Asai und das Germanium

Die Akte über Krebs-Außenseiter wäre unvollständig ohne Dr. K a z u h i k o A s a i, Tokio, und seine Forschungen über das Germanium. Germanium (Ge) ist das Element mit der Ordnungszahl 32, ein grauweißes, sprödes Metall, auf der Erdoberfläche (in geringen Konzentrationen) weit verbreitet und für Halbleiter, ohne die die moderne Elektronik nicht denkbar wäre, sehr geschätzt.

Asai befaßte sich als Kohlen-Ingenieur mit Germanium, und mehr oder weniger zufällig kam er drauf, daß Germanium an durch Röntgenstrahlen geschädigten Murmeltieren sehr rasch zu einer Erholung führte — wobei das Germanium wieder vollständig aus dem Körper ausschied.

Des weiteren hörte Asai, daß in Korea Krebs relativ selten war, man aber dort viel Knoblauch aß. Er untersuchte Knoblauch auf den Ge-Gehalt und fand tatsächlich die beträchtliche Menge von 754 ppm (parts per million — Teile in einer Million). Er untersuchte weitere Pflanzen und fand, daß die, die von verschiedenen Völkern als wirksam gegen Krebs gehalten wurden, viel Germanium enthielten: Ginseng (250—320 ppm), Wassernuß (Trapa japonica Flero, 239), Aloë (77), Comfrey (Symphytum peregrinum Ledeb., 152) und Bandai-Moos (seltene Art aus Korea, 255).

Asai ist der Meinung, daß das Germanium aufgrund seiner besonderen Elektronenkonfiguration (32 Elektronen, davon vier in der äußersten Schale; ständig zum „Absprung" bereit) mit den Nukleinsäuren der Bakterien und Viren in Wechselwirkung treten und dabei pathogene Keime zerstören kann. Asai nennt ausdrücklich quantenmechanische Überlegungen, die ihn zu dieser Annahme geführt haben — und das erinnert stark an den steirischen Diplomingenieur Willi Bahr, bereits als Heilmasseur genannt, der in seiner Schrift *Versuch einer molekular-physikalischen Deutung des Krebsproblems* zu folgender Definition kommt: „Die Krebserkrankung liegt begründet in einer spezifischen Störung des genannten fundamentalen Resonanzzustandes der Zellen, wobei der zellnormale physikalisch-chemische Funktionsrhythmus durch Fixierung einer zwar konstruktiven, aber regulationslosen Phase dauernd unterbrochen bleibt" (19; 38). Fachleute mögen der genannten Schrift das Weitere entnehmen, aber es ist zu hoffen, daß jüngst beschlossene und auch finanziell genehmigte Forschungen mehr Licht in die Angelegenheit bringen werden.

Zurück zur Praxis und zu Asai. Er stellte eine wasserlösliche Germaniumverbindung, nämlich Bis-carboxiäthyl-Germaniumsesquioxid, dar, und erzielte gute Ergebnisse mit der täglichen Einnahme von (bezogen auf Germanium) 10 Milligramm. Er rät, es nach Tunlichkeit über Pflanzen zu sich zu nehmen, die Verbindung dient der Quantifizierung von Serienexperimenten.

Angesichts eines Berichtes über eine Wunderheilung in Lourdes (von Frances Burns in *Newsweek* vom 9. August 1971) hatte Asai den Spontaneinfall, Lourdes-Wasser auf Germanium zu untersuchen. Und siehe: „Wie erwartet, konnte ich das Vorhandensein von Germanium nachweisen (30 ppm in einer zehnprozentigen Konzentration des Wassers). Ich stehe im Bann der Wunder, die das Germaniumatom vollbringt" (11; 153).

Unheilbar (II): Krebs　　　　123

Krebs in der Volksmedizin

Werfen wir zum Schluß einen Blick in die Volksmedizin. Man wird nun einwenden, das, was früher unter Krebs verstanden wurde, sei nicht notwendigerweise mit dem modernen Begriff identisch. Das kann gut sein, aber mir scheint es auf vollständige Begriffskongruenz nicht anzukommen. Heisenberg hat richtig erkannt, daß die Umgangssprache das wichtigste Verständigungsinstrument ist und nicht die Kunstsprache der Wissenschaftler, und es müsse, wo wegen fachlicher Überspezialisierung eine direkte Kommunikation unmöglich sei, wieder auf die Umgangssprache zurückgegriffen werden. Wittgenstein schließlich befand klar, daß die Bedeutung eines Wortes dessen Gebrauch sei, und es läßt sich nun für eine bestimmte Art von Geschwüren kaum eine plastischere Beschreibung denken, als daß „ein Krebs" das Gewebe fresse.

Krebs hatte, wie schon erwähnt, früher bei weitem nicht die Bedeutung wie heute, und man führt dies seitens der Schulmedizin meistens darauf zurück, daß „dank den Fortschritten der modernen Medizin" heute die Lebenserwartung so hoch ist, daß alte Menschen ihre Krebserkrankung „noch erleben". Das mag zum Teil stimmen, aber Alterskrebs ist sehr häufig eine gut unter Kontrolle zu haltende Krankheit, da sie sich relativ langsam ausbreitet. Die These erklärt durchaus nicht die Häufigkeit des Krebses unter jüngeren, etwa 25- bis 40jährigen, in welchem Alter er viel gefährlicher ist. Auch unter Kindern war Krebs früher praktisch unbekannt; heute gibt es, wenn nicht viele, so doch zumindest einige Fälle. Eine Schätzung gibt für die BRD jährlich zwischen fünf und zehn Krebsfälle bei Kleinkindern und Kindern an, die von Kinderärzten entdeckt werden, bei Praktikern sind es ein bis zwei Fälle jährlich (Bundesdurchschnitt).

Osiander (122; 319 ff.) nennt unter „Scirrhus/Krebs" nur 25 Volksmittel — was erstaunlich wenig ist (gegen Gicht/Rheuma dagegen 74, gegen Schlangenbisse/Insektenstich gar 80) und die untergeordnete Rolle beweist. Und da rangiert Gebärmutterkrebs in der Häufigkeit (neun Nennungen) vor Brustdrüsenkrebs (sieben). „Scirrhus" wird mit „verhärteter Geschwulst, Faserkrebs" übersetzt.

Das Volk verwendete gegen verhärtete Knoten in der Brust „fortgesetztes Auflegen eines gegerbten Hasen-, Kaninchen-, Seidenhasen- oder Iltisfells". Osiander selbst berichtet: „In mehreren Fällen habe ich mit dem besten Erfolg auf alte, harte Brustknoten ein Seifenpflaster aus gewöhnlicher Seife, messerrückendick auf Leinwand gestrichen, bei Nacht auflegen und bei Tage ein Kaninchenfell tragen lassen."

Weitere Mittel:
- ○ Tägliches Einweichen der kranken Brust mit warmem Wasserdunst und Einsalben mit Seife, in warmer Milch aufgelöst;
- ○ wiederholtes Ansetzen von Blutegeln;
- ○ Saugenlassen eines jungen Hundes an der Brust;
- ○ Petersilienblätter mit Milch und Hasenfett zu Brei gekocht, äußerlich (aus Rußland).

Auch Breie aus Schöllkraut (Chelidonium majus), Roggenmehl und Teer und aus Karotten sollen bei offenen Krebsgeschwüren geholfen haben.

Gegen Krebs der Gebärmutter notierte Osiander (zum Einspritzen):

○ Wäßriger Aufguß der Blumen und des Krauts der Totenblume (heute Ringelblume; Calendula officinalis L.), vor allem in Schweden verbreitet,
○ Abkochung von Pfirsichblättern, in Italien verbreitet. (Wir erinnern uns: Prunus = Amygdalin!)
○ Saturierte Abkochung von Walnußblättern.
○ Kamillen- und Mohntee.
○ Abkochungen von Eichenrinde.

Als innere Mittel registrierte er Tee von Pyrola (Wintergrün), allerdings aus Nordamerika (Pyrola umbellata) und den frisch ausgepreßten Saft des Klebkrauts (Galium aparine), dessen Breitbandwirkung auch in der modernen Pharmazie geschätzt wird (gegen Gicht, Entzündungen, Fieber und Hautausschläge; auch harntreibend).

Was die heilige Hildegard gegen Krebs empfahl: Seiten 157 — 163.

Zusammenfassung

Ohne genau beantwortet zu haben, was Krebs ist, und in der Erkenntnis, daß bei aller Wertschätzung der Ätiologie die Behandlung im Vordergrund zu stehen habe, ergeben sich nun folgende Hinweise:

○ Am erfolgreichsten in der Behandlung sind diejenigen, die den Krebs nicht isoliert als tumorales Geschehen, sondern als System- oder Stoffwechselerkrankung auffassen.
○ Jede Krebserkrankung ist individuell. Ob Operation oder nicht, hat nach eingehender Diskussion von Vorteil und Nachteil unter Einbeziehung der Operationsrisiken zwischen Patient und Arzt (tunlich mehrere Ärzte) ausdiskutiert zu werden.
○ Ohne richtige Ernährung bleiben Krebsbekämpfung, -nachbehandlung und -prophylaxe nur Stückwerk.
○ Zumindest für zahlreiche Einzelfälle scheint es spezifische „interne" Waffen wie Amygdalin, Germanium, Auto-Vakzine und Zell-Extrakte zu geben.

Schadeinflüsse aus der Umgebung sind möglichst zu vermeiden (Nikotin, Schmutzluft, Zellgifte, Alkohol) — auch für die Vorbeugung.

Ganz wichtig, auch für andere Krankheiten, ist jedoch die Ernährung. Davon handelt das nächste Kapitel.

Deine Nahrungsmittel seien deine Heilmittel,
und deine Heilmittel seien deine Nahrungsmittel.
Hippokrates

Der Mensch ist, was er ißt

Gar nicht so weit vom Zentrum entfernt, aber inmitten einer relativ ruhigen
Wohngegend Frankfurts, liegt das „Institut für Gesundheitsvorsorge und Früh-
Heilbehandlung". Trotz des etwas schwerfälligen Namens ist es ein Haus der
Superlative. Denn: Es hat nur sechs Betten. Es gibt nur einen einzigen Arzt.
Hier werden Heilungen möglich, von denen andere Ärzte nur zu träumen
wagen.

Der einzige Arzt ist Dr. H e r b e r t   F r e y, gleichzeitig Mieter des Hauses,
Chefarzt, Ernährungsberater und Organisator. Er hat nur zwei Mitarbeiter:
seine Frau, die für die Ernährung zuständig und gleichzeitig Krankenschwester
ist, und eine Angestellte, die als Sprechstundenhilfe, Telefonistin, Buchhalterin,
Krankenschwester und Mitköchin fungiert.

Wie viele Naturheiler hat Frey einen langen Leidensweg hinter sich. „Seit
dem vierten Lebensjahr bin ich an beiden Ohren erkrankt gewesen. Zuerst ein
Schnupfen, dann ein chronischer Affekt. Meine Eltern haben nicht gespart, mich
von den besten Kliniken behandeln zu lassen." Das war in Wien. Vater war
Apotheker, und man kann sicher sein, daß in einer Familie, in der die Kunst
des Arzneibereitens Generationen hindurch vom Vater auf den Sohn vererbt
wurde, alles Erdenkliche getan wurde, um dem Leiden beizukommen.

„Diese ‚Behandlung' ging über zwanzig Jahre, und das Ergebnis war ein
niederschmetterndes: eine Gehirnhautentzündung. Man hat die Entzündung
immer nur von außen behandelt; alle ausscheidungspflichtigen Substanzen
wurden in den Körper zurückgedrängt — und so kam es zum totalen Gehör-
verlust. Taubheit aber konnte ich mir als angehender Mediziner nicht leisten."
Herbert Frey war nämlich ausersehen, Arzt zu werden. Sein Vater verkaufte
schließlich die Apotheke.

„Ich hatte schon das erste Rigorosum, hörte noch immer fast nichts, da fand
ich ein Buch ‚Die neue Heilwissenschaft'. Als junger, aufgeblasener Mediziner
hab ich zunächst gesucht, wer das geschrieben hat. Wo der Professor oder zumindest Doktor war — aber es war nix. Im Vorwort ist nur ganz klein gestanden ‚Luis Kuhne, Schreinermeister in Leipzig'. Das war für mich ein Novum.
Gelesen hab ich's aber. Es war so einfach geschrieben, daß ich darüber gelacht
habe. Ich hab es nicht ernst genommen."

Soll vorkommen, wenn einfache Dinge nicht durch Latein künstlich kompliziert werden. Was aber stand drin?

„Wie ein roter Faden zog sich der immer wiederkehrende Refrain durch das
Buch, man könne Krankheiten, die man mit den üblichen Methoden der Medizin nicht mehr ausheilen kann, doch heilen, wenn man bereit sei, die Ernäh-

rung umzustellen, kein Fleisch zu sich zu nehmen, Eier wegzulassen und so fort... Da ich an einem Endpunkt angelangt war, habe ich das gemacht — gegen den Widerstand von sämtlichen medizinischen Kollegen, meiner behandelnden Ärzte und meiner Eltern. Dann kam die Wende. Langsam kehrte mein Gehör zurück."

Eigentlich erstaunlich, daß das im zwanzigsten Jahrhundert als erstaunlich registriert wird, denn Verzicht auf Eiweiß, Fasten, war Jahrtausende hindurch bewährte Heilmethode. Sie stand sogar über den Arzneien. Hippokrates: „Man heile seine Krankheiten eher durch Fasten als durch Medikamente."

Frey wurde nach dieser von Kuhne neuentdeckten alten Methode gesund: „Das war mein Feuererlebnis, durch das ich durchgehen mußte — und seither ist meine Beziehung zur natürlichen Heilweise erwacht. So bin ich heute imstande, die Menschen durch alle diese Schwierigkeiten zu leiten. Und das kann man nur, wenn man diätetisch erfahren ist. Diätetisch erfahren ist man aber nicht, wenn man gelehrte Bücher gelesen hat, sondern nur dann, wenn man alles, was man dem Patienten verordnet, am eigenen Leib erfahren hat."

Naturheilkunde war ja damals — Dr. Frey ist heute 71 — kein Fach, „in das man gehen" konnte, sowenig wie heute. Wie es ihm geglückt sei, allem Ärger zum Trotz seinen Kopf durchzusetzen und dieses Sanatorium aufzubauen?

„Ich war in Wien, am Elisabethspital. Man brauchte Röntgenologen, und Dozent Barsch wollte aus mir unbedingt einen Röntgenfacharzt machen. Ich bejahte die Röntgendiagnostik, nicht aber die Therapie: Lieber ohne Röntgenstrahlen sterben als mit. Und an diesem Spital habe ich mir herausgenommen, bei jungen Patientinnen die Bestrahlungsfelder einzuengen."

Frey gehörte offensichtlich schon in jungen Jahren zu denen, die erkannt hatten, daß der Arzt durch seine Behandlung oft mehr zerstört als hilft. Denkende, handelnde und mutige Soldaten, die sich über beengende Vorschriften hinwegsetzten und Tapferes leisteten, bekamen in der österreichisch-ungarischen Monarchie den Maria-Theresien-Orden, aber Zivilcourage ist beim fast paramilitärisch organisierten Arztwesen nicht gefragt, wenn sie sich gegen liebgewordene Dogmen richtet.

„Eine dreißigjährige Patientin, der man mit Strahlen alles — die Eierstöcke — hingemacht hatte, hat mir so leid getan, daß ich die Bestrahlungsfelder abgedeckt hatte. Man kam mir drauf, und so flog ich aus dem Spital. Aus Rache gab man mich zur Notdienstverpflichtung frei. Ich war dann in Straßburg, Karlsruhe und Freiburg im Breisgau tätig, und man wollte wieder einen Röntgenologen aus mir machen. Dann aber kam ich an einen Arzt, der mich fragte, was ich denn eigentlich wolle, und ich sagte, ich wolle zu Brauchle."

Alfred Brauchle hatte 1934 am Johannstädter Krankenhaus in Dresden damit begonnen, in seiner 250-Betten-Abteilung einen Langzeitvergleich zwischen Naturheilkunde und schulmedizinischer Methodik anzustellen. Leiter des Experiments war Professor L. R. Grote; und bereits 1936 konnte Grote auf dem Wiesbadener Internistenkongreß berichten, daß die Naturheilkunde „große klinische Erfolge" zu verzeichnen hatte. Sie war zumindest in Dresden selbst

Der Mensch ist, was er ißt   127

„Klinik" geworden. Brauchle arbeitete im Lauf der Jahre 3000 Krankengeschichten medizinisch durch und führte die Naturheilkunde auch auf Spitals-
boden zu einem wahren Triumph.

Frey hatte Glück, denn der Arzt, der ihn zuteilte, wußte, daß Brauchle einen
Oberarzt suchte. Frey: „So wurde ich Oberarzt bei Brauchle und lernte die
Denkweise und Methoden der Naturheilkunde schätzen und anwenden. Nach
1945 übernahm ich die Leitung eines 80-Betten-Sanatoriums in Rheinland-Pfalz.
Es waren herrliche Anlagen, aber es hat mich dort nicht gefreut: 80 Patienten
konnte ich nicht überschauen."

Hiebei gilt es kurz zu verweilen. Der Wiener Verhaltensforscher Professor
Otto Koenig hat nachgewiesen, daß auch der Mensch des zwanzigsten Jahrhunderts sein Verhalten noch immer aus der Steinzeit hat. Insbesondere hängt
ihm die seinerzeitige Kleingruppenerfahrung nach: er fühlt sich am wohlsten
und agiert optimal in Gruppen von zehn, maximal zwölf Personen. Was darüber hinausgeht, übersieht er nicht. Man muß einem Arzt solche Selbsterkennt-
nis hoch anrechnen, weil gerade er vom heutigen System gezwungen wird, in
einer Kassenpraxis täglich 130 Patienten abzufertigen. Daß er diese Menge
weder überschauen noch korrekt behandeln kann, leuchtet ein — auch jedem
Arzt selbst. Frey ließ sich da nicht einspannen, auch nicht in den (von den
meisten jungen Ärzten besonders angestrebten) Spitalsbetrieb. Aber Frey hatte
noch andere Gründe, um auszusteigen.

„Ich exerzierte mit den Patienten Ernährungsschulung, wie ich das eben bei
Brauchle gelernt hatte. Sie hörten brav zu bei den Vorträgen und sagten immer:
‚Ja, ja.' Aber eine halbe Stunde später sind sie in den Wirtshäusern der Umgebung gesessen und haben gefressen und gesoffen. So entschloß ich mich,
wenige Patienten zu haben, die aber dafür ganz. Reich kann ich dabei nicht
werden, aber es befriedigt mich."

Frey legte sich auf sechs Betten fest. „Ich mache alles selbst. Nur so kann
ich für den Erfolg der Methode garantieren. Ich bin ständig um die Patienten.
Und ich kapituliere vor keiner Erkrankung! Ich sage mir: Solange ein Patient
vor mir sitzt, solange er die Kraft hat, zu mir zu kommen, hat er auch soviel
Kraft, daß man ihm helfen kann."

Das Gesundheitswesen sähe anders aus, würden alle Ärzte so um ihre
Patienten kämpfen. „Für die Erstuntersuchung reserviere ich dem Patienten
zwei Stunden. So lange brauche ich zu Untersuchung und Anamnese. Häufig
brauche ich Zusatzuntersuchungen und Laborbefunde. Etwa eine Woche später
liegt das alles vor, und dann kommt der Patient wieder, und ich erkläre ihm
alles. Er muß die Dinge auch verstehen, denn er muß mitarbeiten. Ohne Mitarbeit kann er nicht gesund werden."

Ob der Patient rückhaltlos aufgeklärt werde?

„Selbstverständlich."

Das muß eigens gesagt werden, denn über den Grad der Einweihung bestehen unter Ärzten selbst erhebliche Meinungsdifferenzen. Das beginnt schon
bei den Befunden, die vor dem Kranken mit Siegel und Latein geheimgehalten
werden, und setzt sich fort zum „schonenden" Herumgerede: Na ja, so schlimm

sei das alles nicht, man werde schon sehen, halten müsse man sich halt . . . und womöglich ist drei Tage später der Patient tot. Man mag dem entnehmen, daß ich für die völlige Aufklärung des Kranken über seinen Zustand bin. Gründe, es nicht zu tun, finden sich immer, und es mag Fälle geben, wo sie stärker als alles andere sind. Wie Simonton (Seite 110) weiht also Frey auch in ernsten Fällen vollständig ein.

„Dann mache ich ihm einen unverbindlichen Therapieplan."

Und wie sind die Grundzüge der Therapie?

„Gesundung ist nur möglich über Stoffwechsel und Ernährung. Eigentlich geht es darum, daß man die Menschheit von der Geißel der offiziellen Behandlungsmethoden befreit" — das ist eher den Ärzten, Professoren und Spitalserhaltern ins Stammbuch gesagt — „und grundsätzlich geht es um die Milieuänderung." Da meint Frey allerdings nicht das Milieu der Politiker, Krankenkassen und ärztlichen Standesvertretungen, das auch einige Maßnahmen vertrüge, sondern schlicht das der Zelle.

„In saurem Milieu, in der Azidose, entstehen Krankheiten. Und man muß sie zumindest in eine neutrale, wenn schon nicht leicht alkalische überführen, wenn man Erfolg haben will. Das geschieht durch die verschiedenen Formen des Fastens. Ich zum Beispiel bin Bircher-Benner-Schüler, aber man kommt auch mit Mayr-Kuren zum Ziel."

Ich ersuche um ein Beispiel.

„Zum Beispiel Pneumonie, Lungenentzündung."

Ich habe Frey nicht über meine Unterredung mit Felbermayer informiert — es war aber fast wie Gedankenübertragung. Wir erinnern uns an Felbermayers Vater, der nach gebessertem oder geheiltem Krebs plötzlich Lungenentzündung bekam (Seite 98).

„Jeder trägt den Pneumoniebazillus mit sich. Trotzdem bricht die Krankheit nicht bei jedem aus. Vielleicht durch Milieu-, vielleicht durch eine andere Änderung seiner Lebensumstände wird der Organismus plötzlich so, daß der Bazillus anbeißen kann. Und jetzt gibt es verschiedene Denkmodelle. Der Herr Doktor Müller-Meier, der Hausarzt, ist noch nicht mal richtig bei der Tür drin, macht er schon die Tasche auf, zieht eine Penicillinspritze auf und schießt den Pneumoniebazillus tot. Damit wird der Patient zwar symptomfrei, aber nicht geheilt — da ist ein Unterschied, denn Symptomfreiheit kann man nicht mit Heilung gleichsetzen! Sie *kann* Heilung bedeuten, aber so wie die offizielle Medizin das macht, daß sie die Symptome bekämpft, aber nicht das Milieu reinigt, so geht das nicht. Wir lassen den Patienten fasten, lassen ihn schwitzen, machen Einläufe. Das Milieu kommt aus der Azidose weg ins neutrale, und dann ist der Bazillus in seiner Virulenz geschwächt und greift *deshalb* nicht mehr an."

Ob man das nicht auch zu Hause machen könne?

„Es muß immer ein erfahrener Arzt dahinterstehen. Ich bin nicht sicher, daß Sie, wenn ich zu Ihnen komme und Ihnen sage, Sie müssen sich so und so ernähren, das dann auch tun. Da kommt dann die Schwiegermutter, sagt: ‚Ich hab das behandelt mit Spinnweben und Eiklar' — so werden die ärztlichen

Der Mensch ist, was er ißt

Anweisungen ständig durchkreuzt. Deswegen habe ich ja diese kleine Klinik als Instrument, ohne das ich nicht behandeln kann, weil ich den Patienten ganz in der Hand haben muß. Ich muß ihn ernähren, muß seine Reaktionen sehen — nur dann kann ich ihn entlasten. Ich muß mir mein Bild auch selber machen, und deshalb habe ich auch keinen Assistenten. Und merken Sie auch: Gesund geboren wird heute fast niemand mehr. Gesund zu bleiben setzt ein ‚wahnsinnig‘ beherrschtes, tugendhaftes Leben voraus. Gesund zu werden braucht man eine gehörige Portion Charakterstärke.“

Und das ist wohl mit einer der Gründe, weshalb das derzeitige Gesundheitssystem versagt: die falsche Einstellung des Patienten zu dem, was er für Gesundheit hält. Meist meint er, es ist eine Ware, die er zum Krankenschein oder Honorar im Fünfminutenblitzbesuch — er ist noch froh, wenn es schnell geht! — kaufen kann. Er ist böse, wenn ihm der Arzt Diät und Verbote befiehlt, und noch böser, wenn er nicht auch jenes gute, teure und hübsch verpackte Super-Medikament wie der Nachbar bekommt. Ja — Charakterstärke braucht man, aber die wird nicht geliefert. Um die muß man sich wohl schon selbst bemühen.

Dafür bekommt man auch was, wenn man sich bemüht.

„Lungenentzündung bei Ihnen und bei mir sind zwei völlig verschiedene Krankheiten, weil jeder eine andere Konstitution mitbringt. Die Inhalte der offiziellen Lehrmedizin kann man erlernen, und sie müssen wohl auch erlernt werden. Aber die natürlichen Heilmethoden verlangen ein gewaltiges Einfühlungsvermögen in die Konstitution, gleichsam eine metaphysische Begabung, denn beim Heilvorgang kommen Dinge zum Vorschein, die mit der Ratio nicht erfaßbar sind.“

Sind beim Heilprozeß sozusagen transzendente Dinge am Werk?

„Ja — für mich ist ein Mensch ein geistgelenktes Leib-Seele-Wechselsymptom. Alles, was er seelisch erlebt, wird sich irgendwann und irgendwie, seiner Konstitution gemäß, in der körperlichen Sphäre niederschlagen. Und umgekehrt werden körperliche Leiden, die einer erlebt — etwa durch einen Unfall — und die zu einer Organminderwertigkeit führen, sich auch psychisch auswirken, weil der Mensch das irgendwie auszugleichen sucht. Zum Beispiel eine Frau mit einem Ekzem, das absolut therapierefraktär war [sich jeder Behandlung widersetzte]: nichts sprach an, und durch einfühlendes Befragen kam ich drauf, daß es bei ihr in der Ehe nicht stimmte. Ihr Mann hat sie sexuell überfordert, und da hat der Innenmensch der Patientin keine andere Lösung gewußt als ein nässendes Ekzem zu produzieren, mit dem sie sich den Mann vom Leib halten konnte.“

Sie sprachen vom Innenmenschen. Wie ist Ihrer Meinung nach der Mensch aufgebaut?

„Er ist eine geistgelenkte Leib-Seele-Einheit. Kurz ist das nicht zu erklären. Ich habe Paracelsus studiert, und was er sagt, stimmt, etwa das vom siebenfachen Leib. Denken Sie auch daran, daß die Todesnähe-Erlebnisse der meisten Menschen gleich sind — es unterliegt dem wirklich ein geistiger Plan, in dem alles seinen Platz hat. Auch die Pflanzen, auch die Heilmittel, vor allem die homöopathischen."

Dieser Hintergrund wäre wohl zu beleuchten, aber ihn hier auszuführen, ist nicht der Platz: Paracelsus hat an die dreitausend Seiten dazu gebraucht und ist nicht verstanden worden. Jedenfalls ist nach Paracelsus ohne Geist nichts, und der einsichtige Arzt wird ohne diesen und ohne Gott nichts schaffen: „Gott will auf der Erde ebenso Kranke haben wie Gesunde... aber Gott hat in seiner Gnade für jeden Fall auch die Arznei gegeben und hat gesagt, die Kranken bedürfen des Arztes. Wenn sie aber seiner bedürfen, so ist es zu dem Zwecke, daß er sie gesundmachen soll. Wenn das aber nicht geschieht, was sollten sie sonst von ihm wollen? Sie brauchen einen, der sie gesundmacht, nicht einen, der sie liegen läßt und an ihnen herumpfuscht" (69; 96).

Welche Krankheiten — pardon: welche Kranken — er behandle?

„Alles, was man Stoffwechselkrankheit nennen kann. Arthritis oder Rheuma zum Beispiel. Meist werden sie falsch behandelt, mit Cortison oder Goldspritzen, und dadurch wird das Entgiftungsorgan Leber nur mehr hingemacht. Und dann schickt man die Leut auf Kur, wo auch alles sehr brav gemacht wird: Wickel, Umschläge, Bäder. Nur um die Ernährung, die sie aus der azidotischen Situation herausführen könnte, um die kümmern sie sich nicht."

Und nun die Grundzüge der Behandlung.

„Wie ich sagte: modifiziertes Fasten. Da die meisten ohnehin mit einem Vitamindefizit kommen, faste ich nicht mit Tees, sondern mit frisch gepreßten pflanzlichen Säften: Orangen, Grapefruits, Ananas, Gemüsesäften. Und dann gibt es eine besondere Gruppe Kranker, nämlich die Magersüchtigen mit Schilddrüsenüberfunktion. Die kann man selbstverständlich nicht lange fasten lassen. Die brauchen Eiweiß, und zwar nicht Fleisch und Eier, sondern pflanzliches: Mandeln. Kommt einer mit Arthritis oder Nierenentzündung, muß er Fleisch und Eier ganz weglassen. Mit der Zeit schleuse ich dann jeden über Rohkost in eine Normalkost hinein, die ihm alles zurückgibt, was man ihm weggenommen hat."

Wie lange dauert die Behandlung?

„Zwei, maximal drei Wochen. Man kann die Patienten heutzutage nicht zu lange aus ihrem normalen Leben herausreißen. Und es wäre auch sonst zu teuer, schon so kostet eine Kur zwischen 3000 und 4000 DM. Das ist viel Geld, aber da ereignet sich auch was! Krankheit kostet ja auch Geld."

Wo es geht, bevorzugt Frey biologische Vollwertkost: „Schwere Düngungsvergehen zählen sicherlich, aber man soll nicht jede Propagandabehauptung der sogenannten ‚biologischen Landwirte', die ja auch ein Geschäft machen wollen, glauben. Es gibt leider nichts, was die Menschen nicht merkantil ausnützen. Aber auch ich bin froh, wenn ich eine Karotte aus biologisch wohlvorbereitetem Boden essen kann. Wer immer kann, soll sich sein Gemüse selber ziehen — da weiß er dann, was er hat. Eigeninitiative braucht's, weil der Staat uns das noch nicht zur Verfügung stellt."

Was ist eigentlich Gesundheit?

„Ein dynamisch ablaufendes Geschehen, wenn wir die Ordnungsgesetze des

Lebens halten. Wenn wir sie durchbrechen, kommt die Krankheit. Daher ist Gesundheit auch nicht zu kaufen."

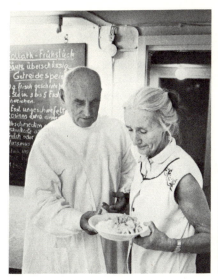 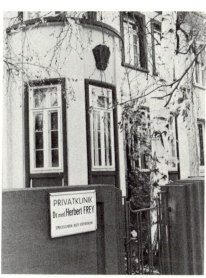

Dr. Herbert Frey mit Frau in seiner Privatklinik in Frankfurt am Main.

Diese Antwort kommt schnell, aber nicht unüberlegt. Man merkt, daß Frey die Antwort auf diese Frage schon lange vor unserem Gespräch gesucht hat. Ich hatte eigentlich etwas anderes erwartet, etwa eine Negativ-Definition, wie sie Brauchle gab: „Einmal kam ein 72jähriger Metzgermeister in meine Sprechstunde und klagte über verschiedene Herzbeschwerden ... er erzählte mir, daß er früher als Metzgerbursche tätig war. Die Arbeit habe um drei Uhr früh angefangen, und um sieben Uhr hätten sie zusammen das erste Frühstück eingenommen. Und dieses erste Frühstück bestand aus 20 bis 30 Bratwürsten und vier bis fünf Liter Wein. Ich hörte ihm zunächst zu und konnte nicht fassen, was er mir sagte. Als er mir aber schwor, daß es wirklich so gewesen sei, mußte ich ihm Glauben schenken. Ein Mensch mit einer derartigen Verdauungsleistung kann nur absolute Gesundheit haben" (28; 147).

Im Keller des Freyschen Sanatoriums findet sich eine Musterküche. Sie ist klein und enthält als beherrschendes Element eine riesige schwarze Tafel, auf die Frau Frey mit ihrer zierlichen Schrift die Speisenfolge malt, wie sie der Patient abzuschreiben und daheim in die Tat umzusetzen hat — wobei auf Lebensalter, Umstände, Versorgung und Konstitution großes Augenmerk gerichtet wird. Die Vorschriften dürfen nicht lebensfremd sein, und sie dürfen keinen Anlaß zu Ausreden geben — das war nicht zu bekommen oder das habe nicht geschmeckt. Bei der Entlassung bekommt der Patient einen genauen Verhaltensplan, höchst individuell auf sich selbst zugeschnitten. Alle sechs Wochen muß er zur Überprüfung wiederkommen.

„Eine Arthritis heilt nicht in zwei Wochen; aber bei uns wird in dieser Zeit die Grundlage zur Regeneration gelegt. Wenn er auf Krücken kam, kann er meist ohne diese das Institut verlassen, aber die endgültige Besserung oder Heilung stellt sich erst viel später ein, daheim."

Sind die Behandlungserfolge mit Ernährung naturnotwendig langfristig, so hat Frey doch noch ein Instrument zur Hand, mit dem er, wie er sagt, überbrücken kann: die Niehanssche Zelltherapie, wie sie zum Beispiel bei der Degenerativerkrankung Osteoporose angezeigt ist.

Gibt es aber nicht viele Einwände gegen die Niehans-Therapie?

„Es gibt. Aber nur von solchen, die sie nicht beherrschen. Es ist einfach nicht wahr, wenn gesagt wird, sie sei wirkungslos oder nicht genügend erforscht. Es werden unglaubliche Fehler gemacht. Wenn Sie von oben bis unten mit Säuren angeladen sind und man Ihnen Frischzellen gibt, dann kann nicht nur nichts werden, sondern das kann sogar schaden! Zuerst muß man den Organismus entgiften, ihn umstimmen, ihn aus der Azidose bringen. Erst danach kann man mit Frischzellen regenerieren, und dann gibt es auch sehr schöne Erfolge."

Von diesen berichten zahlreiche Patienten, sonst hätte ich ja kaum den Weg zu Dr. Frey gefunden.

Fasten kann auch Diabetes heilen

Dasselbe gilt für das uns bereits bekannte Sanatorium F e l b e r m a y e r in Gaschurn, Vorarlberg, da auch dort die (richtige) Ernährung breitesten Raum einnimmt. Felbermayer hat vor allem Verstopfung als häufiges Mit-Symptom schwerer Erkrankungen ausgemacht: „Es gibt ja heutzutage kaum noch jemanden, dessen Darm tadellos funktionierte." Deshalb wird zuerst einmal der Darm gereinigt — mit Heilfasten nach Buchinger: Tees wechseln mit Kräutertees und Gemüsebrühe ab. Das sind stark basenbildende Nahrungsmittel, denn auch Felbermayer kämpft gegen die alles beherrschende Azidose.

Felbermayer: „Sehr wichtig allerdings ist bei mir, daß viel getrunken werden muß. Die Patienten müssen im Laufe eines Tages auf zweieinhalb bis drei Liter Flüssigkeit kommen, vor allem, wenn Nierenträgheit und Steinbildungstendenzen vorhanden sind, was sich meist aus der Anamnese ergibt. Gut durchschwemmen ist wichtig. Da wir aber" — wie Dr. Frey — „nach der Konstitution vorgehen, muß man berücksichtigen, daß es ‚trockene Typen' gibt, die man auch in der Homöopathie charakterisieren kann und denen das Trinken eine Qual ist. In die bekommt man nicht mehr als anderthalb Liter hinein . . ."

Ob es häufig zu Heil- oder Fastenkrisen komme? Wenn der Körper durch Fasten „aufgerührt" wird, so die Vorstellung, werden in Depotfetten abgelagerte Schadstoffe mit dem „Verbrennen" der Depotfette frei; und es kommt zu einer Art Rückvergiftung (Autointoxikation) des Körpers.

„Krisen gibt es nur, wenn nicht unter ärztlicher Aufsicht, nur einfach so drauflosgefastet wird. Wir aber haben hier zur Unterstützung das ganze Kneipp-Repertoire, Güsse und Bäder, und dann Massagemöglichkeiten und insbeson-

Der Mensch ist, was er ißt 133

dere Lymphdrainage. In der Behandlung der Migräne haben wir schon nach einigen Tagen mit Fasten und Lymphdrainage die besten Erfolge."

Er macht auch Evers-Diät, und nicht nur bei multipler Sklerose (welche Patienten er zusätzlich im Rückenbereich mit Schröpfköpfen behandelt und dabei erstaunliche Erfolge hat), und er verwendet auch ab und zu Brechmittel. Schade, daß alle diese Naturheilmittel sozusagen inoffiziell sind: „Das neue Krankenanstaltengesetz [1978] zwingt Sie einfach zu schulischen Methoden. Sie werden gleichsam vorprogrammiert auf bestimmte Behandlungen. Teure Operationen, teure Diagnostika, Röntgen — alles ist möglich. Naturheilmittel sind nicht vorgesehen — eine teuflische Sache. In dem Augenblick, wo Sie eine solche Methode anwenden, bekommt man keine Rückerstattung der Kosten mehr. Der Gesetzgeber zwingt mich also dazu, die sogenannten wissenschaftlichen Methoden anzuwenden."

Die, wie wir wissen, dem Kranken oft nicht Linderung oder Heilung, sondern sogar Verschlimmerung bringen, weil sie den Kriterien der Wissenschaftlichkeit, nicht aber denen des Arztens entsprechen.

Diätetik ist eine solche außerschulische Methode, die nicht bezahlt wird. Felbermayer findet das einerseits „bedenklich für den Patienten", andererseits kurzsichtig: „Es gibt viele Diabetiker, die braucht man nur eine Fastenkur machen zu lassen und hinterher diätetisch einzustellen — und sie brauchen dann überhaupt kein Insulin mehr. Ich habe Fälle zehn Jahre zurückverfolgt: insulinfrei!" Und er wundert sich, daß die Krankenkassen das nicht zur Kenntnis nehmen, sondern lieber Insulin und andere Medikamente jahrzehntelang zahlen.

Auch mich wunderte das, und ich schickte Felbermayers Äußerungen mit Ersuchen um Stellungnahme an den Hauptverband Österreichischer Sozialversicherungsträger in Wien. Jedem, der das Schriftstück gelesen hätte, hätte klarwerden müssen, daß durch solche naturnahen Heilmethoden etliches an Kosten erspart werden könnte. Aber es kam nicht einmal eine Antwort. Darauf kann sich nun jeder selbst seinen Reim machen. Österreichs oberste Instanz in Krankenversicherungs- und Sozialversicherungsbelangen ist an Naturheilmitteln völlig desinteressiert!

Felbermayer sieht das auch: „Wenn man den Menschen die Möglichkeit nimmt, sich auf Kosten des allgemeinen Krankenversicherungsträgers naturmäßig behandeln zu lassen, treibt man die Leute zwangsläufig in die Fänge der Chemotherapie. Ich bin der Meinung, daß da ein System dahintersteckt. Ein gewisser Pluralismus der Methoden in der Medizin ist doch notwendig, wenn sie nicht völlig erstarren soll. Und der Erfolg dieser Methode ist, daß die Leute immer mehr zum Heilpraktiker abwandern. Dort, das wissen sie, müssen sie selbst bezahlen. Beim Arzt wollen sie den Schutz der Krankenkasse, beim Heilpraktiker erwarten sie den nicht. Nicht, daß ich mich vor der Konkurrenz der Heilpraktiker fürchte, denn die Heilpraktikerausbildung hat doch eine etwas schmale Basis ... selbstverständlich gibt es unter ihnen viele intuitive, tüchtige, therapeutisch geschickte Leute, und sicherlich stiften sie nicht mehr Schaden, als sonst in der Medizin auch Schaden gestiftet wird; aber ich meine, es ist doch irgendwie eine Fehlentwicklung, wenn man die Ärzte auf sogenannte wissenschaftlich gesicherte Behandlungsmethoden festlegen will."

Das wäre ein neuer Aspekt: Wissenschaft bliebe den Ärzten, Behandlung den Heilpraktikern. *So* schlimm ist es glücklicherweise noch nicht. Aber Dr. Felbermayer hat auch noch zum Thema „wissenschaftlich gesichert" einiges zu sagen.

„Ich bin nun bald 60 Jahre, und als Student habe ich gelernt, daß man täglich 140 Gramm Eiweiß braucht, um zu leben. Inzwischen steht auch in den Lehrbüchern, daß es nur noch die Hälfte ist. Aber das eine war früher ,wissenschaftlich gesichert', und die neue Zahl ist es auch. Ich aber lebe seit dreißig Jahren mit 30 Gramm Eiweiß pro Tag!"

Er sitzt mir gegenüber als leibhaftiges Zeugnis dieses Langzeitversuchs, und es scheint ihm dabei nicht nur nichts abzugehen, sondern seine Leistungsfähigkeit stellt die manches Dreißigjährigen in den Schatten. Ob es eine Erklärung dafür gebe?

„Die Qualität. Die läßt man immer außer acht. Mit den Methoden der Naturwissenschaft, die alles mißt und wägt, ist dieser Unterschied nicht zu greifen. Deswegen verwende ich ausschließlich biologisches Gemüse, und wo immer es geht, solches, das nach der Anbaumethode Rudolf Steiners gezogen wurde."

Rudolf Steiner, der Anthroposoph. Der Mann, der vieles sah, was anderen verborgen war, der an die Tradition der alten Alchemisten, Esoteriker und Gottsucher anschloß und der, mehr als das, praktische Lebensratschläge und -regeln schuf: Schulen, Tanzgymnastik, Erziehung zum vollintegrierten Menschen, zu einer Leib-Seele-Geist-Einheit. Und der eine eigene Landwirtschaftsschule begründete. Der Landwirt hat auf Sonne, Mond und Planeten zu achten, wenn er sät, Pflanzen aussetzt und erntet. Kunstdünger und Herbizide dürfen nicht verwendet werden.

Betriebe in Vorarlberg, der Steiermark, dem Burgenland und in Kärnten liefern Felbermayer alles, was er braucht — mit wenigen Ausnahmen. Honig zum Beispiel kommt aus Griechenland, von noch einigermaßen schadstofffreien Bienenweiden, und einiges zieht er auf einem 40.000 Quadratmeter großen Grundstück selber. Vor allem Wurzelgemüse gedeiht im Gebirgsklima des Montafons, erstaunlicherweise auch Zucchini, nicht aber Tomaten.

Zur Lagerung hat Felbermayer einen eigenen Gemüsekeller bauen lassen, wo Karotten, Rote Rüben, Sellerie und Sprossenkohl säuberlich in Sand eingegraben werden und viele Monate halten. Wichtig ist die sommers und winters konstante Kellertemperatur von vier Grad. „Wir brauchen eine gewisse Variationsbreite, denn wenn man die Leute ausschließlich vegetarisch ernährt, muß man ihnen Abwechslung bieten."

Die Sitten sind streng im Sanatorium Felbermayer: Es gibt nicht einmal Kalbfleisch, geschweige denn Wein. Beim Essen werde ich scheel von einem Nebentisch her beobachtet; man meint, die Brocken auf meinem Teller seien Kalbfleisch. Irrtum: Es handelt sich um ein neuartiges Eiweißprodukt aus Soja, das Felbermayer an mir ausprobiert.

Ein besonderes Problem ist das Brot.

Paracelsus hat darauf aufmerksam gemacht, daß es ja nicht heißt „unser täglich Fleisch gib uns heute", sondern daß „unser Leib also der des Brotes" ist, und: „Je näher jedoch unsere Nahrung dem Brote steht, desto gesünder ist der Leib, wofern in allen Dingen Maß gehalten wird" (69; I., 64 f.). In der altgriechischen Urfassung des *Neuen Testamentes* heißt Brot „Artos", und das hat gleichsam allumfassenden Charakter, es bedeutet „das, was zusammengefügt wurde".

Brot wird von allen, die sich mit der Qualität und der Frage des Vollwerts der Nahrung eingehend befaßt haben, für eines der wertvollsten Nahrungsmittel überhaupt gehalten, wenn es nicht, wie es eigentlich heutzutage praktisch weltweit verbreitet ist, denaturiert ist. Denaturiert ist es dieser Auffassung nach dann, wenn das Mehl „ausgemahlen" und gebleicht ist. Freilich kann aber nicht vorhandene Qualität aus dem Korn auch nicht durch Mahlen entfernt werden, Voraussetzung ist somit einwandfreies Korn. Solches enthält nicht nur Nährstoffe, sondern auch Spurenelemente (Kupfer, Lithium, Mangan und andere), die für die einwandfreie Funktion der Atmungsfermente der Zellen notwendig sind.

Schonend vermahlenem Korn, das relativ grob ist und noch die Kleie enthält, ist daher der Vorzug zu geben. Ist das Korn noch biologisch dazu, ist es das beste, das sich denken läßt. Nur werden auch bei der Brotbereitung zahlreiche Fehler begangen, die freilich seitens der Lebensmittelprüfer und Behörden erlaubt werden. Felbermayer kritisiert vor allem die Beimengung von Weichmachern und Mitteln, die das Schimmeln verhindern sollen. Brot, das im bäuerlichen Haushalt zu backen noch vor zwanzig, dreißig Jahren üblich war, trocknete relativ rasch aus und wurde bisweilen auch schimmelig — ein Zeichen, daß seine „Lebensdauer" abgelaufen war. Nichts hält ewig, am wenigsten Brot.

Jetzt aber wird nach Meinung der biologisch denkenden Ärzte mit diesen Mitteln die Lebensdauer künstlich verlängert, gleichsam über die natürliche Grenze hinaus. Man merke diese deutlich an den Zähnen: sie sind, weil sie hartes Brot nicht kauen, nicht mehr in der Lage, solches zu kauen. (Freilich gibt es einen Trick: Gut einspeicheln, im Mund behalten — nach längstens zehn Minuten ist die härteste Brotrinde sogar von Zahnlosen wunderbar zu bewältigen.)

Brot wird überhaupt in der Naturheilkunde sehr empfohlen, weil es erstens zum Kauen anregt, zweitens die Speichelsekretion fördert und drittens eine günstige, auch reinigende Wirkung auf die Zähne hat.

Sehr geschätzt wird von Dr. Felbermayer das Budwig-Müsli (nach der deutschen Chemikerin Dr. Johanna Budwig): Hauptbestandteil sind Leinsamen und Leinöl, Basis „irgendein Obst, meist Banane, um das Leinöl geschmacklich akzeptabel zu machen, und eine Quarkcreme. Man kann es auch mit Senf oder Honig pikant machen". Felbermayer: „Und das ist nun vor allem wegen des Leinöls [ungesättigte Fettsäuren, Amygdalin (Seite 111)!] eine sehr gute Nahrung für Krebspatienten. Ich habe einen jetzt achtzig Jahre alten Patienten da, der hatte vor 17 Jahren ein Pankreaskarzinom, also eine sehr böse Sache, und ungefähr mit derselben Prognose wie mein Vater. Man hat ihn aufgemacht und wieder zugemacht — da war nichts zu operieren. Der hat sich damals auf reine Budwig-Ernährung umgestellt — und er ist noch immer da. Ein Karzinom der Bauchspeicheldrüse ist eine böse Sache, wenn es auch bei einem Siebziger langsamer fortschreitet. Aber, Sie sehen, es gibt Fälle, die bringt man trotz schlechtester Prognose gut über die Runden."

Ob in der Nahrung also mehr drin sei als uns Chemiker beweisen könnten?

„Absolut. Pflanze, Pflanzennahrung — das wirkt therapeutisch durch die Kombination. Das gilt auch für die Phytotherapie. Wir wissen, daß das natürliche Vitamin C eine ganz andere Wirkung hat als das synthetische. Um die gleiche Wirkung zu erreichen, muß man erheblich größere Mengen synthetisches Vitamin geben."

Wie könnte man dieses Etwas, das dem Lebenden anhaftet, nennen? Etwa Lebenskraft?

„Ja, integer-ätherische Bildekräfte. Das, was die früheren Ärzte nicht so klar und eher intuitiv als ‚Lebenskraft‘ bezeichneten und was nur einer lebendigen Substanz, niemals aber einer synthetischen anhaftet. Man kann das nach den Methoden Rudolf Steiners detailliert erforschen und demonstrieren, aber in einer gedrängten Darstellung geht das wohl nicht. Man kann nach dieser Methode, dem sogenannten Kupferchloridkristallisationsbild, z. B. die Qualität von Getreide erkennen, aber man kann damit auch Krebs erkennen — aus dem Blut des Patienten."

Man wird an Snegotska erinnert, obwohl das etwas ganz anderes ist. Felbermayers Patienten hören auch in Vorträgen über Ernährung, „aber nicht in der Küche, da liefen mir sonst die Mitarbeiter davon", sondern im Vortragssaal des Hauses, aus dem Mund von Frau Dr. Rosemarie Felbermayer, die ebenfalls Ärztin ist.

Ob es seiner Ansicht nach schädigende Einflüsse gebe, die es unbedingt auszuschalten gilt?

„Alkohol und Nikotin. Es ist wirklich eine Katastrophe, wenn man heute 14jährige Mädchen rauchen sieht. Die es nur der vielen schönen Plakate wegen tun, weil man da ‚in‘ ist. Und dann stimmt es mit der Menstruation, mit den Geburten, mit allem nicht. Ein Glas Wein, eine Zigarette schaden nicht, es ist das Übermaß; auch beim Essen. Die ganze Propaganda. Es ist schädlich, wenn es Plakate gibt ‚Trinkt Milch, und ihr bleibt gesund‘. Das stimmt einfach nicht."

Milch liegt mir persönlich „stagelgrün" auf. Ich kann verstehen, wenn sich Aschner äußerst deftig äußert: „Erst in den letzten Jahren lernt man einsehen, daß die lange Zeit für so besonders gesund und bekömmlich gehaltene Milch vom schwachen Magen meist besonders schlecht vertragen wird. Die Kranken klagen danach über Appetitlosigkeit, Gefühl von Schwere im Magen, Druckgefühl, Blähungen, vermehrte Säurebeschwerden, Schläfrigkeit, Verstopfung. Auch neuere klinische Untersuchungen haben das bestätigt, und es kann ein jeder, der einen empfindlichen Magen hat, dies immer wieder an sich nachprüfen. Ich habe zahlreiche Kranke gesehen, welche durch vieles Milchtrinken immer mehr und mehr heruntergekommen und abgemagert sind ... Selbst bei

Der Mensch ist, was er ißt 137

Kindern in den Wachstumsjahren wird dadurch die schablonenmäßige Verordnung von Milch die Atonie des Magens geradezu gezüchtet" (16; 101 f.).

Da Magenatonie, Dyspepsie, Schädigungen des Darms und alle damit zusammenhängenden Beschwerden seit Aschner eher zu- als abgenommen haben, kann man die Richtigkeit der Felbermayerschen Behauptung auch ohne besondere medizinische Kenntnisse leicht nachprüfen. Kritikloses Befolgen einer solchen generaliter ausgesprochenen Empfehlung des vermeintlich allgemein gesunden Volksnahrungsmittels Milch kann wirklich verheerende Folgen haben. Es mag ja sein, daß es auch Fälle gibt, da Milch nützt — aber Werbung nimmt nicht nur nicht auf Konstitution Rücksicht, sondern auf überhaupt nichts.

Niemand hat das treffender ausgedrückt als H. Glatzel (in: *Sinn und Unsinn der Diätetik.* Dokumentation der Arbeitsgemeinschaft für Düngung und Umwelt, Wien, Oktober 1977): „Die Nahrungsmittelwirtschaft ist keine karitative Organisation im Dienste der christlichen Nächstenliebe. Sie will ihre Produkte verkaufen, möglichst viele und möglichst lukrativ. Das ist ihr legitimes Streben, und diesem Streben dient die Werbung. Niemand erwartet, daß der Produzent auf Mängel seines Produktes hinweist."

Die Industrie anerkennt nur einen Gott, nämlich den Mammon, und Jahresbilanzen, Erfolgsberichte und Dividenden zählen mehr als die Volksgesundheit. Ihr getreuer Knecht ist die Werbung, bereit, für alles moderne Werbe- und Verkaufspsychologie in die Schlacht zu werfen: Wer die Macht hat, befiehlt, und die Macht hat der, der das Geld hat.

Der eine Ausweg ist, sich bewußt, nämlich durch Selber-Denken, durch kritisches Hinterfragen der Thesen und angebotenen Beweise (wenn sie überhaupt angeboten werden) wie auch etwa durch Abschalten des Werbefernsehens, dem Werbe-Trommelfeuer zu entziehen. Der zweite, wie ihn Frey wies: Selber machen! Wo es geht, Gemüse im eigenen Garten züchten. Dort kann man sicher sein, daß nicht gespritzt und daß natürlich gedüngt wird. Oder bei einem vertrauenswürdigen Händler oder Bauern kaufen. Unter Umständen und im Zweifelsfall darauf achten, wo dessen Felder liegen: mitten in einem Industriegebiet und neben einer Autobahn wird sich schwerlich reines Gemüse finden können. Denken Sie auch daran, daß sich Blei aus Autoabgasen zu allererst in der Milch und in der Butter findet.

Es geht nicht darum, seine Kost vollständig auf biologisch oder schadstoffarm umzustellen. Der gesunde Organismus wird mit vielem fertig, aber die meisten Gifte haben kumulative Wirkung, sie wirken erst durch jahrelange Anhäufung. Und einen bereits geschädigten Organismus wirft bereits ein kleiner weiterer Schaden um — analog dem berühmten Tropfen, der das Faß zum Überlaufen bringt.

Ein Bio-Manager von heute

Es gibt freilich, und das sozusagen im kontradiktorischen Gegensatz zu sich selbst, eine Industrie, die sich der Zucht, Verarbeitung und dem Verkauf biologisch gezogenen Gemüses widmet. In Frankreich ist das etwa Lemaire, aber

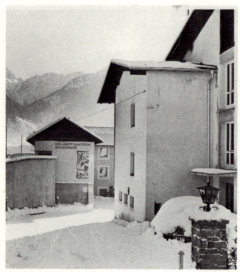
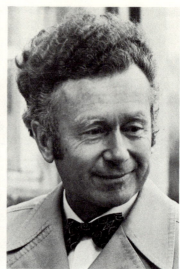

Sanatorium Dr. Felbermayers in Gaschurn, Montafon; Dr. Hugo Brandenberger, Tägerwilen, Aargau, ein Pionier des biologischen Landbaus.

im deutschen Sprachraum ist die Biotta-AG in Tägerwilen bekannter. Sie hat ihre Plantagen am Bodensee, in der Nähe von Konstanz, und produziert eine Ware für eine Minderheit, die sich gegen übermächtige Konzerne durchgesetzt hat.

Dr. H u g o B r a n d e n b e r g e r, der Besitzer, ist gelernter Chemiker. Vor zwanzig Jahren managte er einen Großbetrieb der Nahrungsmittelbranche: Knorr. Er verließ ihn aus einem ähnlichen Grund wie Frey das 80-Betten-Sanatorium: der Betrieb wurde zu groß, als daß er ihn hätte überblicken können.

Brandenberger: „Mir war in diesem riesigen Apparat mit seinen wohlgezählten zwölf Hierarchiestufen nicht mehr wohl. Ich suchte eine Aufgabe, ich wollte Mensch, Unternehmer *und* Christ sein. So fing ich hier in Tägerwilen an — mit Gottvertrauen und ohne Geld."

In Zusammenarbeit mit dem Schweizer Biologen Dr. Hans Müller, der mehr als 600 Betriebe auf biologische Produktion umstellte, ging er an den Betrieb in Tägerwilen, in dem freilich schon zehn Jahre zuvor einschlägige Versuche angestellt worden waren. Nach anfänglich dürren Jahren baute Brandenberger aus — aber nicht in Richtung Quantität, sondern Qualität: „Als ich 1961 den Betrieb übernahm, hatte er 65 Angestellte, und heute hat er ebenso viele. Es gibt nur zwei Hierarchiestufen, nämlich Arbeiter und Abteilungsleiter. Fertig. Das schafft ein optimales Betriebsklima. Weder will ich größer noch kleiner werden."

Den Kern der Methode hat Brandenberger selbst in einer hektographierten

Der Mensch ist, was er ißt

Schrift *Biologischer Gemüsebau* dargestellt: „Der übliche Landbau, wie er heute weitgehend gelehrt und praktiziert wird, geht auf Justus von Liebig zurück, der vor gut hundert Jahren als Chemiker das Minimalgesetz aufgestellt und damit die Anbauweise bis heute mehr oder weniger festgelegt hat. Dieses Minimalgesetz . . . besagt, daß der Ertrag einer Pflanze sich nach demjenigen Stoff richtet, der minimal vorhanden ist. Für Liebig war der Boden gleichsam eine chemische Fabrik, wo genausoviel an Stoffen hineingegeben werden mußte, als man mit der Pflanze herausnehmen wollte. Damals sah man nur die Hauptnährstoffe Stickstoff, Phosphor, Kalium. Er begründete damit die Kunstdüngerindustrie. Daß Liebig kurz vor seinem Tode erkannte, daß seine auf die stofflich-chemische Vorgänge beschränkte Vorstellung die komplizierten Lebensvorgänge nicht zu erfassen vermochte, wird heute verschwiegen. Er schrieb nach verschiedenen Mißerfolgen: ,Ich hatte mich an der Weisheit des Schöpfers versündigt und dafür meine gerechte Strafe empfangen. Ich wollte sein Werk verbessern, und in meiner Blindheit glaubte ich, daß in der wundervollen Kette von Gesetzen, welche das Leben an der Oberfläche der Erde fesseln und immer frisch erhalten, ein Glied vergessen sei, das der schwache, ohnmächtige Mensch ersetzen müsse.' "

Liebig selbst kehrte sich also von seinen „Erfindungen" ab, aber sie bestanden nun einmal und mit ihnen die Düngemittelindustrien, und da sie einmal da waren, wurden sie auch gebraucht — ob Nutzen oder nicht. Ein Organismus war geschaffen, der bestrebt war, sich selbst am Leben zu erhalten.

Pflanzen nehmen aber nicht nur die von Liebig genannten Stoffe, sondern sogar große molekulare Gebilde durch die Wurzeln auf.

„Bei einer chemischen Düngung entstehen Pflanzen, die infolge Fehlens der Abwehrstoffe krankheitsanfällig werden und in der dritten und vierten Generation die Fruchtbarkeit verlieren. Der Verlust der Fruchtbarkeit wirkt sich dann aus bis in den Stall. Eines der großen Probleme unserer Landwirte ist die zunehmende Unfruchtbarkeit der Kühe, die sich im Augenblick verliert, wo der Bauer auf eine naturgemäße Düngung umstellt."

Weitere Schäden, die laut Brandenberger durch unsachgemäße Düngung angerichtet werden:

○ Geschwächte, aufgeschwemmte Zellen,
○ geringere Haltbarkeit,
○ stärkere Anfälligkeit für Schädlinge, Pilze, Insekten,
○ nachlassender Geruch und Geschmack.

Zum Thema Schädlinge: „Auch Schädlinge haben eine Aufgabe in der Natur, es gibt da nichts Sinnloses; Schädlinge sollen als Gesundheitspolizei wirken und Krankhaftes und Schwächliches abräumen . . . Der direkte Zusammenhang zwischen Düngung und Schädling wurde in einem dreijährigen Versuch mit Kartoffeln nachgewiesen. Es sollte festgestellt werden, ob es möglich sei, neben einem Kunstdüngerbetrieb biologisch zu arbeiten. Zu diesem Zweck wurden drei Felder mit Kartoffeln angebaut, wobei die zwei äußeren Felder Kunstdünger erhielten, während das mittlere Feld organisch gedüngt wurde. Nach drei Jahren Kartoffelanbau wiesen die Kunstdüngerfelder doppelt so viele

Käfer auf und benötigten doppelte Schädlingsbekämpfungsmaßnahmen. Das dazwischen liegende, organisch gedüngte Feld wies viel weniger, aber auch Coloradokäfer auf. Diese verursachten jedoch keine Schäden, worauf man die Kartoffeln chemisch genau analysierte. Dabei zeigte es sich, daß die natürlich gedüngten Kartoffeln ein Alkaloid enthielten, das die Coloradokäfer abhielt, während in den Kartoffeln der Kunstdüngerfelder dieser Stoff fehlte. An diesem Beispiel kommt so richtig das Prinzip des biologischen Landbaues zum Ausdruck."

Der biologische Landbau hat, was sowohl zahlreiche biologische Landwirte als auch die noch zahlreicheren Gegner zumeist nicht wissen, sogar eine wissenschaftliche Grundlage. Eine der wesentlichsten Arbeiten dazu lieferte der deutsche Arzt Dr. Hans-Peter Rusch, dem an der Front auffiel, daß es Menschen gab, die gegen Infektionskrankheiten absolut immun waren. Er untersuchte deren Darmflora und fand bei ihnen potente Darmbakterien, die alle Krankheitserreger, sogar Typhus- und Tuberkelbazillen, töteten. Rusch kultivierte diese Bakterien und benützte sie als Heilmittel. Zufällig entdeckte er an einer alten Kultur, deren Zellen bereits zerfallen waren, daß auch sie noch gegen Krankheitserreger wirkte — und schloß, daß nicht die Zelle die kleinste Lebenseinheit sein konnte. Im Zellsaft fand er schließlich die noch kleinere Lebenseinheit, die er Mikrosomen nannte.

Mikrosomen können nun — auch das wurde wissenschaftlich nachgewiesen, was Virtannen sogar den Nobelpreis einbrachte — von der Pflanze aufgenommen werden, und damit wurde glänzend bestätigt, was Rudolf Steiner zuvor visionär erkannt hatte: daß zwischen Boden und Darm eine Analogie besteht. Mehr: ein direkter Zusammenhang. Es ist ein echter Kreislauf lebendiger Substanz, aus dem die große Verantwortung ersichtlich wird, die Bauer und Gärtner für die Gesundheit von Mensch und Tier haben.

Brandenberger: „Die starken Salze der Kunstdünger verbrennen das Bodenleben, und leicht lösliche Stoffe werden von der Pflanze mit dem Wasser aufgenommen, ob sie sie nun braucht oder nicht. Die Pflanze wird vergewaltigt und künstlich aufgetrieben. Dabei ist sie ohne weiteres in der Lage, durch Ausscheidung organischer Säuren im Wurzelbereich auch ungelöste Stoffe löslich zu machen."

So bietet der biologische Landwirt seinen Pflanzen selbstverständlich auch Mineralstoffe im Boden dar, aber in unlöslicher Form, zum Beispiel als Urgesteinsmehl. Daraus holt sich die Pflanze, was sie braucht. Das zweite, was offeriert wird, ist die Gründüngung.

Brandenberger, auch über die Funktion des Unkrautes, die ebenfalls vielen Landwirten unbekannt ist: „Jährlich wird ein Teil der gesamten Fläche mit einer Gründüngung aus Klee, Wicken und Hafer bebaut; hat sie eine Höhe von 40 bis 50 Zentimetern erreicht, wird sie in den Boden eingefräst... Die andere, wirtschaftlichere Möglichkeit ist die Verwertung des Unkrautes. Unkraut will Kulturfehler des Menschen korrigieren. Einmal will es den nackten Boden decken und so das Bodenleben schützen und zum zweiten dem Boden fehlende Stoffe vermitteln... Darum wird in Tägerwilen das Unkraut

Der Mensch ist, was er ißt

nicht entfernt, solange es das Wachstum der Kulturpflanze nicht stört. Bis zum Abernten entsteht unter dem Gemüse ein grüner Teppich von Unkraut, der dann zusammen mit den Gemüseabfällen als sinnvolle Gründüngung in den Boden eingearbeitet wird."

Es wird — und dies ist das nochmals und etwas modifiziert formulierte Grundprinzip organischen Landbaues — nie die Pflanze, sondern der Boden behandelt. Natürlich kommen auch in Tägerwilen Pflanzenkrankheiten und Schädlinge vor („Wir sind uns dann immer bewußt, Kulturfehler gemacht zu haben...“), die aber ausnahmslos mit pflanzlichen Spritzmitteln bekämpft werden (Brennessel-Absud, Pyrethrum).

Biologische Schädlingsbekämpfung jedoch steht an der Spitze. Die in Gurkenhäusern gefürchteten roten Spinnen werden durch eine südamerikanische Raubmilbe zurückgedrängt. In Israel hat Brandenberger nach außerordentlichen Mühen giftfreie Orangen- und Grapefruit-Plantagen anlegen lassen. Die dort gefürchtete schwarze Schildlaus wurde mit einem aus Hongkong importierten spezifischen Virus ausgerottet. Brandenberger: „So findet sich immer ein Weg, ohne Gift auszukommen, wenn man nur wirklich will.“ Und: „Überwinde das Böse mit Gutem! Wenn wir gegen das Böse angehen, machen wir es stark. Wir müssen das Gute stärken — wie in der Erziehung und in der Politik. Es hilft nicht, in einem Kinde gegen das Böse anzugehen, wir müssen vielmehr seine Tugenden stärken, dann kann es das Negative von selbst überwinden. Genauso stärken wir mit Antikommunismus den Kommunismus. Wenn wir dagegen die freiheitlichen Kräfte fördern, beseitigen wir die Ursachen des Kommunismus und entziehen ihm so die Kraft.“

Das ist sehr tiefgründig, und es stünde eine glückliche Zeit bevor, wenn sogar die Landwirte Philosophen würden — nur soll man von überragenden Einzelpersönlichkeiten nie den Schluß auf die Allgemeinheit ziehen.

Doch nun zu den Erträgen, zur wirtschaftlichen Seite des Unternehmens.

Auch hier läßt Brandenberger das biologische Prinzip gelten: „Biologisch kommt ja von Bios, Leben. Nur was leben, also sich selbst erhalten kann, ist biologisch. Unser Betrieb hat nie einen Franken Subvention bekommen und sich immer selbst erhalten. Wir achten auch auf die Preise und machen Gemüseschwemmen nie mit.“ In der Schweiz kosten Biotta-Produkte nicht oder kaum mehr als nichtbiologische Ware; in Österreich sind sie, so sie überhaupt erhältlich sind, teurer. Auch die von anderen Betrieben. Er hat kaum Mindererträge: „Fast nie. Gelegentlich kommt das schon vor, es geht aber nie über fünf oder zehn Prozent hinaus.“

Ob er Ärger mit der chemischen Industrie oder den Behörden habe?

„In einem Land, in dem jährlich für hundert Millionen Franken Spritzmittel, für 300 Millionen Kunstdünger und für 1,5 Milliarden Pharmazeutika umgesetzt werden, konnte das nicht ausbleiben. Man prozessierte gegen mich, plagte mich mit überfallsartigen Kontrollen, die reichlich schikanös waren, aber heute haben wir das hinter uns.“

Also herrsche jetzt Friede?

„Nein, Koexistenz. Wie zwischen einem Hasen und einem Kohlkopf: die dauert so lange, als der Hase keinen Hunger hat."

Besondere Schwierigkeiten hatte Brandenbergers Biotta erwartungsgemäß bei der Werbung: „Es ist leichter, für Pharmaka Reklame zu machen als für ein gesundes Lebensmittel." Die Schweiz unterscheidet sehr streng zwischen beiden Kategorien, obwohl sie (wie schon Hippokrates mit dem diesem Kapitel vorangestellten Leitsatz sagte) wesensmäßig gleich sind. Kartoffelsaft zum Beispiel wurde als Heilmittel gegen Gastritis erkannt, und so wollte Brandenberger ihn als Heilmittel registrieren, wofür das Gesundheitsamt zuständig ist. „Aber das wurde abgelehnt. Schließlich rekurrierte ich, und Bern, die Bundesbehörde, gab mir recht. Jetzt also ist unser Kartoffelsaft nicht Lebensmittel, sondern Heilmittel." Und die Werbung unterliegt den für diese geltenden Vorschriften.

Auch Brandenberger ist, wie so viele, die in diesem Buch zu Wort kommen, überzeugt, daß das Universum und das Leben mehr sind, als sich durch Wissenschaft ausdrücken ließe. Ich frage ihn nach seiner Beurteilung von Rudolf Steiner: „Das war ein ganz großer Geist." Wir sitzen auf einer Terrasse am Untersee (ein Rheinarm, der in den Bodensee mündet), hinter uns der Turm von Gottlieben, in dem Gottsucher und Kirchenkritiker Johannes Hus auf seine Verbrennung wartete — als Fanal gegen die Intoleranz Andersdenkenden gegenüber. „Ich bin Katholik", sagt mir Brandenberger, „aber ich habe alle Religionen studiert. Mit der Zeit habe ich erkannt: Die Wahrheit ist viel größer, als daß sie an einem Ort Platz hätte. Suchen wir die Perlen, brauchen wir sie in unserem Alltag."

Mit Gleichgesinnten spricht und diskutiert er oft, und seine Frau und seine Familie dazu, und man betet auch gemeinsam für die, die Hilfe brauchen: für einzelne Kranke, aber auch für ganze Völker. Und Brandenberger ist sicher, daß seine Gebete erhört werden — wenn Gott es zuläßt.

So schließt sich der Kreis. Was sonst wäre ein echter biologischer Landwirt als ein Naturheiler?

Prahlen Sie nicht, meine Herren, mit Ihren
Operationen, denn ein Organ heilen heißt nicht
dasselbe wegschneiden.

Joseph Hyrtl

Ein Tag mit Hackethal

„Jedes Volk ist so gesund, wie seine Ärzte es zulassen ... Schlechte Ärzte richten mehr Unheil an als Feldherren und Gewohnheitsverbrecher. Sie schädigen, rauben, verstümmeln und töten mehr als alle Kriege und Naturkatastrophen zusammen. Eine in die Irre geleitete Ärzteschaft kann ein ganzes Volk ruinieren — gesundheitlich und finanziell."

Ein Mann mit solchen Aussprüchen verdient unsere Aufmerksamkeit. Noch dazu ist er Arzt, er muß es also wissen.

Obwohl es 1200 Kilometer von Wien nach Lauenburg sind, steht die Reise dafür. Manche scheuen sogar den Anflug aus New York nicht: Professor Dr. Julius Hackethal ist ja nun weltweit bekannt. Seine Bücher *Auf Messers Schneide* und *Nachoperation* lagen sehr bald nach Erscheinen an den Spitzen der Bestsellerlisten, und die soeben erschienene *Sprechstunde* wird folgen.

Hackethal kann sich selbst formulieren und braucht nicht die Hilfe eines professionellen Schreibers; aber er war, auch wenn die Chirurgie völlig losgelöst von der Naturheilkunde zu sein scheint, doch mit in diese einzubeziehen. Sollte ich die geringsten Zweifel gehabt haben — bei einem Gespräch mit einem Chefarzt einer großen deutschen Klinik, auf dem Weg nach Lauenburg, schwanden sie. Der vordem höfliche und interessierte Arzt wurde auf einmal höchst eisig, als ich ihm das Ziel meiner Reise nannte, und er quetschte mit mühsamer Beherrschung durch die Zähne: „Aha, Hackethal. Das ist ja wirklich ein übles Stinktier."

Er (Hackethal nämlich) schrieb auch noch den Satz: „Meine Zukunftsvision von der Medizin läßt mich glauben, daß es schon bald nur noch zwei Alternativen gibt: die naturgemäßen Heilverfahren und die Operation. Für eine unbiologische Medizin mit Spritzen und Tabletten wird meines Erachtens schon bald wenig Platz bleiben."

Zwei Monate im voraus habe ich mich angemeldet, um bei einem Operationstag dabeisein zu können. Es geht trotz offiziellen Verbots ohne Schwierigkeiten. Wenn ich denke, welcher Instanzenweg in einem normalen Krankenhaus einzuhalten ist, und dann bekommt man womöglich die Auflage, das Manuskript vor Drucklegung vom Primarius absegnen zu lassen. Nichts von alledem in der „Praxisklinik Hackethal" in Lauenburg an der Elbe (Schleswig-Holstein). Ich darf alles: Tonband mitlaufen lassen, zwischendurch Fragen stellen, Patienten vor- und nachher interviewen und nach Belieben photographieren. Einzige Bedingung: Ich muß durch die Sterilisationsprozedur wie alle anderen an diesem Tag in der Klinik tätigen Männlein und Weiblein und ich darf OP-Instrumentarium und OP-Feld höchstens auf 30 Zentimeter nahekommen.

Punkt 6.30 Uhr bin ich in der Klinik. Ein paar Minuten später kommt Hackethal. Wir gehen zusammen in die Sauna im Erdgeschoß der Mini-Klinik. Und gleich bekomme ich einen Vorgeschmack auf den Tag: „Es gibt ärztliche Autoren, die behaupten, saunen vor Operationen sei sogar schädlich. Weil Schadstoffe im Körper mobilisiert und an die Hautoberfläche gebracht würden. Ich halte das schlicht für Unsinn. Ich wende die Desinfektion mit Sauna seit nunmehr zwei Jahren an, und mit bestem Erfolg. Bei uns ist noch nie etwas vorgekommen."

Die Hackethalsche Sauna-Prozedur besteht aus sieben Schritten, die ich hier zu allgemeinem Nutzen (oder sei's für die weitere Kritik) wiedergebe, denn, sagt Hackethal, „ich plane zwar eine Veröffentlichung, aber weiß Gott, wann ich dazukomme":

1. Duschen (Vorreinigen),
2. ein Fläschchen Mineralwasser trinken (um die Transpiration in Gang zu setzen),
3. fünf Minuten Sauna trocken,
4. duschen,
5. fünf Minuten Sauna naß (mit Aufguß),
6. duschen,
7. Ruhen und Ausschwitzen (20 Minuten).

Punkt 7 benützt Hackethal zu weiteren Bonmots:

„Ich bin sicher — die Menschheit wäre gesünder, wenn es die Schulmedizin nicht gäbe."

„Wenn ich viel Geld hätte verdienen wollen, hätte ich etwas anderes werden müssen als Arzt. Als Chefarzt verdiente ich zuletzt eine halbe Million Mark im Jahr. Das ist schon unanständig."

„Keiner meiner Angriffe ist zu widerlegen. Ich habe alle Kunstfehler-Unterlagen der Ärztekammer zur Prüfung angeboten. Aber die will das gar nicht. Die ist für die Erhaltung süßen ärztlichen Brauchtums: Arzt ist ein außerordentlicher Berufsstand. Keiner darf reingucken. Fehler gibt es nicht."

Hackethal gibt später zu, ein „klein wenig" zu überzeichnen, aber die Dinge seien nun mal so kraß, daß man schreien müsse, um gehört zu werden. Zumindest den Punkt „Desinteresse der Ärztekammer an Kunstfehler-Untersuchungen" kann ich ihm bestätigen. Das ist in Österreich nicht anders. Wie erwähnt, interessierte die Standesorganisation in Rotweißrot das Wehgeschrei der schlecht behandelten Patienten überhaupt nicht. Es sind halt Mordssteher . . .

Danach klettern wir von den Liegen und schlüpfen in sterile OP-Gewänder. Die sind aus Frottee und ebenfalls eine Hackethal-Erfindung. Mit zwei Griffen kann man die Kapuze über die Haare und das Mundtuch über die Gesichtsmaske schieben. Die Männer des Zwölfer-Teams (das ist die Minimal- und Optimalbesetzung, erfahre ich) gehen unten ohne, die Damen tragen höchstens sterile Unterwäsche. Die Arme bleiben nackt — so sind optimale Bewegungs-

Ein Tag mit Hackethal 145

freiheit und thermische Regulation gewährleistet. Im ganzen Haus hat es
26 Grad. Nur die an der Operation unmittelbar Beteiligten — Operateur,
Assistentinnen und die „Instrumentöse", die für die Instrumente verantwort-
liche Schwester — ziehen OP-Mäntel an, die auch die Unterarme bedecken.

Die Mini-Klinik ist höchst sinnreich angelegt. Gleich hinter dem Vorzimmer,
in dem man die Schuhe wechseln muß, liegt die Sauna. Im ersten Stock das
Allerheiligste — die zwei OP-Säle, der Anästhesieraum und die Wachstation
für die Frischoperierten. Im zweiten Stockwerk haben Hackethal sein Arbeitszimmer und das Team seine Aufenthaltsräume. Überall im Haus ist Musik zu
hören — sowohl aus dem Radio als auch vom Tonband, und es geht kunterbunt vom „Westerwald" über Bach und Mozart zu Conny Tex Hat. Dahinter
ist System: „Die Patienten bekommen die Musik zur Ablenkung über Kopf-
hörer" (Hackethal).

Wir gehen ins Arbeitszimmer. Ein OP-Plan liegt geschrieben und verviel-
fältigt vor. „Auch das gibt es nicht überall. An vielen Kliniken wird das Programm einfach mit Kreide an eine Tafel geschrieben. Bei uns bekommt jede
Station den Plan, damit jeder weiß, was und wie." Zehn Operationen sind für
heute vorgesehen. „Das Normalprogramm einer orthopädischen chirurgischen
Abteilung. Aber das für eine Woche."

Zwei werden entfallen, bleiben acht. Auch eine Menge.

Um 7.50 Uhr geht's los. Der Anästhesist — neben Hackethal der einzige
Arzt im Haus — hat die erste Patientin vorbereitet: Bandscheibenoperation zur
Entlastung des Ischiasnerves. Hackethal, Assistentinnen und ich sehen nur das
OP-Feld. „Selbstverständlich haben wir Zweiraumlagerung."

Was heißt Zweiraumlagerung? Der Patient liegt im Anästhesieraum, wo er
von Anästhesist und Schwester betreut und überwacht wird (Puls, Blutdruck
und anderes). Der Teil von ihm, der für die Operation notwendig ist, liegt im
Nebenraum oder an der Grenze der beiden Räume. So können auf der OP-
Seite ungehindert Apparate und Instrumente zu- und abgeführt werden, und
der Patient kann auf der Anästhesie-Seite betreut werden, ohne vom Drum-
herum viel mitzubekommen. Denn bei Hackethal geht alles in Teilanästhesie
und nicht in Vollnarkose — dieser Punkt muß besonders herausgestrichen
werden.

Hackethal: „Es gibt nur eine einzige logische Begründung für Vollnarkosen:
es gibt mehr Geld dafür. Die Herren Anästhesisten machen sie bei den Privat-
patienten und deshalb auch bei den Kassenpatienten, und da müssen sie so tun,
als sei es die bessere Methode. Viele lernen Teilanästhesie gar nicht und beherrschen sie daher nicht."

Felbermayer: „Eine Narkose ist für einen Patienten ein Rieseneingriff. Wenn
man ein bißchen feinere Diagnostik betreibt, findet man immer wieder, daß
Narkosen Einschnitte in die Psyche bedeuten. Diese Veränderungen halten
lange — oder bleiben überhaupt."

Die Assistentinnen haben inzwischen das OP-Feld freigelegt, und Hackethal
kann sich an die Bandscheibe heranmachen. Ob die Damen Ärztinnen seien?

„Die Frage ist berechtigt. Wiederholt haben das auch Ärzte gefragt, die mich besuchten: ‚Was haben Sie da für wunderbare Assistentinnen?' Eben weil sie keine Ärzte sind, sind sie wunderbar. Es sind medizinisch-technische Assistentinnen, und das, was sie tun, ist das Höchste, was sie erreichen können. Und deswegen sind sie perfekt. Weil sie nicht dauernd während der Operation träumen: ‚Mensch, wann komme ich endlich dran ... dieses langweilige Assistieren ... immer Haken halten ... jetzt wieder Tupfer ... dieser Hammel da ... ich kann das schon viel besser.' " Hackethal bescheinigt ihnen sogar, daß sie die Hautnaht besser machten als er.

Wenige Minuten sind vergangen, da ist die Operation auch schon vorbei — Hackethal hat die vorgefallene Bandscheibe ausgeräumt (er zeigt mir den weißen Ischiasnerv) und die Wirbelwurzeln mit körpereigenem Fett weich gebettet, um Vernarbungen und Wundschmerzen zu verhindern und die Gelenke zu schmieren. Naht.

Hackethal wirft sein Gewand ab, steigt in den zweiten Stock. Steckt sich eine Zigarette in den Mund, schüttet schwarzen Kaffee nach. Ich wundere mich, daß er raucht.

„Ja. Sonst fresse ich zuviel."

Überhaupt ist er Aschners Meinung, daß man, so man nicht ins Übermaß verfiele, von „sechs bis sieben Zigaretten und drei, vier Schalen Kaffee täglich" für den Organismus Anregung zu erwarten habe. Mittags ißt er nichts, erst abends — Mayr-Ärzte werden dazu meinen, dies sei schlecht, aber Hackethal findet eben, es ginge nicht anders. Er ist bei einer Körpergröße von 1,80, einem Gewicht von 84 Kilo und einem Alter von 57 Jahren „grad noch in der Fasson". Nach der Arbeit trinkt er ganz gern ein Gläschen, während derselben herrscht strengstes Alkoholverbot: „Gehn Sie mal auf andere Kliniken — da werden Sie sehen, wie zwischendurch Bier getrunken wird! Wenn ich eine Flasche Bier durstig hinuntertrinke, bin ich nicht mehr so konzentriert. Daher beim Operieren unbedingt Alkoholverbot!"

Das Protokoll der ersten Operation ist kaum diktiert, beginnt schon die nächste. Es ist die, auf die Hackethal spezialisiert ist wie kein zweiter: eine Hüftgelenks-Totalendoprothese (TEP-Hüfte). Sie ist wirklich ein Triumph moderner Medizin und auch in der Sicht der Naturheilkunde vertretbar: Wenn ein Hüftgelenk durch jahrelange Überlastung oder Stoffwechselerkrankungen total deformiert ist und der Patient entweder überhaupt nicht mehr oder nur unter großen Schmerzen gehen kann, ist ein künstliches Hüftgelenk allemal die bessere Lösung.

Vor allem dann, wenn es gut gemacht ist; aber leider leisten sich unerfahrene Chirurgen arge Schnitzer, wie mir Hackethal kundtut.

Die Operation ist in Worten höchst einfach. Der Oberschenkelhals wird freigelegt und abgeschnitten. In den Oberschenkel wird sodann ein stählerner Gelenkskopf einzementiert und in den Beckenknochen eine Kunststoff-Gelenkspfanne eingesetzt. Fertig.

„Das Hauptproblem ist der Knochenzement. Er wird sehr heiß, und es muß ständig gekühlt werden."

Ein Tag mit Hackethal · **147**

Es ist ein Zweikomponentenkunststoff, und vor dem Einzementieren wird er gemischt. Der Operateur hält zur Kontrolle ein Stück in der Hand — um zu wissen, wann die Reaktion und damit die Wärmeentwicklung (über 100 Grad) zu Ende ist, wann er mit der Kühlung aufhören und die Wunde zumachen kann. Gekühlt wird, indem literweise kalte physiologische und sterile Kochsalzlösung auf den Knochen gegossen wird.

Und bei dieser Operation kann mir Hackethal auch zeigen, was Kollegen falsch gemacht haben, denn die Patientin kam eigens aus New York, um sich ihre bereits ein Jahr zuvor angefertigte Endoprothese „reparieren" zu lassen. Sie saß nämlich locker und bereitete ihr große Schmerzen, so daß sie ohne schmerzstillende Mittel nicht auskam.

„In den USA hat die FDA [Food and Drug Administration, die Lebensmittel- und Arzneimittelbehörde] nämlich Knochenzemente wegen möglicher Krebsgefahr verboten. Würde ich das glauben, würde ich auf sie verzichten; aber in den zwanzig Jahren, da sie in Gebrauch sind, ist noch nichts Derartiges bekanntgeworden." Die Ärzte in den USA müssen also TEP-Plastiken ohne Zementverankerung machen. „Das geht auch, aber dann darf man die Patienten nicht gleich voll belasten lassen, wie ich das kann. Und zweitens kann es zu Lockerungen kommen."

Das ist hier der Fall. Hackethal nimmt die Prothese heraus, läßt sie reinigen und sterilisieren und setzt sie, diesmal mit Zement, neuerlich ein. Die Operation ist laut. Bei den folgenden werde ich hören, wie der Schenkelhals mit der Vibrationssäge durchtrennt wird und die Verankerungslöcher der Gelenkspfanne gefräst werden; hier genügen die Hammerschläge zur Untermalung, mit denen die Prothese in den Oberschenkelknochen getrieben wird. Trotzdem versichert auf Befragen die Patientin von drüben, es gehe ihr gut. „Sehr wichtig ist nämlich der dauernde Kontakt mit den Patienten. Ich frage sie zwischendurch, wie's geht, manch auch mal eine dämliche Bemerkung — scheiß — und da merkt der, so wild kann das Ganze nicht sein."

Es läuft alles wie am Schnürchen. Nach 37 Minuten ist Hackethal fertig. Anderswo, recherchiere ich später, braucht man anderthalb bis zweieinhalb Stunden für diesen Eingriff. Und es ist ja wohl naturnahe, eine so schwere Operation kurz zu halten: „Jede Minute weniger verringert das Risiko für den Patienten, und deshalb trete ich ja so für Spezialisierung in der Chirurgie ein."

Es folgen noch zwei kurze Pausen und zwei Hüftoperationen, und dann ist Mittag. Und nun kommt der unglaublichste Teil dieses an sich schon unglaublichen Tages. Die Frischoperierten werden in einen Krankenwagen eingeladen und weggebracht! 42 Kilometer quer durch die Lüneburger Heide, nach Bad Bevensen in die Diana-Klinik.

„Es ist eine Intensivstation auf Rädern, und man wirft mir immer wieder vor, daß ich die Patienten unmittelbar nach der Operation verlagere. Ursprünglich wollte ich hier ein kleines Bettenhaus dranbauen, aber dann sah ich diese Klinik modernster Art, mit allen Bädern, modernsten Therapien — da konnte ich nicht mit. Dort liegen Kassenpatienten in Ein- und Zweibettzimmern mit Bad, und die Kassen übernehmen sofort alle Kosten — ich habe ja keine

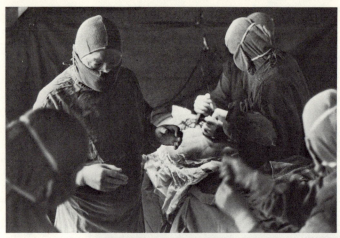
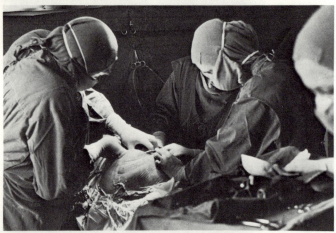
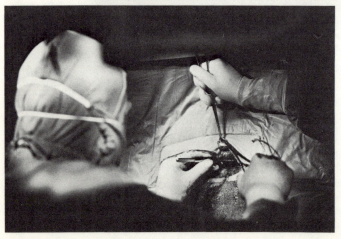

Professor Dr. Julius Hackethal bei Operationen in seiner Privatklinik in Lauenburg. Oben und Mitte: Hüftgelenksplastik; unten: Bandscheibenoperation.

Hier wird die Hüftprothese eingesetzt. Darunter: Einschlagen der Endoprothese. Ganz unten: Ein gut eingespieltes Team ist wichtig für rasche und gute Operationen.

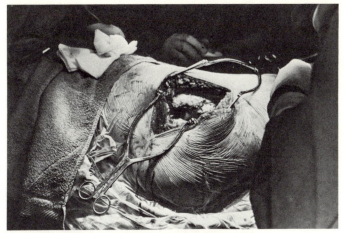

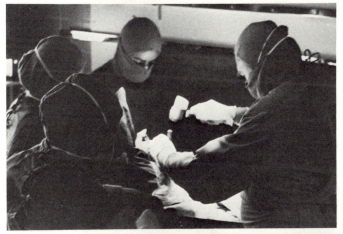

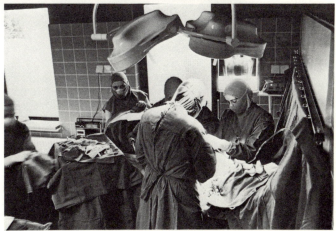

Kassen, bei mir muß jeder selber zahlen. In ein- bis zweitägigem Abstand komme ich zur Visite, dort ist ständig Bereitschaftsdienst, und die Nacht nach der Operation ist der Anästhesist bei ihnen, der sie hier betreute. Wir schreiten auf die tausenddreihundertste derartige Verlagerung nach einer Operation zu, wobei ich auch solche operiere, die an Universitätskliniken als inoperabel gelten, und es gab noch nie eine Komplikation."

Wie hoch die Kosten seien und weshalb er keine Krankenkassen habe?

Auch hiezu hat Hackethal seine eigene Philosophie. „Wenn man nur das tut, was für den Patienten einigermaßen gut ist, und alles das unterläßt, was man sonst noch tun könnte — also nur das macht, was eigentlich nur für die Abrechnung gut ist —, dann kommt man wunderbar zurecht. Sprechstunde — Massenfabrikation — ruckzuck; möglichst viel delegieren, ausgiebig spritzen und bestrahlen — es geht ja in der Bundesrepublik niemandem besser als den Ärzten. Wenn man aber nur das tut, was man bei sich selbst im gleichen Fall tun würde, ist man mit Kassensätzen nicht existenzfähig. Daher muß ich etwas drüber liegen, schließlich behandle ich alle gleich. Eine Operation kostet 2000 Mark, da ist schon das ganze Personal inbegriffen. Verbrauchsgut, zum Beispiel die Prothese, ist extra zu bezahlen. Im Fall einer Hüftgelenksplastik macht das nochmal 1000 Mark."

Und die Kassen?

„Die habe ich gekündigt. Nun arbeite ich das erste Mal in meinem Leben kostendeckend. 1976, als ich noch Kassen hatte, setzte ich ganze 160.000 Mark zu. Aber ich kann mir das leisten, ich bin ja Bestsellerautor."

Freilich ist das nur die eine Seite, und aus prinzipiellen Gründen — „ein Arzt muß grundsätzlich für alle da sein" — strebt er wieder Kassenzulassung an. Wobei er es aber schwer hat. Denn: „Wer Bücher gegen das Kassensystem schreibt, den können wir nicht zulassen. Zu dem haben wir Kassenfunktionäre kein Vertrauen. So denken die. Es geht also nicht darum, daß die Patienten Vertrauen haben, sondern die Funktionäre" (Hackethal).

Die Operationen gehen weiter. Bis 16.45 Uhr, da der OP-Tag endet, sind es drei Hüftgelenksplastiken, zwei Bandscheibenoperationen, zwei Knieoperationen und eine Zehenoperation (Hallux valgus) geworden. Dazwischen hat er OP-Protokolle diktiert, drei Patienten in der Sprechstunde verarztet (einen davon, der mit einer Skrotalhernie zur Operation vorgesehen war, wegen einer Infektion heimgeschickt), eine Unmenge Anrufe erledigt und neue Fälle (ein falscher Arzt, zwei Kunstfehler, davon ein Todesfall) telephonisch vorbegutachtet. Das ist nämlich ein wichtiger Teil seiner Tätigkeit, den er wahrscheinlich auch fortsetzen wird, wenn er in Pension sein wird („länger als bis 60 soll man nicht operieren, da läßt die Sicherheit nach") — die Arbeit als Gutachter in Kunstfehlerprozessen.

In diesem Bereich, das muß hier eingefügt werden, sind die Bundesrepublik und die Schweiz erheblich weiter als Österreich: Nach dem Vorbild der USA, Kanadas und der skandinavischen Staaten hat sich hier eine „Patientenhilfe e. V." gegründet, mit dem Ziel, Kunstfehler zu verfolgen und geschädigten

Ein Tag mit Hackethal   151

Patienten zu ihrem Recht zu verhelfen. Aber zuerst wollen wir uns von Hackethal verabschieden.

Nachdem auch der letzte Operierte die Klinik via Krankentransporter (sechs
Betten) verlassen hat und die Sterilität im Haus aufgehoben ist („Entwarnung"),
sitzt das Zwölf-Mann-und-Frau-Team im Chefzimmer bei einem Gläschen Sekt
beisammen. Einerseits hat eine vom Team Geburtstag, andererseits tut nach
getaner Arbeit ein Schlückchen gut. Der Chef ist abgespannt, aber gelöst, und
wir plaudern noch ein bißchen über die Heilkunde.

Er lobt mein Heimatland Österreich („die Unfallchirurgie ist da dank Böhler
besser als bei uns"), spart aber auch nicht mit Kritik. Insbesondere das Heil-
praktikerverbot findet er „idiotisch": „Da ist Österreich sehr rückständig. Die
Heilpraktiker machen doch Dinge, die die Ärzte nicht können, die naturheilkundlichen Behandlungsmethoden. Würde das bei uns verboten, gäb's eine
Katastrophe. Es ist doch fast keiner in der Lage, eine Krankheit mit einem
harmlosen Mittel zu behandeln, gleich müssen immer Cortison und Breitbandantibiotika und Hormone her. Und die Österreicher sind noch stolz auf das
Verbot."

Obwohl es heißt, daß der Prophet im eigenen Lande nichts gilt, fürchte ich
doch, daß auch dieser auswärtige Rufer in der Wüste nicht das wünschenswerte
Gehör finden wird. Aber Hackethal steht nicht in diesem Buch, um auf ver-
lorenem Posten für Reformen in Österreich zu kämpfen — als dieses Buch in
Druck ging, beabsichtigte Hackethal gerade, eine Klinik im Kleinen Walsertal
in Österreich zu übernehmen und Lauenburg ade zu sagen —, sondern dafür,
daß wir uns etwas heimnehmen können für die Naturheilkunde.

In seinem Buch *Auf Messers Schneide* untersucht Hackethal, woher denn
dieser Korpsgeist, dieses fanatische Zusammenhalten der deutschen (und österreichischen) Ärzte kommt, wenn Kritik an ihnen geäußert wird. Und für die
Chirurgie verfolgt er das bis ins Wilhelminische Kaiserreich zurück: „Die absolute Führungsrolle von Chirurgie-Ordinarien und Generalärzten (in der Gesellschaft für Chirurgie) war von Anfang an sichergestellt. Die Richtlinien der
Chirurgie-Politik bestimmen die chirurgischen Ordinarien; die Generalsstreifen
tragen sie seit 1945 unsichtbar, aber um so deutlicher spürbar unter der Haut."
Eine paramilitärische Organisation auch heute noch — dieser Ausdruck trifft.

Und er erzählt mir, wie es einer Methode ergangen ist, die er erfand zu einer
Zeit, als er noch nicht Systemkritiker, „nur" gefeierter Professor für Chirurgie
(habilitiert in Münster und Erlangen) war. Es handelte sich um die der Bündelnagelung von Knochenbrüchen, die bei bestimmten Brüchen zu besseren Heilerfolgen führt als die herkömmlichen Schienungen. Hackethal hat an die 70
wissenschaftliche Veröffentlichungen geschrieben und war vor der Veröffentlichung seines ersten populären Buchs *Auf Messers Schneide* auch chirurgen-
intern anerkannt. „Die Methode wird in Deutschland, aber auch im Ausland
seit Jahren zum Vorteil der Patienten angewandt. Als ich jedoch in Verschiß
geriet, verschwand die Bündelnagelung aus den deutschen chirurgischen Kliniken. Es wird also ein Ärztekonflikt — getroffen soll ich werden — auf dem

Rücken der Patienten ausgetragen: Wirklich getroffen werden ja die. Das nenne ich patientenfeindliches System."

Hilfe für Geschädigte

Die Vereinigung zur Bildung einer „verfaßten Patientenschaft", die „Patientenhilfe e. V.", wurde am 10. März 1977 in Bad Nauheim gegründet. Sie ist eine Bürgerinitiative und hat sich zum Ziel gesetzt, Hilfe bei ärztlichen Kunstfehlern zu gewähren. Im Detail: „Die Position des Patienten, der in einer durchaus ähnlichen Lage wie Alte, Behinderte, Frauen, Kinder oder Sprachgestörte ist, enthält deshalb besonders schwierige Probleme bei der Wahrung seiner Interessen und Rechte, weil er sich als Einzelperson einer verfaßten, äußerst straff organisierten und vom Gesetzgeber mit höchsten rechtlichen, politischen und finanziellen Privilegien ausgestatteten Ärzteschaft gegenübersieht" (Darstellung in einer Aussendung). Weiter wird geltend gemacht, daß sich Behörden zumeist nach „Interessen und Wünschen der ärztlichen Standesorganisationen, weithin auch nach denen der pharmazeutischen Industrie", nicht aber nach den Erfordernissen der Patienten richten.

Erster Vorsitzender der Vereinigung ist Dr. Dietmar Stutzer, zweiter Wilhelm Dexheimer (Adressen im Anhang). Ein weiterer der insgesamt fünf Vorsitzenden ist Gerhard Weissel aus Mannheim, und mit ihm spreche ich über die Aufgaben und Ziele der nach ausländischem Muster konzipierten Organisation.

Wer sind die Gründer?

„Bürger. Vor allem, da es sich um Rechtsstreitigkeiten handelt, Juristen. Und Ärzte sind auch drunter."

Was ist der Zweck?

„Patienten Hilfe bei ärztlichen Kunstfehlern zu gewähren. Einer, der unter einem Kunstfehler leidet, ist ja nicht in der Lage, einen Arzt aufzutreiben, der ein Gegengutachten stellt."

Haben Sie solche Ärzte „à la Hackethal"?

„Bereits ein Gutachtergremium von 20 Ärzten."

Wer kann Mitglied werden?

„Jeder, aber wir suchen weniger Einzel- als Kollektivmitglieder. Bisher traten Gewerkschaften, Krankenkassen und Rechtsschutzversicherungen bei. Wir haben schon zahlreiche Prozesse gewonnen."

Gibt es Todesfälle unter den Kunstfehlern?

„Ja, leider genug. Sogar durch falsch gegebene Spritzen. Aber es kommen nicht nur chirurgische, sondern auch Medikamentenkunstfehler vor."

Dem Toten hilft aber die Feststellung, dies oder jenes sei ein Kunstfehler gewesen, nicht mehr.

„Deshalb legen wir auch größten Wert auf die Aufklärung des Patienten, bevor das Kind im Brunnen liegt."

Wie stehen die Ärzte zur „Patientenhilfe"?

Ein Tag mit Hackethal

„Es gibt viele Anfeindungen. Man glaubt uns nicht, daß wir es nicht auf Konfrontation, sondern nur auf Aufklärung und Hilfe angelegt haben. Was wir von den Ärzten wollen, ist: Weg von der Routine!"

Das wär' ein Ziel, aufs innigste zu wünschen, und zwar in der gesamten Heilkunde. Wie er sich das aber vorstelle?

„In der ČSSR zum Beispiel muß jeder Chirurg vor der Operation einen Computer abfragen, welche Fehler er bei der Operation begehen kann. Das verhindert viele Fehler. Zusätzlich wollen wir nach schwedischem Vorbild einen Haftungsfonds für Ärzte schaffen, aus dem geschädigte Patienten entschädigt werden."

Sind Ärzte eigenen Fehlern gegenüber einsichtig?

„Solche, die Standesregeln nicht in den Vordergrund stellen, sind kooperativ. Viele Ärzte würden ihre Fehler zugeben, würden ihnen das die Versicherungen nicht verbieten. Heute muß der Patient beweisen, daß der Arzt einen Fehler gemacht hat. Wir jedoch wollen die Beweislast umkehren. Nicht um die Ärzte zu verteufeln, sondern um Prozesse rascher zu Ende führen zu können, die Schäden an Patienten meist verschlimmern und noch mehr Leid verursachen."

Sind Ihnen irgendwelche Kunstfehler von Heilpraktikern bekannt?

„Kein einziger."

Diesen Punkt gilt es wohl gesondert festzuhalten. Ich habe diese Frage jedem Heilpraktiker, dem ich im Verlauf meiner Recherchen begegnete, und jedem Arzt gestellt und mit Ausnahme des gerichtsbekannten Falles (Seite 50) keinen gefunden. Der Grund liegt darin, daß der Heilpraktiker mit Methoden arbeitet, die Schäden höchst unwahrscheinlich werden lassen.

Siegfried Rohde, Heilpraktiker in Bochum, hat „für alle Fälle Notpackungen in der Praxis", denn schiefgehen kann immer einmal etwas. „Dann muß man auch die Courage haben, den Notdienst anzurufen und mit ins Spital zum Operateur sausen und sagen, was man gemacht hat." Auch Felbermayer hat für Notfälle allopathische Medikamente in einer einzigen Lade seiner ansonsten ausschließlich mit Homöopathika gefüllten Sanatoriumsapotheke lagernd.

Aber Weissel ist noch eine letzte Frage zu stellen, nämlich die nach der Zahl der Kunstfehler.

„In der Bundesrepublik sind das jährlich 60.000. Wohlgemerkt: Das sind die beweisbaren, die bekanntgewordenen. Die berühmte ,Dunkelziffer' ist da noch nicht enthalten. In Wahrheit sind es viel, viel mehr."

Weit haben wir's gebracht.

Daß Gott sich der Arznei und des Arztes bedient,
wo er doch selber der Arzt ist und der menschliche
Arzt nur sein Werkzeug, daß er nicht unmittelbar
selber ohne den Arzt eingreift, hat darin seinen
Grund, daß er es vor dem Kranken geheimhalten
will, daß Gott selber der Arzt ist.

Paracelsus

Gott als Arzt

Von 1098 bis 1179 lebte, geboren in Schloß Böckelheim an der Nahe, die
h e i l i g e   H i l d e g a r d   von Bingen. Geheimrat Professor Dr. Hugo Schulz,
der sich durch Übersetzung ins Deutsche um die Herausgabe ihrer medizinischen Schriften sehr verdient gemacht hat und der Sauerbruch zufolge „wie
kaum ein anderer die Geschichte der Medizin beherrschte", beschreibt Hildegard als „von Anfang an schwächliches" Kind, das „nur schwer gehen lernte".
Zeit ihres Lebens hat sie nervöse Störungen gehabt.

Sehr zeitig stellten sich bei ihr allerdings auch Visionen ein. Mit 15 Jahren
trat sie in den Orden der Benediktinerinnen ein. 1136 übernahm sie als Äbtissin
(Abatissa) die Leitung des Klosters auf dem Disibodenberg. Elf Jahre später
wurde das Kloster auf den Rupertsberg bei Bingen verlegt. Die *Allgemeine
deutsche Real-Encyclopädie für die gebildeten Stände,* Brockhaus, Leipzig, 1855,
nennt als Grund für die Verlegung: „Als dasselbe die Zahl der Nonnen, welche
der Ruf ihrer Heiligkeit herbeizog, nicht mehr zu fassen vermochte, gründete
sie ein neues Kloster..."

Im Jahre 1141 hatte sie ein mystisches Erlebnis, das sie mit eigenen Worten
schilderte: „Als ich 42 Jahre und sieben Monate alt war, kam ein feuriges Licht
mit Blitzesleuchten vom offenen Himmel nieder. Es durchströmte mein Hirn
und durchglühte mir Herz und Brust gleich einer Flamme, die jedoch nicht
brannte, sondern wärmte wie die Sonne den Gegenstand, über den sie ihre
Strahlen ausgießt. Nun war mir plötzlich der Sinn der Schriften erschlossen,
der Psalmen, des Evangeliums und der übrigen Bücher des Alten und Neuen
Bundes." Und sie bekam den konkreten Auftrag: „Schreib auf, was du siehst
und hörst! Tu kund die Wunder, die du erfahren! Schreibe sie auf und sprich!"

Und Hildegard schrieb. Sie schrieb um so mehr, als Widersetzlichkeit sie
aufs Krankenlager warf; wenn sie aber gehorchte, ließen die Beschwerden nach
oder hörten zeitweise ganz auf. Ihr erstes Werk war *Scivias — Wisse die Wege.*
Es folgten *Das Buch vom verdienstlichen Leben, Das Buch von den göttlichen
Werken,* Dichtungen, Gesänge, Heiligenlegenden, Mysterienspiele sowie Or-
densregeln für die Benediktiner. In die Zeit zwischen 1150 und 1157 fallen
nach Hildegards eigener Angabe zwei medizinische Bücher: *Liber subtilatum
diversarum naturarum creaturarum et sic de aliis quammultis bonis,* kurz
Physica oder *Liber simplicis medicinae* genannt. Das zweite nennt sich *Causae
et curae* oder *Liber compositae medicinae.* Es ist nicht richtig, daß der erste
Titel („Liber subtilitatum...") beide Bücher umfaßt, wie häufig in der Literatur zu finden ist — durch Nachsehen in der Patrologia, Band 197, kann sich
jeder selbst davon überzeugen. Die *Physica* sind folglich in der offiziellen Aus-

Gott als Arzt   155

gabe der Kirchenväter von Migne, Paris 1855, enthalten, nicht aber die *Causae et curae* — die „Ursachen und Heilungen". Die finden sich in einer Handschrift in der königlichen Bibliothek zu Kopenhagen. Paul Kaiser gab sie 1903 heraus und übersetzte sie zum Teil ins Deutsche. Hugo Schulz hat sie zur Gänze übertragen, und zumeist auf dieser und der Rietheschen Physica-Übersetzung (61) beruht die Kenntnis des Hildegard-Werks im deutschsprachigen Raum.

Praktisch bis in die Gegenwart werden an Hildegard ihre religiösen (visionären und mystischen) Schriften am meisten geschätzt, und daß die medizinischen Erfahrungen neuerdings bekanntgemacht wurden, verdankt man wohl einem einzigen Mann, dem praktischen Arzt Dr. G o t t f r i e d H e r t z k a in Konstanz am Bodensee. Hertzka, 1913 in Gastein geboren, hat sich Jahrzehnte hindurch mit der Medizin der heiligen Hildegard befaßt und ausnahmslos alles als wirksam und richtig befunden. Er hat auch ein Buch darüber geschrieben (*So heilt Gott*, Christiana-Verlag Stein am Rhein), in dem vieles, aber lange nicht alles drinsteht. Eine ausführliche Darstellung (*Das Wunder der Hildegard-Medizin*) war 1978 in Vorbereitung.

In der Beurteilung des medizinischen Werkes der heiligen Hildegard scheiden sich nun die Geister. Schulz meint, Hildegard sei als Äbtissin auch „als Ärztin im Bereiche ihres Klosters und dessen weiterer Umgebung tätig gewesen und hat ihre Klosterapotheke und das Würzgärtlein sicher gepflegt und in Ordnung gehalten" (58; 9). Das aber wird von Hertzka heftig bestritten: „Nie vorher und nie nachher hat sie sich schriftstellerisch mit Medizin befaßt ... Sie hat auch niemals Medizin selbst ausgeübt! Das absolute und totale Schweigen aller Quellen über eine derartige Tätigkeit Hildegards beweist dies völlig eindeutig... Sie hat geheilt. Nach der Überlieferung aber nur durch Wundermacht, nie durch Medikamente. Alle gegenteiligen Behauptungen der ‚Auch-Hildegard-Kenner', im obskuren neunzehnten Jahrhundert aufgekommen, sind völlig aus der Luft gegriffen, werden aber leider von der Hildegard-Literatur bis in unsere Tage hinein mitgeschleppt" (57; 16 f.). Die Sache wäre im Sinne wissenschaftlicher Erkenntnisfindung belanglos und ist es auch — aber sie weist ins Transzendentale. Hertzkas und anderer Auffassung nach ist Hildegards Medizin von Gott, kann daher nicht falsch sein.

Hertzka nennt folgende Gründe (gerafft), „die dagegen sprechen, daß es sich dabei um Menschenwerk gehandelt haben könnte:

1. Die Hildegard-Medizin ist so modern, daß wir erst jetzt nach Millionen intensiver Forschungsstunden der gelehrtesten Männer, der raffiniertesten biologischen Apparate und Meßmethoden eines emanzipierten Forschergeistes anfangen, zu ahnen oder ein wenig zu verstehen, was Hildegards himmlisches Medizinprogramm alles an tiefgründigster Kenntnis über Gesundheit und Krankheit enthält... als Beweis nenne ich nur drei Punkte: a) Die Krebskrankheit ist in ihrer Entstehung und in ihren Zusammenhängen so genau geschildert, daß es mir geradezu Vergnügen macht, seit 25 Jahren zu beobachten, wie die modernen Krebsforscher in ihren gesicherten Ergebnissen Zug um Zug genau das bestätigt haben, was Hildegard beschreibt... Wobei sie aber **dann noch nicht das** Heilmittel haben — wohl aber Hildegard, welche sogar

dessen Wirkungsweise erklärt. b) Die Blutgruppen werden genauestens beschrieben; ferner die Hormone, ja sogar die Hypophyse als Steuerungssystem des weiblichen Zyklus. c) Die ‚chemische Fabrik‘ Mensch mit allen Stationen der physiologischen Chemie der Eiweißstoffe . . . 2. Die Medizinbücher Hildegards sind . . . aus einem Guß. Da ist kein Deuteln und Zweifeln, kein Wenn und Aber . . . a) Die Zahl der Heilmittel und Gesundheitsratschläge reicht an die zweitausend heran. Keines ist darunter, das bis heute in gleicher Weise bekannt wäre, auch nicht in der Geschichte der Medizin oder der Naturwissenschaften. Erforscht? Aus den Fingern gesogen? 3. Das Schönste von allem: Es stimmt, es heilt" (57; 18 ff.).

Hildegard wurde kanonisiert, heiliggesprochen. Ihr Wort ist katholischer Auffassung nach von Gott. Man mag Katholik sein oder nicht — man wird anerkennen müssen: wichtig ist, daß sie hilft. Daß *es* hilft. Ja, Gott als Arzt.

Die interessanteste Lücke im Hertzka-Buch ist der Krebs. Sie ist da mit Absicht, und Hertzka hat in seinem neuen Werk, an dem er zur gleichen Zeit wie ich an diesem schrieb, darauf Bezug genommen (57a). Er erzählte mir auch, daß er keinen Krebs mehr behandle: einerseits hätte der Apotheker alles dazu Nötige weggeschmissen, andererseits sei die Zeit dafür nicht reif. Nach allem, was wir bereits über das Zeitproblem gehört haben, muß dieses Argument von jedem guten Arzt berücksichtigt werden.

Sehen wir also nach, was bei Hildegard über Krebs steht.

„Von den Krebskranken. Ist aber das Trockene oder das Lauwarme, die in solchem Falle den Schleim des Feuchten und des Schaumes bilden, über ihre Grenzen hinausgegangen, so erzeugen sie beim Menschen geräuschvolles Aufstoßen und den Schlucken, lassen in ihm den Krebs entstehen und bewirken, daß die Würmer ihn verzehren und das Fleisch seines Leibes zu mißgestalteten Geschwüren anschwillt, so daß auch durch die wachsende Geschwulst einer seiner Arme oder eines seiner Beine größer wird wie das andere. Dies tun sie so lange, bis sie von dieser Pestilenz wieder abgelassen haben. Daher kann er nicht lange leben" (58; 90).

Wer nicht Medizinhistoriker und in die Phlegma-Lehre (Phlegma heißt wörtlich Flamme, Entzündung; Schleim, das Verbrannte, der Rückstand, die Schlacke) eingelesen ist, wird freilich damit nicht viel anfangen können. Schulz widmet der Diskussion des Begriffes eine ausführliche Fußnote (58; 359). Aus seiner Verwendung bei Hippokrates und Galen kommt er zu dem Schluß, daß „nach unserer heutigen Anschauung . . . diejenigen als mit überschüssigem Phlegma behaftet anzusehen seien, in deren Organ sich solche Substanzen angesammelt haben, die dem normalen Stoffwechsel nicht erlegen sind, wie z. B. Harnsäure, Gallenbestandteile, auch Zucker . . . Hildegard hat selbst mehrere Arten von Phlegma angenommen."

Das gegenwärtig dominierende kausal-rationale Denken mit seinen unbestreitbaren Vorteilen wird dieser Vorstellung nicht sonderlich gerecht. Die chinesische Medizin zum Beispiel verwendet häufiger Bilder und dynamische Gleichnisse: „Der westliche Forscher versucht sein Forschungsobjekt zuerst ‚zu verändern‘, um es dann zu erkennen. Der östliche Forscher versucht sein Forschungsobjekt zuerst zu erkennen, um es dann zu beeinflussen. Der Westen

Gott als Arzt 157

zerlegt den Menschen gedanklich, der Osten betrachtet den ganzen Menschen ... und beobachtet seine Funktionen, Bewegungsabläufe, Beziehungen ..." (83; 21). Genau dies taten die alten Ärzte, und sieht man Hildegards Ursachenbeschreibung unter diesem bildnishaften, rein phänomenologischen Gesichtspunkt, kann man eigentlich nicht anders, als ihr zuzustimmen: „Von den Krankheiten. Der Grund dafür, daß manche Menschen an allerlei Krankheiten leiden, liegt am Phlegma, das sie im Übermaß in sich haben. Wäre nämlich der Mensch im Paradiese geblieben, so würde er die Phlegmen, von denen viele Übel herkommen, nicht in seinem Körper haben, sondern sein Fleisch würde ganz gesund sein und frei von Schleim. Weil er aber dem Schlechten sich zugewandt und das Gute im Stich gelassen hat, wurde er der Erde ähnlich, die gute und nützliche Kräuter neben schlechten und unnützen hervorbringt und gute und schlechte Feuchtigkeit und Saft in sich trägt. Denn nach dem Genusse des Apfels wurde das Blut der Söhne Adams in das Gift des Samens verwandelt, aus dem die Nachkommen des Menschen entstehen. Daher ist auch ihr Fleisch geschwürig und durchlöchert. Diese Geschwüre und Löcher erzeugen in den Menschen sozusagen Sturm und einen feuchten Rauch, woraus dann die Phlegmen entstehen und zusammengerinnen, die den menschlichen Körpern mancherlei Krankheit bringen. Es ist die Folge jener ersten Sünde, die der Mensch zuerst auf sich lud ..." (58; 63).

Wir würden darin Stoffwechselkrankheiten erkennen. Und auch in dieser moderneren Beschreibung: „Der Leib ist uns ohne Gift gegeben, und in ihm ist kein Gift. Doch das, was wir dem Leib zur Nahrung geben müssen, darin ist Gift ... für das Unvollkommene, das wir zu unserem Schaden gebrauchen müssen, hat er [Gott] uns einen Alchimisten [Stoffwechsel] gegeben, damit wir das Gift, das wir mit dem Guten einnehmen, nicht als Gift verzehren, sondern von dem Guten scheiden können" (69; Bd. I, 24 f.). Der Autor ist Paracelsus (Traktat über das Ens Veneni).

Ja, mit der Nahrung nehmen wir die Gifte in uns auf, und Stoffwechselschlacken sind mit ein Grund dafür, daß Krebs im Körper entstehen kann. Nun wollen wir aber sehen, was das „Neue Naturheilverfahren der heiligen Hildegard" (die Wortschöpfung stammt von Hertzka) gegen Krebs zu bieten hat.

„Gegen den Krebs, allerlei Geschwüre und den Kopfschmerz. Nimm Veilchen, presse ihren Saft aus und seihe ihn durch ein Tuch, wäge den dritten Teil vom Gewicht des Saftes an Olivenöl ab, ferner ebensoviel, wie der Veilchensaft wiegt, an Bockstalg, laß dies alles in einem neuen Topf sieden, und so wird es eine Salbe. Dann salbe die Körperstelle ringsherum wie auch oben drauf, wo der Krebs und andere Würmer den Menschen verzehren. Sie werden sterben, wenn sie von der Salbe gekostet haben. Aber auch andere Geschwüre reibe man da, wo der Mensch Schmerzen hat, mit derselben Salbe tüchtig ein, und wenn jemand von Kopfweh geplagt wird, salbe man dessen Stirne damit querüber" (58; 302).

In den *Physica* wird unter „Veilchen" dieser Bezug nicht hergestellt, sondern dieses wird nur gegen „Augenverfinsterung", Melancholie und gegen Lungenbeschwerden empfohlen (62; 1170). Schlifni nennt von Viola odorata L. „Tee" als Anwendungsart, wobei Pflanze mit Wurzeln verwendet werden gegen:

Asthma, Bronchialkatarrh, Lungenleiden, Husten, Fieber, Nerven- und Steinleiden (147; 75). Veilchentee gegen Lungenasthma findet sich also nicht nur
bei Hildegard, sondern auch in der Volksmedizin. Gleiches vermeldet Starý
(158; 130): „Veilchenwurzeln werden innerlich als Aufguß oder Bestandteil von
Teemischungen bei Bronchialkatarrh und gegen Husten genommen."

Damit sind wir freilich noch lange nicht am Kernpunkt des Krebsproblems,
weil mit diesem und ähnlichen Mitteln dem Krebs ja wohl nur äußerlich zu
Leibe gerückt wird — im besonderen, wie Hertzka richtig vermerkt, dem Hautkrebs. Man muß weiter in den *Causae et curae* blättern, um den Schlüssel zu
finden (diesen Hinweis verdanke ich Hertzka).

Im Kapitel „Von der gallereichen Frau" behandelt Hildegard einmal die
Genese des Brustkrebses: „Hört der Monatsfluß vor der richtigen Zeit bei
ihnen auf, dann werden sie leicht gelähmt und zerfließen in ihren Säften, so
daß sie in diesen Säften krank werden, sei es, daß sie an der Leber leiden oder
auch leicht an der schwarzen Drachengeschwulst * erkranken oder daß ihre
Brüste vom Krebs anschwellen."

Schulz meint in einer Fußnote, er habe nicht herausfinden können, was
unter „Drachengeschwulst" zu verstehen sei. Ich kann nicht finden, daß die
exakt-medizinische Diagnose wichtig ist. Es ist ein eindrucksvolles Bild, das
gebraucht wird. Besonders gutartig kann diese Geschwulst nicht sein . . .

Der Schlüssel liegt in jenen Kapiteln, in denen von den Läusen die Rede ist.
Hertzka hat die Läuse als Krebserreger identifiziert, und man kann sich der
zwingenden Korrespondenz zu Snegotskas Forschungen nicht entziehen. Um
den Zusammenhang nicht zu stören, lege ich, mit Hervorhebungen meinerseits,
das folgende Zitat ungekürzt vor — es ist gleichsam die Krebs-Ätiologie der
heiligen Hildegard (58; 237 ff.):

„Von den Krämpfen. Solche Menschen, die entweder zu fett oder zu mager
sind, besitzen oft einen Überfluß an schlechten Säften, weil sie die richtige Beschaffenheit und das mittlere Verhältnis der Säfte nicht in sich haben. So erheben sich denn zuweilen schlechte Säfte vom Herzen, der Leber, der Lunge,
dem Magen und den Eingeweiden aus, gelangen zur Schwarzgalle, lassen diese
aufdampfen und im Menschen einen *ganz schlimmen Schleim* entstehen. Es ist
etwa so, wie zuweilen bei einem stehenden, nicht fließenden Gewässer fauliger
Schlamm das Ufer überwuchert und überschwemmt. Dieser Schleim gelangt nun
entweder an den Magen oder zwischen die Eingeweide oder auch an irgendeine
andere Stelle zwischen Haut und Fleisch, bleibt dort haften und quält den
Menschen mit viel Ungemach, als bisse er und fräße er an ihm. Er hat aber
den *Lebensgeist* nicht, der nötig ist, den Menschen anzubeißen, sondern nur
eine Art *von herber Bitterkeit*. Es zeigen sich in ihm sozusagen Knospen, und
er liegt im Fleisch des Menschen wie die Made im Fleisch. In einzelnen Fällen
streckt er sich auch in die Länge, dann wieder zieht er sich kugelig zusammen,
wie ein Eidotter ist, und liefert manchmal eine Art von Schaum, der sich durch
den ganzen Körper hin verbreitet und dem Menschen Schmerzen macht.

Von den Würmern. Wenn dieser Schaum einmal den Magen durchdringt,

---

* „. . . nigrum tumorem dragunculi incurrunt."

Gott als Arzt

läßt er in diesem eine Art von Würmern hervorsprudeln, und ebenso verursacht er im Fleisch das Wachstum einer Art sehr *bösartiger, dünnleibiger Läuse.* Da, wo der Schleim im menschlichen Körper liegt, wachsen aus dem eben erwähnten Schaum zuweilen auch äußerst dünne Würmchen, welche Speckmaden genannt werden, wie auch manchmal kleine Würmchen in solchem Wasser aufkommen, das an einer Stelle steht und nicht fließt. Bleiben dann solche Würmchen im Menschen zurück und verlassen ihn nicht wieder, *so schaden sie ihm sehr.*

Von den Läusen. Es gibt Menschen von grazilem Knochen- und Gliederbau, mit dünnen Gefäßen, aber fettem, gesundem und gut entwickeltem Fleisch, das weder zu sehr verschlossen noch zu durchlässig ist. Sie haben volles Mark von der richtigen Wärme und deshalb auch eine vollwertige und leistungsfähige Gesinnung, allerdings hier und da etwas zur Prahlerei geneigt, und sind leicht zu beeindrucken und zartfühlend. Weil sie ein so volles Mark besitzen, haben sie auch ein dichtes, aber zartes Fett, weiß, gesund und frei von Ungeziefer. Scheidet aber dieses Fett einmal Schweiß aus, so läßt dieser Schweiß an der Außenseite der Haut vereinzelt Läuse entstehen und ernährt sie. Andere Menschen aber haben grobe Knochen, plumpe Gliedmaßen und dicke Gefäße, dagegen nur mäßig entwickeltes und nicht sehr warmes Mark und, wegen der Schwäche ihres Markes, nur einen mäßigen Verstand, sind gefräßig, essen oft, können auch eine kurze Zeit gewaltig arbeiten, aber bei der Arbeit nicht lange aushalten. Denn ihr Fleisch ist ziemlich durchlässig, gewissermaßen lauwarm, und ihre Gefäße sind reichlich eng. Weil sie ein mageres Mark haben, ist auch ihr Fett um so dünner und schwächer. Wenn solche Leute einmal schwitzen, dringt der Schweiß rasch durch das Fleisch hindurch, weil es ziemlich durchlässig ist, und *erzeugt so im Fleisch eine Menge Läuse, die unmäßig aus dem Menschen hervorquellen.* Solche Menschen sind aber nicht sehr schwächlich und können eine ganze Zeitlang leben. Noch andere Menschen haben derbe Knochen und Gliedmaßen und dicke Gefäße, dabei festes, fettes Mark. Weil ihre Knochen mit heißem Mark gefüllt sind, wie auch wegen der Dichte, Fettigkeit und Menge des Markes sind solche Leute klug und rechtschaffen. Ihr Fleisch ist kräftig, ziemlich derb und wenig durchgängig, weil es von straffen Gefäßen umschnürt wird. Denn wie bei einem Netz die einzelnen Fäden miteinander verbunden sind, ebenso hängen auch die Gefäße im ganzen menschlichen Körper untereinander zusammen. Weil bei diesen Menschen das Fleisch ziemlich kräftig und hart ist, liefern sie nur wenig und dünnen Schweiß, weil dicke und kräftige Gefäße ihr Fleisch so umgeben, daß sie nur wenig Schweiß ausscheiden können. Durch die große Menge wie auch die Wärme des Markes und das Übermaß an Säften in ihnen und weil sie nicht austreten können, wird das Fett in ihnen ein wenig in die Röte des Blutes gewandelt und ist schwach und nicht gesund. Dann wachsen in ihm reichlich Läuse, die durch das Fleisch nicht nach außen kommen können, sondern in dem Fett verbleiben und dies allerorts durchbohren und verzehren. Als Folge davon haben diese Menschen in ihrem Leibe viele Schmerzen und wissen nicht, weshalb sie leiden. Sie sind träge, haben an nichts Freude, essen wenig und leiden oft an Anfällen von Herz- und Körperschwäche, haben auch eine bleiche Gesichtsfarbe, die aber mehr grün wie wachsfarben erscheint. Solche Menschen können nicht lange leben, sondern sterben früh, weil ihr Fett, wie eben auseinandergesetzt wurde, inwendig von Läusen beschädigt wird."

Für Hertzka sind also diese „sehr bösartigen, dünnleibigen Läuse" die Krebserreger. Für Snegotska sind es Mykoplasmen: Lebewesen zwischen Bakterien und Viren, ungefähr von Virusgröße. Ich weiß nicht, wie man das in der Sprache des Mittelalters hätte besser ausdrücken können.

Auch die Ätiologie ist beeindruckend. Es spielen sowohl Konstitution als auch Intoxikation eine Rolle. In der Sprache des Paracelsus heißt das das Ens naturale und das Ens veneni. Es erklärt dieses, weshalb der eine trotz gleicher Noxen-Exposition (Vergiftung) wie ein anderer Krebs bekommt, der andere jedoch nicht. Es erklärt auch — alles hübsch phänomenologisch, ohne auf das Wesen der Krebskrankheit einzugehen —, weshalb bei sonst gleicher Konstitution der eine Krebs, der andere jedoch nicht bekommt: wenn nämlich genügend schädigende Einflüsse sich summiert haben. Auch die psychische Komponente kommt vor: „Lebensgeist" und „herbe Bitterkeit" bei Hildegard, Ens spirituale bei Paracelsus. Und auch Hippokrates liegt ja nicht falsch: „Aus diesen dreien entwickeln sich die Krankheiten: gewaltsame äußere Eingriffe, ungünstige klimatische Verhältnisse und wenn der Mensch nicht entleert ist."

Sehen wir, was Hildegard weiter gegen Krebs empfiehlt.

Wie schon kurz bemerkt, sind die Rezepte zur äußerlichen Anwendung in der Mehrzahl, also jene gegen Hautkrebs. Eines der wichtigsten — übrigens die einzige Stelle der *Physica*, die ich fand, bei der Krebs expressis verbis genannt war — ist das der Birkhuhn-Blase. Hertzka bestätigt, ich hätte richtig gefunden, und ich gebe hier die Stelle in der deutschen Übersetzung Riethes wieder:

„Das Birkhuhn hat fast die gleiche Natur wie das Rebhuhn, bloß ist sein Fleisch Gesunden und Kranken bekömmlicher. Wenn (jedoch) der Krebs den Menschen auffrißt, soll man die Blase des Birkhuhns an der Sonne oder am Feuer trocknen, und (nachher) mit etwas Wein ein bißchen anfeuchten und dann auf die entzündete Stelle (der Geschwüre) auflegen (ausbreiten und darauf zusammenpressen und so lange liegen lassen), und die Krebse werden sterben" (61; 110 — Stellen in Klammer kennzeichnen von Riethe unübersetzte Wörter).

Obwohl das Birkhuhn (Lyrurus tetrix) noch einigermaßen verbreitet ist, wäre sein Bestand vermutlich gefährdet, wenn dieses Krebsmittel allgemein bekannt wäre — und hülfe. So lautet denn bei Hildegard des öfteren die Einschränkung: Wenn Gott es will, oder: Wenn Gott es zuläßt, kommt es zur Heilung.

Breiten Raum nehmen bei Hildegard Rezepte gegen „Orfimes", Geschwüre, ein, die Hertzka der Tbc zurechnet. Fast homöopathisch wird Tollkirschensaft (Atropa belladonna L.) dosiert, von welcher Pflanze es bei Hildegard heißt, sie sei „dem Menschen sowohl als Speise als auch als Trank gefährlich": „Wenn ein Mensch große und schlimme Geschwüre hat, die durch Fleisch und Haut dringen, nehme er etwas Gänseschmalz, Hirsch- und Ziegenbockstalg, setze einen Tropfen Tollkirschensaft hinzu und mache eine Salbe, mit denen die

Gott als Arzt 161

Geschwüre gelinde und nicht zu oft bestrichen werden sollen" (62; 1149). Als Bestandteil weiterer Salben gegen Geschwüre werden Zaunrübe (Bryonia alba), Kerbel, Schwarzwurzel (Symphytum officinale L.), Thymian, Aloe, Quitten sowie als Mittel per se Uhuschmalz, Fett der Gabelweihe (Milvo), Fuchsfett, Hamsterleber und getrocknetes Igelfleisch genannt.

Und nun zu den inneren Anwendungen. An zwei Stellen der *Physica* könnte man aus der Indikationsstellung auf Krebs schließen. Die erste findet sich unter „Cristiana" (Helleborus niger): „Wenn in jemandem die verderblichen, todbringenden Säfte arbeiten, so daß sie in irgendeinem Gliede kochen, was man freischlich nennt, so nehme er stets Nieswurz, und es wird besser." Das Mittel ist zu essen, es steht „comedat", er esse, da. In warmem Wein hilft es gegen Gicht. „Freischlich" ist vermutlich das mittelhochdeutsche Wort „vreislich = gefährlich", wovon sich die kindlichen Krämpfe, die „Fraisen", ableiten. Es fällt jedoch schwer, sich unter der genannten Symptomatik nur Krämpfe vorzustellen. Die gegenwärtige Naturheilkunde verwendet Helleborus fast ausschließlich homöopathisch (Schlifni, Seite 73, kurierte sich mit Helleborus D 6).

Die zweite Stelle ist im Buch VII *De animalibus* (Über die Tiere) verzeichnet. In Spalte 1333 ist vom Maulwurf die Rede. Diesem Tier wird zwar „Kälte", aber auch „großes Wissen" bescheinigt, da es unter der Erde und ohne etwas zu sehen seinen Weg findet. Offensichtlich vor dem Hintergrund der Signaturen- und Entsprechungslehre hat daher Hildegard dem Maulwurf die Fähigkeit zugeschrieben, auch im menschlichen Körper den richtigen Weg zu finden. Ist das nicht eine Parallele zum Amygdalin und zum Germanium? „Sein (des Maulwurfs) Fleisch nützt dem Menschen nicht, wenn er es ißt, da er sich von der Feuchtigkeit nährt — außer jemand ißt es als Medizin. Denn der Mensch, der im Körper fault oder Geschwülste hat, soll einen Maulwurf mit Wasser kochen und essen oder ihn pulverisieren und das Pulver in irgendeiner Weise einnehmen. Davon wird er innerlich gesund werden, und die Geschwüre, so sie noch nicht aufgebrochen sind, heilen, weil der Mensch dann seine innere Fäulnis ausscheidet wie der Maulwurf die unrechte Erde."

Das ist im Sinne der hippokratischen Schule scharf beobachtet: Geschwüre soll man nicht öffnen.

Ein eigentliches Anti-Krebs-Rezept jedoch findet sich wieder unter dem Stichwort „Läuse" in den *Causae et curae* (58; 310 f.):

„Von den Läusen. Wenn Läuse innerlich einen Menschen im Leibe schädigen, so daß sie nicht aus ihm herauskommen, soll er Aalgalle nehmen, ihr dreimal weniger an stärkstem Essig zusetzen, soviel Honig, wie die zwei zusammen ausmachen, und in einem Tiegel kochen. Dann soll er Ingwer nehmen, zweimal soviel langen Pfeffer [Piper longum] und ungefähr soviel Basilienkraut [Ocimum basilicum], dies zu Pulver stoßen und außerdem Elfenbein, ein Drittel soviel wie von dem Basilienkraut nehmen, ebenso die Hälfte vom Gewicht des Elfenbeins von einem Geierschnabel und dem vorgenannten Pulver das Geschabsel von ihnen hinzufügen. Gleich darauf soll er dies Pulver in den obenerwähnten Essig tun und noch einmal aufkochen lassen. Hat er dies getan, so soll er das Ganze in ein kleines Säckchen gießen, damit es wie ein Lautertrank durchfließt, und so in einem neuen, tönernen Geschirr auffangen. Dann soll der

Mensch, den die Läuse innerlich schädigen, so daß sie nicht von ihm fortgehen, diesen Trank täglich nüchtern trinken, ebenso auch zur Nacht, wenn er sich zu Bett legt. Die Läuse in seinem Leibe werden krank werden und sterben, und das Fett wird ihm wieder nachwachsen. Die Wärme wie auch die Bitterkeit der Aalgalle schwächen nämlich die Läuse, die Wärme und die Säure des Essigs zermürben sie, die Wärme und die Trockenheit des Elfenbeins lassen sie verdorren und der Geierschnabel tötet sie, weil er kalt ist und durch allerlei Aas vergiftet, außerdem von dem Gehirnschweiß desselben Geiers durchtränkt wird. Dies wird wieder durch die Wärme des Honigs, die starke Wärme des langen Pfeffers, der größer ist wie die des anderen Pfeffers, und die Kälte des Basilienkrautes in seiner Wirkung gemildert, durch die andersartige Wärme des Feuers erhitzt und dann in ein tönernes Gefäß eingefüllt, damit es nicht weich wird und verfault. — Nüchtern und nach dem Frühstück soll man davon einnehmen, es tötet die Läuse, weil, wenn ein Mensch diesen Trank nüchtern nimmt, er die Läuse in ihm schnell vernichtet, und wenn er ihn nach der Mahlzeit nimmt, die Speisesäfte, aus denen die Läuse entstehen, verdünnt werden."

Diese Rezeptur liest sich kompliziert. Gemessen aber an dem, was heute über Krebs theoretisiert, publiziert und probiert wird, ist sie auch wieder im Rahmen. Vielleicht muß die Zeit hier wirklich „in der Zeit sein", um Aalgalle, Elfenbein und Geierschnabel in ausreichender Menge wachsen zu lassen. Hertzka in seinem Buch: „Das großartige Gedankengebäude der Hildegard-Medizin hat mir bislang allerdings seinen letzten Schlüssel verweigert" (57; 28).

Es muß aber nicht gleich Krebs sein. Hildegard hat für viele Leiden höchst überraschende Mittel. Hertzka sagt ausdrücklich dazu, daß man immer genau so vorgehen müsse, wie Hildegard es vorgeschrieben habe; vermeintlich „bessermachende" Änderungen geschehen immer zum schlechteren.

Gegen Abszesse zum Beispiel Eisenkraut (Verbena officinalis) in folgender Form: Über die eiternde oder entzündete Hautstelle ein Stück saubere, möglichst dünne Leinwand legen, darüber das gekochte, noch warme Kraut binden. Sooft es trocken wird, in der gleichen Weise erneuern: Gestoßen, in ein Mullsäcklein geben (selbst herzustellen durch Abheften einer breiten Mullbinde an den Rändern), in Wasser abkochen, leicht ausdrücken — fertig. Es funktioniert sowohl mit frischem als auch mit getrocknetem Kraut. Hertzka: „Ich betone: Nicht das Wasser, sondern die Kräuter selbst auflegen! Nicht direkt, sondern Hautstelle vorher mit dünner Leinwand abdecken! So genau ich es immer wieder erkläre, so prompt wird es auch immer wieder falsch gemacht." Er empfiehlt die gleiche Behandlung auch bei Fingerwurm (Panaritium), Nagelbettentzündung und -eiterung, Karbunkel, Schweiß- und Brustdrüsenabszeß, Schienbein-(Beinhaut-)Abszeß, Blutergüssen nach Unfällen und chronischen Wundeiterungen.

Von der Brennessel (Seite 75) war in diesem Buch schon die Rede; Hildegard empfiehlt sie zur Entschlackung im Frühjahr zu essen (junge Pflanzen, gekocht).

Alles weitere soll Hildegard-Forschern, insbesondere Hertzka, überlassen bleiben. Weil aber schon einmal von Hepatitis die Rede war, die heutzutage häufig mit Blut transfundiert wird, soll noch kurz darauf eingegangen werden.

Gott als Arzt   163

Hildegard unterscheidet nicht zwischen den verschiedenen Gelbsüchten. Hertzka: „Gelbsucht ist in neun von zehn Fällen leicht heilbar, wenn mein neues Verfahren befolgt wird." Es besteht darin, sich vom Arzt fünf „abgeteilte" Pulver zu je 0,5 Gramm grobkörnige Aloë verschreiben und vom Apotheker richten zu lassen. Am Abend wird der Inhalt eines Päckchens in ein Wasserglas geleert und dann eher vorsichtig gewöhnliches kaltes Wasser darübergeschüttet, so daß das Glas zu drei Vierteln voll ist. Über Nacht ganz ruhig stehen lassen, und am nächsten Morgen das Wasser vorsichtig abgießen, ohne den Bodensatz aufzurühren. Davon trinkt der Kranke morgens und abends jeweils die Hälfte. Am Abend wird wieder ein Pulver bis zum nächsten Morgen angesetzt, so lange, bis drei oder vier Pulver verbraucht sind. Hertzka versichert: „In den meisten Fällen ist damit die Macht der Krankheit gebrochen, der ‚Gelbe' fühlt sich wohler, ist kräftiger ... die gelbe Farbe verblaßt, der Appetit kehrt wieder, die Zunge reinigt sich ... und unbedingt Bettruhe halten!"

Seit einiger Zeit ist in Österreich und Deutschland ein „Bund der Freunde Hildegards" tätig, der Hildegard-Medizinen populär machen will und auch herstellt. Helmut Posch, der den Verein betreut, hat sich der Produktion von Kräuterweinen (Herz- und Zahnwein zum Beispiel) nach Hildegard-Rezepten verschrieben (Adresse im Anhang).

Und der Wiener Physiker Dr. Otto Maresch hat in jüngster Zeit nachgewiesen, daß an Hildegards Rezepten mehr dran ist, als unsere Schulweisheit sich bisher träumen ließ. Mehr darüber im Kapitel „Potenz und Mikrowelle", Seite 222.

Das Klima ist an vielem schuld

Sein Urgroßvater war Arnold Rikli, der „Erfinder" der Licht-Luft-Bäder, und er selbst setzt die naturheilerische Tradition fort. Früher war Dr. W i l h e l m L e d w i n a praktischer Arzt, noch früher an einer Klinik; jetzt hat er sich zurückgezogen, um nur noch zu forschen. Seine Ergebnisse sind in dem eben im Erscheinen begriffenen Buch *Angewandte Bioklimatologie mit modernen naturnahen Heilmethoden* zusammengefaßt, aber mit seiner Erlaubnis wird das Wesentlichste hier komprimiert wiedergegeben. Eine naturnahe Heil- und Lebensweise läßt sich ohne Einbeziehung des Klimas nicht denken.

Ledwinas Untersuchungen nach ist das (schlechte) Klima mitschuld an Arteriosklerose, Gefäß- und Kreislaufkrankheiten. Wobei nicht nur das Klima einer Gegend, sondern auch das eines Raumes gemeint ist.

Wir hatten uns vorgenommen, nicht zuviel über Ursachen und Wirkungsmechanismen zu philosophieren, sondern praktisch zu bleiben. Von diesem Grundsatz wird nicht abgegangen, auch wenn es zunächst den Anschein haben sollte, aber hier sind Ursachen und Therapie innig miteinander verknüpft.

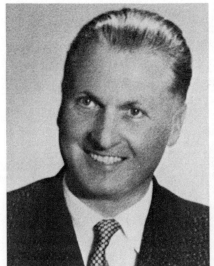 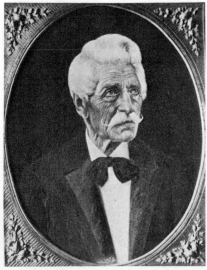

Dr. Wilhelm Ledwina, Erforscher naturnaher Heilmethoden, und sein Urgroßvater Arnold Rikli, der „Erfinder" der Licht-Luft-Bäder.

Das Klima ist an vielem schuld

Ursachen — das sind in der Sprache der modernen Medizin einmal die sogenannten Risikofaktoren wie erbliche Belastung, Alter, Überernährung, Bewegungsarmut, Noxen (Abgase, Nikotin), Stoffwechselerkrankungen und Streß. Zusätzlich hat Ledwina einen Faktor erkannt, der sich in den Lehrbüchern und im Vokabular der Schulmedizin nicht findet: die sogenannte strahlende Entwärmung.

Der Mensch ist ein Warmblüter, der je nach den Umständen verschieden viel Wärme an die Umgebung abgibt. Da er selbst Wärme produziert, muß er auch gekühlt werden — analog dem Automotor.

Wärme kann nur längs eines Gefälles transportiert werden — von wärmeren zu kühleren Körpern. Sie kann ihren Weg jedoch entweder durch Leitung oder durch Strahlung nehmen. Schwimme ich in kaltem Wasser, wird mein Körper durch Wärmeleitung entwärmt. Wärme, die man sich ruhig als etwas Stoffliches vorstellen kann, geht vom Körper auf das Wasser über. Sonnenstrahlen jedoch erwärmen den Körper durch Strahlung auf Distanz. Diese Strahlung hat eine bestimmte Wellenlänge, die man als Infrarot bezeichnet.

Der Körper in kalter Umgebung jedoch kann selbst zum Wärmestrahler werden und sich somit strahlend entwärmen. Zum Beispiel kann er auf diesem Weg Wärme an die Mauern seiner Wohnung, seines betonierten Arbeitsplatzes oder seines ebensowenig gesunden Spitalzimmers abgeben.

Als Ledwina noch im Spital arbeitete, hatte er Gelegenheit, an zahlreichen Patienten zu zeigen, daß strahlende Entwärmung hohen Blutdruck, Gefäßkrankheiten und Durchblutungsstörungen begünstigt und mitverursacht. Die Gegenprobe aufs Exempel bewies die Richtigkeit der Annahme; bei strahlender Erwärmung und konvektiver Entwärmung (Kühlung des Körpers durch Luftkonvektion = Luftströmung) war dieser negative Faktor ausgeschaltet.

Der Wiener Forscher stöberte in der Literatur, und er fand, daß er nicht der erste Entdecker solcher Zusammenhänge war. Cornelius Celsus beschrieb sogenannte Tepidarien (von tepidus = warm), die der pompejanische Fischzüchter Sergius Orata erfand. Und dieser hatte seine Erfindung wieder den Fischen abgeluchst. Er hatte nämlich beobachtet, daß diese besonders gerne an sonnendurchwärmten seichten Plätzen im Meer laichten.

Das Wesentlichste am Tepidarium waren die Boden- und Wandbeheizung sowie die Bronzeklappe an der Decke, mit der die Temperatur im Inneren geregelt werden konnte. Es diente zur Erholung schwacher und kranker Menschen und war der Prototyp eines „strahlungsklimatisierten Raumes" (Ledwina): Die Entwärmung *mußte* konvektiv (über die Luft) und *konnte* nicht über die Mauern geschehen — diese waren ja warm. Ledwina meint auch, im antiken Süden hätten „Monumentalbauten optimale klimatische Bedingungen des Wohnbereiches" geschaffen, zum Beispiel „des Wohnbereiches der Toten. Es war ein epochales und umfassendes Wissen, das mit dem Bau der Großen Pyramide seinen Höhepunkt erreichte."

Folgerung aus diesen Erkenntnissen für die Praxis ist also, strahlende Entwärmung in Wohnräumen zu vermeiden. Nach Ledwina sind die Heizungssysteme der meisten Wohnungen schlecht, da sie die Luft, nicht aber die Mauern erwärmen. Das Ideale wäre für ihn eine „Mauerheizung, etwa in Form einer Tapetenheizung". Wo dies nicht möglich ist (Tapetenheizungen sind im Handel), empfiehlt er zeitweilige Entlastung, Erholung und Entspannung des Körpers in einem „strahlungsklimatisierten Liegeplatz", der leicht innerhalb einer Wohnung aufzustellen ist.

In seiner Wohnung in Wien-Hietzing hat Ledwina einen solchen Platz. Es ist, rundheraus gesagt, eine Kiste mit einem Deckel, die so groß ist, daß Ledwina darin Platz findet. Das wichtigste an der Truhe sind die doppelten Wände; im Zwischenraum zirkuliert, von einem Ventilator getrieben, Warmluft. Ein Thermostat sorgt dafür, daß die Luft immer schön warm bleibt, aber nicht zu warm wird. Ledwina: „Es war mir versagt, ... langzeitliche Reihenuntersuchungen durchzuführen, ... es konnten aber in selbstgebauten Vorrichtungen, die die Einstellung eines Strahlungsgleichgewichtes ermöglichten, viele Einzeluntersuchungen in täglich einstündigen Anwendungen durchgeführt werden."

Ledwina beobachtete an zahlreichen Patienten, daß sich deren arteriosklerotisch geschädigte Organe deutlich besserten: Erfolge gab es bei der Nachbehandlung nach Herzinfarkten, Herzbeschwerden (Angina pectoris) und bei Durchblutungsstörungen, etwa Raucherbein. Überhaupt möge der Mensch, empfiehlt der Forscher, nach Möglichkeit in solch strahlungsklimatisiertem Raum schlafen, weil dadurch „die essentielle Hypertonie nicht nur wirksam behandelt, sondern auch verhindert werden kann".

Für großtechnische Lösungen versucht Ledwina vor allem Firmen zu gewinnen. Die Geräte müßten „einfach und billig sein, damit sie sich auch der Durchschnittsverdiener leisten kann", und er stellt sich eine Konstruktion mit einer beheizten Boden- und zwei dreieckförmig darübergestellten Dachplatten vor. Die Platten sind vorhanden, sie können auch als Tapetenheizung an die Wände montiert werden. Wegen der strahlenden Entwärmung und des für die Schleimhäute nachteiligen üblichen Raumklimas „kommen wir jedoch nicht an die uns von der Natur zugedachte Lebenserwartung heran, von der sowjetische Forscher ausgerechnet haben, daß sie bei 120 bis 130 Jahren liege. Wir aber vergreisen, leiden und sterben qualvoll — eben wegen der vielfältigen Belastungen, zu denen auch das Klima unserer vermeintlich ‚behaglichen' Wohnungen gehört."

Am besten freilich wäre ein „strahlungsklimatisierter Wohnraum mit Allwandbeheizung, einem Push-pull (zur Belüftung) und einem abgeschirmten Fenster". In dem könne man sich nahezu unbekleidet aufhalten, wäre praktisch frei von Erkältungskrankheiten und unterbände die wichtigsten Faktoren für Gefäßerkrankungen.

Ein wichtiger Punkt sind die Erkältungskrankheiten. Ledwina hat sich mit Bronchitis eingehend beschäftigt und folgendes ausgemacht: „Der chronische Bronchitiker leidet unter dem dauernden Sättigungsdefizit der Feuchtigkeit in den Atemwegen. Durch die andauernde Abgabe von Feuchtigkeit trocknen die entzündeten Schleimhäute aus, und der sich bildende zähe, glasige Schleim kann auch durch den quälenden Husten nicht herausbefördert werden ... Die Schleimhäute des chronischen Bronchitikers bilden einen guten Nährboden für verschiedene Keime" (86a).

Abhilfe schuf Ledwina mit seinem patentierten Klardampfinhalator, bei dem das Wasser in molekularer Form dargeboten wird. Das ist wichtig, denn Nebel und Aerosole reizen, aber nur molekularer Wasserdampf heilt. Wasser ist also auch in dieser Form ein echtes Naturheilmittel!

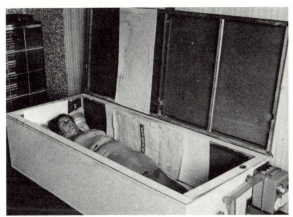 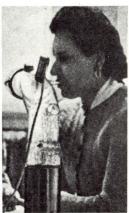

Klimatruhe und Klardampfinhalator nach Dr. Ledwina.

Wasserdampf, 100 Prozent gesättigt, wird mit einer Temperatur von 37,5 Grad den Lungen angeboten; nach 20 bis 30 Minuten Inhalationsdauer beobachtete Ledwina „fast immer eine Lösung der Krämpfe und eine Lockerung der trockenen Beläge, so daß in dieser Zeit eine sichtbare Erleichterung der Atmung eintritt". Öftere Wiederholungen erbrachten Beschwerdefreiheit für dauernd — also Heilung.

Ledwina wünscht sich in Krankenhäusern physiotherapeutische Stationen: „Eine medizinische Abteilung, in der der Patient unter ständiger strahlungsklimatischer Behandlung steht. Teils erübrigen sich Medikamente wie z. B. bei Hypertonien und Durchblutungsstörungen, die Kapazität ist demnach ein Vielfaches von der einer Station mit Betten bei gleicher Größe. Die sonst im Bett verbrachte und für die Behandlung nicht genützte, aber doch mit hohen Kosten verbundene Zeit belastet nicht mehr das Spital..."

Ärzte, die weniger Medikamente verschreiben und Spitäler entlasten wollen, haben jedoch Schwierigkeiten. Ledwinas Anregungen, die er selbstredend den Gesundheitsbehörden zur Kenntnis brachte, stoßen dort seit Jahren auf höfliches Interesse, mithin auf Ablehnung.

Genügend Sauerstoff für die Atmung und genügend Feuchtigkeit für die Alveolen (Lungenbläschen) zu haben, erkannte Ledwina als sehr wichtig. Das von ihm empfohlene „autarke Schutzklima hat in Zukunft vielleicht Bedeutung für die Weltraumfahrt, bei radioaktiver Verseuchung, Neutronenstrahlen, Giften und Viren, und es kann unter Umständen notwendig sein, um zu überleben, Räume mit einem autarken Schutzklima zu haben. Wenn in einem mittleren Zimmer so viele Pflanzen sind, daß man sie täglich mit zehn Liter Wasser

168   *Naturheiler*

gießen muß, dann gewährleisten diese Pflanzen einen auch für Bronchitiker
wirksamen Feuchtigkeitsgehalt der Luft, und zwar auch in Räumen mit Zen-
tralheizung. Die molekulare Dispersion der Feuchtigkeit ist auf diesem Wege
sicher, es muß aber geprüft werden, ob der Bronchitiker allergisch gegen solche
Pflanzen ist."

Und der Grund, weshalb diese höchst einfache Behandlungsform nicht weiter
in Gebrauch ist? Ledwina schildert sie in seinem Buch: „Die Wände in den
Aerotherapieräumen in Lainz waren unbeheizt, durch die Feuchtigkeit wurden
die Mauern beschädigt, so daß aus baulichen Gründen diese Behandlungen . . .
wieder eingestellt wurden." 950 Patienten kamen in den Genuß des molekularen Wassers. Tausend karteimäßig später erfaßte Bronchitiker gaben an, daß
die medikamentöse Therapie keinen bleibenden Erfolg hatte. Die Klardampf-
inhalation dagegen, wo sie angewandt wurde, schon.

Luft als Heilmittel

Beinahe wissenschaftlich anerkannt dagegen sind Untersuchungen aus neuerer
Zeit über den Einfluß von Großwetterlagen auf den menschlichen Organismus.
Föhnlagen etwa wirken negativ; man versucht, zu solchen Zeiten Operationen
zu vermeiden. Negative Ionen in der Luft dagegen haben einen positiven Einfluß. Auch elektromagnetische Wechsel- und Gleichfelder haben Wirkungen
auf den Organismus. Mit Ausnahme zu der gefürchteten „Nullwetterlage" ist
sohin ein Aufenthalt im Freien immer günstiger als der im Raum. Und das führt
geradewegs zum Urgroßvater Ledwinas, dem Naturheiler A r n o l d   R i k l i .

Rikli wurde 1823 in Wangen an der Aare im Kanton Bern geboren. Er war
Besitzer einer Färberei, und als ihm ein Buch von Prießnitz in die Hände kam,
probierte er die dort angegebenen Methoden an erkrankten Arbeitern aus. Sie
hatten Erfolg. Dieser sprach sich herum, und unversehens war aus dem Färbe-
rei-Erben ein Naturarzt geworden. Das war noch vor der Zeit, da Kneipp sich
mit dem Wasser befaßte, der übrigens nie von sich behauptete, Wassergüsse
„erfunden" zu haben: er hat sie verfeinert und ausgebaut. Schließlich gründete
er nach einer Selbstkur mit Hydrotherapie (er hatte an Rippenfellentzündung
gelitten) in Veldes, heute Bled, in Oberkrain eine Kuranstalt. Sein Ruf eilte ihm
nach Triest voraus, und auf Drängen seiner Patienten ordinierte er späterhin
winters acht Monate in Triest und sommers vier Monate in Bled.

Die Kuranstalt bestand aus einem Haupthaus und zahlreichen luftigen Holz-
hütten am Ufer des Bleder Sees. In den Hütten, die immer offen blieben, wohn-
ten die Patienten. Das Klima in diesen Bauten, die von der Sonne aufgeheizt
wurden, ist zu dem gemauerter Häuser höchst verschieden. Ledwina: „Die
Wände sind wärmer, der Raum ist ständig durchlüftet, die Verbindung mit der
Natur ist unmittelbar. Es wird also, und das ist sehr wichtig, das natürliche
Klima erhalten. Das Wohlbefinden, das der Mensch im Freien spürt, hängt
auch mit den elektromagnetischen Feldern verschiedener Frequenzen und In-
tensitäten sowie den luftelektrischen Aktivitäten zusammen. Das Spektrum
reicht von der längstwelligen atmosphärischen Impulsstrahlung, den Sferics,

Das Klima ist an vielem schuld   169

die auch den Rundfunkempfang stören, über die Licht- und Wärmestrahlung, die durch das atmosphärische Fenster durchgelassen werden, bis zu den Informationsträgern der elektromagnetischen Felder." Ledwina stellt fest, daß vor allem die Betonbauten „den Menschen aus einer natürlichen Gemeinschaft exkommunizieren", und daß solcherart der „wetterfühlige Mensch zum Phänotypus unserer Zeit" geworden ist.

Der Tagesablauf in der Riklischen Kuranstalt begann mit einem Luftbad am frühen Morgen, setzte sich mit Leibesübungen fort, nach denen die Haut trockengerieben wurde, und gipfelte schließlich in einer zweistündigen Ruhepause. Es folgten 40 Minuten Sonnenbad, 20 Minuten Schwitzbad (die Patienten lagen weiterhin in der Sonne, aber in Decken gehüllt), dann wieder Abkühlung, diesmal als Bad oder Waschung. Es folgten ausgedehnte Spaziergänge entweder nackt oder in luftiger Kleidung (nach Männlein und Weiblein getrennt) und mit großen Sonnenhüten.

Besonders betonte Rikli die Funktion der Haut. Er nannte sie „eine Hilfslunge, eine Hilfsniere, eine Hilfsleber und eine Hilfsschleimhaut", durch ihre Behandlung könne man den inneren kranken Organen sehr nützen.

Es ging ihm wie fast allen Pionieren der Naturheilkunde: er wurde verspottet und verlacht, insbesondere von den Zeitungen. Auch die Herren Schulmediziner ermittelten gegen ihn wegen Verdachts der Kurpfuscherei, und er stand auch nicht weniger als siebenmal vor Gericht. „Doch ein gütiges Geschick wollte es, daß ich jedesmal und einige Male sogar auf das Glänzendste freigesprochen wurde", schrieb Rikli zu diesen Prozessen. Er starb im Alter von 84 Jahren in Kärnten — zufrieden mit sich und seiner Leistung.

Sein Urenkel Ledwina freilich hat noch andere Dinge parat, die Leidenden Hilfe bringen können, und deshalb ist hier von ihm die Rede.

Zunächst empfiehlt er möglichst häufige und lange Aufenthalte in „klimatisch begünstigten" Gegenden. Mit viel Statistik beweist er, daß Gefäßerkrankungen aufgrund der besseren klimatischen Bedingungen im Süden, in den Mittelmeerländern, seltener als im Norden sind.

Als notwendig verdient in diesem Zusammenhang angemerkt zu werden, daß die offizielle Schulmedizin beim Chirurgenkongreß im Mai 1978 in München bezüglich der Ursachen paßte: „Wodurch Krampfadern verursacht werden, ist noch immer ungeklärt . . . wir wissen nur, daß alle Theorien nicht stimmen. Wir wissen, daß es ein Nord-Süd-Gefälle gibt. In Mitteleuropa kommen mehr Krampfadern vor als zum Beispiel in Spanien, und in Spanien mehr als in Afrika. Woher dieses Gefälle kommt, bleibt unklar", so der Innsbrucker Gefäßchirurg Dr. Robert May zu einem Journalisten. Weshalb die Herren Chirurgen nicht dieselben Quellen studierten wie Dr. Ledwina, aus der sie die Ursachen hätten erschließen können, kam nicht zur Sprache.

Zurück zu dem Wiener Forscher. Wald, Berge, Mittelmeerstrände — nicht kahle, sondern grüne und nach Möglichkeit bewaldete — sind die Wunschgebiete. für streßgeplagte Großstädter und Gegenden mit wenig Verschmutzung (Verschmutzung schafft die schädlichen positiven Ionen). „Lichte Schatten und Luftbewegungen begünstigen differenzierte Strahlungsklimate", und dies alles empfiehlt er als solche: lichte Wälder, Parkanlagen, Gärten, Bäume, Lufthütten, Holzwände, Körbe, Schirme, Planen, Hemden, Blusen, große Hüte und auch Zelte.

Für den Kleinmaßstab hat er Klimahemden entwickelt, die hautseitig metallbespiegelt sind und somit die strahlende Entwärmung des Körpers verhindern helfen, diesem aber nicht die Möglichkeit zur Kühlung durch Konvektion nehmen. Und in noch kleinerem Rahmen, als eine Art Mikroklima, gibt es die metallbespiegelte Folie (meist Aluminium), die auf die Haut aufgelegt wird. Die Angelegenheit ist einfach und billig. Auf Vlies aufkaschierte metallisierte und (durch Alu-Aufdampfung) bespiegelte Polyesterfolien werden gegen neuralgische, myalgische und spastische Schmerzen auf die Haut aufgelegt. Die Unterwäsche hält sie, aber man kann sie auch mit Leukoplast fixieren. Wenn man Glück hat und das für den schmerzenden Nerv oder Muskel richtige „Kleinklima" schafft, vergehen die Schmerzen in Minutenschnelle. Auch bei arthritischen Beschwerden, bei akuten Ischalgien, bei Muskelverzerrungen und -rissen, wie sie im Sport häufig sind, sowie bei der Heilung einfacher, aber auch großflächiger Wunden wurden mit solchen Vliesen gute Erfahrungen gemacht.

Die Funktionsweise ist weitgehend ungeklärt und kann nur vermutet werden. Sicher sind für Ledwina die Effekte Wärmeisolation und Wechselwirkung mit den Metallionen der Folie. Das Warum und das Wie jedoch sind, wie das meiste in der Medizin, unbeantwortbar. Und für den Patienten, dem es hilft, letzten Endes unwichtig.

Moorpackungen gegen chronische Entzündungen

Gegen chronische Entzündungen im gynäkologischen, urologischen und Magen-Darm-Bereich (wir erinnern uns: mögliche Vorstufen zu Krebserkrankungen!) hat Ledwina Moorpackungen für höchst wirkam befunden. Er selbst hatte ein Gallenblasenempyem (Eiteransammlung in der Gallenblase) nach dieser Methode zur Ausheilung gebracht.

Die Arbeitsvorschrift verlangt eine Peloidin-Mikromoorpaste nach Prof. Dr. Walter Kosmath, Feldkirch, die drei bis vier Millimeter dick aufgetragen wird (die Haut ist vorher einzukremen). Die Paste ist vor dem Auftragen auf Körpertemperatur zu erwärmen. Darauf kommt eine 12 Zentimeter breite Schaumgummibinde (Semperpren), 1 Zentimeter dick; für Bauch oder Rücken ist 30 Zentimeter Breite vorzuziehen. Weit neben das Gelenk wickeln, so daß eine nahezu vollkommene Wärme- und Feuchtigkeitsisolierung erreicht wird. Die Moorpackung bleibt mehrere Stunden, aber auch Tage oder Wochen liegen. Die erhöhte Temperatur von etwa 38 Grad ist während dieser Zeit ständig zu beobachten. Ledwina nennt sie eine „echte humoralpathologische Methode", da „der Säfteaustausch zwischen den gelösten adäquaten Wirkstoffen des Moores und dem gestörten inneren Milieu neben der Stoffwechselsteigerung die Prozesse der Lebenstätigkeit beeinflußt". Nach den Moorpackungen empfiehlt Ledwina, um das vegetative Milieu auch gegen Wetterfühligkeit zu schüt-

Das Klima ist an vielem schuld 171

zen, die bereits erwähnte Aluminiumfolie (unter Almulin im Handel) auf die Stelle der Moorpackung aufzulegen. Sie ist zu wechseln, wenn die Spiegelschicht abgenützt ist.

Ledwina hat noch ein kräftig Wörtlein zur Sauna zu sagen, und vielleicht ist es nützlich, auch diese Kontroverse auszutragen. Wie mitgeteilt, ist ja zum Beispiel Hackethal ein ausgesprochener Sauna-Anhänger, und mit ihm viele Naturheiler. Daß Naturheiler Ledwina dagegen ist, kann er freilich begründen.

„Verschiedene Autoren meinen, die Sauna sei ein wirksames Mittel gegen die Bewegungsarmut, die vegetative Dystonie und Kreislaufschäden", schreibt Ledwina. Seinen Untersuchungen nach aber spielt sich in einer Sauna folgendes ab: Die Wärmeaufnahme durch Leitung und Strahlung steigert zunächst den Stoffwechsel, worauf der Körper-Stoffwechsel seinerseits mit Wärmeentwicklung reagiert. Ledwina vergleicht den Vorgang mit einem kurzzeitigen Fieber zur Abwehr einer Infektion. Herz und Kreislauf bekommen das Signal, sich ganz auf Wärmeabgabe einzustellen, weil ja keine Möglichkeit zur strahlenden oder konvektiven Entwärmung besteht. Dadurch setzt nun die Schweißsekretion ein. Bis dahin wäre der Vorgang günstig, aber die folgende „weitere Wärmebelastung in der Sauna schädigt die peripheren Gefäße und den Kreislauf", und zusätzlich kommt es zu einem kurzzeitigen hohen Anstieg des Blutdrucks. Die Sauna bewirkt zwar ein vergrößertes Herzminutenvolumen (Blutdurchsatz), aber die erwünschte stärkere Durchblutung der Muskeln findet nicht statt, da das Blut zur Kühlung des Körpers durch die Haut geschickt werden muß.

Ledwina: „Kapilläre Durchblutungen lassen sich weder da noch dort durch Wärmebelastung erzwingen, da schon allein durch den Wärmeverlust bei Verdunstung Gegenregulationen eintreten." Angesichts dieser schweren Belastungen findet es Ledwina falsch, wenn offiziell seitens des Gesundheitsministeriums und des Sportmediziners Ludwig Prokop für die Sauna geworben wird. Seiner Meinung nach hat sie in der Sportmedizin eine gewisse Berechtigung, aber „sie ist kein Mittel gegen die Bewegungsarmut, da die durch sie erzielte Stoffwechselsteigerung auf Tag und Woche umgelegt fast null ist; sie ist kein Mittel zur Förderung der Durchblutung der Muskulatur ... sie ist kein Mittel zur Entspannung, und schließlich ist sie auch kein Mittel gegen Gefäßerkrankungen".

Was Gasteins Radon kann

Gleiches gilt Ledwinas Meinung nach für den Gasteiner Heilstollen, in dem Temperaturen zwischen 37,5 und 44 Grad therapeutisch genützt werden. Da die Luftfeuchtigkeit fast überall (es gibt drei verschieden heiße Stationen) 100 Prozent beträgt, ist die Belastung für Herz und Kreislauf enorm. Ich habe an Ort und Stelle mit den am und im Stollen Tätigen gesprochen, und es wird prinzipiell bestätigt, daß es sich um eine starke Reiztherapie handelt. Wenn man jedoch in hartnäckigen und hoffnungslosen Fällen Erfolg haben will, seien eben starke Reize nötig, argumentiert man.

Das wirksame Agens im Heilstollen sind ja nicht Temperatur oder Luftfeuchtigkeit, sondern das Radon, ein Edelgas. Es ist, wie der Name sagt, so „edel", daß es chemisch nicht reagiert: dennoch hat es im Körper Wirkungen. Es ist ein echtes Naturheilmittel: einerseits wird es von der Natur zur Verfügung gestellt, andererseits kennt man seine Wirkungsweise nicht.

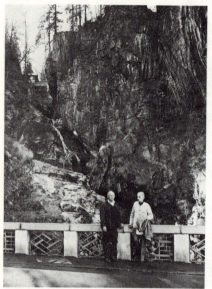 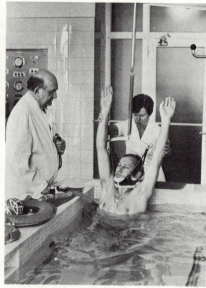

Gasteiner Wasserfall (rechts im Bild Dipl.-Ing. Johann Welser); Hydrotherapie im Radonbecken unter Aufsicht von Dr. Oskar Prazeller, Kurarzt.

Da es in Fällen wirksam ist, wo die Schulmedizin normalerweise versagt, verdient das Radon in diesem Werk Erwähnung. Es hilft zum Beispiel (nicht immer, aber häufig) gegen Querschnittslähmungen. Da es in der Nähe des Heilstollens ein Sanatorium (Inhaber: Wilhelm Gallent) gibt, das eigens für Behinderte gebaut wurde und durchgehend für Rollstuhlbenützer geeignet ist, sollte man sich diese Anwendung wohl merken.

Die „klassische" ist jedoch gegen Morbus Bechterew (Spondylarthritis ankylopoetica): Gasteins Kurärzte Dr. Alois Ringl und Dr. Oskar Prazeller — sie sind nicht die einzigen Kurärzte dort, aber mit ihnen habe ich gesprochen — berichten mir von der breitangelegten Untersuchung des „medizinischen" Stollenentdeckers Dr. Otto Henn an 2000 Bechterew-Kranken. Henn habe nachweisen können, daß die kombinierte Radon-Inhalations- und Hyperthermiebehandlung zu einem „rascheren und anhaltender positiven Therapieergebnis führt, als die übliche Routinebehandlung dieser Krankheit" (145a; 19). Erreicht wurden „Sistierungen", also Stopp der Versteifung, und eine Verlangsamung des Krankheitsprozesses. Da es sich um ein in schulmedizinischer Sicht unheilbares Leiden handelt, wird die Bemerkung interessieren, daß der Hartberger Arzt Dr. Ulf Böhmig mit Akupunktur dabei „sehr viel erreichen kann"; auch der

Das Klima ist an vielem schuld

St. Radegunder Masseur Dipl.-Ing. Willi Bahr berichtete mir — allerdings nur ein einziges Mal —, mit seiner besonderen Massagetechnik einen Fall von Bechterew nahezu kuriert zu haben.

Tatsächlich hat es den Anschein, als müßten bei Bechterew und anderen schweren Erkrankungen schwerste Geschütze aufgefahren werden. Gasteins Ärzte geben ohne weiteres zu, daß das Stollenklima ein extremes Reizklima ist und belaste, und Kontraindikationen sind ja ganz offiziell akute Entzündungen und Herz- und Kreislauferkrankungen. Der Betriebsleiter des Stollens, Dipl.-Ing. Johann Welser, zum Zeitpunkt meines Besuchs 78 Jahre alt, lobt dessen allgemeine präventive Wirkung: „Seit den 16 Jahren, da ich nunmehr — und das fast täglich — in den Stollen einfahre, habe ich nie einen Schnupfen gehabt und bin auch nie krank gewesen." Und seine vermutlich mit dem Alter zusammenhängenden Gelenksleiden (Arthrosen) haben sich in den letzten Jahren nicht verschlechtert, sondern gebessert.

Wenn diese starke Stollen-Reiztherapie nicht indiziert ist, haben die Gasteiner als Ausweichmöglichkeit die Bäder mit verschiedenen Konzentrationen an Radon: Thermalbad mit Unterwassertherapie. Die wesentlichsten Indikationen sind: primär- und sekundär-chronische Polyarthritis, Arthrosen, Coxarthrosen, Polyarthrosen, Spondylosen, Spondylarthrosen, Osteochondrosen, Ischialgien, Weichteilrheumatismus, Gicht, periphere Durchblutungsstörungen, Rückenmarksentzündungen, hormonale und vegetative (auch sexuelle) Störungen, gewisse Allergien wie Asthma bronchiale und Ekzeme, und Unfallsfolgen (Knochenbrüche). Ringl weist ausdrücklich auf klimakterische Beschwerden bei Frauen und Potenzstörungen bei Männern hin; Nachbehandlung nach Herzinfarkten, Sterilität und Zyklusstörungen sind ebenfalls möglich. Es ist eine echte Ganzheitstherapie, eine Klima-Therapie in besonderem Sinne.

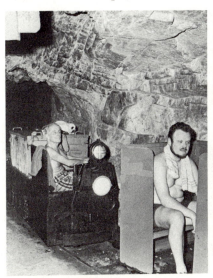 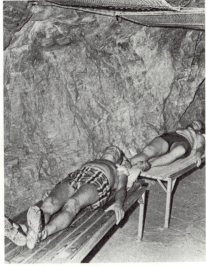

Im Gasteiner Radon-Heilstollen.

174   *Naturheiler*

Wer Widersprüche zu Ledwinas * Thesen gefunden zu haben glaubt, mag
berücksichtigen, daß viele medizinische Systeme voll von Widersprüchen sind
— zum Beispiel das chinesische. Trotzdem helfen sie. Bei der Vielzahl von
(konstitutionell verschiedenen) Menschen ist das wohl auch zu erwarten. Man
kann es auch so ausdrücken: Jeder Mensch ist einmalig. Und so ist auch das
nächste Kapitel zu verstehen, das anscheinend kunterbunt eine Palette von
Therapiemöglichkeiten offeriert.

---

* Während dieses Buch bereits in Satz ging, konnte Dr. Ledwina, spät, aber doch,
  zwei Erfolge buchen: Eine Firma baute einen „Klimaschild", einen strahlungsklimatisierten Hohlzylinder, in den man sich einfach hineinsetzt — zur Entspannung
  durch konvektive Entwärmung (Anschlußwert unter 1 Kilowatt, ein Transformator
  sorgt für Niederspannung). Täglich 20 Minuten Anwendung gegen Streß, Hypertonie, Gefäß- und Kreislauferkrankungen. Ferner ist die Konstruktion eines „kleinen Tepidariums", in dem ein Mensch liegen oder zwei sitzen können, geplant.

> Es ist undenkbar, daß Generationen von Ärzten
> den Aderlaß, Schröpfköpfe, Blutegel, das Glüheisen
> angewendet hätten, daß sie Brech- und Abführ-
> mittel verordnet hätten, wenn sie damit ihren
> Patienten nicht geholfen hätten.
>
> *H. Sigerist*

Heroen der Heilkunst

Obenstehender Titel stammt von Hufeland, einem jener Ärzte, dessen Werke zu studieren auch heutigen jungen Medizinern noch viel nützte. Der Hausarzt Goethes meinte mit Heroen das Opium, den Aderlaß und die Brechmittel. Aschner bemerkt dazu richtig, daß sich die wenigsten heutigen Ärzte darunter etwas Greifbares vorstellen könnten.

Zunächst wieder eine Krankengeschichte. Eine höchst moderne: es geht um einen durch Antibiotika chronisch geschädigten Darm.

„Ich war lange krank und sehr verzweifelt. Ich lief von Arzt zu Arzt. Aber keiner konnte mir helfen. Ich war bei vielen ärztlichen Kapazitäten. Alle waren sehr lieb und bemüht, aber schließlich sagten sie, das sei ein Schaden, der nur schlechter, aber niemals mehr besser werden könne."

Die Referentin ist Frau Dr. I r m t r a u d Z u c h r i s t i a n , Perchtolds-dorf bei Wien, und sie ist selber Ärztin. Damit hatte sie gleich einmal den therapeutischen Nihilismus ihrer Kollegenschaft gekostet — vielmehr: ihrer künftigen Kollegen, denn Ärztin wurde sie erst.

„Ganz gesund war ich nie. Täglich ab 17 Uhr wurde mir übel. Die Ärzte sagten, ich sei nervös. Sie verordneten Librium, Librax und Valium. Ich wußte aber, daß ich nicht nervös war. Und weil ich das wußte und anderen in ähn-licher Lage helfen wollte, studierte ich Medizin."

Es ist dies eine Parallele zu vielen Ärzten, Heilpraktikern und Naturheil-kundigen, wie wir wissen. Menschen, die durch eigenes Leid zur Heilkunst stoßen, leisten in dieser meist Besonderes.

Irmtraud Zuchristian hatte schon „in der Jugend Obstipation, Gelenkschmer-zen und bis zu 40 Grad Fieber, vor allem, wenn ich in Regen oder Kälte ge-kommen war. Die von mir aufgesuchte Ärztin sagte ‚Allergie auf Erkältung' dazu und lächelte. Es handelte sich aber schon damals um eine chronische Magen-Darm-Entzündung. Ohne diese Vorschädigung hätte ich später das Kindbettfieber nie bekommen! Meine Mandeln wurden herausgerissen — ich bekam eine chronische Seitenstrangentzündung. Der Blinddarm wurde heraus-gerissen — ich hatte weiterhin und ärgere Bauchschmerzen als zuvor."

Mit zusammengebissenen Zähnen studierte sie weiter, machte mit 26 das Doktorat, und mit 27 bekam sie ihren ersten Sohn, Rainer.

„Sechs Tage nach der Geburt war alles eitrig. Brustdrüsenentzündung, Kind-bettfieber. Ich hatte alle Breitbandantibiotika bekommen, die es damals gab — und daraufhin ständige, anfangs sogar blutige Durchfälle. Die Keime aber, die aus meinem Blut gezüchtet wurden, waren gegen alles resistent. Es kamen eine toxische Gelenksentzündung und schließlich ein toxischer Myocardschaden

dazu. Man wollte mir die Gebärmutter wegen chronischer Entzündung heraus-
schneiden, aber ich war ja erst 28 Jahre alt ... Da ich keinen Krebs hatte,
lehnte ich diesen Eingriff ab. Da wollte ich lieber die Schmerzen ertragen."

Wäre sie keine Ärztin gewesen — wer weiß, ob diese ärztliche Empfehlung
nicht befolgt worden wäre?

Dr. Johannes Bischko, heute Österreichs „Akupunkturpapst", behandelte
Irmtraud Zuchristian mit Akupunktur. Damals wurde diese Methode noch
mehr belächelt als heute, da sie langsam auf die Hochschulen findet.

„Leider änderte sich dadurch nicht viel für mich. Es kam noch ein Ekzem
dazu. Dr. Bischko aber meinte, jetzt könne ich wenigstens die Giftstoffe über
die Haut ausscheiden und müsse nicht mehr sterben. Das war zwar richtig,
aber das Ekzem war eine weitere unangenehme Zugabe."

Vier Jahre lang also war Irmtraud Zuchristian mit allen genannten Beschwerden behaftet und somit schwer krank.

„Nach diesen vier Jahren kam ich zu einem Arzt, der nach der Methode des
Karlsbader Kurarztes Franz Xaver Mayr arbeitete."

Damit ist vor allem die Diagnostik gemeint: Durch Tasten und Messen kann
der Mayr-Arzt den Zustand der Eingeweide von außen feststellen, er sieht
(besser: er tastet), ob Magen, Leber und Darm akut oder chronisch entzündet
oder, seltener, gesund sind. Hier ist anzumerken, daß vor der Erfindung der
Röntgendiagnostik, der Endoskopie und der anderen technifizierten Patienten-
beschauverfahren der Arzt ausschließlich auf sein Gehör, sein Gesicht und seinen Tastsinn angewiesen war. Es waren also Auskultation (Abhorchen), Perkussion (Abklopfen) und Palpation (Abtasten) Methoden, die an den Medizin-
hochschulen gelehrt wurden und somit Schulmedizin! (Auch Auenbruggers Entdeckung, die Perkussion, war schließlich, trotz anfänglicher Anfeindungen, Bestandteil des Schulwissens.)

Mayr-Diagnostik aber, die für bestimmte Untersuchungen den Röntgenstrahl
durch die Hand des Arztes ersetzt, wird nicht an den Universitäten gelehrt.
Einem der bekanntesten Mayr-Ärzte des deutschen Sprachraumes, Dr. Erich
Rauch, stelle ich die Frage nach dem Warum. Er meint, alles das brauche seine
Zeit, und „Neuraltherapie, Akupunktur und Chiropraktik" würden ja dort
auch nicht gelehrt. Es ist also wahrscheinlich so, wie Max Planck sagte, daß
sich eine neue wissenschaftliche Erkenntnis nicht dadurch durchsetzt, daß sich
ihre Gegner überzeugen lassen, sondern höchst einfach dadurch, daß diese
aussterben ... aber zurück zu Irmtraud Zuchristian.

Der Mayr-Arzt erkannte also, was bei ihr vorlag, nämlich eine chronische
Magen-Darm-Entzündung. Und behandelte sie mit Diät, Darmtraining und
Homöopathika.

„Nach weiteren vier Jahren bekam ich das nächste Kind, mit 39 schließlich
das dritte, das ich ein Jahr voll stillte."

Seither ist auch sie Mayr-Ärztin. Da sie Dinge macht, die „andere nicht
machen", ist sie einerseits überlaufen, andererseits kommen gerade solche zu
ihr, die „in anderen Ordinationen übrigbleiben und die jahrelang herum-
laborierten".

Den Grund für die Unkenntnis ihrer Kollegen sieht sie darin, daß „sie auf der Universität nichts anderes gelernt haben. Auch ich habe nichts anderes gelernt. Als Therapie lernte ich, Medikamente zu verschreiben. Das ist aber nur ein Helfen; heilen kann man nur durch Unterstützung des jedem Lebewesen innewohnenden Heiltriebs."

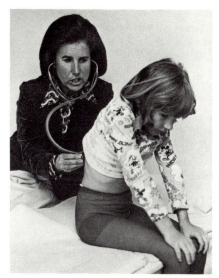 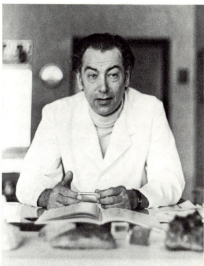

Dr. Irmtraud Zuchristian, Perchtoldsdorf bei Wien; Dr. Erich Rauch, Dellach, Kärnten.

In der Mayr-Diagnostik „ist viel drin", weiß auch Dr. E r i c h R a u c h, den ich in seinem Sanatorium am Wörther See besuche. Er rühmt an ihr, daß man viele Vorstadien von Krankheiten einfach erkennen könne: „Gehen Sie einmal an einen Badestrand. Da sehen Sie Leute herumlaufen mit allen möglichen Fehlhaltungen und anderen Schädigungszeichen: Hängebauch, Gasbauch, Entenhaltung, Stockerl. Weder bei der Labor-Durchuntersuchung noch im Röntgenbefund findet sich irgend etwas, aber die Mayr-Diagnostik macht diese Vorfeldschäden erfaßbar."

Mayr hat ein System aufgestellt, in dem jedem Organ bestimmte Gesundheitsnormen zugeschrieben werden. Mit diesem System kann der Gesundheitszustand des Patienten bestimmt werden: „Suboptimaler" und „durchschnittlicher" Gesundheitszustand werden als immer stärker werdende Abweichungen von der Norm gefunden. Der vierte Zustand des „Vorfelds" beispielsweise ist nach Rauch (134) der „Noch-nicht-krank-Zustand", und der ist durch Allerweltsübel wie Müdigkeit, Wetterfühligkeit, Schlafstörungen, Depressionen und Verdauungsbeschwerden charakterisiert.

Immerhin wird im Gespräch mit Rauch klar, weshalb die Zahl der Mayr-Ärzte vergleichsweise klein ist: „Mayr-Diagnostik ist nämlich nicht eben einfach. Es gehört viel Erfahrung dazu, und sie steht dem Trend der Zeit entgegen, alles, was nur geht, dem Computer zu übergeben."

Ärzte sind auch nur Menschen, und wo sie sich das Leben (und die Arbeit) leichtmachen können, tun sie es. Mayr-Diagnostik ist „im Verhältnis sehr arztaufwendig" (Rauch), aber ich meine, daß sowohl Gesundheitsbehörden als auch Gesetzgeber, Krankenversicherungen und die medizinischen Ordinariate sich überlegen müßten, wie man Ärzte optimal ausbildet — zumindest besser als jetzt —, damit sie auch lernen, mit dem Kranken umzugehen und ihn zu behandeln. Denn leider können sie meist nicht einmal das — vom Gesundmachen ganz zu schweigen.

Aber sie sind im Trend der Zeit. Und gegenteiligen Falles ist einer Außenseiter. Wer nicht mitschwimmt im Strom, wird verstoßen. Trend der Zeit ist jedoch nicht zu verwechseln mit dem In-der-Zeit-Sein (Seite 58), des Findens des makro- und mikrokosmisch gesehen günstigen Augenblicks. Dies ist Aufspüren ewiger Gesetzmäßigkeiten, jenes ist Modeströmung.

Das therapeutische Repertoire der Mayr-Ärzte umfaßt Teefasten nach Mayr, Fasten mit Gemüsesäften, die berühmte Milch-Semmel-Diät und vieles andere, von dem hier nur die wichtigsten allgemeinen Verhaltensregeln genannt sein sollen:

- Essen immer in Ruhe! Bissen bis zu 50mal kauen! Dieser Punkt ist so wichtig, daß er an einem Beispiel demonstriert werden soll. Ein Amerikaner, an dem Ärzte jahrelang herumdokterten und der von seinem schweren Darmleiden nicht zu befreien war, befolgte nur diesen einen Rat. Innerhalb einiger Monate war er völlig kuriert. Auch weiche Speisen sollen gekaut werden. Der Grund: jeder Bissen soll nicht nur zerkleinert, sondern auch ordentlich eingespeichelt werden (Vorverdauung durch die Fermente des Speichels).

- Nichts essen, was einem widersteht. Kinder nie zum Essen zwingen, sondern lieber fasten lassen.

- Sehr wichtig sind die Abstände zwischen den Mahlzeiten. Sie sollten mindestens vier Stunden betragen. Der Grund: Magen und Darm müssen sich erholen können. Das „Ieiunum", der Leerdarm (ieiunus, lateinisch „leer") muß wirklich leer werden können. (Irmtraud Zuchristian dazu: „Was viele Ärzte Magenkranken empfehlen, nämlich häufiger und weniger zu essen, ist schlicht falsch. Dieser Ratschlag machte mein Leiden noch schlimmer." Wenn man nachdenkt, kommt man auch auf den Grund. Häufiges Essen schwächt die Verdauungsfermente, seltenes dagegen läßt die Speisen von kräftigen Säften im Magen und Darm kräftig angreifen und verdauen.)

- Bei Magen-Darm-Krankheiten und unnatürlicher Lebensweise ab 14 Uhr kein Obst, kein Gemüse, kein Schwarzbrot und keinen Zucker mehr essen. Abends nichts essen, was im Darm gären kann (Rohkost, Gemüse). Und diese Ratschläge trennen nun Mayr-Ärzte von Rohkostfanatikern grundlegend und prinzipiell.

Dr. Hilde Plenk pflegt das auf Wienerisch „Der Mensch ist kein Hendl" auszudrücken und meint damit: Vieles, zum Beispiel Körner, kann der Verdauungstrakt nicht bewältigen, wenn er geschädigt ist. Und geschädigt ist er meist:

Heroen der Heilkunst 179

„Man sollte nicht glauben, welche Mengen an Körndln und anderen Verdauungsschlacken bei einer Darmwäsche, einem subaqualen Darmbad, herauskommen. Daß das nicht förderlich sein kann, liegt auf der Hand."

„Der Tod sitzt im Darm", weiß das Volk, und hat damit recht. Denn Speisen, die in diesem nicht verdaut werden, gären und faulen — und werden so zur Ursache für Gastritis, Duodenitis, Colitis, woraus sich bekanntlich Krebs entwickeln kann. Die heilige Hildegard etwa führt „Schluckauf" als eigene Krankheit und empfiehlt auch ein Heilmittel dagegen: warmes, übersüßes Zuckerwasser. Berichtet wird, daß Rohkostfanatiker eines qualvollen Darmkrebs-Todes starben, weil sie von ihrer „Diät" nicht abweichen wollten — unter ihnen der Naturheiler Are Waerland.

Rohkost also ist prinzipiell schwer verdaulich, und wessen Verdauungstrakt geschädigt ist, soll nach dem Grad der Schädigung entweder überhaupt keine Rohkost oder zumindest nach 14 Uhr keine Rohkost mehr zu sich nehmen. Der Grund liegt darin, daß der Darm sich um 14 + 4 = 18 Uhr (vier Stunden — durchschnittliche Verdauungszeit) zur Ruhe begibt und abends und in der Nacht nicht mehr verdaut. Was in dieser Zeit in ihm ist, fault und gärt. Es sei denn, man tränke einen klaren Schnaps hintennach oder Essig, was die Gärung und die Fäulnis verhindert. Gelegentliche Reize, die einen trägen Magen („Plätschermagen") „ankurbeln", sind durchaus nicht verdammenswert, wie Aschner weiß: Kaffee zum Beispiel oder Mineralwasser mit Kohlendioxid.

Daran scheiden sich wieder die Geister der Mayr-Ärzte, aber wir wissen schon: So viele Menschen, so viele Meinungen und so viele Krankheiten, und was dem einen taugt, ist für den anderen nicht gut. Irmtraud Zuchristian zum Beispiel ist strikt gegen Kohlensäure in Getränken („CO_2 ist ein Stoffwechselprodukt") und für Quellwasser und schwache Kräutertees (Malve, Lindenblüten, Anserinen) als Getränk. Rauch stimmt dem im Prinzip zu, propagiert aber zusätzlich Bier: „Das halte ich für eines der gesündesten Getränke. Es ist bereits vergoren und kann daher nicht mehr gären." Gegen Fruchtsäfte sind beide — wie auch andere Ärzte und Naturheiler, die in dem Buch schon zu Wort kamen. Grund: Fruchtsäfte gären.

Einig sind sich wiederum alle in der Ablehnung des Zuckers und der Konserven.

Rauch: „Mayr-Ärzte betrachten Zucker nicht als gesundheitsfördernd. Auf Zähne und auf das Knochengerüst wirkt er sich ungünstig aus. Er gilt als Kalk- und Vitamin-B-Räuber." Er ist auch dagegen, weißen Zucker durch Rohzucker zu ersetzen, denn da äße man höchstens mehr und meint, es sei alles Gewöhnung. Ich kann ihm nur beipflichten: ich trinke seit Jahren Tee ohne Zucker.

Und künstliche Süßstoffe, den Widerpart der Zuckerindustrie in langem und mit viel Kapitalaufwand geführtem Streit?

„Auch gegen diese bin ich, Saccharine und Zyklamate und wie sie alle heißen mögen. Nicht wegen der amerikanischen Versuche, die krebserregende Wirkung gefunden haben wollen — Süßstoff in solchen Dosen zu verfüttern, wie sie kein Mensch nimmt, ist nicht beweiskräftig. Aber grundsätzlich sollte

180   *Naturheiler*

man bei chemischen Konzentraten, deren Wirkungsmechanismen und Langzeitwirkungen noch nicht genügend erforscht sind, Vorsicht üben."

Dies also die wissenschaftliche Formulierung der alten Volksweisheit „Was
der Bauer nicht kennt, das frißt er nicht". Von Wert sind auch diese einfachen
Regeln:

• Der Mensch ist ein „Lauftier", er braucht daher genügend Bewegung (Wan-
  dern, Schwimmen).
• Am gesündesten ist der Schlaf vor Mitternacht.
• Mehr trinken, um die Ausscheidung zu befördern.

Mit allen diesen Methoden also heilte Dr. Irmtraud Zuchristian ihren lang-
jährigen Antibiotikaschaden. Sie ist heute beschwerdefrei, wenngleich das Rönt-
genbild zeigt, daß erst drei Viertel des Darmes vollkommen in Ordnung sind.

Nur wenig wird genützt

Damit sind wir, ohne es bemerkt zu haben, mittendrin in den hippokratischen und neohippokratischen Methoden. Sie lassen sich in die Begriffe „Aus-
leiten, Ableiten und Umstimmen" subsumieren, und wir haben schon gehört,
daß sie unter zeitgenössischen Ärzten nicht sonderlich beliebt sind.

Es liegt ihnen der belächelte Begriff der Dyskrasie zugrunde, worunter die
Alten „eine schlechte Mischung der Säfte" verstanden. Solche „Humores"
waren etwa das Blut, der Schleim oder die gelbe und schwarze Galle, und die
Zellularpathologen waren zunächst in der erheblich günstigeren Position, da
sie die Zelle vorweisen konnten, die Humoralpathologen aber nicht die hunderten, ja tausenden behaupteten verschiedenen Säfte. Heute beginnt sich das
Bild jedoch langsam zu wandeln (siehe letztes Kapitel).

Dieser Auffassung nach wäre die Dyskrasie, also der Zustand des Säfte-
Ungleichgewichts, durch geeignete antidyskratische Maßnahmen ins Gleichgewicht zurückzuversetzen. Da aber die Schulen des ausgehenden neunzehnten
Jahrhunderts Säfte, Dyskrasie und galenisch-hippokratische Tradition nahezu
völlig verwarfen, gerieten auch die Methoden in Vergessenheit. Es sind dies
„das Abführen (Ableitung auf den Darm), das Brechmittel, die Blutentziehun-
gen (Aderlaß, Blutegel, blutige und unblutige Schröpfköpfe), das Schwitzver-
fahren, die emmenagoge [menstruationsbefördernde] Behandlung und nicht
zuletzt die heute ganz in Verfall geratene Ableitung auf die Haut durch Vesikantien, Pustulantien, künstliche Geschwüre (Fontanellen) und die Kauterisation (Moxen, chemische Ätzmittel, Glüheisen) ... Dieses ganze Riesengebiet,
welches neun Zehntel der gesamten Heilkunde ausmacht und die schonendsten
Heilungen zustande bringt, wird heute nur zum geringsten Teil ausgeübt ...
Durch die Unkenntnis dieser Fundamentalmethoden erscheinen eben viele
Krankheiten als chronisch, schwer heilbar oder unheilbar, die es gar nicht sind.
Aus diesem Grunde kommt es zu organschädigenden Operationen, welche bei
rechtzeitiger Anwendung dieser Mittel oft verhütet werden können" (16; 44).

Gewiß läßt sich gegen diese Methoden einiges vorbringen. Zum Beispiel sind
sie zeitaufwendig. Sie bedürfen auch einer gewissen Geschicklichkeit, während

Heroen der Heilkunst

das Rezeptausfertigen relativ problemlos ist. Auch braucht der Arzt Erfahrung und Einfühlungsvermögen, welche Methode er bei welchem Patienten (unter Berücksichtigung konstitutioneller Gesichtspunkte) anwenden kann. Und schließlich muß der Arzt auch im Patienten Verständnis für diese Methoden wecken und ihn zur Mitarbeit gewinnen, denn der Kranke hat meist gewisse Unannehmlichkeiten auf sich zu nehmen. Oft jedoch sind sie der einzige Ausweg in einer therapeutischen Aporie.

Einige dieser Methoden wurden bereits erwähnt: Sulzbachers Malefizöl (Seite 35), Freys Pneumoniebehandlung durch Schwitzen, Bayerls Wärmetherapie. Man soll nicht übersehen, daß die Homöopathie und die Pflanzenheilkunde (Teetherapie) auf dem Prinzip der Umstimmung (Antidyskrasie, wenn wir dieses Wort gebrauchen wollen) beruht.

Die deutschen Ärzte Abele und Stiefvater (1) haben die wichtigsten Methoden in einem Büchlein zusammengefaßt, das in den letzten Jahren mehrere Auflagen erlebte — ein Zeichen, daß die starren Heil-Fronten in Bewegung sind. Auch Dr. Rauch und Dr. Zuchristian bestätigen, daß sich immer mehr Ärzte für naturgemäße Heilverfahren interessieren.

Ableiten auf den Darm

Ableitung auf den Darm: Eine der wesentlichsten ärztlichen Techniken überhaupt. Man verwechselt sie heute häufig mit einem simplen Abführen und verordnet chemische Laxantia nach Schema. „Aber die alte Medizin lehrt, daß das echte ‚Ableiten' eben nicht mit jedem x-beliebigen Abführmittel, sondern mit ganz bestimmten, der jeweiligen Konstitution und dem jeweiligen Krankheitsbild anzupassenden speziellen Mitteln geschehen muß, ferner daß die echte Ableitung auf den Darm eine Kur ist, die ihre bestimmte Zeit hat und die ohne Umstellung auf eine gesunde und vor allem knappe Ernährung sinnlos ist" (1; 12).

Verstopfung ist heutzutage ein sehr verbreitetes Leiden, und die Unkenntnis, wie sehr Verdauungsbeschwerden mit anderen Körperteilen korrespondieren können, ist leider nicht nur unter Laien, sondern auch unter Ärzten weit verbreitet. Dr. Irmtraud Zuchristian hat gefunden, daß viele Fälle hartnäckiger Migräne in Obstipation ihre Ursache haben. Saniert man in einer *Kur* den Darm, verschwindet auch die Migräne. Mit Bitterwasser, das sie die Patienten mit gewöhnlichem (abgekochtem) Wasser verdünnen läßt, hat sie es in der Hand, die Purgation verschieden stark anzulegen. Dasselbe erreicht man mit anderen salinischen Abführmitteln, wie zum Beispiel Kruschensalz oder dem Hufelandschen Kinderpulver (Pulvis Magnesiae cum Rheo), oder mit Glaubersalz und Kalomel.

„Bei Gallensteinen und Gallenblasenentzündungen ist das wichtigste die Ausleerung nach unten", schreibt Aschner (16; 170), und man fragt sich, ob das die Internisten der Gegenwart so vollkommen vergessen haben, daß sie fast ausschließlich zur Operation raten.

„Galen weist auf die alten, besonders von Hippokrates schon beschriebenen

182   *Naturheiler*

Beobachtungen hin, welche dartun, daß die Purgation durch den Darm der
Natur abgelauscht ist, und zwar in zweierlei Hinsicht. Erstens enden viele
fieberhafte Erkrankungen mit kritischem Durchfall, zweitens heilen verschiedene sonst schwer heilbare Leiden wie Podagra, Epilepsie und Geistesstörungen,
wenn eine mit Durchfall einhergehende Krankheit, z. B. Dysenterie, hinzutritt.
Die Ärzte haben dann diese Vorgänge künstlich nachgeahmt und oft Erfolg
damit gehabt" (16; 387 f.).

Brechmittel

Wir können gleich mit Aschner fortsetzen (16; 421): „Die meisten von uns
kennen wohl den berühmten hippokratischen Lehrsatz ‚Schmerzen über dem
Zwerchfell zeigen an, daß es einer Purgation nach oben (Erbrechen) bedarf,
Schmerzen unterhalb hingegen, daß es einer solchen nach unten bedarf' (Aphor.
IV., 18). Aber die wenigsten wissen praktisch damit etwas anzufangen . . ."

Der Brechakt ist ein wichtiger Reflex. Er ist nicht nur Entleerung des Magens
bei Vergiftungen, sondern nach Hufeland schon in sich selbst eine Umstimmung. Diese wird heute mit Reizwirkung auf den Solarplexus erklärt, welche
zu einer Umstimmung des gesamten vegetativen Nervensystems führt.

Erbrechen erschüttert tatsächlich den ganzen Körper, „ist unangenehm", und
das ist vermutlich einer der Gründe, weshalb die heutige Medizin auf dem
Standpunkt steht, diese Methode sei obsolet. Hinzu kommt, daß Erbrechen bei
entzündlichen Erkrankungen des Magens, bei Magen- und Zwölffingerdarm-
geschwüren und selbstverständlich bei Krebs kontraindiziert ist. Da aber solche
Erkrankungen oft mit gereiztem Magen (Gastritis) und diagnostisch nicht er-
faßten Ulcera einhergehen, nimmt der Arzt lieber kein Risiko auf sich. Ich
habe bei meinen zahlreichen Gesprächen mit Ärzten nur zweimal über die Verwendung von Brechmitteln erfahren: bei Dr. Felbermayer in Gaschurn und bei
Dr. Hans Weinlich in Pitten.

Felbermayer verwendet es bei Patienten, denen Fastenkuren vor allem zu
Beginn Beschwerden verursachen: „Es gibt Leute, die reagieren mit starker
Übelkeit. Sie möchten, aber sie können nicht. Da helfen wir nach. Meist geben
wir geriebene Kalmuswurzel (Acorus calamus L.)."

Dr. Weinlich verwendete Apomorphin (i.v.), um Anfälle von Geistesver-
wirrtheit zu kupieren, und dieser Teil der Aschnerschen Therapie wird ja von
den meisten Ärzten bekämpft; daß man Geisteskrankheiten mit Erbrechen be-
kämpfen wolle, erscheint den meisten lächerlich, einigen sogar verbrecherisch.

Aschner: „Es ist ein elementarer Vorgang . . . Und durch den Selbsterhal-
tungstrieb — den verzweifelten Wunsch, nicht zu sterben — werden sämtliche
Schichten der Seele, das Bewußte und Unbewußte, aufgerufen und umgestimmt"
(14; 95). Aschner hat selbst viele Geisteskranke, unter ihnen therapieresistente
Fälle, geheilt: Selbstmordgefährdete, Jugendirrsinn, Manie, Tobsucht, Me-
lancholie, Depressionen und Schizophrenie finden sich unter den Indikationen.
„Der alarmierende Zustand der Überfüllung der Irrenanstalten auf der ganzen
Welt hat seine Ursache nicht nur, wie so oft behauptet wurde, in der Hetzjagd

Heroen der Heilkunst   183

des modernen Lebens, sondern noch viel mehr in dem Versagen der heutigen klinischen Psychiatrie. Diese hat sich, wie die meisten modernen Spezialfächer, viel zu weit von der Behandlung des ganzen Menschen entfernt ..." (12; 145).

Die alten Erklärungen der Geisteskrankheiten, wonach diese mit den Bauchorganen in Zusammenhang stünden, seien, so Aschner, im 19. und 20. Jahrhundert in Vergessenheit geraten: „Melancholie deutet bekanntlich auf eine Störung der Gallen- und Lebertätigkeit hin ... Die Hypochondrie weist ganz allgemein auf die im Hypochondrium (unter dem Rippenbogen) liegenden Organe hin, also Leber, Milz und ... Magen" (12; 146 f.), und die Hysterie schließlich leitet sich nicht nur als Wortschöpfung von griechisch Hystera, Gebärmutter, her.

Selbstverständlich bedarf das Erbrechen von Geisteskranken ärztlicher Aufsicht und Kontrolle; da das durchschnittliche Interesse der Ärzte an Geisteskranken in Anstalten jedoch gering ist, darf man sich nicht wundern, daß weder mit Emetika noch sonstwie behandelt wird. Oft ist das sogar noch besser, als falsch zu behandeln, wie häufige Fälle, die an die Öffentlichkeit gelangen, beweisen (26; 144).

Das meiste geschieht jedoch hinter verschlossenen Türen. Es fällt auch auf, daß die Indikation „Geisteskrankheiten" in der „Aschner-Fibel" (1) fehlt; dort werden nur „atonischer, schlaffer Magen, ... beginnende Infektionskrankheiten, therapieresistente Urticaria (Nesselausschlag) und erfolglos vorbehandelte Keuchhustenfälle" genannt.

„Muß man nicht das Schicksal der Heilkunde bedauern, die sich durch Einseitigkeit, Reformiersucht und Sektiererei, besonders aber durch Verachtung der Erfahrung — der historischen Tradition — eines ihrer schätzbarsten Mittel beraubt sah", schrieb Hufeland über den „Heros" Brechmittel. Seine Zeit scheint sich von der unseren zumindest in diesem Punkt wenig unterschieden zu haben.

Ausscheidung über die Nieren

Dieses Verfahren ist auch in der Gegenwart einigermaßen erhalten, wenngleich abartig von der Tradition: Entwässerungsmittel der pharmazeutischen Industrie erfreuen sich etwa für die Behandlung der Zellulitis oder für Abmagerungskuren großer Beliebtheit. Ohne Zweifel haben wir es mit Diuretika, also harntreibenden Mitteln, zu tun, aber diese Einseitigkeit wird häufig kritisiert: Man glaube, alles über die Nieren ausscheiden zu können und vernachlässige Darm und Haut, merkt Aschner (16; 463) an.

Mességué schildert eine Heilung (111; 80 ff.) eines Kaufmannes, der, von Ärzten aufgegeben, im urämischen Koma lag. Seine Nieren waren blockiert, er konnte nicht ausscheiden, und die Ärzte erwarteten jeden Augenblick seinen Tod. „Ich nahm einen Wattebausch, tauchte ihn in meine Essenz und preßte ihn gegen seine Nieren. Er spürte schon nichts mehr. Er war aufgequollen, Leib und Beine waren voller Wasser. Ich wartete. Ich glaube, dies war die längste halbe Stunde meines Lebens. Ich beobachtete seine Atmung; das Bettuch be-

184   *Naturheiler*

wegte sich kaum. Bliebe das Herz jetzt stehen, wäre alles aus ... Eine halbe Stunde später gab er ein halbes Glas Urin von sich! Die Schwester meinte: ‚Das ist ein Wunder.‘ Eine Stunde später: ein volles Glas, vier Stunden später sieben bis acht Liter! Das liegt jetzt 23 Jahre zurück, und er lebt noch immer." Bestandteile der Essenz: Schwalbenkraut, Besenginster und Rolandsdistel; die Wurzel der letzteren figuriert sogar im offiziellen Arzneibuch als Mittel gegen Urämie.

Stiefvater empfiehlt für gleiche Indikation Goldrute (Solidago virgaurea), für Erkrankungen des Nierenbeckens, der Harnröhre, der Blase und Steinerkrankungen die Bärentraube (Arctostaphylos uva-ursi Spreng.) und besonders in ihrer „wirksicheren Anwendungsform der Frischpflanzenverreibung Uva ursi Teep (Madaus)" (1; 45).

Indikationen: Rheuma, Gicht, Arthritis, Ödeme, Ulcus cruris, Herzrhythmusstörungen, Asthma bronchiale und die schon genannten Hautausschläge. Aschner erwähnt die „natürlichen" Harntreibemittel „Spargel, Rettich, Radieschen, Erdbeeren, Zwiebel, Knoblauch, Senf, Hummer, Kaviar, Tee, Kaffee, Weißwein und Bier".

Ein erstklassiges Diuretikum ist Sarsaparillawurzel, meist aus Honduras oder Mexiko, und von den alten Ärzten als Bestandteil des Zittmannschen Dekoktes geschätzt. Dieses Dekokt wurde früher gegen Syphilis angewendet, und sogar Sauerbruch empfahl es. Aschner empfiehlt Sarsaparilla gegen Gelenksrheumatismus und Hautkrankheiten, und es ist wohl von allgemeinem Nutzen, hier die Erfahrung des Heilpraktikers Rau mit dieser exotischen Droge wiederzugeben: „Ich lasse die Patienten täglich zweimal einen halben Liter Sarsaparillatee trinken, wobei ein gehäufter Eßlöffel der Droge auf 1,5 Liter Wasser zunächst über Nacht einen Kaltauszug ergibt, der morgens etwa 20 Minuten gekocht wird, was die Gesamtflüssigkeitsmenge auf ca. einen Liter reduziert, der warm und ungesüßt getrunken wird ... Je nach Konstitution steht einmal die diuretische, dann wieder die abführende oder aber die Hautwirkung im Vordergrund. Häufig aber gibt es eine tiefgreifende Umstimmung, die uns heute, wenn wir rückhaltlos ehrlich sind, so selten gelingt, daß hier ein Versuch überaus empfehlenswert erscheint. Ich habe z. B. über 30 Jahre lang bestehende chronische Hautleiden in sechs bis acht Wochen verschwinden sehen, was mit allen anderen Methoden vorher unmöglich war" — darunter auch Fälle von Psoriasis.

Psoriasis

Das ist nun wiederum ein Stichwort, und in einem kleinen Exkurs ist es wohl not, sich mit diesem Leiden im wahrsten Sinne des Wortes zu befassen. Rund zwei Prozent der Deutschen und Österreicher sind von der Schuppenflechte, Psoriasis vulgaris, betroffen, und nur wenige von ihnen finden Heilung, weil die meisten Ärzte die Krankheit zwar für lästig, nicht aber für lebensbedrohend halten.

Das ist der Irrtum Nummer eins.

Heroen der Heilkunst

Im *Handlexikon der medizinischen Praxis — Diagnostik und Therapie der gesamten Medizin* (Medica-Verlag, Stuttgart-Wien-Zürich) findet sich der Hinweis: „Gar nicht so selten kommt es schließlich unter fortschreitendem Kräfteverfall zum Exitus." Kräfteverfall tritt insbesondere ein, wenn Gelenksbeschwerden und Fieber dazukommen. Und: „Auffällig häufig ist Psoriasis mit Gelenksbeschwerden kombiniert. Manchmal tritt sie erst auf, nachdem sich chronische Polyarthritis entwickelt hat."

Somit hat es den Anschein, als ob die „intensiv schuppenden papulösen Effloreszenzen" (Beschreibung der Psoriasis in dem Werk) irgend etwas mit dem Stoffwechsel zu tun haben, denn Arthritis und Rheuma gelten allemal als Stoffwechselkrankheiten.

Österreichs Gesundheitsministerin Primaria Dr. Ingrid Leodolter, Gastroenterologin, zu dieser Krankheit: „Bei der Psoriasis hat jeder Erfolg. Die Krankheit kann jederzeit ausbrechen. Fragen Sie einen Dermatologen — er kann den Ausschlag jederzeit wegbringen, vor allem, wenn sich der Patient diät verhält. Aber Dauererfolg gibt es nicht — das ist das Schreckliche."

So fragte ich eben Dermatologen und fand dies den Irrtum Nummer zwei: Der Ausschlag ist nämlich durchaus nicht „jederzeit" wegzubringen. Herr M., ein Psoriatiker, der in der Nähe Wiens wohnt, litt 18 bittere Jahre lang unter Schuppenflechte. Dermatologen richteten nicht nur nichts aus, sondern die Krankheit breitete sich trotz der Behandlung fast lehrbuchhaft aus. Von den Prädilektionsstellen Ellenbogen und Kniegelenk aus wurde allmählich der ganze Körper befallen. Ausnahmen waren Gesicht und Handflächen. Ebenso lehrbuchhaft kamen Gelenksbeschwerden hinzu, und als auch ein Homöopath nichts besserte, schickte er den Patienten auf gut Glück zu einem Masseur.

Dieser berichtete mir vom ersten Zusammentreffen: „Als ich den Mann sah, wurde mir schlecht. Angesichts dieses Befalls meinte ich, nichts mehr ausrichten zu können. Dann aber haben wir (der Patient und ich) uns bemüht und zu arbeiten begonnen. Es zeigte sich, daß durch Lymphdrainage der Zustand doch zu bessern war. Die Schwellungen gingen zurück und die Schmerzen auch."

M. ist ein Beamter in untergeordneter Stellung. Da anfangs eine tägliche Behandlung notwendig war, verzichtete der Masseur auf ein Honorar — das hätte sich der Patient nie leisten können. Und die Krankenversicherung zahlt so etwas bekanntlich nicht.

Dann trat etwas ein, womit niemand gerechnet hatte: Mit dem Abschwellen der Gelenke begann sich auch die Schuppenflechte zurückzubilden. Schließlich wurde ein Enzymtherapeut zugezogen, der Enzyme, Vitamine und Aminosäuren verabreichte, und innerhalb weniger Wochen bildeten sich Stellen deutlicher Abheilung, die Schuppen fielen ab, und der Patient ist nunmehr von seinem Leiden völlig befreit und auch nicht rückfällig geworden.

Des Enzymtherapeuten Erklärung für das Geschehen lautet: „Ich habe das Immunsystem des Patienten gestärkt, so daß es mit der Erkrankung und dem Erreger fertig werden konnte."

Hier stoßen wir wieder auf Snegotska: Dieser war es nämlich, der einen Erreger der Psoriasis identifiziert zu haben behauptet (153). Mitarbeiter, deren

Wege später von ihm wegführten, entwickelten Impfstoffe, Vakzinen, gegen die Psoriasis und behandeln nun Psoriasiserkrankte damit — mit Erfolg. Snegotska selbst tritt dieser Argumentation nicht bei; seiner Ansicht nach handle es sich nicht um eine kausale Therapie.

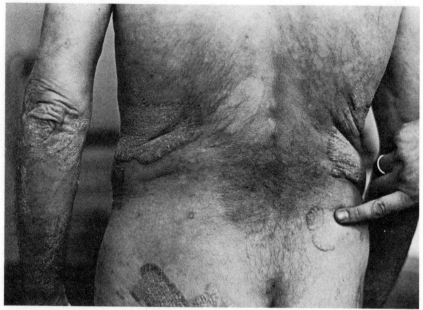

Psoriasiskranker M.: gute Behandlungserfolge.

Snegotska hat Mykobakterien als Erreger ausgemacht, korrekt „spezifische Mikroorganismen bei Psoriasis vulgaris nachgewiesen". Der Fallstrick liegt im Wort „spezifisch": Das Faktum ist auch der Schulmedizin bekannt, aber sie leugnet die Erregerfunktion des Bakteriums und spricht lediglich von einem „unspezifischen mikrobiellen Faktor". Schweninger und die alten Ärzte hätten diesen Streit überhaupt nicht verstanden, denn der „Bazillenzirkus des Herrn Koch" (Virchow) erklärt ja noch lange nicht, weshalb bei einem Bazillenträger die Krankheit ausbricht, beim anderen nicht. Hier sind, wie erwähnt (bei Dr. Frey, Seite 128), andere Faktoren mitentscheidend.

Mykobakterien werden als „zarte, oft fadenförmige, nicht sporenbildende, unbewegliche, kapsellose Stäbchen" beschrieben (187a; 69). Daß sie Erreger sind, zeigt sich nach Snegotska an ihrer Virulenz: „Nehmen Sie den Kamm eines Psoriatikers mit Schuppenflechte auf dem Kopf und kämmen Sie sich damit so kräftig, daß die Kopfhaut blutet. Mit an Sicherheit grenzender Wahrscheinlichkeit haben Sie sich damit infiziert." Er berichtet von einigen Ärzten, die ihm das nicht glaubten und die Probe aufs Exempel machten. Das war vor einigen Jahren, „aber die Psoriasis haben sie heute noch". Ein weiteres Indiz

Heroen der Heilkunst

für Snegotska ist, daß Psoriasis von einer Brust auf die andere übertragen werden kann, wenn Direktkontakt besteht, zum Beispiel durch einen engen Büstenhalter. Da er Krebs für wichtiger hielt, hat er sich mit der Entwicklung einer Krebs-, nicht aber einer Psoriasis-Vakzine beschäftigt.

Diese in der Hand zu haben behaupten jedoch DDr. Werner Scheidl, München, und Dr. Héctor O. Denner, Los Cuartos, Argentinien. Ihrer Meinung nach sind Mykobakterien und Mykoplasmen die tückischsten Feinde des Menschengeschlechts und neben Psoriasis und Krebs auch für Lepra, Tuberkulose (diese zwei in Übereinstimmung mit der offiziellen Bakteriologie und Medizin), multiple Sklerose und Leukämie verantwortlich. Scheidl: „Mit ihrer gummiartigen Membran schlängeln sie sich wie Spaghetti durch die kleinsten Virenfilter. Es gibt an die vierzig, und man kann ohne Übertreibung sagen, daß sie die Menschheit buchstäblich auffressen."

Wie man beweisen könne, daß es sich um spezifische Erreger handle?

Scheidl: „Einerseits durch die Übertragbarkeit — auch Krebs läßt sich ja übertragen [bereits gezeigt, Seite 120] —, anderseits durch das Angreifen der erregerspezifischen Therapie."

Scheidl und Denner also haben ein Mittel gegen diese Erreger. Sie behandeln diese mit deren eigenen toxischen Metaboliten, weil „das, was den Erreger tötet, auch den Menschen umbringt". Man kann Erreger mit „Röntgenstrahlen, Sulfonamiden oder chemisch, etwa mit einem freien Sauerstoffradikal angreifen, wie das zum Beispiel Koch (82) mit Glyoxal und Methylglyoxal gezeigt hat. Koch aber wurde sehr angefeindet, vor allem wegen seiner Theorie, er hätte nicht den Erreger getötet, sondern geheilt — von seinem entarteten Stoffwechsel. Tatsache ist jedoch, daß Koch hunderte Psoriatiker geheilt hat" (Denner).

Damit man gezielt auf den Erreger „schießen" kann, muß der Körper frei von anderen Erregern sein, also zunächst „entherdet" werden. So kann man Scheidl-Denners Psoriasis-Behandlung in vier Schritte unterteilen:

1. Sanierung der Nebenerkrankungen (der Herde, z. B. vereiterte Zähne, Mandeln oder Blinddarm).

2. Injektionstherapie mit einem Halbantigen, einem sogenannten Hapten, das nicht zu allergischen Reaktionen seitens des Patienten führt. Zum Beispiel täglich eine Ampulle „Polipse 50" subkutan durch 30 Tage. Schon bei den ersten Injektionen weicht die Schuppenflechte sichtbar von den Einstichstellen zurück.

3. Angriff auf den Erreger direkt mit einem Sulfonamid (wie das etwa bei der Lepra gemacht wird) oder mit einem Lebendimpfstoff (Utilin, Meeresschildkrötenvakzine, wie in der Tbc-Bekämpfung üblich); einmal wöchentlich.

4. Diät ist wichtig! Schweinefleisch, Zucker, Fette und Alkohol sind verboten! Um basisches (erregerfeindliches) Zellmilieu zu schaffen, sind Gemüse angezeigt. Leber und Niere sind zu entlasten (Leber- und Nierentees).

Ohne auf die Frage eines Erregers einzugehen, faßt der Hainburger Primarius Dr. Rudolf Plohberger die Psoriasis als „abwegiges Verhalten im Zell- und Gewebestoffwechsel" auf und empfiehlt die von ihm wiederholt erprobte

Therapie nach dem Kölner Pathologen Professor Leupold (128). Sie ist im Grunde eine mit moderner Labordiagnostik faßbare Methode der Humoralpathologie, da sie sich an drei Blutbestandteilen orientiert, nämlich Cholesterin, Lipoidphosphor und Blutzucker. Die Methode bedarf eines exakt und schnell arbeitenden Labors, am besten in einem Spital, weil im Lauf der Therapie diese drei Parameter bestimmt werden müssen und die Therapie sich danach richtet.

Wahrscheinlich ist ihre relative Aufwendigkeit der Grund dafür, daß sie nicht allgemein verbreitet ist. Ich denke, daß man sie sich für schwere Fälle und andere dennoch merken sollte: „Auch chronische Ekzeme sprechen auf die Leupoldsche Therapie sehr gut an. Dabei spielt die Einteilung derselben, wie sie in der Dermatologie nach der äußeren Beschreibung gegeben wird, keine Rolle. Ja sogar die dem Ekzem nahestehende Neurodermitis oder der Lichen chronicus Vidal konnte in mehreren Fällen von uns wesentlich gebessert werden." Plohberger berichtet weitere Fälle, darunter solche von Ulcera cruris und von zwei Hautkarzinomen!

Von den anderen Psoriasis-Therapien seien kurz genannt:

• Schmierkuren mit Ölen und Salben. Sie sind sowohl schul- als auch volksmedizinisch in Gebrauch, der Erfolg ist unsicher.

• Lichttherapie in Form von Bestrahlungen mit UV-A-Licht nach vorhergehender medikamentöser Sensibilisierung der Haut. Angeblich gelingt es, 85 Prozent der Patienten von den Symptomen zu befreien, aber nur wenn sie ständig behandelt werden, also etwa alle zwei Wochen eine Bestrahlung erhalten (Mitteilung von Gerot-Pharmazeutika, Wien, an den Verfasser). Die Kontraindikationen sind zahlreich: Leber- und Niereninsuffizienz (gerade bei Psoriatikern häufig!), Schwangerschaft, Porphyrie.

• Licht- und Diätkuren am Toten Meer. Diese sind mit hohen Kosten verbunden (an die 20.000 Schilling pro Patient, die jedoch z. B. von den österreichischen Krankenkassen getragen werden); noch störender sind die häufigen Rezidive bei Abkehr von der Diät und Rückkehr in mitteleuropäischen Smog und Nebel.

Ich habe zahlreiche Psoriatiker unter meinen Bekannten. Etliche von ihnen waren am Toten Meer — mit unterschiedlichem Erfolg. Einer kam fast erscheinungsfrei zurück und war nach vier Wochen voll rezidiv. Soweit sie motivierbar waren, erzielten Psoriatiker mit den außerschulischen Methoden nach Scheidl/Denner, mit Enzymtherapie, mit Schröpfen und mit Diät- und Schmierkuren die besten Ergebnisse. Von den schulischen Methoden ist die Leupoldsche zweifellos die beste — aber sie ist so selten in Gebrauch, daß sie fast schon wieder außerschulisch ist.

Der Aderlaß

Der Aderlaß ist das typische Beispiel einer Methode, die in den vergangenen Jahrhunderten von namhaften Vertretern der Schulmedizin systematisch verteufelt wurde. Gewiß gibt es eine Menge Kontraindikationen, und die Methode

Heroen der Heilkunst 189

geriet auch durch Brussais (1772—1838) in Verruf, der mit seinen Schülern Blut zapfte, wo und wodurch es ging — so auch durch Blutegel, was diesen Ärzten den Spitznamen „die Vampire" einbrachte.

Es kamen statistische Untersuchungen auf, die festgestellt haben wollten, Aderlaß sei schädlich (Louis, 1835), und es gibt eine Richtung, die ihn sogar staatlich verboten haben wollte. „Im großen und ganzen kann man sagen, daß der Aderlaß in der Zeit von 1860 bis 1910 fast vollkommen aus der klinischen Therapie verschwunden war" (16; 284). Aschner, von dem diese Feststellung stammt, hat diese Technik nicht an der Klinik gelernt. Eine (in den Kategorien unseres heutigen medizinischen Weltverständnisses) höchst erstaunliche Anwendung beschreibt er wie folgt (14): „Ein Automobil hat eine Frau niedergestoßen: Gehirnerschütterung, Schädelbasisbruch... Die Prognose lautete: Hoffnungslos! Die Kranke war eine Verwandte von mir. Ich besuchte sie am gleichen Abend und fand sie in tiefster Bewußtlosigkeit. Rasch veranlaßte ich ihre Überführung in ein Privatsanatorium, machte dort sofort einen Aderlaß — und sie schlug die Augen auf! Sie erholte sich, kam mit dem Leben davon und ist auch heute noch recht gesund. Seither sind 18 Jahre verflossen." Eine ähnliche Geschichte wird aus der griechischen Sagenwelt vom Arzt Podalirius überliefert, der eine vom Dach gefallene Königstochter (ebenfalls Schädelbasisbruch) mit Aderlaß kurierte. Aschner erklärt dessen Wirkung einerseits mit der Reduktion des Blutdruckes, wenn dieser den Menschen zu ersticken droht, andererseits durch die Verhinderung einer tödlichen Entzündung (wie beim Schädelbasisbruch).

Abele (1; 59 f.) hat selbst große Erfahrungen mit dem Aderlaß und weist ihm auch in der heutigen Medizin einen wichtigen Platz zu, vor allem bei „Kopfweh, Schwindel, Schlaflosigkeit, Ohrensausen, Nasen- und Netzhautblutungen, Asthma, Brachialgie, Pleuritis, Hepatitis, Hämorrhoiden, Varicen und Psychosen". Er berichtet aus seiner Praxis über Fälle von lebensgefährlichem Lungenödem, Hitzschlag, Ulcus cruris, Nephritis und klimakterischen Beschwerden, die alle mit Aderlaß zu kurieren oder zu bessern waren. Dieser „Heros der Heilkunst" ist somit nicht nur eine Waffe gegen die chronischen Leiden, mit denen Naturheiler vor allem zu tun haben, sondern auch wichtiges Hilfsmittel der Notfallmedizin! Und dennoch lernen viele Ärzte während ihrer Ausbildung diese Technik nicht. Manche lernen sie, wenden sie aber, da sie sich vom Klinikchef scheel angesehen fühlen, nur selten an. Der Aderlaß verlangt, wie Abele schreibt, Übung und Selbstbewußtsein — wer nur einmal im Monat einen Aderlaß macht und da nur „geduldet", wird weder das eine noch das andere erwerben.

Blutegel

Im Büroraum der Praxis des Admonter Heilpraktikers Franz Sulzbacher steht ein kleines Aquarium. Es dient allerdings nicht der Verschönerung, sondern höchst prosaisch als Reservoir für Blutegel. Er ist einer der wenigen, der dieses Tier (Hirudo officinalis) noch therapeutisch anwendet. Auch diese Methode ist „arztaufwendig". Wenn der Arzt dazu keine Zeit hat, nimmt sie sich folgerichtig der Heilpraktiker.

Bemerkenswert ist, daß in der Medizingeschichte Blutegelanwendungen nicht durchgehend vorkommen. Hippokrates erwähnt sie nicht, dagegen kommen sie in der indischen Medizin des Susruta vor. Galen und Avicenna kennen sie, aber schon im Mittelalter wieder fielen sie in Vergessenheit; beim Polyhistor Paracelsus werden sie kein einziges Mal erwähnt. Erst ab dem 17. Jahrhundert treten sie wieder auf.

Zunächst muß man die Tiere aus dem Aquarium fischen und bestimmen, wo vorne und hinten ist. Dann setzt man sie an die Stellen des Patienten an und hofft, daß sie beißen. Manchmal dauert es lange, und Abele empfiehlt, die Haut an der Stelle, an der der Egel beißen soll, mit dem Skalpell zu ritzen: Das mache dem Tier Appetit. Und er fügt hinzu: „Man soll dabei weder eilig noch aufgeregt sein. Denn die Stimmung des Arztes überträgt sich — so wunderlich es klingt — auf das Benehmen des Tieres." (1; 73).

Sulzbacher will auch festgestellt haben, daß die Witterungslage eine Rolle spielt. Manchmal beißt kein einziger, und man muß die Behandlung auf einen anderen Tag verschieben.

Sitzen sie jedoch fest und trinken sie — Sulzbacher verwendet sie meist an den Beinen bei Thrombophlebitis (Venenentzündung) —, dann stellt sich schon bald eine entzündungshemmende Wirkung ein. Nach einiger Zeit fallen die Tiere, wenn sie vollgetrunken sind, von selbst ab. Wiederverwendung ist verpönt, weil man die Infektionsgefahr nicht ausschalten kann; am besten setzt man sie in einem Teich aus.

Der langwierige Teil der Behandlung beginnt mit der Nachblutung. Abele rät, diese nicht zu unterbrechen, da sonst der Behandlungserfolg in Frage gestellt ist. Sie dauert zwischen 2 und 24 Stunden und ist nicht sonderlich angenehm, da der Patient während dieser Zeit liegen bleiben muß und entweder blutet oder Serum ausscheidet (man braucht viel Bettwäsche und Zellstoff).

Die Wirkung ergibt sich einerseits aus dem Blutverlust, andererseits aus dem Speichel des Tieres, der die Gerinnungsneigung des Blutes erheblich herabsetzt und der spezielle antibiotische Eigenschaften hat; er wirkt also gezielt gegen Entzündungen.

Und gegen Glaukom. Augenärzte, bitte herhören: „44jährige Angestellte, die ihren Dienst aufgeben mußte, da sie an maximaler Kurzsichtigkeit bei Glaukom beider Augen leidet ... Keinerlei Herde. Da der Augeninnendruck trotz der vom Facharzt verschriebenen Mittel unaufhaltsam steigt, sucht die Patientin mich auf. Ein allgemeiner Aderlaß würde voraussichtlich nichts nützen. Deshalb werden am rechten Auge, welches das schlimmere ist, drei Blutegel angesetzt. Das geschieht an der rechten Schläfe. Bei der nächsten Sprechstunde wundert sich der Facharzt, daß der Binnendruck in diesem Auge sich im Verhältnis zu dem des unbehandelten Auges merklich gesenkt hat..." (1; 79 f.). Abele indiziert weiter bei Iritis, Netzhautablösung, Mittelohrentzündung, Angina und Diphtherie, Angina pectoris, akuter Hepatitis und Appendicitis, bei Magengeschwüren und bei Pfortaderthrombose.

Heroen der Heilkunst

Ist das Bluten vorbei (Sulzbacher beginnt mit Egelbehandlung meist in der Früh, um bis am Abend fertig zu sein), fühlt sich der Patient im allgemeinen spürbar erleichtert und besser. Nicht angewendet dürfen sie dann werden, wenn schlechte Wundheilungsbedingungen vorliegen, also bei Blutern und manchen Diabetikern.

Das Schröpfen

Schröpfköpfe aus Glas, mit Luftpumpen oder ohne, sind heutzutage einigermaßen verbreitet. Obwohl sie gelegentlich auch an Spitälern Verwendung finden, sind sie doch Außenseitergeräte. Ihre Handhabung (wenn es sich nicht um solche mit Luftpumpen handelt) ist nicht ganz einfach, und das mag ein Grund sein, weshalb sie nicht so häufig verwendet werden wie z. B. eine Injektionsspritze.

Dr. Friedrich Hawlik, Wien, verwendet sie gerne und demonstriert mir die Methode. Man nimmt einen gläsernen Schröpfkopf (zur Not tut es auch ein Wasserglas, das nicht zu groß und zu schwer ist), hält einen in Spiritus getränkten Flocken mit einer Pinzette hinein und stülpt das Glas sofort auf die Haut, nachdem die Watte blitzartig herausgezogen wurde. Der Unterdruck in der Glocke hält diese auf der Haut fest und zieht diese mitsamt dem darunterliegenden Gewebe hinein.

Sulzbacher verwendet zum selben Zweck über Luftschläuche mit einer Luftpumpe verbundene Gläser. Man kann damit sehr tiefe und schmerzende Hämatome anlegen, die auch tiefliegende Gewebsschichten stark stimulieren. Was manchmal wichtig, aber nicht immer notwendig ist.

Aus den umliegenden Gewebsstellen strömt viel Blut hinzu, und man kann dies als Abwehrreaktion des Körpers auf den Schröpfreiz auffassen. Wir haben schon die Gelosen kennengelernt. Sitzen sie an entsprechenden „Schröpfstellen" (es gibt eigene „Landkarten" dafür), deuten sie auf eine Insuffizienz des korrespondierenden Organes hin (so etwa „in Höhe des ersten/zweiten Lendenwirbels für die Nieren" 1; 99). Soll blutig geschröpft werden, wird die Haut an der Schröpfstelle entweder mit einem Skalpell oder einem Schnepper mit mehreren Messern geritzt.

Hawlik schröpft zur Behandlung des hohen Blutdrucks den dafür vorgesehenen Punkt in der Gegend des Steißbeins so lange blutig, bis mehrere Kubikzentimeter Blut ausgetreten sind. Vor allem bei Hypertonie (Blutüberdruck) stellt sich der regulative Erfolg schon binnen weniger Minuten ein. Er schätzt diese Methode außerordentlich in der Behandlung von Menstruationsstörungen (zu viel, zu wenig, unregelmäßig), bei Fluor, Gelenksbeschwerden (Arthritis, Arthrosen), gegen Erkältungen und Magen- und Hauterkrankungen.

Man nimmt eine allgemein stärkende und das Immunsystem unterstützende Wirkung an, deshalb ist, wie bereits gezeigt wurde, Schröpfen auch bei Lähmungen (multiple Sklerose) und Infektionen indiziert. Bei malignen Erkrankungen ist höchste Vorsicht angezeigt (Gefahr des „Aufrührens").

192   *Naturheiler*

Hawlik merkt noch an, daß das Schröpfen in China weit verbreitet ist. Man verwendet dort Bambusrohre als Schröpfköpfe.

Wieder ein Außenseiter: Baunscheidt

Die Baunscheidtsche Behandlung ist unter Heilpraktikern so weit verbreitet, daß sich eine ausführliche Darstellung erübrigt. Trotzdem sind einige Worte darüber zu verlieren, denn der Methode haftet etwas an, was Lampert nicht ganz zu Unrecht sektiererisch nennt.

Es gibt blasen- und pustelziehende Hautreizverfahren (Vesikantien und Pustulantien, Ableitung über die Haut), von denen wir Sulzbachers Malefizöl bereits kennengelernt haben. Es sind weiter das Cantharidenpflaster und das Haarseil gelegentlich in Gebrauch, aber das wichtigste ist zweifellos das Baunscheidtsche Hautreizverfahren.

Sein Erfinder, der Mechaniker Carl Baunscheidt aus Endenich bei Bonn (1809—1873), wurde eigener Schilderung zufolge auf die Methode dadurch aufmerksam, daß rheumatische Beschwerden in der Hand nach den Stichen einiger Mücken schlagartig verschwanden. Er konstruierte daraufhin ein Gerät mit einem Bündel feiner Stahlnadeln, mit dem man wie durch Mückenstiche die Haut reizen konnte. Mit einer Feder kann man die Schlagkraft der jeweiligen Hautstelle anpassen: „Die Nadeln perforieren die Oberfläche der Haut, ohne die Kapillaren zu verletzen, so daß keinerlei Blutung eintritt. Die sogleich einsetzende Reaktion besteht in einer kräftigen Hyperämie und leichter Lymphsekretion aus den Stichkanälchen. Anschließend wird die … Hautstelle mit dem Oleum Baunscheidtii eingepinselt. Das Öl, dessen genaue Zusammensetzung von der Herstellerfirma nicht bekanntgegeben wird, gehört offenbar zu den Pustulantien."

Das ist unschulisch und Hauptangriffspunkt: Ist ein Heilmittel bekannt, hat es offengelegt zu werden, damit es andere Forscher nachprüfen können. Geheimmittel gelten als verpönt. Aschner vermutet als wirksamen Bestandteil Crotonöl — wie auch im Mittel des böhmischen Arztes Dr. Jetel, der mit einem ebenfalls geheimgehaltenen Einreibemittel wahre Wunderheilungen vollbrachte und in dem bei einer Untersuchung Crotonöl und Olivenöl festgestellt wurden. Aschner stellte daraufhin eine Mischung selbst her, mußte sich aber von ihrer Unwirksamkeit überzeugen. Er nahm an, daß weitere unbekannte Faktoren für die Wirksamkeit maßgebend waren, etwa „Lorbeeröl, Mezereum oder Cajeput".

Die Methode hilft gegen Kopfschmerz, Migräne, Meningitis, Neuralgien, Psychosen, Augenerkrankungen (Katarakt, Glaukom, Iritis, Retinitis, Chorioiditis, Skleritis), Angina pectoris, Lungenerkrankungen, Gallenkoliken, Menstruationsstörungen und Rheuma. Wieder hat der Grundsatz zu gelten, daß Helfen an erster Stelle kommen muß. Ob die Theorie Baunscheidts, seine Säfte- und Krankheitslehren, nun stimmen oder nicht — die Erfahrung hat gezeigt, daß an seiner Methode etwas dran ist. Baunscheidt selbst muß reichlich

Heroen der Heilkunst 193

stur gewesen sein und diese Einstellung auf seine Nachfolger übertragen haben; sonst würde die Zusammensetzung des Reizöls nicht geheimgehalten.

Aschner hat selbst ein modifiziertes Gerät konstruiert und in den Handel gebracht. In neuester Zeit hat Rau mit seinem „Ka-We-Vitralisator" dem Verfahren eine originelle Note verliehen: Seine „igelähnliche" Konstruktion besteht aus einem Roller mit 42 Nadeln (Abstand 30 Grad) und einer Schutzkappe, die die Prozedur vor dem kritischen, aber mitunter empfindsamen Auge des Patienten verbirgt (131). Geölt wird die Haut mit einem blasenziehenden Öl (mit Crotonöl als wirksamer Komponente), von dem es einige im Handel gibt.

Heilen durch Feuer

„Eigentümlich berührt es, wenn einerseits Hippokrates als erstrebenswertes ärztliches Ideal hingestellt wird und sein Ausspruch zitiert wird, daß das Feuer, also die Kauterisation oder Ignipunktur, das wirksamste aller Heilmittel sei (Aphorismus I, 279); andererseits aber von der Ignipunktur in der modernen Medizin so gut wie gar kein Gebrauch gemacht wird" (16; 553). Aschner verweist darauf, daß es nicht nur das Glüheisen, sondern auch chemische Ätzmittel waren, die zur Ableitung auf die Haut gebraucht wurden.

Tatsächlich ist das Brennen heutzutage fast nur noch in der Akupunktur üblich, korrekter: in der Behandlung mit Moxen. Moxa-Kraut (Artemisia chinensis) wird in Kegelform auf den zu brennenden Punkt gelegt und angezündet; es gibt auch Moxa-Zigarren, die man in die Nähe der indizierten Akupunkturpunkte bringt (54, 83, 149). Glüheisenschwingende Bader, die Kranken Verbrennungen aller Grade zufügen, um sie gegen Lungenschwindsucht, Tumore, Elephantiasis, Coxitis, Schwindel oder Katarakt (dies einige der historischen Indikationen) zu behandeln, haben in der auf Sterilität und Sauberkeit bedachten Gegenwartsmedizin begreiflicherweise keinen Platz.

Nogier, einer der Altmeister der Auriculotherapie, sagt (121; 49): „Ganz allgemein habe ich nur bei idiopathischen Neuralgien, die von einem heftigen Schmerz mit Anfällen und schmerzhaften Punkten gekennzeichnet sind und keine erhöhte Temperatur aufweisen, die positiven Wirkungen der Kauterisation festgestellt." Er berichtet über die Beobachtung alter Ärzte, wonach in manchen Fällen chronischer Ischialgie durch Kauterisation des entsprechenden Ohrpunktes mit dem Glüheisen Schmerzfreiheit erreicht wurde, zumeist aber dann fehlschlug, wenn Ischias in „Verbindung mit einer Gicht, einer rheumatischen Diathese auftrat, wofür die Ischias nur ein weiteres Symptom darstellte". Der Punkt ist auf dem Hieronymus-Bosch-Gemälde „Der Garten der Lüste" mit einem Pfeil, der zwei Ohren durchbohrt, genau markiert.

Wenn man nicht moderne chirurgische Elektromesser, Verschorfgeräte und Laserskalpelle als Fortsetzung der feurigen Tradition in der Medizin gelten lassen will, dann kenne ich aus eigener Anschauung nur einen einzigen Mann, der sie anwendet: den oft genannten Dr. Friedrich Hawlik.

Er experimentiert viel mit Magneten, Akupunkturgeräten, Transformatoren von Kindereisenbahnen, Nadeln und Strom. Und zur schmerzlosen Kauterisation des vorgenannten Ischiaspunktes im Ohr hat er sich ein höchst einfaches Verfahren ausgedacht. Er steckt in Millimeterabstand zwei (japanische) dünne Stahlnadeln in den Ohrpunkt und verbindet sie sekundenlang mit einer 1,5-Volt-Batterie. Der Gleichstrom zerstört in diesem winzigen Bereich das Gewebe — und damit ist derselbe Effekt erzielt wie bei der früher relativ großflächigen Kauterisation. Der Eingriff ist praktisch schmerzlos und dauert wenige Sekunden.

Man kann aber auch die Behandlung mit niederfrequenten Strömen (Galvanisierung), wie sie Jantsch und Schuhfried (74) seit Jahren mit Erfolg praktizieren, zu diesem Methodenkreis rechnen; von den vielen aufgeführten Indikationen seien Arthritis, Arthrosen, neuritische Lähmungen, Enuresis (Bettnässen) und Behandlung nach Unfällen genannt.

Massage

Massage ist jenes Mittel, zu dem der Laie bei chronischen Beschwerden im Muskelbereich wohl zuerst greift. Man kann leider viel falsch machen, und so ist es berechtigt, Masseure in eigenen Schulen und Kursen auszubilden. Es ist dies der Weg, den viele Naturheilkundige gehen und in Österreich zu gehen gezwungen sind: Masseure dürfen sich mit den entsprechenden Befähigungsnachweisen und Konzessionen niederlassen, Heilpraktiker dagegen nicht. Franz Sulzbacher, Admont, ist Masseur. So darf er einen Massagesalon betreiben. Was er wirklich darin macht, zum Beispiel Akupunktur, Chiropraktik oder Blutegelbehandlung, kann zwar überprüft werden, muß aber nicht. Zusätzlich wird noch (auch von der Konzessionserteilung her) Heil- und Sportmassage unterschieden, wobei der Heilmasseur mit einem Arzt zusammenarbeiten soll.

Die Massage nützt zur Unterstützung von Herzarbeit und Durchblutung, hilft Gewebe durchbluten und orientiert sich vor allem im Bereich der Wirbelsäule an den bereits bekannten Myogelosen (oder Gelosen), worunter man Muskelverspannungen versteht. Oft stehen diese mit inneren Organen in Zusammenhang und können als dessen tastbar gewordener Hilfeschrei gedeutet werden.

Brauchle: „Die Zahl der Menschen, die allein unter schmerzhaften Muskelverkrampfungen leiden, ist überraschend groß, und ihnen allen kann durch die Beseitigung der Schmerzpunkte entscheidend geholfen werden. Manchmal sind Wunderheilungen auf diese Art sehr einfach zu erklären: Bei der bisherigen Behandlung wurde die Aufmerksamkeit ganz auf die inneren Organe gerichtet und die Körperdecke außer acht gelassen. Wenn dann ein geschickter Heilbehandler die Körperdecke genau untersucht und behandelt, kann er überraschend schnell alle Schmerzen und Funktionsmängel der inneren Organe beheben, deren Ursache eben nur in der Körperdecke zu finden war" (28; 254). Für diese Art der Massage hat sich allgemein der Begriff „Reflexzonenmassage" eingebürgert — und nicht nur für Massage auf den Fußsohlen, die ja beinahe schon klassisch ist und seit neuestem ein eigenes Lehrbuch hat (152).

Heroen der Heilkunst 195

Es gibt Reflexzonen praktisch am ganzen Körper: am Kopf, am Rücken und in der Nase. Rau hat eine alte Technik (aus Assyrien) neu belebt (132); mit einem eigenen Nasenreflexöl (Rödler) auf Watteträgern massiert Rau jungen Damen Menstruationsbeschwerden weg und behandelt ebenso erfolgreich Fälle von Ohrensausen und (Augenärzte, bitte herhören!) des grünen Stars.

Es gibt dutzende Systeme, und an jedem ist etwas dran. Die Gleisdorfer Masseuse Christine Bahr zum Beispiel schwört auf etwas, was ich mit Brauchle „Nervenpunktmassage" nennen würde: Ihre mit Lebarol, dem Massageöl ihres Vaters Dipl.-Ing. Willi Bahr, gesalbten Fingerspitzen drücken — zum Beispiel in Fällen von Ischialgie — heftig gegen Kreuzbein und Darmbeinkamm. Diese Behandlung schmerzt, aber ihrer Erfahrung nach hilft die Massage sonst nicht.

Der Grazer Heilmasseur und Lehmtherapeut Alfred Rumpf wieder bevorzugt japanische Shiatsu-Punktmassage, und die Mayr-Ärzte wiederum schätzen bestimmte Griffe, mit denen sie den Dickdarm aus seiner Trägheit locken können; die Lymphdrainage als Heilmittel gegen Psoriasis kennen wir bereits (sie ist eine subtile Technik, die in eigenen Kursen gelernt werden muß und jetzt glücklicherweise schon weithin gelehrt wird), und die Bindegewebsmassage sucht ähnlich der Nervenpunktmassage Schwellungen und Schmerzstellen des Bindegewebes auf und rückt ihnen mit bestimmten Strichen zu Leibe.

Es gibt eigentlich unter den Schulmedizinern keinen, der nicht vom Wert der Massage an sich oder zumindest der einen oder anderen Form überzeugt wäre. Massage wird also nicht nur geduldet, sondern sogar gefördert.

Wirbel um die Chiropraktik

Durchaus nicht so ist das bei der Chiropraktik, wohl aus dem Grund, weil wieder einmal eine sektiererische „Lehre" dahintersteht. So wie Dogmen in der Schulmedizin weder die Wissenschaft noch die Erfahrungsheilkunde weiterbringen, ebensowenig ist von Dogmen von außerhalb Gutes zu erwarten.

In ihrer neuzeitlichen Form geht die Chiropraktik auf den amerikanischen Delikatessenhändler David Daniel Palmer (aus Davenport, Iowa) zurück, der leicht verschobene (subluxierte) Wirbel als Ursache zahlreicher Störungen im Körper wiederentdeckte und durch Einrichten der Wirbelsäule (Reposition) behob. Lampert deckt auch hier mit der ihm eigenen Zielgerichtetheit schonungslos auf, daß „Palmer ... jeden Kompromiß schärfstens verwarf und keinerlei Toleranz andern Heilmethoden gegenüber bei seinen Anhängern duldete" (93; 60 f.). Die Methode war schon im Altertum (im alten Ägypten, aber auch in Griechenland) bekannt.

In Europa faßte sie durch eine denkwürdige Volksabstimmung in der Schweiz Fuß: Der Kanton Zürich entschied im Februar 1939, Chiropraktoren seien zur Behandlung Kranker zuzulassen — und das entgegen den ausdrücklichen Empfehlungen aller befragten wissenschaftlichen Gutachter. Lampert zitiert einen Fall einer Patientin mit multipler Sklerose, die von einem Chiropraktor lange behandelt wurde, schließlich aber (erwartungsgemäß) im Rollstuhl landete. Es kann sich, trotz großen Zulaufs, um keinen sehr kompetenten Mann gehandelt haben, denn er verursachte der Patientin (und nicht nur ihr) bei der Behandlung Schmerzen.

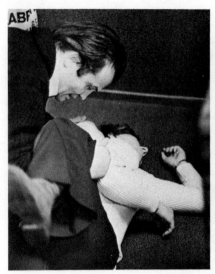 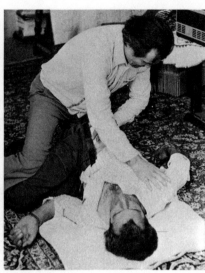

Siegfried Lübke, Hartberg, beim chiropraktischen „Einrichten".

Ich habe mir die Technik von dem Heilpraktiker S i e g f r i e d L ü b k e , der an alle Probleme der Heilkunde mit außerordentlicher, sogar von Ärzten und Universitätslehrern bescheinigten Akribie herangeht und sich eine Fachbibliothek in Millionenwert vom Munde abgespart hat, ausführlich erklären und (auch an mir) demonstrieren lassen. Das Wesentliche daran ist wirklich, naturgemäß zu bleiben, also: den subluxierten Wirbeln die Möglichkeit zu bieten, von selbst in ihre Optimallage zurückzukehren („hineinzuspringen") und ja nicht zu versuchen, sie hineinzupressen. So darf chiropraktische Behandlung niemals von Schmerzen begleitet sein — im Gegensatz zu dem weithin verbreiteten Strecken, dem oft stundenlangen Aufhängen des Patienten, bei dem (Lübke) „die Bänder noch mehr gezerrt und beansprucht werden". In Wirklichkeit sollte man sie jedoch entlasten.

Zeitungsberichte über Chiropraktik pflegen auf heftigste Kritik von Ärzten zu stoßen — quasi als Kampf der Schulen, würde Lampert sagen —, und ich habe deshalb eine Menge von Fällen gesammelt, in denen einwandfrei dokumentiert ist, daß Chiropraktik geholfen hat, wo andere Methoden versagten. Nur zwei davon seien im folgenden genannt:

- Siegfried Schwab, Maler und Grafiker aus Trieben, Steiermark, fiel beim Bemalen einer Hausfassade vom Gerüst. „Zwei Hals- und fünf Rippenwirbel warn außidraht", erzählte er mir — was hochdeutsch mit „subluxiert" wiedergegeben werden kann. „Anderthalb Jahre lief ich von einem Arzt zum

Heroen der Heilkunst

anderen — aber keiner konnte mir helfen. Da ging ich zum Franz Sulzbacher, der richtete mich ein, und nach drei Behandlungen war's gut."

• Rosa Leopold aus Wallern an der Trattnach, Oberösterreich: „Plötzlich habe
ich Mumps [Parotitis] und schwere Kopfschmerzen gekriegt und Erstickungs-
anfälle dazu. Im Krankenhaus wurde ich nur abgehorcht. Dann haben sie
gesagt, ich krieg ein Kind — aber das war's nicht. So bin ich — buchstäblich
— zu Herrn Lübke gekrochen. Er richtete mich ein, ich stand auf und ging
ohne Schmerzen weg." Dieser Fall ist sogar röntgenologisch festgehalten:
die Wirbelsäule zeigte vor Lübkes Behandlung eine Anomalie, die nachher
nicht mehr vorhanden war.

Lampert urteilt: „. . . die Chiropraktik ist ein Heilverfahren, das auf noch
nicht bewiesener theoretischer Grundlage aufgebaut ist." Das war 1955. Inzwischen haben Beyeler et al. (23) ein umfangreiches Werk (1961) vorgelegt,
das diese Grundlagen liefert. * Um so höher ist Lampert der Schlußsatz anzurechnen: „Jeder Arzt sollte sie [diese Methode] sich aneignen, aber auch ihre
Indikationen kritisch zu stellen wissen" (93; 67).

„Heroen der Heilkunst" nannte ich mit Hufeland dieses Kapitel. Heroen
und Denkmäler haben es an sich, gestürzt und von anderen Heroen verdrängt
zu werden.

Vielleicht sind auch Heroen nichts für unsere Zeit. Vielleicht brauchen wir
die Stillen, die im kleinen Kreis ihre Arbeit tun. Und deshalb schließe ich dieses
Kapitel höchst unheroisch mit dem Wort eines einfachen Heilmasseurs und
Saunabademeisters, der früher Beamter war und in Mödling bei Wien prakti-
zierte; er heißt Herbert Koch und lebt heute in Salzburg: „Zu mir kommen die
Menschen als Wrack. Aber wenn ich sie massiere, werden sie zugänglich, und
dann versuche ich, ihren inneren Arzt zu erwecken: ‚Du mußt etwas für deine
Gesundheit tun, dich vom chemisch-technischen zum biologisch-botanischen
Denken hinwenden', rede ich auf sie ein. Und das hat meistens Erfolg."

Heroismus muß von innen kommen.

---

* Auch in 195 findet sich eine Darstellung.

Wer nicht sterben kann
Stirbt auch

Bertolt Brecht

Auch das muß sein: der Tod

In Büchern über Naturheilkunde kommt der Tod nicht vor. In der auf Konsum ausgerichteten Warengesellschaft des Neopositivismus auch nicht. Trotzdem gehört er dazu, und so seien mir einige Worte darüber gestattet. In der Natur des Themas liegt es, daß es eher persönliche Gedanken sein werden; dafür bitte ich um Nachsicht.

Es geht mir weniger um den Tod. Darüber sind in letzter Zeit eine Menge kluger Bücher geschrieben worden: Autoren, Mediziner, Psychologen und Theologen haben Berichte von Totgewesenen und Wiederbelebten gesammelt, kompiliert, katalogisiert, publiziert und diskutiert. Bei allen von ihnen ist herausgekommen, daß die Erlebnisse der „Toten" zumeist gleich, immer jedoch ähnlich waren. Der Schluß aus diesen Berichten ist nicht abwegig, daß es jenseits des physischen Todes weitergeht, was man auch ohne diesen forscherischen Aufwand aus Religionen und esoterischen und metaphysischen Überlieferungen hätte erkennen können; aber unsere naturwissenschaftlich orientierte Zeit liebt nun einmal Interviews, Statistik und „Untersuchungen", und so sollen uns alle Erkenntnisse, wie sie Kübler-Ross, Moody, Stevenson, Delacour und andere zusammengetragen haben, um so lieber sein, als sie auch „wissenschaftlich", also sozusagen durch die Methode gerechtfertigt sind.

Das „Licht" (der Erkenntnis), der „Tunnel" (der Übergang) und das „Gericht" (über die Taten des Lebens) kommen in nahezu allen Erzählungen vor; es findet sich das Motiv eines allgütigen und liebenden, vor allem aber verstehenden und verzeihenden Wesens, und zwar unabhängig vom kulturellen und religiösen Hintergrund des Sterbenden. In Kenntnis des Boëtius, der Religionen und dieser Erzählungen verliert der Zustand „Tod" seinen Schrecken.

Nicht aber der Übergang, das Sterben. Und darum geht es mir.

Die Gesundbeter, die Positivisten aller Schattierungen, die Erfolgsgeneration amerikanischer (wie auch sowjetischer) Psychologen vom Skinner-Typ, die ihre Kunden mit Macht auf positiv eingestellte Regelmechanismen trimmen, nehmen vom Tod keine Notiz.

Das ist nun gewiß keine Absage an die für wirksam erkannte Macht der positiven Gedanken, der optimistischen Lebenseinstellung. Doch mit der völligen Negierung und Leugnung der zweiten Seite des Lebens erweist man dem Menschen einen Bärendienst.

Man kann dies analog zum Gut-Böse-Dualismus sehen. Gescheite Leute zerbrechen sich tausende Seiten lang die Köpfe, weshalb denn das Böse in der Welt sei, und sie meinen, kraft ihrer Originalität das Problem lösen zu können.

Auch das muß sein: der Tod

Gewiß — *so* kann man es für sich selbst, und nur für sich selbst bewältigen, und die Originellen sind auch mir lieber als die Schulfüchse. Trotzdem schadet es nicht, ein bißchen bei den Alten zu stöbern, und dutzende Symposien, Weekendseminare, Kollegien und Workshops über Gott und die Welt und Tod und Teufel haben diesen schlichten Sätzen der heiligen Hildegard seit knapp tausend Jahren nichts Wesentliches hinzuzufügen vermocht: „Wenn die Menschen auf dem rechten Wege sind und maßvoll das Gute wie auch das Böse verwirklichen, dann erfüllen sie ihre Aufgaben mit Gottes Gnade ... Mit einem halben Wissen und Gewissen kann der Mensch nicht vollständig sein ... Wie der Mensch im Wissen um das Gute Gott mit guten Werken liebt, so fürchtet er ihn im Wissen um das Böse, indem er die bösen Werke erkennt ... Hätte die Seele diese Gewissensentscheidung zwischen Gut und Böse nicht, dann wäre sie wie ein Blasebalg, mit dem der Schmied nichts anzufangen weiß." An anderer Stelle gebraucht Hildegard das Bild vom Vogel, der ohne zwei Flügel sich nicht in die Luft erheben könne.

So ist auch der Tod, und nicht nur weil er da ist, haben wir uns mit ihm auseinanderzusetzen.

Soziologen und Psychologen haben „erarbeitet", daß die Akzeptanz des Todes ein Kriterium der Reife sei, folglich bereits zwischen 20. und 25. Lebensjahr vorhanden sein sollte. Allein diese Feststellung zeigt den neurotisierten Hintergrund: Tod und Sterben gehörten früher — was sowohl für die Feudal- als auch für die frühe Industriegesellschaft gilt — selbstverständlich zum täglichen Leben. Heute gibt es eigene „Sterbeseminare" (in München) und „Sterbekliniken" (in Großbritannien) — solches hätte weder Paracelsus noch Schweninger verstanden.

Einer der Gründe liegt in der Entmenschlichung dessen, was man euphemistisch als Gesundheitswesen bezeichnet, was aber in Wahrheit nur mit dem „Handling" * von Bresthaften zu tun hat. Da notwendigerweise einige von diesen auch sterben, muß das anonyme Monstrum „Gesundheitswesen" sehen, wie es mit diesen fertig wird.

Achtzig Prozent der Todesfälle ereignen sich in den USA in Spitälern, und der Schweizer Soziologe Jean Ziegler (192) stellt einen solchen typischen Todesfall, zusammengetragen aus amerikanischen Schilderungen, dar: „Wenn ein Kranker stirbt, wird sein Körper in ein Leichentuch gehüllt, bevor er in die Leichenhalle gebracht wird. Das Krankenhaus stellt für jeden Leichnam ein ,Leichenbündel', das ein Leichentuch, Namensschilder, Wollkordeln, mit denen Hände und Füße zusammengebunden werden, und zwei eingefaßte Stoffstücke enthält, mit denen die Augen zugedeckt werden."

Das erinnert an die „Alles-inklusive-Package-Tours": Der Kunde zahlt und braucht sich um nichts mehr zu kümmern. Hie Geld — da Verantwortlichkeit! Auf diese Weise wird heutzutage nach feiner amerikanischer Art Unangenehmes abgeschoben. So meint man, auch mit dem Tod verfahren zu können.

„Der geringste Fehler, das nur andeutungsweise Sichtbarwerden des Ereig-

---

* Wörtlich „Behandlung", aber im Sinne von „Abwicklung", „Transport".

nisses würden die ganze Verdunkelungsstrategie null und nichtig machen ...
Die Überlebenden ... müssen den Glauben haben, daß niemand in dem Krankenhaus stirbt, in dem sie liegen" (192).

Zeugen des Sterbens sind nicht gefragt, und ihn zu isolieren ist das Schlimmste, was man einem Sterbenden antun kann. Isolation, so ergaben Untersuchungen, ist eine der ärgsten Foltern für den Menschen, wenn nicht überhaupt Vor-
bedingung für das „extremst negative Stadium" (97a; 157). Ziegler: „Der
Mensch des 20. Jahrhunderts wird um das Sterben, um den Todeskampf, betrogen", und einschlägiges Studium, etwa der verschiedenen Totenbücher, kann
klarmachen, welche Funktion diesem letzten aller Kämpfe zukommt — die
Vorbereitung auf das Danach.

Man mag zum Überleben, zu Religionen und zum Seelenbegriff (Paracelsus:
„Diese zweite Hälfte des Menschen ist zwar unsichtbar, aber doch greifbar")
stehen, wie man will: Das Recht auf ein menschenwürdiges Sterben, auf einen
menschenwürdigen Todeskampf, ist „von dieser Welt", und es ist *hier* zu
sichern.

Dem Arzt, dessen „Wirken reine Menschlichkeit, reine Humanität" (Schweninger) ist, kommt beim Sterbevorgang eine sehr wichtige Aufgabe zu —
analog dem Geburtshelfer, der beim Eintritt in dieses Leben hilft.

Zumeist hat der Sterbende in den Spitälern es jedoch nicht mit Ärzten, sondern mit „Thanatokraten", nämlich selbsternannten Herren über Leben und
Tod, zu tun (Ziegler).

Auch Ärzte selbst, sofern sie kritisch eingestellt sind, sehen diese Konfrontation nicht weniger scharf. Der Tod — exakter: das, was ihm vorausging —
des spanischen Diktators Franco ist hiefür ein Beispiel.

„Früh um halb vier wollte das schwergeplagte Herz des Zweiundachtzig-
jährigen der Quälerei ein Ende machen. Es hörte auf zu schlagen. Doch die
Eliteärzte erlaubten nicht, daß es aufgab. Sie drückten und quetschten den
streikenden Kreislaufmotor, bis er wieder ansprang.

Einige Stunden später probierte es der Magen. Er platzte an einer Nahtstelle
und goß seine blutvermischte Salzsäure in die eigene Bauchhöhle. Das hätte
den seit 24 Tagen Totgeweihten erlösen müssen. Denn die Chirurgen hatten
am Vortag versprochen, nun nicht noch einmal zu operieren. Doch die hippokratischen Eidgenossen wurden wortbrüchig.

So lag sie nun weiter da, die Ruine Francos, von 27 Ärzten bewacht, in der
modernsten Klinik Spaniens, einer der modernsten der Welt. Und er lebte
weiter, wie das Gesetz des Hippokrates es befiehlt.

Leben nennen die Intensivmediziner den Zustand eines menschlichen Total-
wracks so lange, wie noch nicht die allerletzte Zuckung des Gehirns erstorben
ist. Und je länger die letzte Welle vor dem geraden Schlußstrich des Hirnstrom-
bildes den Abflug des Geistes überdauert, um so stolzer werden sie, die Medi-
zintechnologen.

Ganz deutlich sehe ich ihn vor mir, den entgeisteten Körper des Intensiv-
gequälten. Wie ans Kreuz geschlagen lag er da. Beide Arme abgespreizt, gefesselt, angehängt an Dauertropfinfusionen. Aus jeder Körperöffnung ragt ein

Auch das muß sein: der Tod 201

Schlauch. In der Luftröhre steckte eine große Kanüle, durch die eine Beatmungs-
maschine das Sauerstoff-Luft-Gemisch einpreßte und den verbrauchten Atem
absaugte. Im eisernen Marschtakt, versteht sich. Man hörte das röchelnde
Schlürfen der Atemluft, die sich noch in alter Gewohnheit durch den halb-
geöffneten Mund schleicht. Da war kein Stückchen Haut mehr frei für eine
liebevolle Berührung, die niemand dringender braucht als ein Schwerstkranker.
Nur zum Stechen war bis zuallerletzt noch Platz."

Das schrieb Julius Hackethal. Es war l'art pour l'art von angeblich 27 Ärzten, und „schon das konnte nicht gutgehen" (Hackethal). Seine Chirurgen
quälten Franco mit „aussichtslosen Operationen und sinnloser Intensivtherapie
und betrogen ihn so um einen menschenwürdigen Tod". Und auch die Internisten konnten nicht viel besser gewesen sein: „Er bekam Nebennierenrinden-
präparate in hoher Dosierung ... außerdem Antikoagulantien ... Nichts führt
sicherer zu blutenden Magengeschwüren als diese Arzneikombination. Genau
22 Geschwüre sollen es gewesen sein. In solcher Zahl entwickeln sich Magengeschwüre nur auf dem Boden medizinischer ‚Therapie', niemals von selbst ...
Als man den Schwerstkranken mit einer langen Blutspur zu der Operation in
ein anderes Krankenhaus schleppte, soll er gestöhnt haben: ‚Mein Gott, wie
hart ist das alles.' " (47; 253 ff.).

Das dieser „Behandlung" zugrunde liegende Prinzip hat ebenfalls Hackethal
aufgedeckt: „Moderne Medizin kämpft in erster Linie gegen die Natur, nicht
mit ihr." Wer das nicht begreift, wird sein Lebtag kein Arzt. Hackethal-Be-
schimpfern pflege ich diesen seinen Satz vorzutragen, und wenn sie darauf
irgend etwas von „pointiertem Gemeinplatz" murmeln, schlage ich ihnen
Paracelsus über den Kopf: „Wird die Natur nur geschützt, so ist sie es selbst,
die alle Krankheiten heilt, denn sie weiß, wie sie sie heilen soll" (69, I; 108).
Das hilft dann — in den meisten Fällen ...

Wem Hackethal nicht paßt, dem kann mit Urs Peter Haemmerli gedient
werden. Er ist Chefarzt der Medizinischen Klinik am Stadtspital Triemli in
Zürich und Professor an der Universität Zürich. Die Behörden ermittelten
gegen ihn wegen Verdachts der Euthanasie, aber die Polizei mußte ihn, nachdem sie ihn zuerst verhaftet hatte, laufen lassen, da die Anschuldigungen halt-
los waren. Das Volk (es votierte bereits 1939 gegen Medizin-Kapazitäten —
Seite 195) erhob ihn 1976 zum „Zürcher des Jahres". Haemmerli also schreibt:
„Das Ziel des Arztes beim urteilsfähigen wie beim bewußtlosen Sterbenden ist
es, ihm ein Sterben in Würde und Frieden zu ermöglichen. Dieser therapeutische Rationalismus muß streng vom verwerflichen Erfolgsprinzip, dem ‚acharne-
ment thérapeutique' * um jeden Preis, dem Beweisenwollen der Effizienz medizinischer Verfahren, abgegrenzt werden. Das Erfolgsprinzip, wie es in er-
schreckender Weise die Behandlung von General Franco demonstrierte und
deshalb auch ‚Franconasie' genannt wird, macht den Patienten zum Objekt
einer Behandlungsmaschinerie, die das Leiden und nicht das Leben verlängert
und die dem Sterbenden jede Würde nimmt. Die medizinische Technik kann

---

* Behandlerische Ereiferung.

in falschen Händen von einer Lebensrettung in eine grausame Sterbensverhinderung umschlagen . . ." (48; 170).

Das ist vor allem wegen der „falschen Hände" schön: Wer bestimmt eigentlich, was „falsch" und was „richtig" ist? Die „Weihen" hat einer ja, der an Franco herumdoktert, also kann es nicht an der „Zulassung" liegen. „Falsch" ist eine Feststellung a posteriori und hilft dem Patienten im Spital überhaupt nichts.

Das Franco-Beispiel hat immerhin dazu geführt, daß man sich weltweit mit dieser Problematik auseinandersetzt. Wer aber die überforderten Entscheidungsträger, zu denen insbesondere Politiker, aber auch Ärzte gehören, gut genug kennt, wird sich von Tagungen, Symposien, Enqueten und derlei nicht blenden lassen: Außer ein paar klugen Aussprüchen kommt dabei meist nichts heraus, und die kann man einfacher bei Platon, Hildegard, Paracelsus, Aschner oder Einstein nachlesen.

Auch hierin gilt das oberste Prinzip der Naturheilkunde: Selber denken, selber handeln. Soferne man es sich aussuchen kann.

Man kann es nicht immer, vor allem beim Sterben nicht. Aber vielleicht kann man einmal mit seinen Verwandten und Freunden darüber reden, damit die im Falle des Falles wissen, was man selber will.

Man könnte zum Beispiel zu der Ansicht kommen, ein monatelanges Dahinvegetieren à la Karen Anne Quinlan sei unzumutbar. Das war jenes amerikanische Mädchen, das monatelang als „lebende Leiche" im Koma lag, künstlich beatmet und ernährt wurde und mit dessen künstlicher „Lebens"verlängerung sich sogar Gerichte befaßten. Die Richter entschieden schließlich, es sei rechtens, daß die Eltern die Weisung zum „Abdrehen" gaben. Wer für einen solchen Fall (in welchem Zustand man ja nicht fähig ist zu entscheiden) vorsorgen will, könnte seinem Ehepartner oder nächsten Verwandten oder seinem Hausarzt gegenüber eine entsprechende Erklärung abgeben. Andere würden finden, man müsse Leben unter allen Umständen erhalten — es könnte sich dank der Fortschritte in absehbarer Zeit eine medizinische Technik ergeben, die diese Schädigung behebt, so daß man von „nicht lebenswertem" zu „lebenswertem" Leben zurückfinden könnte (diese Hoffnung ist in den USA weit verbreitet).

Empfehlung 779 (1976) des Europarates (Ausschuß für Sozialfragen und Gesundheit) über

Die Rechte der Kranken und Sterbenden

Die Versammlung

1. stellt fest, daß die schnellen und anhaltenden Fortschritte der medizinischen Wissenschaft Probleme zur Folge haben und sogar in bezug auf die grundlegenden Menschenrechte und die Integrität kranker Menschen gewisse Gefahren mit sich bringen können;

2. verweist auf die Tendenz, daß eine verbesserte medizinische Technologie zu einer immer technisierteren — manchmal weniger humanen — Behandlung der Patienten führt;

Auch das muß sein: der Tod 203

3. stellt fest, daß es für kranke Menschen schwierig sein kann, ihre eigenen Interessen zu vertreten, insbesondere, wenn sie sich einer Behandlung in einem großen und modernen Krankenhaus unterziehen;

4. weist darauf hin, daß seit einiger Zeit allgemeine Übereinstimmung darüber herrscht, daß die Ärzte in erster Linie den Willen der kranken Menschen im Hinblick auf die Behandlung, der sich die betreffende Person unterziehen muß, respektieren sollten;

5. ist der Auffassung, daß das Recht auf Würde und persönliche Unverletzlichkeit, auf Information und ordentliche Pflege klar definiert und jeder Person gewährt werden sollte;

6. ist überzeugt, daß die ärztliche Kunst dem Dienst des Menschen untergeordnet ist, zur Erhaltung der Gesundheit, zur Behandlung von Krankheiten und Verletzungen, um die Schmerzen zu unterdrücken, und zwar in vollem Respekt vor dem menschlichen Leben und der menschlichen Person, und weiter davon überzeugt, daß die Verlängerung des Lebens allein nicht das übergeordnete Ziel der medizinischen Praxis, die sich in gleicher Weise mit der Linderung von Leiden befassen muß, darstellt;

7. stellt fest, daß sich der Arzt bemühen muß, die Schmerzen zu lindern, aber daß er nicht das Recht hat, selbst in jenen Fällen, die ihm hoffnungslos erscheinen, absichtlich den natürlichen Prozeß des Todes zu beschleunigen;

8. betont die Tatsache, daß die Verlängerung des Lebens mit künstlichen Mitteln in großem Maße von Faktoren, wie dem Vorhandensein wirksamer Apparate, abhängt und daß die Ärzte, die in Krankenhäusern tätig sind, in denen die technische Ausrüstung in besonderem Maße die Verlängerung des Lebens ermöglicht, sich häufig in einer schwierigen Situation befinden, was die Fortsetzung der Behandlung anlangt, insbesondere in den Fällen, in denen alle Gehirnfunktionen eines Patienten unwiderruflich beendet sind;

9. unterstreicht, daß die Ärzte in Übereinstimmung mit der Wissenschaft und den anerkannten medizinischen Erfahrungen handeln sollen und daß kein Arzt oder Angehöriger eines medizinischen Berufes gezwungen werden darf, in bezug auf das Recht des Kranken, nicht übermäßig zu leiden, gegen das Gebot seines eigenen Gewissens zu handeln;

10. empfiehlt dem Ministerkomitee, die Mitgliedsregierungen aufzufordern:
    I. a) alle erforderlichen Maßnahmen im Hinblick auf die Ausbildung des medizinischen Personals und die Organisation der medizinischen Dienste zu ergreifen, um sicherzustellen, daß die Leiden aller kranken Menschen, ganz gleich, ob sie sich im Krankenhaus oder zu Hause befinden, so wirksam gelindert werden, wie das der gegenwärtige Stand medizinischer Erkenntnisse erlaubt;
    b) die Ärzte auf die Tatsache hinzuweisen, daß die Kranken das Recht haben, wenn sie es wünschen, vollständig über ihre Krankheit und die vorgesehene Behandlung informiert zu werden und daß beim Betreten eines Krankenhauses über die Routinemaßnahmen, das Verfahren und die medizinische Ausrüstung ebenfalls volle Auskunft erteilt wird;
    c) sicherzustellen, daß alle Personen die Möglichkeit haben, sich psychologisch auf den Tod vorzubereiten und die hiefür erforderliche Hilfe zu schaffen, sowohl von seiten des behandelnden Personals — der Ärzte, Krankenschwestern und Helfer —, das eine Grundausbildung erhalten sollte, damit diese Ärzte bzw. Krankenschwestern diese Probleme mit den Menschen, die sich ihrem Lebensende nähern, diskutieren können, unterstützt von Psychiatern, Geistlichen und spezialisierten Sozialarbeitern im Krankenhaus;
    II. nationale Untersuchungskommissionen zu berufen, denen Vertreter der medizinischen Berufe, Juristen, Moraltheologen, Psychologen und Soziologen angehören, und diese zu beauftragen, ethische Regeln für die Behandlung von Sterbenden auszuarbeiten und medizinische Orientierungsprinzipien zu bestimmen, was die Verwendung von künstlichen Maßnahmen zur Verlängerung des Lebens anlangt. Weiters ist die Situation zu prüfen, in der sich Angehörige medi-

zinischer Berufe befinden können — auch was die zivil- oder strafrechtlichen Sanktionen anlangt —, wenn sie auf künstliche Maßnahmen zur Verlängerung des Todesprozesses verzichten, wenn die Agonie bereits begonnen hat oder das Leben nach dem heutigen Stand der Wissenschaft nicht gerettet werden kann, und wenn sie Maßnahmen bei jenen Kranken ergreifen, die die Schmerzen unterdrücken und einen Sekundäreffekt auf den Todesverlauf haben. Weiters ist die Frage zu prüfen, wie schriftliche Erklärungen eines geschäftsfähigen Menschen zu beurteilen sind, durch die Ärzte ermächtigt werden, im Falle des unwiderruflichen Verlustes der Gehirnfunktionen von Maßnahmen zur Verlängerung des Lebens abzusehen;

III. nationale Beschwerdekommissionen dort zu bilden, wo es keine vergleichbaren Einrichtungen gibt, die Beschwerden über das medizinische Personal wegen Fehler und Nachlässigkeiten prüfen sollen, ohne daß dies die Kompetenz der ordentlichen Gerichte präjudiziert;

IV. dem Europarat die Ergebnisse ihrer Analysen und Schlußfolgerungen zu übermitteln, um die Kriterien über die Rechte der Kranken und Sterbenden aufeinander abzustimmen und zu gemeinsamen rechtlichen und technischen Mitteln zu gelangen, diese Rechte zu sichern.

Ziegler: „Vor dem Aufkommen der Warengesellschaft hatten die Sterbenden einen genau umrissenen Status." Nicht nur in Frankreich, sondern in ganz Europa starben damals die Menschen in der Regel daheim im Kreis der Familie, unter jenen Menschen, die ihre Bedürfnisse genau kannten, die die Würde des Sterbenden respektierten. „Lichtjahre ... trennen diesen Sterbevorgang ... von der Agonie der anonymen Massen, die in den städtischen Krankenhäusern der Vereinigten Staaten oder Europas verscheiden ... Der Sterbende ist nur noch ein Objekt-Mensch, der sich schrittweise auf das totale Nichtfunktionieren zubewegt."

Hätte ich die Wahl, ich würde mich ohne Zögern für die alte Methode und das Daheim entscheiden. Ich hoffe, ich werde sie haben.

Der Arzt ist dann auch mehr oder weniger der Entscheidung enthoben, ob er die volle Wahrheit sagen soll oder nicht. Wir sind diesem Motiv mehrmals begegnet. Auch in Kreisen der Naturheiler ist man geteilter Auffassung, wenngleich aus methodischen Gründen die Einweihung bevorzugt wird. Psychiater Joel Elkes von der Johns-Hopkins-Universität, Baltimore, USA, meint dazu: „Kenntnis eines Sachverhalts erlaubt Wahlfreiheit, und die wieder macht rationale Entscheidungen möglich. Entscheidungen führen zu Handlungen, und wer handelt, baut Furcht ab."

Das ist skinnerisch, aber ich bin trotzdem dafür. Alles ist gut, was dem Kranken nützt, und mithin ist auch der Abbau von Furcht gut — nach welcher Methode, gilt gleich. Viele Ärzte berichten, daß es in der Regel auch kein Problem sei, den Todeskandidaten in seine Lage einzuweihen, die er häufig genug intuitiv erfaßt. Das Problem (Kübler-Ross, 125; 340) sind die Angehörigen: „Nicht die Sterbenden sind es, die die Wahrheit nicht ertragen können, sondern die Gesunden. Und besonders problematisch sind die Ärzte, die den Tod des Patienten als persönliche Niederlage empfinden."

Weil das Klima in vielen Spitälern so ist, daß einem Primarius von Kollegen „dessen Tote" angerechnet werden, und wenn man selbst ein paar Prozent-

Auch das muß sein: der Tod 205

punkte unter dem Schnitt bleibt, feixt man sich eins ... Das habe ich nicht böswillig erfunden, sondern mir von mehreren Spitalsärzten unabhängig voneinander berichten lassen. Dietrich Rössler: „Denn eine gewisse Ökonomie der Empfindungen ist unerläßlich. Ärzte und Schwestern können nicht jeden Tod eines Patienten mit tiefster Erschütterung begleiten. Wer nach dem Tod des einen Patienten sofort für die Pflege des nächsten bereit sein muß, der ist nicht in der Lage, in jedem Einzelfall Gefühle und Kräfte zu investieren" (142; 77 f.). Das ist wohl die Realität, und wer Ansätze zu Zynismus in diesen Sätzen zu finden glaubt, sei gewarnt: Es ist ein Doktor der Medizin und der Theologie, der sie schrieb.

Er beklagt auch, daß die Familie wegen Berufstätigkeit, Terminen und sonstiger Belastungen heute nicht mehr in der Lage sei, das Sterbe-Umfeld abzugeben und daß daher dem Arzt die Rolle der letzten Bezugsperson zuzufallen habe — in Zusammenarbeit mit dem Seelsorger. Ich kenne keinen Arzt, der sich um solche Aufgaben risse, und keinen, der sie in der angestrebten Form erfüllt. Meiner Ansicht nach kann das Problem nur durch Reaktivierung der Familie gelöst werden, wobei der Begriff ruhig weiter gefaßt werden mag. Ein guter Seelsorger vermag viel, aber ihm allein den Trost zu überlassen, wäre sicherlich weder in seinem noch in des Sterbenden Sinne.

Die Wünsche eines Sterbenden waren früher heilig. Heute sind sie lästig. Der Kranke, Pflegebedürftige, Sterbende weiß ohnehin, daß er seiner Umgebung „Arbeit macht" — aber man braucht ihn das ja nicht noch fühlen zu lassen.

Dr. Balfour Mount vom Montreal Royal Victoria Hospital in einer Tagung zum Thema Sterben: „Hört denen, die sterben, geduldig zu. Und erfüllt ihre Wünsche. Ist einer ein Trinker, gebt ihm sein Glas Whisky; ist einer ein Spieler, gebt ihm Karten. Wünscht einer, seine Kinder zu sehen, gewährt es ihm auch außerhalb der Spitalsbesuchszeit. Laßt auch kleine Kinder zu ihm, denn wir tun uns und den Kindern nichts Gutes, wenn wir sie von den Realitäten des Lebens fernhalten ... ‚Todeserziehung' aufs Sterbebett zu beschränken ist genauso unsinnig, wie Sexualaufklärung in der Hochzeitsnacht betreiben zu wollen."

Don Juan Matus, indianischer Häuptling, Jäger und Eingeweihter, zum US-Anthropologen Carlos Castañeda: „In einer Welt, in der der Tod der Jäger ist und wir die Gejagten, ist keine Zeit für Bedauern und Zweifel. Es ist nur Zeit für Entscheidungen" (29; 40).

Entscheiden wir uns getrost für die Menschlichkeit.

> Kranken werden sie die Hände auflegen, und sie
> werden gesund werden.   *Markus, 16, 18*

Geist und Magnet

Seriosität und Scharlatanerie wohnen in der Heilkunst Tür an Tür — das sagte uns schon Primarius Richard Piaty. Er bezog diesen Satz ausdrücklich auf Ärzte, aber ein Durchschnittsarzt wird ihn meist auf Heilpraktiker, Geistheiler, Magnetiseure, Wender, Kräuterweiblein gemünzt wissen wollen. Was Angehörige der zweiten Gruppe ihrerseits über Schulmediziner denken, ist in diesem Buch schon so oft erwähnt worden, daß es zu wiederholen langweilig wäre.

Den Streit zu schlichten ist sicher noch langwieriger, als die Wortbedeutung von „Scharlatan" * zu enträtseln. Auch wenn man die Bedeutung „Mensch, der medizinische Kenntnisse (nur) vorspiegelt", der Betrachtung zugrunde legt, kommt man nicht weiter. Gewiß: Ärzte und geprüfte Heilpraktiker haben medizinische Grundkenntnisse bei Prüfungen nachweisen müssen. Aber ob sie diese Kenntnisse in einem anstehenden Fall auch weitergebracht haben? Wie oft sind Sie und ich in der Praxis nicht einem Arzt begegnet, der sagte: „Hier weiß ich nicht weiter" oder „Hier endet meine Kunst!"? Oder der so getan hat, als wüßte er weiter. Gewußt aber hat er gar nichts, nur wollte er das niemanden merken lassen, um — in bester Absicht — keine Verwirrung zu stiften oder Hoffnungslosigkeit zu säen, welches Täuschungsmanöver täglich, stündlich an hunderten Krankenbetten stattfindet und aus ärztlicher Sicht legitim ist. Nach der Empfehlung des Europarates sollte jeder Mensch das Recht auf „Information und ordentliche Pflege" haben. Das setzt Wissen voraus.

Was ist „Vorspiegeln", was ist „Wissen"? Die Frontstellung Schule—Außenseiter existierte vermutlich nicht, hätte nicht auch Vorspiegelung, mithin Scharlatanerie, schon Heilungen bewirkt... Das ist ja das Vertrackte, daß man Heilungen in kein rationales System bringen kann. Auch wenn einer mit Hilfe (interner) schulischer Methoden gesund gemacht wurde, weiß deswegen die Schule noch lange nicht, weshalb er gesund geworden ist. Ich sagte schon, daß das für den Vorgang des Heilens nicht interessiert; da es aber die Schule interessieren muß, weil sie ja von Lehr- und Lernbarkeit und somit Verstehbarkeit

---

* Kluges *Etymologisches Wörterbuch der deutschen Sprache* (Berlin 1963) leitet von „ceretanus, ital. ceretano ‚fahrender Schüler', ein unerklärtes Wort des 15. Jhdt., ergibt unter Einfluß von ital. ciarlare ‚schwatzen wie ein Marktschreier' ital. ciarlatano" her. Der *Brockhaus* von 1852, in vielem dem Wesen der Dinge näher: „Charlatan, ein Marktschreier, Quacksalber, Afterarzt, dann überhaupt jeder, der sich auf eine auffallende Weise den Schein von Kenntnissen oder Geschicklichkeiten zu geben sucht, die er nicht besitzt . . ." Webster's *Seventh New Collegiate Dictionary* (1971) gibt die im Text genannte Definition, leitet aber von „cerretano — Einwohner der italienischen Stadt Cerreto" her. Der Anklang zu „ciarlare" wird nicht erwähnt.

Geist und Magnet 207

ausgeht, verdient dies angemerkt zu werden. Den wirklichen Heiler, den Arzt, ficht das nicht an.

Einer, der zweifellos in diesem Grenzbereich tätig ist, ist T o n i M ü l l e r. Er residiert in Birmenstorf im Schweizer Kanton Aargau und hat einen enormen Zulauf. Leider lehnte er mir über Anrufbeantworter den Wunsch auf ein Interview ab; aber daß ich als Patient zu ihm ging, dagegen konnte er keinen Einwand haben. Sein Haus ist leicht zu finden: es ist das mit dem größten Parkplatz in der kleinen Gemeinde.

Mit der selbstgewählten Benennung „parapsychologischer Heiler" stellt er sich selbst „para", also neben die anderen Heiler. Ich betrete das Wartezimmer um 13.55 Uhr, vor mir sind wohlgezählte 25 Patienten. Es ist ein Wartezimmer, wie ich es nirgends sonst gefunden habe. Die Sitze sind, beginnend bei dem dem Sprechzimmer nächsten, mit Nummern versehen — von eins bis dreißig. Da eine Behandlung, gemäß Anschlag im Wartezimmer, zwischen drei und fünf Minuten dauert, muß man alle drei bis fünf Minuten aufstehen und nachrücken. Vielleicht deshalb und weil viel Kinderspielzeug umhersteht (in diesem Punkt erweist sich Müller nicht als Para-, sondern als Psychologe), ist die Stimmung weniger gedrückt als in einem durchschnittlichen Arzt-Wartezimmer.

Man hat auch Zeit, sich darauf vorzubereiten, daß „Erwachsene 50 Fr., Kinder 40 Fr." werden zahlen müssen, und daß, wenn es um das Laster Rauchen bzw. dessen Abgewöhnung geht, 70 Franken auf den Tisch zu legen sind.

Während mein Allerwertester, in dem es schmerzt (deswegen bin ich ja hier — Ischialgie), alle drei bis fünf Minuten weiterwandert, habe ich Zeit, in mehreren Mappen zu blättern. Die eine enthält ein (fingiertes) Interview mit Toni Müller, worin er erklärt, was parapsychologische Heilung und was Parapsychologie sei. Erheblich interessanter ist die Aufzählung der Krankheiten, die Müller schon geheilt zu haben behauptet. Es sind „dicke Brocken" wie Krebs, Leukämie, Psoriasis, multiple Sklerose und Morbus Bechterew darunter, aber auch leichtere. Die wohlgezählte Summe sind 128 Symptomenkomplexe oder eben Krankheiten, und das liest sich ja einigermaßen beeindruckend.

Eine zweite und dritte Mappe enthalten Dankschreiben und Krankengeschichten. Sterile Frauen berichten von beglückender Geburt, solche mit Zysten in den Brüsten von deren wunderbarer Ausheilung; es kommen geheilte Menstruationsanomalien und Schwangerschaftsbeschwerden vor. Alles hübsch in den wichtigsten Schweizer Landessprachen Deutsch, Französisch und Italienisch (von den Rätoromanen wird offensichtlich angenommen, daß sie eine der drei genannten Sprachen beherrschen). Es sind auch Schreiben von Ärzten darunter, die Müllers Tätigkeit loben.

Nach ziemlich genau einer Stunde bin ich aufs „Sprungbrett", den Sitz Nummer eins, vorgerückt und darf ins Allerheiligste. Den Satz aus einer der Mappen „Aufgrund meiner 17jährigen Erfahrung weiß ich, daß ich überall da zu heilen vermag, wo eine Heilung durch parapsychologische Einwirkung überhaupt möglich ist" im Kopf und das ausgefüllte Karteiblatt („Nicht falten!") in Händen trete ich dem Heiler gegenüber. Ich hätte erwartet, daß er als Parapsychologe ohnehin alles weiß; aber er liest „Ischialgie" vom Karteiblatt und fragt, welche Seite. Ich sage: „Links", und er legt sofort die Hände auf. Ich habe nichts gespürt, keine Sensationen (Prickeln, Wärmegefühl).

Wenn's nicht besser werde, solle ich wiederkommen, gibt mir Müller noch auf den Heimweg mit. Den 500-Franken-Schein wechselt er mit der Versiertheit eines Bankkassiers, und ich bin draußen. Ich gehe zum Auto, hole meine Kamera, um das Haus zu photographieren — und werde prompt verfolgt: sowohl mit feindlichen Blicken als auch von Personen. In meinem Beruf kommt einem einiges vor, aber verfolgt wurde ich bisher nur dreimal: beim (nicht erwünschten) Photographieren in Jerewan, Sowjetunion, bei Recherchen über Naturärzte in Lustmühle (Kanton Außerrhoden) und jetzt, bei Müller. Gibt es etwas, was Müller, was Kliniken, Arzneimittelhersteller und Heiler in Lustmühle zu verbergen haben?

Ich weiß das nicht.

Aber auch ohne die Frage an Radio Jerewan zu stellen, kann man ausrechnen, daß Toni Müller stündlich an die 1500 Franken verdient, macht bei vier Behandlungstagen à sechs Stunden 36.000 Franken pro Woche, 144.000 Franken pro Monat, unter Einrechnung ausreichender Urlaube, die sich ein Mann mit diesem Einkommen wohl leisten wird, an die 6 Millionen Franken pro Jahr, wenn er noch kräftiger schuftet, wohl eher ein paar mehr als weniger. Na ja ...

Und meine Schmerzen — sind sie wenigstens weg? Ich berichte ganz ehrlich: Weder an diesem Tag noch an den folgenden hat sich mein Zustand irgendwie verändert. Auch zum schlechteren nicht, das ist immerhin ein Trost. Hinzuzufügen ist: Nach einer heilmagnetischen Behandlung bei einem englischen Heiler (mit Sensationen) hat sich bei vergleichbaren Schmerzen auch nichts geändert. Doch bevor Schulmediziner nun ein erleichtertes „Na also!" hauchen, sei auch ihnen gesagt, daß ein Wiener Rheumaspezialist und Dozent mit wiederholten Quaddelungen eines angeblich hochwirksamen Antirheumatikums ebenfalls nichts erreichte ...

Er heilt mit Geist

In Flüelen am Südzipfel des Urner Sees finde ich L u d w i g R i z z o l l i. Er ist 63, seit 27 Jahren Geistheiler und der einzige der Schweiz, der sich ausschließlich so nennt: „Ich war der erste, der es wagte, als Geistheiler in eine Zeitung — die *Neue Post* — zu gehen. Nachher ging's los — dann kam der Prozeß." Von dem gleich vorwegzunehmen ist, daß ihn Rizzolli gewann.

Er ist Südtiroler Abstammung (aus Auer bei Bozen), in Winterthur am 13. Januar 1915 geboren und war früher Vertreter. Man merkt ihm an, daß er nicht oft über seine Berufung redet. Im folgenden das Gespräch, das wir miteinander führten.

Wie kamen Sie dazu, Geistheiler zu werden?

„Ich war selber viele Jahre schwer krank und hatte nur den Wunsch, gesund zu werden. Sechs Magengeschwüre wurden festgestellt. Das hat man gar nicht behandelt. Dann bekam ich aber die Gabe über Nacht."

Wie kam diese Gabe über Sie?

„Eines Morgens, noch vor dem Erwachen, hab ich ein Bild bekommen. Eine Taube ist heruntergekommen, die hat mir gezeigt, ich müsse zu Kranken, zu Krüppeln. Bevor ich die nicht geheilt habe, könne ich nicht weitergehen. Und da habe ich gespürt, daß ich eine Kraft in mir habe. Ich war ein bißchen Skeptiker und bin heute noch ein bißchen Skeptiker — ich wage nicht alles. Und dann kam mein erster Fall: Ein Kollege hat sich vor Magenschmerzen gekrümmt, und ein anderer sagte: ‚Behandle doch den.' Sagte ich: ‚Du verlangst viel von mir.' Und im stillen habe ich ihn behandelt. Und plötzlich hat er gesagt: ‚Ja, was ist denn heut für ein Tag? Plötzlich macht's in meinem Magen drin einen Knall, und es sind keine Schmerzen mehr.' Und so bin ich langsam an die Öffentlichkeit gekommen."

Wie kamen Sie nach Flüelen?

„Es ist mir selbst ein Rätsel. Mir wurde hier eine Wohnung gezeigt, die ich dann, obwohl zwölf Bewerber vor mir da waren, dennoch bekam. Eigentlich wollte ich mich in Schwyz niederlassen..."

Wodurch heilen Sie?

„Durch Gebet. Wobei es mir keine Rolle spielt, ob Sie Katholik oder Protestant oder Jude sind. Ich habe Patienten überall in der Welt, vor allem in Deutschland, Österreich und in der Schweiz, aber auch in Amerika, Israel und Polen."

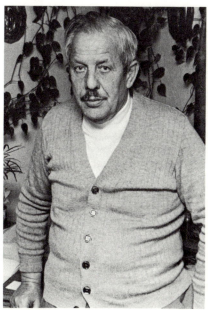 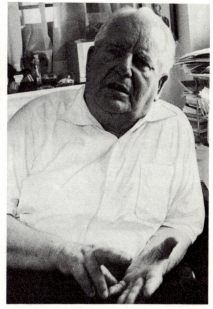

Geistheiler Ludwig Rizzolli, Flüelen, Schweiz; der berühmte englische Geistheiler Harry Edwards.

Ist es wichtig, daß der Patient an Sie oder die Wirksamkeit des Gebets glaubt?

„Nein. Viele kommen grad so. Hoffen. Ich habe die Skeptiker lieber, denn wenn man bei denen etwas nachweisen kann, ist das die bessere Reklame."

Sind Sie auf Reklame angewiesen?

„Nein. Aber ich hänge an dem Beruf, es ist eine Gabe, die ich bekommen habe und die ich nützen muß für die Menschen. Ich heile ja nicht nur Kranke, man kommt auch zu mir wegen Eheschwierigkeiten oder Unfriedens in der Familie."

Wie helfen Sie da — auch durch Gebet?

„Meistens. Aber ich gebe auch Ratschläge. Solche, die mir angezeigt werden. Wir Geistheiler haben unsere geistigen Helfer aus der jenseitigen Welt — genau so, wie das Harry Edwards beschrieben hat."

Es sind also Geister, die helfen?

„Ja, von Menschen, die einmal gelebt haben. Es sagt aber kein Heiler, *er* könne einem Menschen helfen, sondern es ist allein Gottes Wille."

Sind es für Sie immer dieselben Helfer?

„Nein. Wenn ich Fernbehandlungen mache, wird mir gezeigt, auf welchen ich mich heute hauptsächlich einstellen muß."

Was sind Fernbehandlungen?

„Für Patienten, die nicht zu mir kommen. Fernbehandlung ist meine Stärke."

Wie geht das vor sich? Gibt es einen Unterschied zur Direktbehandlung?

„Der Patient schreibt einen Brief, schickt vielleicht auch ein Bild zur Kontaktaufnahme. Die Fernbehandlung ist strenger, da muß ich mich anders konzentrieren. Wenn die Leute zu mir kommen, lege ich ihnen die Hände auf, man spricht mit ihnen — und dann spürt man auch, wohin man die Hände legen muß."

Wie spüren Sie bei Fernbehandlung, wo es fehlt?

„Es wird mir gezeigt — geistig. Das ist eben meine Gabe. So mache ich das seit 27 Jahren. Nur gegen Almosen. Ich nehme das, was man mir schickt. Ich neide niemandem seine Patienten, mir macht das nichts aus, ob der Müller 80 oder 100 an einem Tag hat ... Ich mache es, weil Gott es will, und ich mache es, solange er will."

Kann ein Geistheiler erkennen, ob ein anderer echt ist?

„Es gibt viele Menschen, die viel Geld verdienen wollen, so wie der Z. [aus Zürich, der Verf.], der in allen Heften inseriert. Jeder glaubt, er könne mit Fernheilen Geld machen, aber das stimmt nicht. Wenn er die Gabe nicht hat, kann er nicht richtig heilen, sondern höchstens Geld verdienen. Ich sehe schon, wenn ich arbeite, daß da und dort etwas nicht stimmt. Aber ich lasse diese Menschen. Sie müssen es sich selber verantworten."

Wie kamen Sie darauf, daß Sie Geistheiler sind?

„Ursprünglich nannte ich mich Heilpraktiker, und so steht es auch in meinem Paß. ‚Geistheiler' kann man da ja wohl nicht hineinschreiben ... Ich stand

Geist und Magnet 211

in Kontakt mit Harry Edwards, und er schrieb mir, ich müsse mich ‚Geistheiler‘ nennen, und das habe ich dann gemacht. Wenn mich jemand fragt, sage ich, daß ich ‚Geistheiler‘ bin. Ich bin der einzige in der ganzen Schweiz, der sich nur so nennt, die anderen schreiben meistens ‚Homöopath‘ oder ‚Naturarzt‘ und hinten dran klein ‚Geistheiler‘.“

Der von Rizzolli erwähnte Harry Edwards, der berühmte englische Geistheiler, sagte mir anläßlich meines Besuches bei ihm auf die Frage nach der Wirkungsweise einfach: „Gott heilt. Wir Heiler sind nur der Kanal für seine Heilkräfte.“ Genauso sieht es auch Rizzolli, und er weiß, daß die Geistheiler geächtet sind — obwohl oder weil sie sich göttlichen Kräften nahe fühlen? „Es tut mir weh, daß das in Österreich verboten wird, wo ich doch als Südtiroler ein halber Österreicher bin . . .“

Glücklicherweise existieren für diese Kräfte keine Grenzen: Pharisäer und Zöllner haben deren Existenz ja schon vor zweitausend Jahren geleugnet. Er erzählt mir von einem Besuch bei Pater Pio, dem (noch nicht kanonisierten) Heiligen von San Giovanni Rotondo: Mitten aus der Menge Gläubiger habe ihn eine Frau herausgeholt, zu Pater Pio geführt, und von diesem bekam er als einziger die Hostie.

Den schon erwähnten Heilpraktiker Alfred Rumpf aus Graz kennt er ebenfalls: Rumpf, wie wir wissen, ist in der steirischen Landeshauptstadt Masseur. Aber er behandelt Kranke auch mit Lehm — Lehm, gegraben beim Konvent Santa Maria delle Grazie in San Giovanni Rotondo bei Foggia, aus geweihter Erde . . . und Rumpfs Lehm und Glaube haben schon vielen geholfen, die selbst nicht glaubten.

Publicity will Rizzolli nicht: „Die zwei Jahre, die ich noch arbeiten möchte, will ich Ruhe haben.“

Mit dem Segen der Behörden

Mit Magnetismus und Geistheilung arbeitet U r s u l a   K r e s s aus Neustadt am Rübenberge in Niedersachsen. Auch sie erhielt eine Berufung, fand ihre jetzige Wohnungs- und Wirkungsstätte durch Weisung und beruft sich auf einen geistigen Führer. So ziemlich als einzige in der Bundesrepublik dürfte sie das Recht zur selbständigen Krankenbehandlung ohne Ärztediplom und ohne Heilpraktikerprüfung haben — mit dem Segen des Amtsarztes und der Behörden.

Der Grund sind zahlreiche ärztliche Zeugnisse, die ihr außergewöhnliche diagnostische und therapeutische Fähigkeiten bescheinigen.

Diese Bewilligung freilich würde sie kaum bekommen haben, wäre nicht der Staat bereit, Geistheiler zu tolerieren. Die Regelung, erstaunlicherweise vom Bundesministerium des Inneren verfügt, geht auf Bundespräsident Theodor Heuss zurück, und Frau Kress berichtet mir, daß der in Berlin tätige Arzt Dr. Josef Gemassmer — übrigens wie Rizzolli ein gebürtiger Südtiroler — sich bei Heuss sehr für die Geistheilung einsetzte. Aber auch zeitgenössische

Bonner Politiker begannen sich im Sommer 1978 intensiv für die Sache zu interessieren.
Frau Kress meint, Magnetismus sei eine geistheilerische Technik: „Über kurz oder lang findet jeder Magnetopath zur Geistheilung." Auch ihr werden Diagnose und Therapie geistig gezeigt: „Wenn ich weiß, daß ein Patient kommt, ist in mir etwas eingeschaltet. Wenn er da ist, habe ich meistens schon erfaßt, was er hat."

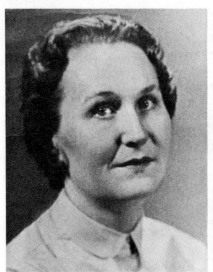 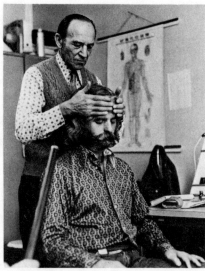

Ursula Kress, Magnetopathin in Neustadt am Rübenberge (bei Hannover); Jack Grey, University of California, bei einer magnetopathischen Behandlung.

Unter den von ihr geheilten Fällen finden sich viele Kinder — solche mit Spina bifida (geteilte Wirbelsäule, eine Erbkrankheit), gelähmte, wachstumsgestörte Kinder. Ein Fall ist darunter, den man leicht für dämonische Besessenheit halten könnte. Im Bereich des Geistheilens, der Magnetopathie und des Hypnotismus (die man früher in einen Topf warf; die so kritische Wissenschaft des zwanzigsten Jahrhunderts beliebt zu differenzieren und anerkennt heute weitgehend die Hypnose, nicht aber Magnetismus und Geistheilung) hat man sehr häufig mit diesen Erscheinungen zu tun. Brauchle schildert bewegt einen solchen Kampf zwischen ihm, dem Arzt, und einem Dämon (28; 114 ff.), und seiner Ehrlichkeit ist das Geständnis, daß er in diesem Kampf unterlag, hoch anzurechnen. Man kann vermuten, daß Brauchle erfolgreich gewesen wäre, hätte er den Schritt von naturheilkundlich-psychiatrischer Behandlung zur Glaubensbehandlung getan — und einen Exorzisten geholt. (In Klingenberg, Unterfranken, hatten wir es mit dem anderen Extrem zu tun: hier waren nur Exorzisten, es war aber kein Arzt am Werk.) Meines Erachtens zeigen diese zwei Beispiele, wenn sie auch keine Regelfälle darstellen, die im Grunde nicht zu leugnende Notwendigkeit gelegentlicher Kooperation zwischen Arzt und Seelsorger.

Geist und Magnet 213

Ursula Kress also war in dem Fall des mutmaßlich besessenen Kindes mit dessen Hinführung zu Christus erfolgreich. Sie lehrte den Buben richtig beten (er betete blasphemisch), und in wenigen Wochen war er seine Krankheit los. (Psychiater hatten Schizophrenie diagnostiziert: das Kind hatte „den Teufel" gesehen, ein bärtiges Scheusal mit Hörnern.)

Auf die Frage, weshalb ein Kind wie dieses schon von Geburt an so zu leiden habe, meint sie: „Ich bin überzeugt, daß wir es mit einer karmatischen Schuld zu tun haben, die aus einem früheren Leben stammt. Auch ich sah als Kind Elfen und Feen. Ich sang deren Lieder und spielte mit ihnen; und ein sehr kluger Arzt, ein Freimaurer, den meine Mutter damals in Berlin zu Rate zog, erklärte dies mit vorgeburtlicher Erinnerung und meinte im übrigen, dies sei nicht tragisch zu nehmen — es würde sich von selbst geben. So war es dann auch, aber intuitiv weiß ich seither, daß es jenseits dieser Wirklichkeit eine zweite gibt."

Sie betrachtet sich als Forscherin sowohl auf esoterischem wie auf medizinischem Gebiet. Sie liebt die „interessanten Fälle". Im Gegensatz zu den meisten anderen Magnetopathen arbeitet sie nur am unbekleideten Körper: „Die modernen Gewebe irritieren mich." Bemerkenswert sind jene Kranken, an denen sie schwere Leiden diagnostiziert, aber nicht selber behandelt: „Man muß wissen, wo die Grenze ist. Ich sage auch nie: ‚Ich werde Sie heilen‘, sondern immer: ‚Versuchen wir es.‘ Ich weiß nie, ob es gehen wird."

Ein solcher Fall betraf eine junge Frau mit intermittierenden Nierenschmerzen. „Sie kam und berichtete mir, wiederholt beim Arzt gewesen zu sein. Jedesmal aber vergingen ihr beim Arzt die Schmerzen, und so glaubte der, es mit einer Simulantin zu tun zu haben. Ich fahre mit der Hand die Stelle entlang und merke, daß die Niere total verjaucht ist. ‚Sofort mit Ihnen ins Spital‘, sagte ich ihr. Aber sie wollte nicht. Schließlich bekam ich sie mit viel Mühe doch soweit, daß sie zumindest zu einem Arzt ging. Den rief ich an und erklärte ihm den Fall. Er untersuchte sie und sagte: ‚Ich finde ebenfalls eine Störung, aber was darunter ist, spüre ich nicht.‘ Ich hatte gesagt, es sei ein Gewächs unter der Niere, das drücke auf den Harnleiter, verhindere gelegentlich das Urinieren und verursache die zeitweiligen Schmerzen. Er schickte sie ins Spital. ‚Aber auf Ihre Verantwortung, Frau Kress, ich blamiere mich nicht gern mit der Diagnose.‘ Doch die im Spital kannten mich und operierten. Kurz nach der Operation rief mich der Chirurg an: Die Niere sei prall gefüllt gewesen und bei der Darstellung geplatzt, glücklicherweise habe er damit gerechnet und eine Auffangschale untergehalten, um die Jauche aufzufangen. Darunter lag das Gewächs. Und er setzte hinzu: ‚Sie wird mit einer Niere leben, für ihr Kind.‘ Das ist es eben: die Gefahren erkennen."

Ob sie, bisweilen, den Einfluß auch dunkler Kräfte spüre?

„Ich sehe das nicht so, sondern betrachte es karmatisch. Es hat seinen Grund, daß wir vor Probleme gestellt werden. Viele Probleme basieren auf Schuld, die wir in einem früheren Leben auf uns geladen haben. Sie rühren von Dingen, die wir anderen angetan haben und die auf uns zurückfallen."

Die Kahunas, die Magier und Medizinmänner Ozeaniens, vertraten dieselbe

Naturheiler

Auffassung. Sünde war in ihren Augen die Tötung oder Beleidigung eines Mitmenschen, und eine solche Tat mußte Konsequenzen haben — die die moderne Psychologie „Komplexe" nennt. Lösung war durch Aussöhnung, durch Verzeihen, durch einen Akt der Liebe, zu erreichen.

Ursula Kress arbeitete in Berlin und auch in der Schweiz, wohin sie ihr Schweizer Mann mitnahm, von dem sie inzwischen geschieden ist: „Magnetopathen verdienen in der Schweiz viel Geld, und darauf kam es ihm an." Als sie das erkannte, war sie schon mittendrin, aber es gelang ihr, sich aus dieser Anfechtung zu lösen. Nach der Trennung zog sie zurück nach Deutschland, trotz Warnungen, sie würde es in Niedersachsen schwer haben: „Aber ich habe mich auch hier durchgesetzt und bin, wie überall, anerkannt." Als ihren geistigen Führer will sie Sri Jukteswar, einen indischen Yogi, erkannt haben, dank der Hilfe eines englischen Mediums, das Jukteswars Gesicht zeichnete („Das ist ja mein Führer", rief Frau Kress angesichts des Bildes) und dank der Hilfe Vilayat Inayat Khans, des Oberhaupts der Sufisten, der Jukteswar auf dem Bild erkannte.

Ist also Jukteswar der Heiler?

Das verneint Ursula Kress wie schon Rizzolli hinsichtlich seiner Geisthelfer: „Unser Geist ist ein Funke des All-Geistes, und die Einzelseele ist ein Seelenfunke Gottes. Wir Geistheiler übertragen die Liebe Gottes auf andere, als Teil der Allkraft. In diesem Bewußtsein arbeite ich."

Anknüpfend an bereits zuvor (Seite 59 und 199) über Gut und Böse Gesagtes möchte ich eine interessante Stelle bei Paracelsus nicht vorenthalten. In seinem 5. Buch *(Über die unsichtbaren Werke)* erklärt er ausführlich, weshalb Lebensgefahr ein rituelles Gebot wie etwa das der Sabbatruhe aufhebe. Offensichtlich war damals so wie heute in Vergessenheit geraten, daß der „Sabbat um des Menschen willen gemacht ist und nicht der Mensch um des Sabbats willen" (Markus 2, 27) und daß „ich Wohlgefallen an der Barmherzigkeit und nicht am Opfer habe" (Matthäus 12, 7): „Niemand läßt ein Pferd im Graben liegen; und wenn es auch ein Doppelsonntag wäre, darf man aufgrund der Erlaubnis Christi helfen. Wir können also in einem solchen Falle das Gebot der Sabbatruhe, das mit der Todesstrafe belegt ist, übertreten, und zwar, um einem Menschen zu helfen, noch viel eher, als einem Pferd zu helfen... Du tust nur das Werk der Hilfe, das deine Wissenschaft dich lehrt. Die Hilfe verstößt nicht gegen das Gebot, denn sie kommt nicht von dir, sondern von Gott...

Dies ist ja die Bestimmung des Menschen, daß er lerne, das Gute vom Bösen zu scheiden und das Gute in seinen Dienst zu stellen. Wissen wir nichts davon, so wissen wir auch nichts von Gott. Ein Mensch, der nichts weiß, kann aber nicht glücklich sein. Ein Wissender ist noch niemals der Versuchung unterlegen und noch niemals dem Aberglauben verfallen" (69, I; 289).

Es ist meine höchst persönliche Ansicht, daß dies zu lesen auch in der Gegenwart nützt, und daß es um die Medizin besser bestellt wäre, würde sie sich immer auf alle Seiten der Wirklichkeit stützen. Nun aber weiter im Magnetismus.

Geist und Magnet 215

Mesmer lebt

Dr. K a r l K a n z i a n, praktischer Arzt in Wien, ist der hervorstechende Repräsentant dessen, was er selbst als „ungebrochene Tradition des Magnetismus in Wien seit Mesmer" * bezeichnet. „Mesmerismus" ist jene Seite des spirituellen Aspekts des Heilens, den viele Schulmediziner allenfalls noch gelten lassen; nichtsdestoweniger haben wir es mit einer Außenseitermethode, mit „Paramedizin", zu tun.

Aschner (15; 323 ff.) hat sich mit dem Phänomen eingehend befaßt, ohne daß er jedoch selbst magnetische Fähigkeiten besessen hätte. In vielen Städten, wie zum Beispiel in Berlin und Wien, klagten auch hochqualifizierte Ärzte über Mangel an Beschäftigung, während Magnetopathen riesigen Zulauf hatten. Nach Aschner macht „angeborene starke magnetische Strahlkraft" die Heilwirkung aus, und er beobachtete selbst einige Heilungen von Menschen, bei denen die Schulmedizin, aber auch andere Methoden, wie sie von Aschner selbst angewandt wurden, versagten. Dazu gehört beispielsweise die Heilung seiner Hebamme von schwerster Angina pectoris.

Weitgehend unbekannt ist, daß ein Gutachten der Pariser Akademie der Wissenschaften 1825, also rund 35 Jahre nach dem Mesmer-Rummel in der Seinestadt und zehn Jahre nach Mesmers Tod, sich für den Magnetismus und seine Wirksamkeit aussprach. In vielen Ländern, auch in der Schweiz, in Österreich, in Deutschland und in Frankreich gibt es oder gab es Gesellschaften für Magnetismus. In Österreich ist seit 1845 den promovierten Ärzten die magnetische Heilkunde gesetzlich gestattet, und das ist eine der Basen der „ungebrochenen Tradition". Man macht es, lernt es, gibt es weiter — und hängt es im übrigen nicht an die große Glocke.

Kanzian lernte bei Dipl.-Ing. Tetter in Wien, einem Laien, der seinerseits wieder bei dem jüdischen Arzt Dr. Gratzinger in Wien gelernt hatte. Aschner war mehrere Male bei Gratzinger, und der nachmalige Primarius der chirurgischen Abteilung des Krankenhauses der Barmherzigen Brüder in Wien, Dozent Dr. Josef Riese, assistierte Gratzinger ein volles Jahr, ehe er an die Klinik zurückkehrte.

Auch Schweninger kannte, wie hunderte Ärzte vor ihm, den Einfluß der ärztlichen Hand: „Von der ärztlichen Hand, die als Bote zur Überbrückung des Abstandes sich auf dem Leibe des Kranken niederläßt. Ein bis heute unerklärter Einfluß geht von ihrer Fläche aus. Mögen die Exakten mit den Okkultisten um Blutverteilung, Wärme oder magnetische Emanation als Erklärung streiten; der bewußte Arzt weiß, was er an seiner Hand für einen Mittler und Helfer hat. Schmerzen, Krämpfe kann er einschläfern; wie einen Strom von Zärtlichkeiten fühlt sein Kranker es unter der ruhig liegenden Handfläche sich hinbreiten ... Ob Wärme, ob Strahlung, es ist nicht abzuleugnen. Die Hand gewisser Menschen besitzt eben Gewalt über bestimmte andere Menschen ... Diese Hand

---

* Dies und die folgenden Zitate verdanke ich Dr. Kanzians Vortrag über den „Heilmagnetismus", den er am 13. April 1978 in Wien hielt.

kann durch Aufliegen, durch Streichen, durch Zufassen nicht nur Schmerzen lindern, sie kann unbestreitbar nachzuweisende Veränderungen in den oberflächlichen Gewebeteilen hervorrufen, selbst Tiefenwirkungen" (150; 91 f.).

Die Methode, so wirksam sie in Fällen ist, in denen die Schulmedizin nicht zu helfen vermag, ist leider nicht Allgemeingut und wird es niemals sein — sie ist daher a priori für eine Kassenpraxis ungeeignet. Kanzian: „Voraussetzung für eine erfolgreiche Behandlung ist einerseits, daß der Behandler seinen Organismus in Ordnung hat, denn er wirkt über seine eigenen Organe auf den Kranken. Andererseits gehört eine robuste Konstitution dazu. Im Laufe meiner Tätigkeit habe ich mindestens zwei Dutzend Ärzte angelernt, und von denen ist ein einziger geblieben — der Dr. Meckel in Graz. Der hat jetzt eine ähnlich große Praxis wie ich. Alle anderen haben wegen irgendwelcher Störungen aufgehört."

Kanzian unterscheidet zwischen heil- und unheilbaren Krankheiten für diese Therapieform. Ungeeignet sind Nervenleiden, etwa Morbus Parkinson, Encephalomyelitis und gewisse Hautkrankheiten. Aber zum Beispiel bei Tuberkulose ist sie *die* Methode der Wahl. „Es kommt auf eine gewisse geistig-seelische Struktur an, auf die bestimmte Art des Kraftfeldes" — sowohl von Magnetiseur als auch Patient. Die Erklärung kann man sich so denken, daß „der Mensch über seinen physischen Leib hinaus noch einen Kräfteleib hat, der in Anthroposophie und Theosophie Ätherleib genannt wird" (Kanzian).

Der Zürcher Psychiater Dr. Hans Naegeli-Osjord, der sich in verdienstvoller Weise mit den philippinischen Geistheilern („Logurgen", wie er sie nennt) auseinandergesetzt hat, findet vieles in der Heilkunst ohne diesen feinstofflichen Leib unerklärbar: „Dem Seelenleib (‚Ka' der alten Ägypter) begegnen wir immer wieder innerhalb der antiken Weltanschauungen. Paracelsus nannte ihn Corpus subtile (feinstofflicher Leib). Im östlichen Denken, auf das sich Theosophie und Anthroposophie stützen, wird das Corpus subtile unterteilt in Äther-, Astral-, Mental- und Kausalleib ... Daß das Corpus subtile innerhalb der naturwissenschaftlichen Forschung nicht erörtert wird, hat seinen Grund in der Verabsolutierung eines einzigen Weltaspektes durch diesen Forschungszweig — eines Aspektes, der nur aus verstandesmäßigem Erkennen und vom Verstand zugelassenen Meßmethoden gewonnen wird. C. G. Jung wies nach, daß die Erkenntnismöglichkeiten des Menschen auf vier Grundfunktionen beruhen, nicht nur dem Denken, sondern auch dem Fühlen, Intuieren und Empfinden-Wahrnehmen. Die antiken Kulturen und die Geisteswelt des Ostens setzen die Ganzheit ihrer Erkenntnismöglichkeiten ein. So gelangen sie zu Erkenntnissen ganzheitlicher Art ... Jedem Organ entspricht ein feinstoffliches Substrat, und über dieses haben wir uns die Einwirkung der philippinischen Geistheiler und überhaupt aller magischen Heilkunst zu denken" (119; 35).

Magnetiseure spüren offensichtlich dieses Corpus subtile. Kanzian: „Jemand mit Ischias liegt auf dem Bauch. Wenn man mit der Hand über den entzündeten Nerv, zum Beispiel beim Kreuzbein, knapp darüberfährt, kommt man in so etwas wie eine Wolke. Man kann dem Patienten genau sagen, wo es weh tut, und wo die Wolke am dichtesten ist, dort tut es am meisten weh. Das gleicht

Geist und Magnet 217

man mit bügelähnlichen Bewegungen aus, und wenn es ausgeglichen ist, hat man Schmerzfreiheit erreicht."

Heilmagnetische Behandlung geht häufig mit heftigen Reaktionen einher. Es kommt zu kräftiger Harnausscheidung, zu übelriechendem Urin, zu Gewichtsverlust und mitunter Verschlechterung des Leidens, zu Durchfällen und Schweißausbrüchen — also zu einer Art Heilkrise. Kanzian meint, der Heiler führe dem Kranken anfangs Energie zu, eine Art Lebensenergie, die die Inder Prana nennen, „etwas, was den Körper lebend erhält und immer wieder erneuert." Die Störung stellt sich zumeist wieder ein, und sie muß erneut „ausgebügelt" werden — in mehreren Sitzungen und so lange, bis sie beseitigt ist. Von Magnetiseuren in der Steiermark berichtet er, daß diese auch größte Kröpfe im Verlauf von einigen Sitzungen wegmagnetisiert hätten, ihm dies aber zunächst nicht gelungen sei: „Meine Schilddrüse war selbst insuffizient. Aber als ich die Steiermark verließ und sich die Drüse erholte, gelang mir das später auch."

Die amerikanische Ärztin Dr. Shafica Karagulla hat beschrieben, wie sie mit Hilfe geeigneter Sensitiver Krankheiten aus der menschlichen Aura diagnostizieren lernte. Bestimmte Menschen können also dieses Corpus subtile offensichtlich sehen, Störungen in ihm erkennen — und meist auch heilerisch behandeln (77).

Daß es sich um Suggestion handeln könnte, verneint Kanzian entschieden. Er habe auch Säuglinge magnetisch behandelt, „und da gibt es wohl keine suggestive Komponente". Wahrscheinlich wird man nicht umhin können, den feinstofflichen Leib als real anzuerkennen — wie das auch die Kahunas („Schattenkörper") getan haben. Sie erklärten ihre Heilungen eines kranken Organs etwa mit dem Fluß heilender Informationen aus dem unversehrten Organ des Schattenkörpers.

Was Naturwissenschaftler stört, ist der Ausdruck „Magnetismus". Das rührt vielleicht noch von Lenoble, einem französischen Priester des achtzehnten Jahrhunderts her, der (noch vor Mesmer) behauptete, mit eisernen Magneten Kranke gesund machen zu können. Als Mesmer später fand, daß die Wirkung nicht vom Magneten, sondern von seiner Hand ausginge, und das, was die Physik heute unter Magnetismus versteht, mit Nadelablenkung und Magnetometer meßbar wurde, schied man zwischen „physikalisch-wissenschaftlichem" und „animalischem" Magnetismus: Hie Physik, da Okkultismus. Oder zumindest Paramedizin.

Als, ebenfalls schon im vorigen Jahrhundert, Personen gefunden wurden, die mit bloßer Hand Kompaßnadeln abzulenken imstande waren, tat man das als Trick ab. Als sich jedoch in diesem Jahrhundert das Phänomen wiederholte, insbesondere im materialistisch eingestellten Rußland (Nina Kulagina), begann man, sich mit dieser „bioplasmatischen Energie", dem körpereigenen Kräftefeld, wissenschaftlich zu befassen. Man ist damit weit gekommen, wenn auch noch nicht alles faßbar ist — und nicht so, wie das die Naturwissenschaft gerne hätte (174).

218   *Naturheiler*

Brennesseln ins Ohr

In jüngster Zeit hat eine Gruppe österreichischer Forscher — Physiker und Ärzte — geradezu phantastische Zusammenhänge zwischen diesem Energiekörper und dem Universum aufdecken können. Die Gruppe bereitet derzeit eine eigene Veröffentlichung vor. Da einer der medizinischen Mitarbeiter dieser Gruppe, der Hartberger praktische Arzt Dr. U l f B ö h m i g, in mehrfacher Hinsicht bemerkenswert ist, sei hier kurz darauf eingegangen.

In einem Gespräch mit mir erzählte er, daß seine langjährige Befassung mit der Akupunktur ihn zur Überzeugung gebracht hätte, daß es sich bei diesem um ein „vollständiges und brauchbares medizinisches System" handle, mit dem jeder Mensch zur Welt kommt — wie mit seinem Herzen, seiner Lunge und seinem Blutkreislauf. Die „dezidierte Funktion des Meridiansystems" [die viele, nicht nur Prokop, 129, vollständig leugnen] bestehe darin, die „Lebensenergien" des Körpers auszubalancieren. Es gibt eindeutig definierbare Energiequellen, zum Beispiel die Sonne, die Erdumdrehung (Drehimpuls) und das irdische Magnetfeld. Böhmig: „Und wenn der Mensch krank, also aus dem Gleichgewicht ist, kann man das mit Hilfe dieses Systems wieder ausbalancieren."

Die Brennessel sieht Böhmig als einen der wichtigsten Energiespeicher — und aufgrund der Nesselzellen als einen sehr potenten — an, wie übrigens alle Pflanzen. Die Nessel ist sozusagen chlorophyllgewordene Sonnenenergie, und unter Berücksichtigung der Organ- und Meridianzeiten (wir kennen schon das Phänomen, daß beispielsweise der Darm sich abends „schlafenlegt", also Zeiten hoher und geringer Aktivität miteinander abwechseln) läßt sich die Sonnenenergie via Brennessel für den Organismus nutzbar machen. Eine frischgepflückte, möglichst junge Pflanze wöchentlich einmal, und zwar um 11 Uhr, gegen den Akupunkturpunkt „Tor der Götter" in der linken Ohrmuschel * gedrückt, hilft, das Immunsystem zu stärken und Abwehrkräfte gegen allerlei Infekte zu sammeln. Auch Böhmig schätzt das „In-der-Zeit-Sein" der Pflanze ungemein und geht soweit, seinen Patienten aufzutragen, nur solche Nahrung aufzunehmen, die die Natur der Jahreszeit entsprechend „ungekünstelt" anbietet; Glashaussalat im Winter oder Erdbeeren aus den Mittelmeerländern zur Unzeit lehnt er beispielsweise ab.

Nicht deshalb aber ist von ihm hier die Rede, sondern wegen seiner besonderen Art, Meridiane und Akupunkturpunkte und somit etwas zu tasten, was man mit Recht mit dem Magnetismus zusammen nennt. Der Patient liegt vollständig bekleidet vor ihm, und mit dem Mittelfinger seiner rechten Hand fährt Böhmig nun die Meridiane ab. Mit dem Finger spürt er, was andere Akupunkteure mit elektronischen Punktsuchgeräten nicht finden — nämlich Stellen, wo Kribbeln „Energielöcher" anzeigt.

„Nach Büchern und mit Apparaten kann man das nicht lernen. Es heißt richtig ‚Fingerspitzengefühl'; man sagt auch, jemand hätte etwas im ‚kleinen

---

* Shen-men, nach (83) P. 55, nach neuer chinesischer Nomenklatur E 37, also Ohr 37.

Geist und Magnet

Finger'. Ich kannte einen Arzt, der hatte das Gefühl in der Schulter... Jeder kann es, kommen Sie mit, auch Sie!"

Ich bin skeptisch, steige aber hinunter in die Ordination, wo eine Patientin liegt. Er heißt mich, mit meinem Mittelfinger so wie er die Meridiane entlang zu fahren — und tatsächlich spüre ich am Ringfinger der rechten Hand der Frau eine Sensation.

Böhmig bestätigt mir, richtig gefühlt zu haben: „Sehen Sie, Sie können das auch. Jeder kann es lernen. Mein Bruder ist Chirurg — auch der glaubte es nicht und lernte es. Und etwa hundert andere Ärzte auch."

Und anders als andere Systeme hängt es am „In-der-Zeit-Sein": „Zu jeder Stunde, zu jeder Minute sind Sie sozusagen synchron mit Ihrer Umgebung. Es ist gleichsam Synchronizität." Energie„löcher" kann Böhmig über dieses System kompensieren, er kann anomale Wetterlagen ausgleichen — mehr: er muß, wenn er behandlerisch Erfolg haben will.

„Das alte chinesische System steht nicht im Widerspruch zur modernen Naturwissenschaft. Man kann die Stichhaltigkeit jeder empirischen medizinischen Regel der Chinesen mit modernen Mitteln beweisen. Das alles war für mich nicht überraschend. Daß westliche und östliche Wissenschaft einander nicht widersprechen, wußte ich längst."

Gemäß seinen Findungen setzt Böhmig Nadeln und Felder (mit besonderen Generatoren), und er verläßt, wenn er den Patienten gestochen hat, diesen ganz einfach.

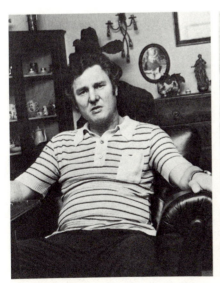 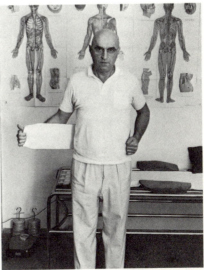

Dr. Ulf Böhmig, Hartberg, Steiermark; Bernhard Högger, Herisau, Schweiz, hier mit Magnet-Leibbinde.

„Das wirkt besser", berichtet er mir bei einem Plausch zwischen zwei Behandlungen.

Ob er sich eine Uhr stelle, um zu wissen, wann er wieder beim Patienten sein müsse?

„Das spüre ich. Uhr brauche ich nicht."

Welche Kranke er behandle?

„Am liebsten die, bei denen man Erfolg hat. Am meisten Spaß machen mir die Sinnesorgane." Gehörschäden etwa sprechen gut an, oder die gar nicht so seltenen Geruchsstörungen, manchmal auch grauer Star. Asthma und Rheuma sind alltäglich [Besserungen auch], und auch für den gefürchteten Morbus Bechterew ist die Prognose bei ihm gar nicht so schlecht.

Klaus Klammer, Bruder des österreichischen Ski-Idols Franz Klammer, nach einem Skiunfall querschnittgelähmt, ist dank Böhmigs Behandlung auf dem Wege der Besserung. Grundsätzlich, meint er, sei man im Osten in der Behandlung von Lähmungen weiter; dort würden nach zwei bis drei Jahren Behandlung 70 Prozent der Gelähmten wieder gehfähig; aber er vermerkt, daß „es ganz schön" ginge: „Zuerst beherrscht der Gelähmte die Blasenfunktion wieder, dann den Darm, dann die Durchblutung, und schließlich schwellen die Beine ab."

Magneten helfen doch!

Abseits vom „animalischen" Magnetismus ist es daher wahrscheinlich, daß der „echte" Magnetismus ebenfalls eine Wirkung hat, wahrscheinlich sogar eine heilende. Böhmig legt jeden Patienten in ein Magnetfeld; er sticht mit magnetisierten Nadeln, und er gibt auch Anweisungen, wie man sich daheim mit einem Magneten helfen kann. Der Wiener Praktiker Dr. Friedrich Hawlik verwendet gelegentlich zur Beeinflussung eines Akupunkturpunktes einen Stab- oder Elektromagneten, und wie viele andere Ärzte hat auch er ein Magnetgerät in der Praxis stehen, das die Wirkung der Nadeln verstärkt.

Heilpraktiker B e r n h a r d H ö g g e r, Herisau, Schweiz, jedoch rückt allen möglichen Leiden mit Magneten zu Leibe. Direkt aus Japan importiert er ein Magnet-Body-Band, in das 16 starke Dauermagnete von 1200 Gauß (Feldstärke) eingelassen sind. Der Patent schnallt es sich um den Leib und das „entspannt und schützt seinen Körper, hält ihn warm, fördert Blutzirkulation und Durchblutung und verhilft zu besserer Körperhaltung" (aus einem Werbeprospekt). Högger, der auf Reisen in den Osten Akupunktur und andere Werkzeuge chinesisch-japanischer Medizin schätzen gelernt hat, weist auch eine wissenschaftliche Untersuchung vor, in der über die Wirkung solcher Magnete berichtet wird. Bei Myogelosen, Lumbalgien, Ischialgien, Spondylosen, essentieller Hypertonie und Bandscheibenvorfall werden gute Erfolge gemeldet, als Nebeneffekte kommen vor allem Regulationen von Stuhl und Harn vor (Behebung von Verstopfung etwa). Kein Einfluß wurde im einzigen berichteten Fall von Krebs („Magenkrebs, letztes Stadium, Metastasen in der Lendenwirbelsäule; Patient, männlich, 67 Jahre") gefunden (144a).

Geist und Magnet

Högger ist auf die Behandlung von Sportlern spezialisiert (er produziert auch Vitaminpräparate und Weizenkeim-Kautabletten, die zu Höchstleistungen führen sollen) und führte die Zürcher Fußballmannschaft zum Cupsieg und mehrere Radrennfahrer zum Erfolg. Er, der selbst in der Weserberglandklinik in Höxter Physiotherapie lernte, ist der Meinung, man könne in der Medizin viel lernen — nur den Magnetismus nicht; dieser sei Begabung.

Die einen legen Magneten, die anderen Hände auf. Es ist aber nur *eine* Kraft, die alles wirkt und schafft.

Im nächsten Kapitel versuchen wir, einen noch tieferen Blick in die Dinge zu tun, die da so zur Heilung führen.

> Zu allen Zeiten sind der Entwicklung der Medizin zwei
> Hindernisse entgegengetreten: die Autoritäten und die
> Systeme. *Rudolf Virchow*

Potenz und Mikrowelle

Seit S a m u e l H a h n e m a n n, dem Erfinder der Homöopathie, und seinen
Vorläufern Paracelsus und dem Chemiker, Alchemisten und Arzt van Helmont
ist die Kontroverse um die Homöopathie nicht verstummt. Hahnemann (1755
bis 1843) mag selbst einiges dazu beigetragen haben. Obwohl ihm auch Gegner wissenschaftliche und ärztliche Größe — wir wissen, daß das nicht dasselbe ist — bescheinigten, hat er doch Dogmen aufgestellt. Und Dogmen sind
bekanntlich in keiner Wissenschaft, am allerwenigsten in der Medizin, brauchbare Hilfsmittel; das hat Rudolf Virchow, trotz seines oben abgedruckten
Aphorismus selbst einer der ärgsten Dogmatiker, festgestellt.

Die Grundlagen der Homöopathie lassen sich, und an ihnen hat sich seit
Hahnemann nichts Wesentliches geändert, in drei Regeln fassen:

1. Die Ähnlichkeitsregel. Sie besagt, daß solche Stoffe, die am Gesunden in
   hohen Dosen gewisse Krankheitssymptome erzeugen, in kleinen Dosen
   Krankheiten mit ähnlichen Symptomen heilen: Similia similibus curantur.
   Im Unterschied zur Homöopathie (von griech. *homoios* = gleichartig) nannte
   Hahnemann die klassische Heilmethode, die des Gegensatzes (contraria con-
   trariis), „Allopathie" (von griech. *allos* = andersartig).
2. Der Arzneimittelversuch am Gesunden. Heute messen homöopathische Ärzte
   auch elektronisch die Reaktionen des Kranken.
3. Die Lehre von der Wirksamkeit des Arzneimittels in kleinster Dosis.

Dieses Gedankengebäude wird bisher von der exakt messenden Naturwissenschaft — aus ihrer Sicht zu Recht — als unwissenschaftlich und nicht nach-
prüfbar abgetan. Über die medizinische Wirksamkeit jedoch bestehen überhaupt keine Zweifel. Auch Gegner leugnen die Erfolge meistens nicht, führen
sie jedoch auf Suggestion zurück.

Vor allem Punkt drei ist auch in der Gegenwart Ziel heftiger Angriffe, und
um ihn zu verstehen, wollen wir die Herstellung eines homöopathischen Medi-
kaments an einem Beispiel (nach 180) zeigen.

Aus jungen, frischen Brennesseln, die fein geschnitten und in einem dunklen
Glas mit 70prozentigem Alkohol übergossen werden, kann man leicht einen
Pflanzenextrakt gewinnen, den man „Urtinktur" nennt und der mit $\emptyset$ bezeichnet wird. Nach einer Woche Stehen wird der Inhalt abgepreßt, der Saft
ist fertig. Diese „homöopathische Urtinktur" therapeutisch zu verwenden ist
zwar nicht verboten, wäre aber in der Sicht der Homöopathie „Allopathie".

Nehmen wir einen Teil dieser Urtinktur und verdünnen wir ihn mit 9 Teilen Lösungsmittel, zum Beispiel mit verdünntem Alkohol oder Wasser, und
„verschütteln" wir diese Lösung in einem Glas, so haben wir die „Potenz" D 1

Potenz und Mikrowelle 223

vor uns. Verdünnen wir nun einen Teil von D 1 mit neun Teilen Lösungsmittel und verschütteln wir wieder, so gewinnen wir D 2. Und so weiter. Jeder Verdünnungsschritt entspricht somit einer dezimalen Verdünnungsreihe: 10^0 — 10^1 — 10^2 — 10^3 — usf., wobei das „D" für lateinisch *decem* = zehn und der Exponent für die „Potenz" steht. Der allgemeine Ausdruck für diese Form ist 10^x, wobei x die Zahl der Prozeduren angibt.

Rein mathematisch freilich könnte man eine Verdünnung 1 : 10^4 auch durch Mischung eines Tropfens Urtinktur mit 999 Tropfen Lösungsmittel gewinnen. Nach Auffassung der Homöopathie jedoch enthält der Begriff der Potenz mehr, als das bloße Mischungsverhältnis ausdrückt. Eine Mischung 1 : 999 wäre zwar rechnerisch, nicht aber im Sinne der Arzneimittellehre Hahnemanns ein Homöopathikum, derzufolge die Heilkraft der Urtinktur durch die aufeinander folgenden Verschüttelungen — und *nur* durch diese — gehoben, eben potenziert, wird.

Firmen, die sich zwar homöopathisch nennen, aber bei der Herstellung ihrer Heilmittel eben mathematisch-chemisch und nicht potenzierend vorgehen, müssen sich von Homöopathen den Vorwurf des Verrats der Methode gefallen lassen; abgesehen davon wird auch Wirkungseinbuße und häufig sogar -verlust festgestellt.

Die Homöopathie beginnt etwa bei der Potenz D 4. Die Konzentration des Urstoffes ist dabei noch so hoch, daß auch „gewöhnliche" Pharmakologen chemische Wirkungsweise gelten lassen und liegt bei etwa zehn Mikrogramm pro Milliliter. Ab den Potenzen D 8 bis D 12 jedoch werden die Konzentrationen so gering, daß an einen grobstofflichen Wirkungsmechanismus kaum noch zu denken ist. Es muß jedoch angenommen werden, daß sich an den Grenzflächen zwischen Glas und Lösung „etwas" tut, zum Beispiel Moleküle der Ursubstanz oder der Niedrigpotenzen haften bleiben und erst bei praktisch reinem Lösungsmittel (sozusagen gegen die Wirkstoffkonzentration Null oder nahe Null) abgegeben werden.

Mathematisch ist die Wahrscheinlichkeit (exakt: die statistische Wahrscheinlichkeit), in einem Milliliter Homöopathikum ein einziges Molekül Urtinktur anzutreffen, noch bei der Potenz D 23 gegeben, wie man aus der Loschmidtschen Zahl * errechnen kann. Von Molekülen kann jedoch jenseits dieser Verdünnung nicht mehr gesprochen werden, wenn wir an die Hochpotenzen D 30, D 50, D 100 oder gar den Centesimalpotenzen (Verdünnung eines Tropfens mit 99 Tropfen Lösungsmittel) C 100, C 200, C 500 oder C 1000 denken. Die Extrapolation „normaler" Physik und Chemie versagt angesichts solcher Verdünnungsoperationen, wobei ja noch hineinspielt, daß geringfügige Verunreinigungen des Lösungsmittels oder des Trägers (Feststoffe werden mit Milchzucker verrieben) auch eine Rolle spielen können.

Der Wiener Arzt Dr. M a t h i a s D o r c s i, der anfänglich von Homöopathie überhaupt nichts hielt, von einem Laien (einem Patienten) auf diese

---

* Zahl der Moleküle in der Volumseinheit, $6{,}023 \cdot 10^{23}$ pro Mol. Ein Mol sind etwa 18 g Wasser oder 46 g Äthylalkohol.

Methode aufmerksam gemacht wurde und seit nunmehr einem halben Menschenleben für die Anerkennung dieser Grenzwissenschaft in Österreich kämpft und es bis jetzt zwar zu einem Institut (Ludwig-Boltzmann-Institut für Homöopathie), nicht aber zu einer Professur und einem Lehrstuhl gebracht hat, berichtet mir von Lyoner Wissenschaftlern, die einen physikalischen Wirksamkeitsnachweis zu führen gedachten: „Diese Versuche waren sehr aufwendig. Man versuchte nachzuweisen, daß sich homöopathische Mittel rein physikalisch von ‚gewöhnlich' verdünnten unterscheiden. Wäre dieser Versuch gelungen, wäre der blöde Einwand, ‚in Homöopathika ist nichts drinnen', ein für alle Mal widerlegt worden. Ich glaube aber, daß diese Versuche nicht beweiskräftig sind, weil die Fehlergrenze der Apparate zu hoch war."

So bleiben Dorcsi und seinen Kollegen — es gab in Österreich seit Hahnemanns Zeiten immer gute Homöopathen; die Aristokratie hatte sich nach einigen spektakulären Heilerfolgen für diese Methode eingesetzt — nur die Erfolge am Krankenbett und der Tierversuch. Mit diesem, meint Dorcsi, sei der Beweis erbracht, daß es sich nicht um eine Suggestionstherapie handle.

Überhaupt ist die Veterinärmedizin in vielem weiter und vor allem erheblich weniger von Dogmen geprägt, wie mir der Kirchberger Tierarzt Dr. Adolf Hübner versicherte: „Hier geht es um die Effektivität, mit geringen Mitteln Millionenwerte zu erhalten." Mykoplasmen zum Beispiel werden bei Rindern gezielt mit Vakzinen behandelt (die Krebserreger nach Snegotska, Kapitel 8), beim Menschen hingegen ist es eine Außenseitermethode. Allein unter den Veterinärärzten an der Wiener Tierärztlichen Hochschule sind vier Homöopathen!

In den fünfziger Jahren hat Dorcsi die Österreichische Gesellschaft für Homöopathie gegründet und Kurse abgehalten: „Solange die Ärzte nichts verdient haben, habe ich jeden Donnerstag 120 bis 180 Hörer gehabt. Die Zeit war damals reif, die Ärzte haben nach Methoden gesucht. Dann kam der Wohlstand, und damit hat das Interesse stark nachgelassen."

Auch von der Konjunktur also hängen medizinische Methoden ab ... Die Homöopathie krankte daran, daß sie schwer lehrbar war, und seit 1973 hat Dorcsi diese Lücke geschlossen. Seit diesem Jahr gibt es Ausbildungsprogramme, die in zahlreiche Fremdsprachen übersetzt sind und nach denen Homöopathen zwischen Neufundland und Australien genauso unterrichtet werden wie zwischen San Francisco und Berlin. Dorcsi meint, daß gerade jetzt die Zeit wieder für die Homöopathie sei, denn „die jungen Ärzte von heute glauben nicht mehr an den Ordinarius, sind sehr kritisch und prüfen die Methoden und nehmen das, was sie für richtig halten." Und so bildet er — Praxis, Praxis! — an der Poliklinik in Wien am Krankenbett und im Ambulatorium homöopathische Ärzte aus.

Dr. Leopold Felbermayer beispielsweise hat, mit Ausnahme einer einzigen allopathischen „Notfallslade", nur homöopathische Medikamente in seinem Sanatorium; die Naturärztin Dr. Irmtraud Zuchristian stützt sich ausschließlich auf sie; wenn Heilpraktiker Medikamente verschreiben dürfen, sind es in der Regel homöopathische, und für den Frankfurter Internisten Dr. Herbert Frey ist Homöopathie „der klassische Fall einer Heilbehandlung mit Geist". Das

Potenz und Mikrowelle 225

mag etwas emphatisch ausgedrückt sein, ist aber mangels anderer Erklärungen zunächst eine recht brauchbare Hilfsvorstellung. Frey fügt hinzu, daß er längst nicht die gesamte Homöopathie beherrscht: „Einige homöopathische Mittel kann ich meisterhaft anwenden, und zwar die, die mir seinerzeit geholfen haben. Gelernt habe ich das von Dr. med. Alexander Rosendorf, der das Buch *Neue Erkenntnisse der Naturheilmethode* verfaßt hat." Auch er ist der Meinung, daß es wesensmäßig auf die Potenzierungen ankäme. Rein phänomenologisch also könnte man annehmen, daß ein Etwas der Ursubstanz durch die Potenzierungen nicht nur erhalten, sondern sogar verstärkt wird. Ein Geist in der Flasche, ein Gespenst in der Maschine, eine unbekannte Schwingung, eine Welle?

Die kritischen Mikrowellen

Einem weiteren medizinischen Außenseiter, nämlich einem Physiker, war es vergönnt, die Brücke zwischen erfahrungsheilkundlicher homöopathischer Tradition und moderner Meßtechnik zu schlagen.

Sie nennt sich schlicht und einfach Mikrowelle.

Der Mann heißt Dr. O t t o   M a r e s c h, lebt in Wien und ist seit 1962 in diesem — wie er selbst sagt — „Grenzbereich medizinischer Forschung" tätig. Es ist, sagt er, eine „völlig neue Welt". Er verließ die alte, das Labor der Österreichischen Mineralölverwaltung, und schloß sich zunächst dem Ludwig-Boltzmann-Institut für Rheumatologie und Fokalgeschehen in Baden bei Wien an. Seit einigen Jahren arbeitet er jedoch freizügig in kleiner Gruppe.

Daß er als Physiker in der Humanmedizin tätig ist (mit Bewilligung), ist ein weiterer unbestreitbarer Vorteil für den Patienten.

Die Sache ist nicht ganz einfach zu erklären, aber ich denke, die Mühe steht dafür. Als Lohn winkt uns nicht nur eine sehr exakte, tiefschürfende und vorausschauende Diagnosemethode, sondern auch der Nachweis, daß an „allen Außenseitermethoden etwas dran ist" (Maresch). Und daß Medizinen der heiligen Hildegard wirklich die Wirkungen haben, die sie behauptet — und wenn die Vorschriften und Begründungen noch so abstrus klingen mögen.

Man lasse sich auch nicht davon abstoßen, daß Maresch bisweilen Bioindikatoren zum Nachweis der Mikrowellenstrahlung benützt, nämlich Wünschelrute und Pendel, aber das ändert ja nichts daran, daß diese biologisch aktive Strahlung (deswegen ist sie ja über den Indikator Mensch nachweisbar; das Pendel ist nur Anzeigegerät) auch physikalisch eindeutig meß- und nachweisbar ist.

Zunächst müssen wir erklären, was Mikrowellen sind.

Fortgeschrittene Hausfrauen kennen sie vom Mikrowellenherd, einem Generator bestimmter elektromagnetischer Strahlung, eben der Mikrowellen. Mit diesen läßt sich zum Beispiel Fleisch garkochen, und das ist gleich der handfesteste Beweis für die biologische Wirksamkeit dieser Strahlung im Wellenlängenbereich von knapp mehr als 100 bis ungefähr 10 Zentimeter. In Sekundenschnelle erwärmt sich das Gewebe, und wer seine Hand in den Herd hielte, würde lebendigen Leibes gekocht werden.

Mikrowellen sind in technisierten Ländern praktisch allgegenwärtig. Sie dienen der Radio-(UKW-)Kommunikation, dem Fernsehen und dem Sprechfunk. Polizeien, Feuerwehren, Taxiunternehmen, Einsatzfahrzeuge und die beliebten Walkie-Talkies, die auch von Kindern geschätzten Sprechfunkgeräte, sowie die Funk-Fernsteuerungen der Modellbauer benützen diesen Frequenzbereich. Bestimmte Frequenzbereiche sind biologisch äußerst wirksam, und wäre das Wissen darüber weiter verbreitet, wären Überlegungen häufiger, ob man sie in dieser Dichte so uneingeschränkt wie bisher nützen soll.

Verschiedene Gegenstände können nun zu Erregern, zu Sendern solcher Mikrowellen werden — Quarze zum Beispiel, die die Frequenzen der Sprechfunkgeräte bestimmen und die im Gerät zumeist ausgewechselt werden können, solcherart mehrere Bänder („Kanäle") ermöglichend (man spricht auch von Schwingquarz). Welche Wellenlängen ausgesandt werden, hängt von zahlreichen Faktoren ab: vom Kristallgitter und von den Abmessungen des Gegenstandes; von der Art der chemischen Bindung der Ionen, Atome, Elektronen und Moleküle, die den Gegenstand aufbauen — konvalente, polare, heteropolare Bindungen und Ionenbeziehungen haben ihre charakteristischen Frequenzen, ihre Spektren. Nicht nur Steine strahlen, sondern auch Pflanzen, Tiere und Menschen. Die Strahlung ist so differenziert, daß jedes Wesen gleichsam eine Strahlungsidentität hat. Mehr: jedes Organ hat sie. Das Herz, die Nieren, die Lunge, der Kehlkopf, der Thalamus (Hirnstamm) — alle Organe des Körpers sind durch Frequenzspektren charakterisiert. So strahlen chemische Verbindungen, Gemenge, Mischungen — und selbstverständlich auch Medikamente.

Und, erstaunlich genug: die Schwingungsspektren der Medikamente finden sich auch in deren homöopathischen Potenzen. Das heißt also, daß etwa Colchicum D 30, in dem mit an Sicherheit grenzender Wahrscheinlichkeit kein einziges Molekül des Herbstzeitlosenalkaloids Colchicin mehr vorhanden ist, dennoch frequenzspektrographisch die Identität von Pflanze und Urtinktur vollkommen repräsentiert. Im fixierten Präparat ist noch nach Jahren die „Schwingung da", nicht aber deren materielles Substrat.

Rein intuitiv haben das die Alchemisten, Paracelsus, die Spagyriker wie Zimpel, die Homöopathen wie Hahnemann und begnadete Behandler wie Frey, Dorcsi, Felbermayer oder Schlifni erkannt. Das Wissen wurde zum Teil als Geheimlehre und zum Teil in esoterischer Symbolik („alles ist Schwingung, alles ist Strahlung"; man beschrieb die Strahlung mit Farben, was höchst treffend ist) weitergegeben — an Eingeweihte, Verständige, die damit etwas anzufangen wußten.

Aus der Physik ergibt sich klar, wann eine Wirkung, eine Beeinflussung, zu erwarten ist: dann nämlich, wenn gleiche Frequenzen vorliegen. Ein Funkspruch kann nur dann empfangen werden, wenn das Gerät des Empfängers auf dieselbe Wellenlänge wie der Sender abgestimmt ist. Und ein homöopathisches Medikament wird eine um so bessere Wirkung entfalten, je präziser seine vorherrschende Wellenlänge der des erkrankten Organs oder des erkrankten

Systems entspricht. Es ist dies nichts anderes als die alte Ähnlichkeitsregel Hahnemanns.

Da wir es mit einem rein physikalischen Vehikel, einer elektromagnetischen Welle, zu tun haben, leuchtet auch ein, daß diese Wirkung keine Einbahnstraße ist: es kann sowohl das Medikament auf das Organ als auch das Organ auf das Medikament wirken. Womit nicht nur der Meß-, sondern auch der Beweiskreis geschlossen ist. Zapft man dem Patienten die Wellenlängen über bestimmte bevorzugte Punkte seines elektromagnetischen Systems („Meridiane", „Akupunkturpunkte") ab, kann man sie mit denen der Medikamente vergleichen. Dies als Punkt zwei des Hahnemann-Systems: Medikamententest am Gesunden.

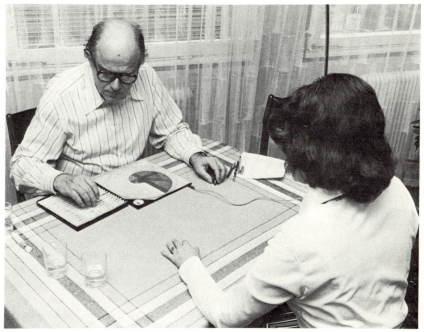

Dr. Otto Maresch, Wien, beim Medikamententest.

Kommt es jedoch im Organismus zu Krankheitsprozessen und ändert sich die Funktion der Organe, dann ändern sich auch Wellenlängen und Spektren der Organe. Pathologische Veränderungen äußern sich in diesem System als Frequenzverschiebungen. Ein wirksames Medikament kann nun folgerichtig als jenes erkannt werden, das solche pathologischen Frequenzänderungen in die gesunden rückzuführen imstande ist, mit anderen Worten, das kompensatorisch wirkt.

Maresch: „Die Methode erlaubt, das lästige und für den Patienten schädliche Herumprobieren mit Medikamenten zu verhindern."

Die Messung kann nun auf mehrere Arten vorgenommen werden. Die physikalische und längerwierige verwendet einen sogenannten Impulsdermographen, der die elektrische Leitfähigkeit der Haut (bzw. deren Widerstand) systematisch, kurzzeitig und an verschiedenen Stellen mißt. Verwendet werden fünf Elektroden, die an bestimmten Akupunkturpunkten, den „elektrischen Eingängen in den Körper", angesetzt werden. Eine Automatik sorgt dafür, daß die einzelnen Meßstrecken möglichst kurz (das Anlegen von Spannung verändert das System: typischer Fall vom Eingriff des Beobachters!) belastet werden. Dann werden die zu testenden Medikamente *an* (nicht in!) den Impulsstromkreis gebracht, was durch kapazitive Ankopplung geschieht, und die Reaktionen des Patienten gemessen.

Der kürzere Weg ist der über den Bioindikator Pendel. Hier hat sich der Medikamentenprüfer, grob gesprochen, einfach von der Konkordanz der Wellenlängen, die Krankheit oder Organ auf der einen und Medikament auf der anderen Seite repräsentieren, zu überzeugen. Da der sensitive Mensch, wie Maresch an sich selbst festgestellt hat, Mikrowellenbestrahlung sichtbar machen kann, ist Frage und Antwort nach dieser Methode eine Sache von wenigen Sekunden. Am Apparat dauert es Minuten, und bei einem kompletten Grundtest, der schon nach der kürzeren Methode zwischen zwei und vier Stunden dauern kann, spielt der Faktor Zeit eine erhebliche Rolle.

Maresch ist sich bewußt, damit an einer echten Grenze tätig zu sein: „Aber die Verbindung zur Radiästhesie war nicht zu vermeiden. Wir haben lange mit einigen deutschen Forschungsgruppen, die nach der Methode Voll und modifizierten arbeiteten, kooperiert. Aber in dem Augenblick, da wir sahen, daß wir echt in die Radiästhesie einsteigen müssen, war es mit der Freundlichkeit vorbei. Damit haben wir auch die kommerziellen Grenzen gebrochen."

Die von Rutengehern und Pendlern behaupteten „Erdstrahlen" existieren nach Mareschs Untersuchungen also wirklich, wenngleich auch nicht immer in der von den Radiästheten behaupteten Form und mit deren Vorurteilen. Maresch wendet sich gegen Sektierertum, Ideologien und Irrationalismen: „Ich bin der Meinung, daß die rationale Seite noch lange nicht ausgeschöpft ist." Aufgrund des Aufbaues der Böden, der Zusammensetzung der Mineralien und vor allem in Abhängigkeit vom Verwitterungszustand gibt es „Plätze, die für den Menschen geeignet, weniger geeignet oder ungeeignet sind." Sehr schlecht sind Mareschs Auffassung nach Mineralien, die starker Verwitterung unterworfen sind, zum Beispiel Feldspat: „Der sendet eine Strahlung aus, die bei empfindlichen und entsprechend vorgeschädigten Menschen sogar bis zur Krebserregung gehen kann. Das Endprodukt der Feldspatverwitterung, nämlich Ton, ist hingegen für den Menschen unschädlich."

Über Mikrowellen kommunizieren auch Insekten, zum Beispiel Ameisen und Bienen, die in der Radiästhesie als „Strahlensucher" bekannt sind — was im Lichte dieser neuen Erkenntnisse nichts anderes heißt, als daß sie sich in einem Frequenzbereich wohl fühlen, der für den Menschen unangenehm oder sogar schädlich ist. Auch Pflanzen haben, wie bereits gemeldet, besondere Frequenzcharakteristika, und Maresch selbst kann mir demonstrieren, daß sie auf Störungen im Mikrowellenbereich reagieren.

Potenz und Mikrowelle 229

Er hat in seiner Wohnung zahlreiche Zimmerpflanzen, und er mißt die von ihnen ausgehende Strahlung, wobei er feststellt: „Jetzt fühlen sie sich wohl." Nun schaltet er ein Störfeld in Gestalt des Fernsehgerätes ein — worauf die Strahlung der Pflanzen abrupt aufhört. Solche Störfelder, die sowohl von der natürlichen Umgebung als auch von technischen Geräten, aber auch dem Menschen ausgehen können, verstehen sich somit als Beeinträchtigung von Zimmerpflanzen und erklären, weshalb an manchen Stellen, zu mancher Zeit und in der Nähe mancher Personen Pflanzen nicht gedeihen („brauner Daumen") oder, im Gegenteil, üppig wuchern („grüner Daumen").

Mit einem geeigneten Gerät — einem solchen, das die Störfrequenz exakt kompensiert — läßt sich die Störung beseitigen. Was Maresch im Demonstrationsfalle mit einem Aschenbecher aus Onyx zuwege bringt. Schon wenige Sekunden, nachdem dieser auf dem Fernsehgerät steht, melden die Pflanzen wieder Wohlergehen.

Auch die „Entstörgeräte gegen Erdstrahlen" erscheinen unter diesen Aspekten in neuem Licht. Maresch berichtet mir von einem Gerichtsverfahren in Kärnten: Ein Mann wurde des Betruges angeklagt, weil er um 800 Schilling ein Holzkästchen gegen Erdstrahlen verkauft hatte, in dem sich, so die Staatsanwaltschaft, „nichts anderes befand als Bienenwachs und Ameisensäure". Maresch jedoch konnte gutachterlich nachweisen, daß gegen die natürlichen Störzonen an diesem Ort und deren Mikrowellenstrahlung Bienenwachs und Ameisensäure spezifisch dämpfend wirkten, und der Hersteller wurde daraufhin freigesprochen. Dessenungeachtet empfiehlt Maresch, in jedem Falle zu prüfen und nicht von vornherein gutgläubig *jedes* Entstörgerät zu kaufen.

Die Strahlung wirkt auf „gewisse Entfernungen", auch durch Mauern und Wände hindurch, und es ist bemerkenswert festzustellen, daß auch elektromagnetische Abschirmungen, wie zum Beispiel Faradaysche Käfige, für sie oftmals nur geringe Hindernisse sind. In *Psi-Resümee* beschriebene Experimente amerikanischer Forscher (174; 102) können, vor allem unter dem Gesichtspunkt, daß Mikrowellen technisch schwierig nachzuweisen sind, nun auch anders gedeutet werden — somit kommen die Mikrowellen möglicherweise auch für Telepathie, Hellsehen oder Psychokinese in Frage. Vor allem für hohe Frequenzen sind nach Maresch viele Faraday-Käfige durchlässig. Er aber hat ein höchst wirksames Abschirmmittel: Kohle oder Kohlepapier.

„Mikrowellisch" läßt sich ein Gegenstand durch Einwickeln in ein Blatt Kohlepapier vollkommen maskieren: „Das ist so, als wäre das Ding nicht da. Diese Abschirmung ist ein lächerlich geringer Aufwand, und die Ursache für dieses komplette ‚Zudecken' ist das Graphitgitter, das alles verzehrt" (Maresch).

Ob „sensitiv" — ein Ausdruck, der auf Reichenbach zurückgeht und der meistens für Medien, Telepathen und Hellseher gebraucht wird — somit nicht „sensitiv für Mikrowellenstrahlung" bedeute?

„Vermutlich. Wir sehen das sehr gut an Störungen, die einen gewissen Schwellenwert überschreiten. Bestimmte Kranke etwa halten das Fernsehen nicht aus. Ein chronisch Kranker hat ein ausgeplündertes Bindegewebe und dadurch keinen Schutz vor der Umgebung; er hört buchstäblich das Gras

230   *Naturheiler*

wachsen. Er fühlt, was ein Gesunder nicht mitbekommt; er lebt, wenn man
so will, in einer anderen Welt. Insbesondere sind Menschen mit einseitigen
Schäden empfindlich für überdurchschnittliche Polarität."
Ähnliche Feststellungen trifft der Wiener Arzt Dr. Heinrich Huber bezüglich
der Atmung durch linkes oder rechtes Nasenloch (140; 311 ff.); Ähnliches untersuchte Reichenbach, dessen Od-Lehre von der offiziellen Wissenschaft zunächst
aufgenommen, jedoch später verstoßen wurde; der Salzburger Straniak und
viele, viele andere Fühlige kannten und kennen diese Polarität. Sie alle haben
recht, wie Maresch sagt, der den „Menschen mit starkem Links-Rechts-Gefälle"
als Generator solcher Mikrowellenstrahlung erkannte (auch bei Kirchner
[80; 19 f.] und Stark [157]).

Apropos Generator: Wie wird eigentlich ein Stoff, ein Gegenstand, zum
Schwingen, also zur Abgabe der Mikrowellenstrahlung, veranlaßt?

„Mit geeigneten Geräten. Im Prinzip durch Feldwechsel. Ein sich änderndes
elektromagnetisches Feld kann zum Induktor werden."

Aber auch energetische Prozesse, zum Beispiel Stoffwechselvorgänge im Körper, erregen solche Strahlung, erfahre ich, womit klar wird, wie der Mecha-
nismus im Körper abläuft.

Da in Lebewesen die Stoffwechselvorgänge die „Basisenergie" für die Strahlung und die Zellen und Organe deren Modulation liefern (das ist ein bißchen
vergröbert, aber dieses nachrichtentechnische Modell ist eine gute Hilfsvorstellung), lassen sich, wenn das „Spektrum" des gesunden Organs bekannt ist,
schon geringfügige Veränderungen als Abweichungen von der Norm feststellen. Wir sind damit, wie wir bei Dr. Erich Rauch gehört haben, im „Vorfeld
der Krankheit", und hier können einfach durch dessen Erkennung begabte
Ärzte viel Gutes tun, andererseits ist damit gezeigt, daß Dr. Mareschs Methode
nicht die einzige ist, die pathologische Veränderungen vorausspüren kann:
Diagnostisch begabte Mayr-Ärzte zum Beispiel können das mit anderer Methodik auch. Und wir erinnern uns, daß Dr. Rauch meinte, nicht jeder Arzt könne
das lernen, weil eine gewisse Sensitivität notwendig sei . . . Behauptungen verschiedener Sensitiver, Krankheiten zeichneten sich lange vor deren Ausbruch
im Organischen in der Aura ab, werden nun verständlich (77), und die Forschungen Reichenbachs ebenfalls.

Ich spreche Maresch geradewegs auf Reichenbach an. Er deutet auf seinen
Bücherschrank: „Reichenbachs Werke stehen dort oben. Der Freiherr ist für
mich ein bewundernswerter Wissenschaftler, der in ihm selbst unbekanntem
Raum mit größter Sorgfalt und Ausdauer tätig war. Reichenbach war freilich
nicht selbst sensitiv und auf die Hilfe Sensitiver angewiesen, und er konnte
auch an der k. u. k. Akademie der Wissenschaften Vorträge halten. Ich bin in
der glücklichen Lage, selbst ruten und pendeln zu können und Physiker zu sein,
von mir zu mir ist der Weg relativ kurz."

Ob da nicht auch der sogenannte animalische Magnetismus, die Hypnose
und die metaphysische Heilweise Albert Paliwodas darunterfielen?

Maresch ist prinzipiell meiner Meinung, und so ist jetzt ein kurzer Ausflug
zu Albert Paliwoda nach Zürich und Karl Nöthiger nach Thalwil vonnöten.

Potenz und Mikrowelle   231

Wird Metaphysik zu Physik?

Als ich ihn das letzte Mal in der Zürcher Hohlstraße im Stadtteil Außersihl traf, hatte er ein schmuckloses Büro und ein paar Bücher über Metaphysik. Jetzt residiert er nur ein paar hundert Meter weiter südöstlich in der Dreikönigstraße, und auch ein Nicht-Schweizer bemerkt bald, daß diese paar hundert Meter entscheidend sind. Paliwoda ist damit im Zentrum, zwischen dem See, an dem Millionäre siedeln, der Börse, in der Millionäre jobben, und dem Fraumünster (in dem Millionäre beten, wage ich nicht zu behaupten).

Damals hatte A l b e r t   P a l i w o d a niemanden. Heute wird er von einem Manager gemanagt, auf Auslandsreisen kommt ein Auslands-Manager hinzu — und sein Sekretär ist immer um ihn, und in Zürich zusätzlich eine Sekretärin. Unzweifelhaft handelt es sich um einen Aufsteiger.

Was ihn jedoch so bemerkenswert macht: er ist ein metaphysischer Aufsteiger, und die sind doch einigermaßen selten.

Sein „Geschäft" ist es, Menschen von ihren Süchten, insbesondere dem Rauchen, zu befreien. Er selbst gibt eine Erfolgsquote von 80 Prozent an, was von nach eigenen Angaben bisher 25.000 Behandelten aus der Schweiz, Deutschland, Österreich und fast allen anderen Ländern Europas, aber auch aus Übersee, eine erkleckliche Menge Geheilter ergibt. Prominente, meint er, werden leichter rückfällig als „gewöhnlich Sterbliche", weil sie zu sensibel seien.

Seine Methode, die er metaphysisch nennt, besteht darin, dem Süchtigen einen „Stau", einen Antinikotin-, Antialkohol- oder Anti-LSD-Stau, zu verpassen. Dabei berührt er bestimmte Körperstellen, etwa Brustbein, Schläfen, Armbeugen, Handgelenke, Sonnengeflecht und manchmal auch Ohrläppchen leicht mit den Fingerspitzen: „Damit blockiere ich einerseits das Suchtzentrum im Gehirn, andererseits den automatischen Griff nach dem Zigarettenpäckchen über die Arm-Motorik." Abschließend folgt über die Augen eine zusätzliche Suggestion: „Mit meiner Kraft motiviere ich das Unterbewußtsein des Süchtigen. Das kann er von sich aus auch, aber ich brauche dazu erheblich weniger Zeit als er: so zwischen 30 Sekunden und 5 Minuten." Die Methode ist für Störungen anfällig, und deshalb muß Paliwoda diese fünf Minuten mit dem zu Behandelnden allein sein.

Den Wunsch, die Sucht aufzugeben, sollte der Patient freilich haben. „Es würde sogar genügen, wenn sich der Süchtige immer wieder, tage- und monatelang, vorsagt: ‚Ich rauche nicht.' Nur nicht ‚Ich will nicht rauchen' — da hat er schon verloren, da raucht er gleich das Doppelte. Das ‚Wollen' ist ja nur Exekutivorgan des Unterbewußtseins."

Das Vehikel des Staus und der Suggestion ist, so Paliwoda, Prana, die Lebensenergie der Inder. Es ist das, was Reichenbach Od und Wilhelm Reich Orgon nannte und was in der modernen Sowjetforschung bioplasmatische Energie heißt. Paliwoda gewinnt sie „über Atemyoga aus frischer, sauberer, guter Luft. Über meine Chakras (die ‚Nervenenergiezentren') trete ich mit der Umwelt in Kontakt. Wie — das ist im Grunde nur erfahr-, nicht aber erlernbar."

Maresch würde sagen: Über Mikrowellen, wobei selbstverständlich noch zu untersuchen wäre, *wie* ein Yogi (Paliwoda ist einer, ein Tschela, also Schüler, des Gurus Sri Ramana Maharshi) diese Energie freisetzt. Aber an diesem Punkt könnte der Leser einwenden, es interessiere nicht die Modalität, sondern das Ergebnis.

Obwohl es sich selbstverständlich um keine schulmedizinische Methode handelt, hat Paliwoda doch mit Ärzten nie Schwierigkeiten gehabt: „Ich behandle sie ja selber!" Somit findet er sich anerkannt, wo andere mit Ärger zu rechnen haben.

„Mir geht es immer besser und besser!"

Ebenso anerkannt ist der in nicht weit von Paliwoda in Thalwil am Zürichsee praktizierende pensionierte Bahnbeamte Karl Nöthiger.

Schon seine Erscheinung beeindruckt. Viele schätzen ihn wie ich auf 50, 55, aber in Wirklichkeit ist er 69 und somit lebendiger Beweis für die Wirksamkeit „seiner" Methoden, die, wie er gleich erzählt, nicht von ihm, sondern vom Entdecker der Autosuggestion, Emil Coué, stammen.

Wie kam er zu dieser Methode?

„Ich war mit 20 ,unten' vollkommen abgestellt. Sexuell war absolut nichts los, und ich bekam Minderwertigkeitsgefühle. Meine Eltern hatten mich nicht aufgeklärt." Was ja in konservativen Gegenden auch heute noch vorkommen soll.

„Sosehr ich mich bemühte — der Körper hat überhaupt keine Reaktion gezeigt. Der Geist hat den Körper gebremst. Voll. Mit zwanzigeinhalb konnte ich den Leuten nicht in die Augen sehen, war kontaktschwierig — wie ein wundes Reh. Glücklicherweise kam ich mit einem Ehepaar in Kontakt, das meinen Zustand erkannte und mir die richtige Literatur in die Hand gab: die Bücher Coués. Da merkte ich: Ich war ganz auf meinen Leib mit seinen Schwächen konzentriert. Ich mußte lernen, meine ganze Konzentration auf den Zustand zu stellen, der werden muß. Dann habe ich mit Mantren, mit Sprüchen, wie ,Ich werde froh, heiter und gelassen' meinen Zustand bekämpft. Es hat ein ganzes Jahr gebraucht, aber dann war ich geheilt."

Nöthiger war höchst überrascht über den Erfolg, der auf nichts anderem als auf einer Umprogrammierung des Unterbewußtseins basierte, und er begann, zunächst in kleinem Kreis, in der Familie und unter seinen Bergkameraden auf Schutzhütten, die Methode zu verbreiten. Er faßt sie in wenigen Worten zusammen: „Die Macht des positiven Denkens." Oder: „Der Geist steht über dem Körper."

„Es ist auf der ganzen Welt die einzige Methode, die der Mensch selber anwenden muß", sagt Nöthiger, „und sie hat den weiteren Vorteil, daß sie in einem Abend lehr- und lernbar ist." Diese Technik der „unbewußten Selbstbeeinflussung" mit Stereotypformeln lerne ich am selben Abend bei einem öffentlichen Vortrag Nöthigers im Schulhaus von Thalwil kennen.

Potenz und Mikrowelle

Er führt ein paar Paradefälle vor: Menschen, die unter seiner Anleitung sich selbst zu heilen imstande waren. Ein junges Mädchen ist darunter, das an schweren Sprachstörungen litt. Mit der schnell, etwa zwanzigmal hintereinander ausgesprochenen Autosuggestivformel „Weg, weg, weg ..." hat es das Leiden bekämpft und mit der positiven Motivationsformel „Es geht mir mit jedem Tag in jeder Hinsicht immer besser und besser" den Soll-Zustand eingestellt.

„Wille allein schafft nichts, auf die Vorstellungskraft kommt es an. Diese ist wichtiger als der Wille", doziert Nöthiger dazu. Und er bringt den nächsten, einen ehemals Schwerhörigen. Wie eine schnelle Hörprüfung ergibt, ist sein Hörvermögen fast so gut wie das eines Gesunden: „Mit einfacher ‚Weg-Suggestion' ist oft auch angeborene Schwerhörigkeit für immer zu heilen."

Die Zuhörer klatschen begeistert Beifall, als der nächste, ebenfalls ein älterer Mann, coram publico behandelt wird und innerhalb von fünf Minuten sich eine deutliche Verbesserung des Hörvermögens einstellt.

Überhaupt ist die ganze Versammlung in gelöster, begeisterter, sichtlich gehobener Stimmung. Und Nöthiger erklärt wieder, wie die Sache funktioniert: „Das Unterbewußtsein ist durch ständiges Sichsorgen, Grübeln — ‚O je, was wird denn heute wieder auf mich zukommen' oder ‚Diese Beschwerden werden wohl nie vergehen' — auf Beharrung, auf Erhaltung des Krankheitszustandes, auf negativ programmiert. Mit Willen richten Sie da überhaupt nichts aus. Programmieren Sie Ihr Unterbewußtsein um — durch positive Einstellung und die zweimal, dreimal täglich gesprochene Formel ‚Es geht mir mit jedem Tag in jeder Hinsicht immer besser und besser'."

Reflexion über Krankheitszustände und Grübeln sind der Heilung überhaupt hinderlich, und das erklärt somit die allen Naturheilern bekannte Tatsache, das physische Krankheiten und seelische Störungen bei Menschen aus medizinischen Berufen (Ärzte, Krankenschwestern, Masseure) und bei Lehrern und Pädagogen, Psychologen und Psychiatern am schwersten zu behandeln und häufig sehr hartnäckig sind. Auch Nöthiger kennt ein Beispiel: „Ein schwerhöriger Arzt, höchst skeptisch, suggerierte sich sein Leiden nach Coué innerhalb weniger Stunden weg. Daheim aber grübelte er über den Wirkungsmechanismus. Er suchte Erklärungen, die in seine schulmedizinische Vorstellungswelt paßten — und scheiterte, denn da war das Leiden wieder da."

Störungen, die durch andere Methoden kaum zu beseitigen sind, gehen nach der Coué-Therapie zumeist glatt weg: Depressionen, Geistesstörungen. Bei anderen schweren Erkrankungen (auch bei leichten) ist die Autosuggestion als flankierende Therapie geschätzt: bei Krebs, multipler Sklerose, bei Lähmungen. Sie ist als positiv-aufbauende Motivationstherapie heute Bestandteil mancher Sportschulen: „Schweizer Radfahrer, Österreichs Skispringer und deutsche Fußballklubs gelangen mit positiver Einstellung, von wissenden Trainern angeleitet, zu Höchstleistungen", berichtet Nöthiger.

Daß er doch etwas mehr tut, als die Menschen zu informieren — Nöthiger bestreitet bescheiden, „Heiler" zu sein, obwohl er noch nie Schwierigkeiten mit

Ärzten hatte (ganz im Gegenteil: es kommen viele zu ihm, um die Methode zu erlernen) —, demonstriert er an einer Frau, die an Kopfschmerz leidet: „Suggerieren Sie sich: ‚Es geht weg, weg, weg ...', und gleichzeitig sende ich Ihnen positive Gedanken." Ein erster Versuch bleibt wirkungslos.

„Ein blockiertes Unterbewußtsein kann den Körper kaputt machen", erläutert Nöthiger. „Wille und Vorstellungskraft multiplizieren sich, wenn sie gleichgerichtet sind — also auch im Negativen. Und: Angst ist die stärkste Blockade, das schlimmste Gift."

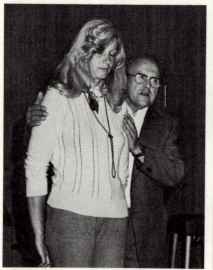 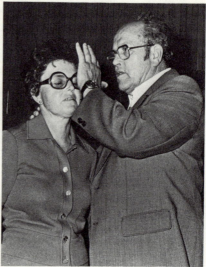

Karl Nöthiger, Thalwil bei Zürich, mit Demonstrationsperson und Migräneleidender, die coram publico vom Schmerz befreit wird.

Der zweite Versuch ist erfolgreich. Ein paar Bewegungen mit der Hand über der Stirn der Patientin (ich würde sie als magnetische Striche bezeichnen; Nöthiger meint später, man könne ohne weiteres so dazu sagen), die schnell gemurmelte „Weg-weg-weg-Formel" — und die Beschwerden sind verschwunden.

Auch Süchte — Alkohol, Nikotin — sind auf diese Weise gut bekämpfbar, und hier schließt sich der Kreis: Paliwoda hat recht, wenn er sagt, jedes Menschen Unterbewußtsein würde die Befreiung von der Sucht allein schaffen, wenn er es nur richtig anstellt. Nöthiger: „Nie sagen: ‚Ich kann nicht' oder nur: ‚Ich will.' Den gewünschten Zustand sich vorstellen und sich darauf programmieren — das ist es."

Neuerdings hat Nöthiger für die Vorbereitung auf Operationen eigene Suggestionen auf eine Kassette gesprochen und erprobt sie an Patienten. Erste Versuche haben erstaunliche Wirkungen ergeben: Weniger Blutverlust, schnellere Wundheilung, weniger Narkosemittel. „Suggerieren Sie sich, wenn Sie

Potenz und Mikrowelle 235

verletzt sind: ,Ich spüre nichts.' Dies auch beim Zahnarzt. Flüstern genügt, aber die Worte sollten formuliert werden. Dann geht es Ihnen so wie jenem Mann, der sich beim Skifahren einen komplizierten Knöchelbruch zuzog und Transport, Entfernen des Skischuhs, Einrichten, Operation und Verbinden ohne Narkose und Schmerzen überstand — zum größten Erstaunen der Rettungsfahrer und der Ärzte, nur mit der ,Weg-weg-Formel'."

Aber zurück zu Maresch und den Mikrowellen.

Mikrowellen und Lebensenergie scheinen, wie oben gezeigt wurde, innig zusammenzuhängen, und das gleiche wird vermutlich bei der Hypnose der Fall sein. Das Auge als Organ der Rezeption von Strahlung kann, wie okkulter Literatur zu entnehmen ist, auch zur Quelle von Strahlung werden und auf andere Menschen wirken. Weshalb auch in der Sicht der neuen physikalischen Erkenntnisse nicht, wo doch jedes Organ ein Strahler ist? In dieser Sicht beginnt zumindest ein Teil der Metaphysik Physik zu werden . . .

Kein Zweifel besteht für Maresch beim (animalischen) Magnetismus.

„Der Magnetismus entspricht dem höchsten Ordnungszustand der Mikrowellenstrahlung, und nach alter tibetanischer Auffassung ist Unordnung Krankheit, und zwar um so ernster, je größer die Unordnung ist. Und zwischen diesem ,animalischen' und dem irdischen Magnetismus besteht strahlungsmäßig ein Zusammenhang."

Wie moderne Physik ermittelt hat, ist die Störquelle der erdmagnetischen Energie der Sonnenwind, der Partikelstrom, mit dem die Sonne gleichsam „ihren" Bereich — praktisch das Sonnensystem — einhüllt. Das erdmagnetische Feld ist dann biologisch höchst aktiv und kann, wie Maresch und Geologen und Klimatologen festgestellt haben, im Störungsfall die Ursache von Krankheiten werden. Oder zumindest, wenn Vorschädigungen vorhanden sind, zum auslösenden Moment.

Quellen des (animalischen) Magnetismus sind nach Maresch entweder überdimensionale Vitalkraft oder die Dysfunktion einer Seite.

Aber nun wollen wir uns den Krankheiten zuwenden.

Forschung und Behandlung im Vorfeld

Im mikrowellenmäßig erfaßbaren Bereich des Krankheitsvorfeldes hat sich Maresch vor allem mit Krebsstrahlung beschäftigt: „Ich glaube, daß ich da am meisten sinnvoll helfen kann." Früherkennung sichert ja, wie wir wissen, den Behandlungserfolg, aber nur dann, wenn es sich um eine echte Früherkennung handelt.

Mareschs Methode macht schon geringe Abweichungen von der Norm erfaßbar, deckt sozusagen die strahlende Wirksamkeit krebsiger Stoffwechseltoxine auf — ganz analog dem homöopathischen Verdünnungsprinzip.

Der Physiker vergleicht das mit den Leuchtstoffen: „Minimalste Verunreinigungen, die durchaus im Bereich der homöopathischen Potenzierungen liegen, beeinflussen massivst die Qualität des Leuchtstoffs oder die Qualität des Lichts in verdünnten Edelgasentladungen. In diesen Fällen sind die Störungen, die Verunreinigungen, eher qualitätsbestimmend als der Grundstoff."

Mit homöopathischen Organpräparaten — Ampullen, in denen die Potenzen von Herz, Niere, Dünndarm, Schilddrüse oder Thalamus — oder Noxen (Krankheiten, zum Beispiel Krebs, harnsaure Gicht) — enthalten sind, stellt er Dysfunktionen des lebenden Organs am Menschen fest. Und das, wie immer, durch Vergleich der Wellenlängen. Ein spezifisch wirksames Medikament ist, wie erklärt, dadurch charakterisiert, daß es die pathologische Frequenz kompensiert. Man könnte es mit Hahnemann das Simillimum, das Ähnlichste, nennen.

Die Diagnosemethode ist feinfühlig. („Kenne ich Ihre kritischen Wellenlängen, kann ich Sie damit manipulieren, also auch kurieren.") Sie ermöglicht einen „echten Blick ins Innere des Menschen. Besonders erfolgreich sind wir beim Aufspüren verborgener Herde" (Maresch).

Freilich kann es vorkommen, daß die Störung, deretwegen der Patient zu Maresch kommt, zunächst gar nicht die wesentliche ist. „Es kommt jemand, sagen wir, mit Zahnschmerzen. Ich finde nun tatsächlich einen Herd. Beim Grundtest aber wird beispielsweise klar, daß eine ernste Leberschädigung vorliegt, die vorrangig behandelt werden muß. Ohne deren Behebung könnte die Behandlung des Zahnherdes überhaupt erfolglos bleiben."

Man kann darin auch einen Zeitfaktor sehen: das Rechte zur rechten Zeit behandeln, wie Paracelsus sagte.

Es kann auch zu Reaktionen kommen, wie sie bei Fastenkuren, bei Bädern oder anderen Naturheilmethoden auftreten, indem chronische Prozesse akut werden (siehe auch Kapitel 17), die aber häufig das Zeichen für einen echten Heilvorgang sind: „Sie können bei mir eine Menge Befunde erhalten, die auf Sie zutreffen, aber der dominierende wird entscheiden, ob eine Heilwirkung eintritt oder nicht. Es kann das Groteske passieren, daß Sie, je vitaler Sie werden, um so mehr Schmerzen bekommen."

Bei mir zum Beispiel stellt Maresch, gemessen über den Akupunkturpunkt 3E 1 (Guan Tchong), leichte nervliche Erschöpfung, vermutlich verursacht durch geistige Überarbeitung, fest. Zur Behebung der Störung muß zunächst deren genaue Wellenlänge herausgefunden werden, und mit Hilfe eines Organpräparats ist rasch festgestellt, daß es sich um Nebenschilddrüse und Hypothalamus handelt. Aus Erfahrung weiß Maresch, daß hiefür ein Präparat der Glutaminsäure zur Behebung in Frage kommt, und er bringt es in den Meßkreis: Prompt ist die störende Welle behoben. Verordnung: Täglich morgens eine halbe Tablette dieses Nervennährstoffs.

Nicht in jedem Falle gehen Diagnose und Therapie so schnell. Oft muß im Wellenlängenkatalog nachgesehen und aufgrund des Frequenzspektrums das richtige Medikament für die entsprechende Störung gefunden werden: „Ich suche, wenn ich mit den rund 2000 Organpräparaten nicht weiterkomme, mit

Potenz und Mikrowelle 237

einem Gerät die zuständige Welle und auf Karteikarten (Organ- und Wellen-katalog) das betreffende Organ heraus."

Ein letztes Mal: Krebs

Ohne daß wir uns abgesprochen hätten, erkläre ich Maresch, daß mich wegen der zahlreichen Leserbriefe besonders der Krebs interessiere und ich die Hilde-gard-Medizin daraufhin durchgesehen hätte. Außerdem habe ich immer Piatys Wort im Ohr, daß heutzutage niemand sagen könne, die Wahrheit über den Krebs zu wissen, und schon Teilwahrheiten willkommen seien.

Maresch seinerseits hat sich ja auf die Erkennung von Präkanzerosen (Pro-zesse, die dem Ausbruch des Krebses vorausgehen) spezialisiert, und so war auch sein Interesse gegeben. Aufgrund zahlreicher Messungen hat er ausge-macht, daß, wie schon erwähnt, spezifische Böden eine direkt krebsbegünsti-gende Mikrowellenstrahlung aussenden, und Ähnliches gelte für Moore.

Das erste in diesem Buch behandelte hildegardische Rezept „gegen den Krebs, allerlei Geschwüre und den Kopfschmerz" (Seite 157) enthielt als pflanzlichen Wirkstoff den Saft von Veilchen, als Salbengrundlage Olivenöl und Bockstalg. Maresch meinte, die Fette und Öle seien als Träger aufzufassen, und er kon-zentrierte sich auf das Veilchen, welches ihm in der homöopathischen Reihe Viola odorata D 5 bis D 200 zur Verfügung stand.

Und das war die erste Überraschung: Die Strahlung des Veilchensaftes wirkte kompensatorisch auf das Präparat Kehlkopfkarzinom (D 8 und D 12)! Oder sollte man, mit Hertzka sprechend, sagen: Von Gott geoffenbarte Medizin muß wohl wirken, und Überraschung ist eine typisch menschlich-überhebliche Re-aktion?

Die Übersäuerung der Zellen spielt, wie wir bereits wiederholt gehört haben, in der Genese der Krankheiten eine entscheidende Rolle. Eines dieser sauren Stoffwechselprodukte ist die Apfelsäure, Acidum malicum, und auch hier war die Prüfung nicht abwegig: Was gegen Krebs und Geschwüre und die schmerz-erzeugende Übersäuerung wirkt, konnte sehr wohl das gleiche sein. Und auch das stimmte: Viola odorata D 5 kompensiert Acidum malicum D 3.

Damit war der Konnex hergestellt, und weitere Prüfungen rundeten das Bild: Bryonia kompensierte Acidum malicum D 3, Carcinominum compositum fermentatum D 8 (ein zusammengesetztes, nach bestimmtem Verfahren fer-mentiertes Krebspräparat) sowie Leberkrebs (Carcinominum hepatis) in den Potenzen D 8 und D 12. Helleborus, der Schlifni half, hilft auch gegen Carci-nominum laryngis fermentatum D 8 und D 12, gegen Apfelsäure und das Leber-metastasenpräparat in D 10/30/200.

Eine Wirkung, die in den Bereich unter das Zwerchfell reichte (die alten Ärzte hielten dieses für die natürliche Körpermitte und teilten in ein Darüber und Darunter), war jedoch nicht festzustellen, und Maresch wartete mit Span-nung auf ein Präparat, das bis in die „Tiefen" des Körpers reichte.

Er fand es in jenem Mittel, das Hildegard gegen „Läuse" empfiehlt — von denen Hertzka zeigte, daß darunter Krebserreger zu verstehen seien. Aalgalle (Seite 158) war früher offizinell, und Hahnemann tat es in seiner Arzneimittellehre als Mittel des Aberglaubens eher ab. Maresch hatte Aal in Form von Serum anguillae vorliegen. Es erwies sich nahezu als Breitband-Antikarzinogen: Serum anguillae kompensierte Apfelsäure D 3, Kehlkopf-, Lungen-, Leber- und Gebärmutterkrebs in D 8, Brustdrüsenkrebs in D 10/30/200 und Dickdarmkrebs immerhin noch in D 12. Maresch zur Erklärung der Abstufung: „Finden wir bei einem Patienten D 8, so heißt das, daß er an der Grenze [des Krankheitsausbruchs] ist, bei D 12 aber ist er noch in der Präkanzerose. Ist Krebs einmal klinisch diagnostiziert, finden wir ihn immer in D 8, aber wenn wir D 8 finden, muß er klinisch durchaus noch nicht in Erscheinung treten — das ist eben der große Vorteil dieser Methode."

Geierschnabel, Maulwurf und Igelfleisch waren freilich nicht rasch aufzutreiben, aber Maresch hatte sich vorgenommen, auch mit solchen Präparaten, sollte er ihrer habhaft werden, Messungen durchzuführen. Das in einem weiteren Rezept genannte Symphytum (Schwarzwurzel) erwies sich auch unterm Zwerchfell als voll wirksam. Es kompensiert nicht nur Apfelsäure D 3, sondern auch das zusammengesetzte Krebspräparat, Kehlkopf-, Leber-, Gebärmutter- und Dickdarmkrebs in jeweils beiden Potenzen D 8 und D 12.

Auch Piper longum hielt, was Hildegard versprach: Seine Wellenlänge kompensiert die Strahlung von Carcinominum laryngis.

Man möge dies als vorläufige Mitteilung auffassen. Weitere Untersuchungen, vor allem hinsichtlich der praktischen Anwendbarkeit der Mittel, wurden in Aussicht genommen.

Die Edelsteinbar

Schon vor Jahren hatte Maresch die Wirkung verschiedener Edelsteine und Halbedelsteine geprüft. Der „Schwingquarz" ist quasi der Prototyp des Mikrowellengenerators, und so war zu vermuten, daß auch Steine auf Organe und Menschen wirkten. Das war ja auch zu allen Zeiten — von Ägypten über Babylonien bis Indien, wo Edelsteine Bestandteil der Ayurveda-Medizin sind — behauptet, aber im aufgeklärten Zeitalter nur allzugern als Aberglaube abgetan worden (157; 175 ff.).

Steine geben ihre Schwingungen leicht an die Umgebung ab, zum Beispiel an Wasser. Und wenn in alten Medizinlehrbüchern die Rede ist, man möge eine Perle, einen Smaragd oder einen Rubin in ein Glas Wasser oder Wein tun und die Flüssigkeit nach einiger Zeit trinken, so „ist das auch wahr und ein Mittel, denn die Frequenz des Steines hat sich dem Lösungsmittel Wasser mitgeteilt und kann nun durch Trinken in den Menschen gebracht und dort wirksam werden" (Maresch).

So steht in Mareschs Wohnzimmer seit langem eine Edelsteinbar: Auf dem Boden von Glasgefäßen liegen Splitter von Saphiren, Smaragden, Rubinen, Perlen, Korallen, Mondsteinen und Diamanten. Darüber steht Wasser, dem zur Verhinderung von Algen- und Fäulnisbildung 30 Prozent Alkohol, bei-

Jeden von uns kann es t

Mit dem Erlös können wir denen helfen, die dringend Hilfe brauchen. Viele sind hilflos und verunsichert. Presse, Fernsehen und Funk berichten fast täglich von schweren Schicksalen Krebskranker Menschen, vorwiegend Frauen und Kinder. Etwa 250 000 Menschen erkranken in der Bundesrepublik jährlich neu an dieser schrecklichen Krankheit.

<u>Helfen Sie mit, den Krebs zu besiegen und die Angst.</u>

Vielleicht wird es dann eines Tages keine Krebskranken Kinder mehr geben und keine durch Krebserkrankte Mütter geschädigte Familien.

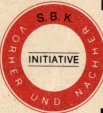

Wir bieten Ihnen:
- Erfahrungsaustausch mit Betroffenen
- Praktische Hilfen nach einem Eingriff
- Informationen in Selbsthilfegruppen in Zusammenarbeit mit Ärzten, Fachkräften und Behörden

am kommend

Legen Sie bitt

vor das H
Helfer hol
Lkw sind
von uns b
Verpacku

**Wir samm
und alle A**

 ....

Wenn Sie mehr wissen oder Mitglied werden wollen, senden Sie bitte diesen Abschnitt a
Der S.B.K. ist gemeinnützig und als besonders förderungswürdig anerkannt.

Name　　　　　　　　　　Vorname　　　　　　　　　　Straße

Potenz und Mikrowelle 239

spielsweise klarer Obstschnaps, zugesetzt ist. Im Falle des Falles ein Stamperl gegen Herzbeschwerden zu trinken, offenbart das homöopathische als das reinste Prinzip der Heilkunst: „Ich dachte mir, in letzter Konsequenz würde es wohl genügen, abseits des materiellen Substrats die reine Schwingung als Arznei zu verwenden." So spricht weder Paracelsus noch Fludd noch Geber — so spricht der Physiker des Jahres 1978!

Unter diesen Auspizien war es höchst verlockend, die bei Hildegard genannten Steine auf Wirkungen zu prüfen. Um es gleich vorwegzunehmen: Es gab eine Übereinstimmung in fast allen Punkten! Wobei das „fast" für unsere Unkenntnis steht.

Den Smaragd also fand Maresch für Herz, Herzklappen, Magen und Mastdarm, insbesondere gegen Mastdarmpolypen und auch Würmer, wirksam; aber ihm selbst waren nur Herz und Magen bekannt. Der Tip „Würmer" — Ascariden — stammte von Hildegard! Den Saphir empfiehlt die Heilige gegen Augenverletzungen und allen jenen, die gescheit werden wollen, und Maresch fand Strahlungsbeziehung mit dem Nervus oculomotoricus (als einziger des Auges) und mit der vollständigen Potenzreihe (WALA) des Thalamus, welchen Teil des Zwischenhirns man möglicherweise mit „Gescheitheit und Verständigkeit" in Beziehung setzen kann. Topas, von Hildegard gegen Gicht empfohlen, wurde als wirksam bei Arthritis urica forte in allen Potenzen gefunden.

Der Diamant wirkt nach Hildegard spezifisch gegen „Vergiftungen, Schlangengift, Fallsucht, Mondsüchtigkeit" und für Tüchtigkeit und Verstand. Maresch testete Fäulnisgift (Pyrogenium et Pyrogenium suis) und fand dagegen Diamant wirksam, und zwar in allen Potenzen! Auch gegen Schlangengift wirkte es. „Fallsucht war vermutlich bei Cerebellum (Kleinhirn) zu suchen", sinnierte Maresch, „und da fand ich es auch: in den Potenzen D 3 bis D 30. Es sprach auch auf Mesencephalon D 3 (Mittelhirn) an, und das konnte man ja wohl mit Verstand in Verbindung bringen."

Die Prüfung weiterer genannter Heilmittel ist im Gange, wenngleich viele Angaben Hildegards dunkel oder die Objekte nicht leicht zu beschaffen sind — wie zum Beispiel Ligurin, der eher mystische Urinstein des Luchses (gegen Fieber und Seuchen aller Art).

So hängt alles systematisch zusammen. Auch manches, was vermeintlich reiner Aberglaube war, bewährt sich auf dem Prüfstand moderner Naturwissenschaft.

Der Ausflug in die moderne Physik war also nicht nutzlos, und das Motto dieses Buches, nicht nach zu vielen Erklärungen zu suchen, war ja nicht als böswillige Einschränkung gedacht: Wenn die Physik imstande ist, dem Menschen zu helfen, dann möge sich der Heiler ihrer gefälligst bedienen.

> Gott hat den Arzt für die Wahrheit bestimmt und
> nicht für die Lüge.
>
> *Paracelsus*

Nur eine Medizin

Vor einiger Zeit schrieb mir ein Leser aus der Deutschen Demokratischen Republik. Ein älterer Bibliothekar in der Bibliothek zu X. hätte ihn nach einigem Drängen einen längeren Blick in mein Buch *Psi-Resümee* tun lassen. Er konnte sich dabei keine Notizen machen und speicherte also, wie man das im Osten zu einer gewissen Perfektion bringen muß, in den zwei Stunden, die er hatte, in seinem Kopf, was ging. *Psi-Resümee,* erfuhr ich aus dem Brief, steht in der DDR unter strengstem Verschluß. Nur wenn man wissenschaftliche Betätigung nachweist, darf man hineingucken. Aber immerhin, es ist vorhanden, und dem Leser fiel auf, daß darin unter anderem mit Professor Dr. Otto Prokop, Ordinarius für forensische Medizin an der Alexander-Humboldt-Universität in Ost-Berlin, nicht eben sanft umgegangen wird.

Die Sache ist deshalb auch für uns interessant, weil Prokop einer jener ist, die gegen alles Paramedizinische so wüten wie gegen Okkultes. Eine Akupunkturnadel ist Prokop ein größerer Greuel als ein Dämon, weil er als Mediziner zur Nadel als medizinischem Instrument eine Beziehung hat; Dämonen kommen vermutlich in seinem Weltbild nicht vor.

Das Interesse an Parapsychologie, Okkultismus und Paramedizin, schrieb mir nun dieser Leser, sei in der DDR so groß, daß Prokops Bücher total vergriffen seien. Obwohl er gegen alles wettere, seien doch seine Bücher die einzige Informationsquelle über diese Dinge, derer der Durchschnittsbürger habhaft werden könne.

Unter noch strengerem Verschluß als *Psi-Resümee* würden Ostrander/Schroeders *Psi* und Lillys *Im Zentrum des Zyklons* gehalten: diese stehen in einem „Sachgebiet für spezielle Forschungsliteratur", und der Raum ist mit einer stahlarmierten Tür versperrt und nur über eine Spezialtreppe zugänglich.

Im Westen kann jeder, der will, Lillys Erlebnisse in der Isolation eines Tanks, seine Meditationslehren und seine Rauschgifterfahrungen um ein paar Mark in jeder Buchhandlung kaufen. „Was da wohl für Geheimnisse drinstehen?" sinnierte der DDR-Bücherwurm . . .

Die Stahltür symbolisiert dieselbe Kluft, die auch im Westen die Saulusse von den Paulussen trennt, den Graben, der zwischen denen, die nur eine Seite der Wirklichkeit sehen, gezogen ist — und jenen, die hinter der Materie noch ein Zweites zumindest ahnen.

Von einer Reise in die Sowjetunion habe ich ein eindrucksvolles Dokument zu diesem Thema mitgebracht. Es zeigt den „russischen Prokop", Professor A. I. Kitajgorodski, bei einer Vorlesung an der Tafel. Er schreibt sein „Glau-

Nur eine Medizin 241

bensbekenntnis" hin, was auf Russisch gerade so wie auf Latein „Kredo" heißt: „1. Gott gibt es nicht, die Seele gibt es nicht." Von diesen Grundsätzen — Axiomen — hat ein sowjetischer Wissenschaftler, Disziplin egal, auszugehen, sofern er sich in der offiziellen Wissenschaft bewähren will. Wer dagegen ist, ist per definitionem ein „Dropout", ein „Outsider", ein Dissident. Und das just in einem Land, in dem der Glaube an Gott weit verbreitet war.

Und noch immer ist, wie zahlreiche Beispiele beweisen. Glaubensheiler, Geistheiler und Fernheiler sind in allen Teilen der Sowjetunion zu finden, als fleischgewordener Beweis des Johanneswortes, daß der Geist weht, wo er will.

Eine von den vielen ist Barbara Iwanowa in Moskau. Wenn man ihre Sprechtage sieht, die sie aus Sicherheitsgründen nicht in ihrer Wohnung, sondern im Foyer eines Kinos am Prospekt Wernadskowo abhält und bei denen sie zahlreichen Menschen durch Rat, Tat und Information weiterhilft, dann weiß man, daß das nicht Paramedizin, Parapsychologie oder sonst etwas ist, was „neben" dem Menschen stattfindet, sondern daß es sich da um etwas handelt, das tief im Menschen drin ist und aus ihm kommt. Barbara Iwanowa ist in der ungleich glücklicheren Lage, sinnvoll tätig sein zu können als die offizielle sowjetische Psychologie zum Beispiel, denn sie heilt Menschen und bildet solche aus, die ihrerseits Fähigkeiten zum Heilen haben — allen Schwierigkeiten zum Trotz.

Denn eine Seele gibt es ja Kitajgorodskis Axiom zufolge in der UdSSR nicht, und so erhebt sich die Frage, was das Psychologische Institut der sowjetischen Akademie der Wissenschaften eigentlich tut, denn „Psychologie" ist noch immer die Lehre von der Seele. Die Frage nach der Seele stellte ich dort bei meinem Besuch, und sie stürzte denn nicht nur den Direktor dieses Instituts, Professor Dr. Boris Lomow, und weitere drei Psychologen in tiefste Verlegenheit („Kön-

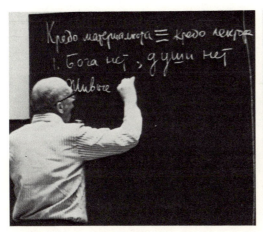 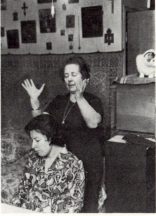

Professor A. I. Kitajgorodski schreibt bei einer Vorlesung des Kredo-Axiom für sowjetische Studenten an die Tafel: „1. Gott gibt es nicht, die Seele gibt es nicht." Daraufhin besuchte der Verfasser die Moskauer Glaubensheilerin Barbara Iwanowa (Bild rechts) und dann das Psychologische Institut der sowjetischen Akademie der Wissenschaften ...

nen Sie Ihre Frage wiederholen?"), sondern führte zu exaltierten Diskussionen zwischen den Psychologen einerseits und meinem Dolmetscher * andererseits. Als ich schließlich die Frage oft genug und auch auf Englisch gestellt hatte, daß selbst ein sowjetischer Professor sie nicht mehr überhören konnte, bekam ich die Antwort: „Der Mensch hat eine Menge Eigenschaften und Reflexe..." Die abwertend gemurmelten russischen Worte habe ich glücklicherweise noch auf Tonband: „Die Seele... das ist wieder so'n Ding..."

Dies gehört scheinbar nicht zum Thema, aber nur scheinbar. Es steht auch nicht hier, um Antikommunismus zu betreiben: der betreibt sich ohnehin allemal selbst. Und auch nicht, daß wir uns als Pharisäer fühlen können, wie schön es bei uns ist, daß wir Lilly und Psi-Resümee frei kaufen und lesen können...

Es steht hier als Beweis dafür, daß man mit dem eindimensionalen Materialismus nicht weiterkommt, sei er jetzt westlicher oder östlicher Prägung. Am allerwenigsten in der Medizin.

Lange habe ich bei Prokop nach einer Definition dessen gesucht, worüber er hunderte Seiten lang geifert. Er gibt sie nicht, weil sie nicht zu geben ist: „Paramedizin" heißt wörtlich „neben der Medizin", und es ist Sache dessen, der definiert, was er „in" und was er „neben" haben will. In der *Praxis* bedeutet Paramedizin freilich Außenseitermethodik. Der Ordinarius, die Fakultät, die Universität, die Lehrpläne derer, die unter sich bleiben wollen, bestimmen, was „Schule" und was „Außenseitermedizin" ist.

Es ist, um es klar zu sagen, ein Urteil, und zwar ein höchst subjektives.

Die Mayr-Diagnostik, hörten wir, war früher Schulmethode. Heute ist sie Außenseiterin. Schröpfköpfe, Blutegel, Glüheisen — alles ehemaliges Schulwissen, heute auf dem Kehrichthaufen der Medizin, nämlich mitsamt den Patienten in den Gräbern.

Das wäre der Parameter Zeit, und gleich ist der des Ortes nachzutragen: Akupunktur — in China Schulmethode, hier Außenseiter. Osteopathie — in den USA schulisch, hier Außenseiter. So war es mit der Perkussion Auenbruggers, der Psychoanalyse Freuds, der Individualpsychologie Adlers.

In der Medizin herrscht noch immer das Mittelalter: Cuius regio, eius religio.

Alles Theorie, Fachsimpelei, Schulenstreit? Leider nein! Wie auf den vorangegangenen Seiten gezeigt wurde, bleibt bei alledem der Mensch auf der Strecke. Der Kranke will gesund werden, aber in diesem System kann er es nicht. Und so geht er eben zum Außenseiter, welches Etikett immer der umhaben mag, findet Gehör, Behandlung — und sehr oft Gesundheit. Gewiß könnte es ihm gleichgültig sein, ob Para oder nicht Para, aber indem die Medizinschulen Methoden draußen lassen, mit denen Menschen zu heilen sind, die sonst keine Chance auf Heilung haben, werden die Verantwortlichen schuldig. Daß es viele, viele Einzelpersonen nicht so weit kommen lassen, weiterforschen, vergessene Methoden revitalisieren, neue dazuerfinden — das ist die letzte Hoffnung, die dem leidenden Menschen in diesem System noch bleibt: die Einzelinitiative.

---

* Sogar dieser gab später mir gegenüber zu, daß er dieses Gespräch für „nicht sehr aufschlußreich" und „unbefriedigend" gehalten habe.

Nur eine Medizin

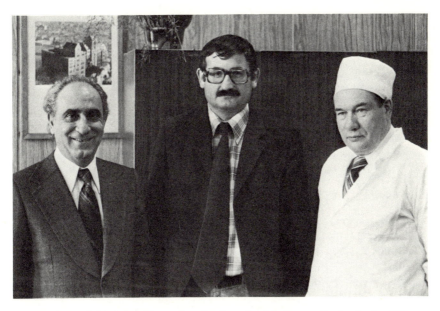

Der Verfasser (Mitte) im Akupunktur-Institut der Moskauer Akademie der Wissenschaften.

Freiheit ermöglicht immerhin, daß über Außenseitermethoden geschrieben werden und daß sich jeder darüber informieren kann.

Auch die Krankenkassen haben, wie gezeigt, ihr gerüttelt Maß an Schuld, indem sie sich nämlich nicht um die therapeutisch wirksamsten, sondern um die bürokratisch einfachst zu handhabenden Methoden kümmern: Pulverln-Verschreiben paßt in dieses System besser als ein Kneipp-Guß, und ein modernes Mammographiegerät nimmt sich in der Bilanz stolz aus und kann Funktionären gezeigt werden; ob es aber nicht mehr Schaden stiftet, als es nützt — darüber sind die Akten noch lange nicht geschlossen.

Und auch die Begehrlichkeit des Patienten ist noch einmal zu nennen, aber ich denke, das wäre das am leichtesten zu lösende Problem. Er ist ja ohnehin darauf angewiesen, was ihm Ärzte einreden und Krankenkassen bewilligen, und wäre es statt einem Painkiller ein Dampfwickel, würde er sich wohl auch diesen verschreiben lassen. Hochwirksame, aber unschädliche (Natur-)Heilmethoden sind heute nur durch Privat- und Eigeninitiative und um eigenes Geld zu haben. Selber-Zahlenmüssen steigert sicherlich den Effekt, aber ist das im Sinne der Volksgesundheit? Wozu Tausende Mark für TEP-Hüftplastiken ausgeben, wenn eine beginnende Coxitis durch geeignete humoraltherapeutische, ableitende, ausleerende und umstimmende Heilverfahren kupiert werden kann? Nicht immer werden diese helfen, aber der Versuch wird dafürstehen.

Nicht jeder Mensch ist gleich, und auch die Konstitution ist nicht unveränderlich, wie selbst Aschner eingestehen mußte — und deshalb muß hier nochmal der therapeutischen Vielfalt das Wort geredet werden: „Woher sollen noch Ideen auftauchen, wie soll die Medizin nicht sklerotisieren, wie soll es zum notwendigen Pluralismus kommen, wenn man alles in ein System pressen will? Der vielzitierte Paracelsus war ein solcher Außenseiter, der zu seiner Zeit von einer Universität zur anderen gejagt wurde — aber wo stünden wir heute ohne Paracelsus?" Wer könnte da Dr. Felbermayer widersprechen?

Denen, die oben sitzen, die verantwortlich sind, geht es nicht um den Pluralismus, und, in dieser eindimensionalen Schau, auch nicht um Ideologien, sondern schlicht um den Gott, dem sie dienen, nämlich um den Mammon: „Die beiden Gesetzesstellen [es waren zuvor § 184 des österreichischen Strafgesetzes und § 1 des Ärztegesetzes zitiert, der Verf.] bringen zum Ausdruck, daß ärztliche Tätigkeit ausdrücklich Ärzten vorbehalten ist und daß Ärzte ihre Tätigkeit ausschließlich auf medizinisch-wissenschaftliche Erkenntnisse zu stützen haben . . . Jede Abzweigung von Geld für unwissenschaftliche Methoden kommt einem Diebstahl an wissenschaftlich belegten Methoden gleich. Daher muß es ein ernstes ärztliches Anliegen bleiben, daß kein Groschen aus öffentlichen Gesundheitsgeldern für Gebiete der Medizin abgezweigt wird, deren wissenschaftliche Basis nicht ausreichend erwiesen ist" (97). Der Autor dieses Femespruchs trägt in Wiener Ärztekeisen den Spitznamen „steirischer Prokop", weil er Frischzellentherapie, Akupunktur und Homöopathie gerade so verdammt wie sein Ostberliner Vorbild: Wir haben es mit niemand geringerem zu tun als dem Ordinarius für Pharmakologie an der Universität Graz, Professor Dr. Fred Lembeck.

Es gibt freilich noch andere Pharmakologen. Zum Beispiel DDr. Otto Kraupp, Professor in Wien und ebenfalls Ordinarius: „Gebt doch den Kindern nicht immer gleich Antibiotika! Sie verhindern die Bildung der Abwehrkräfte gegen Krankheiten, außerdem kumulieren sie im Körper, d. h. ihre Giftigkeit wird immer größer, weil sie langsamer abgebaut als zugeführt werden, so daß durch diese Medikamente körpereigene Zellen schweren Schaden nehmen können. Trotzdem werden sie in steigendem Maße oft bei nichtigen Erkrankungen verwendet" (194). Und der Pharmakologe Dr. Brücke lehrte: „Kinder, wenn ihr euch einmal vergiften wollt, dann eßt am besten das Chloromycetin *, das ist nur mit Rattengift oder E 605 vergleichbar" (194).

Ginge es nach Lembeck und der Wissenschaftlichkeit, wären wir, wie Schweninger sagte, „wohl schon längst ausgestorben". Glücklicherweise gibt es ja — auch in der Steiermark — Ärzte und Naturheiler, die sich um ihre Patienten kümmern und nicht darum, was Lembeck „ernstes ärztliches Anliegen" (wofür ich immer noch die Krankenbehandlung halte) nennt.

Blind für die Praxis

Dicke Nebel scheinen zwischen Theorie und Praxis zu liegen, und der Wiener Ordinarius für Angewandte Histologie, Professor Dr. G o t t f r i e d

---

* Ein Antibiotikum.

Nur eine Medizin 245

K e l l n e r, ist wahrscheinlich einer der wenigen, der sich auf Hochschulboden darüber und über Außenseitermethoden Gedanken macht. Aschner prägte in den zwanziger Jahren das Wort von der „Krise der Medizin", und ich habe nicht den Eindruck, daß die Lage sich seither entscheidend geändert hat — wie das nachfolgende Gespräch zeigt.

Kellner ist selbst Opfer dieser seiner offenen Einstellung: „Das hat mich zehn Jahre meines Lebens gekostet." Das heißt, und es sei hier klar gesagt: Hätte er sich nicht für Akupunktur, Homöopathie und andere Außenseitermethoden interessiert, wäre er zehn Jahre früher Professor geworden.

Zumindest das ist heute anders. Die neue Gesetzeslage gibt denen, die nach wie vor in den Entscheidungsgremien sitzen, weniger Macht in die Hand. Der Krebsschaden der medizinischen Ausbildung, daß „den jungen Theoretikern vielfach nicht die Möglichkeit gegeben wird, sich mit der Praxis zu beschäftigen", ist jedoch nach wie vor aufrecht.

Liegt das an der Starrheit der Klinik?

„Der junge Kliniker wird von seinem Chef geleitet. Der ist blind für die praktische Medizin. Dann kommt er endlich in die Praxis, und da erst beginnt die Katastrophe. Ohne ein schlechtes Wort über die Klinik sagen zu wollen: an ihr hat man es natürlich nur mit Patienten zu tun, die eingeliefert werden, und die haben notwendigerweise einen anderen Zustand als die, denen der praktische Arzt draußen begegnet."

Man müßte sozusagen auch „praktische Praxis" und nicht nur „klinische Praxis" lehren.

„Ich bin ganz dafür. Ich persönlich stehe auf dem Standpunkt, daß man auch keinem Arzt der Praxis verwehren darf, Wissenschaft zu betreiben. Er ist ja Doktor der Medizin. Man kann Wissenschaft freilich auch ohne Doktorat betreiben. Es besteht das Bemühen, den Facharzt für Allgemeinmedizin einzuführen. Man muß einfach dem Praktiker die Möglichkeit geben, an der Universität Praxis zu lehren."

Klinik und Praxis unterscheiden sich somit also auch von der Aufgabenstellung. Wäre es da nicht sinnvoll, den „Arztlehrling", das bereits da und dort geübte Praktikantentum, auszubauen?

„Ganz sicher. Das gab es ja früher. Das waren die Arztgehilfen, die Bakkalaurei, die beim Praktiker Praxis lernten. Das sind alte, aber gute Sachen."

Darunter fällt ja auch die Humoralpathologie . . .

„Auch wir haben heute eine Humoralpathologie, nur ist die viel zu stark chemisiert. Sie ist unter dem Laborsystem, wie wir es heute haben, völlig zugedeckt. Und das Ganze ist auch nicht richtig aufgefaßt. Labors liefern Momentaufnahmen, die Dynamik wird mißachtet. Würde das richtig gemacht, könnte man bis zu 80 Prozent der Proben streichen."

Meine Bemerkung bezog sich mehr auf die therapeutischen Methoden, auf Aderlaß, Pustulantien, aufs Schröpfen.

„Die Ablehnung hat einen sehr einfachen Grund. Fast alle diese Methoden reaktivieren chronische Prozesse, und vor Entzündungen haben heutzutage alle Angst. Normalerweise läuft ein akutes Stadium in fünf Tagen von selbst

246   *Naturheiler*

ab. Wenn es bedrohlich wird, kann man das Herz stützen oder das Fieber senken, damit der Patient aus dem Delirium herauskommt. Ich habe das noch selber mitgemacht: kardiale Stützung mit einem achtel Milligramm Strophantin plus 20 Kubikzentimeter Glucose. Da sind die Leute in der Regel drübergekommen. Aber heute bekommt der von vornherein eine so massive Schocktherapie, daß sich eine akute Entzündung gar nicht entwickeln kann, und damit kommt er über Cortison, Immunsuppressiva* und Zytostatika** in einen chronischen Prozeß hinein. Dabei heilen bestimmte Krankheiten nur über Rückführung ins akute Stadium ab; aber davor hat jeder Angst, und schon im Augenblick, wo das Fieber auf 37,5 Grad steigt, gibt man Penicillin. Das ist überhaupt der größte Wahnsinn in der heutigen Medizin. Kinder fiebern leicht bis 40 Grad, und dabei passiert überhaupt nichts. Im Blickwinkel der modernen Medizin darf das aber nicht mehr sein. Das Kind, das nur den leisesten Meckerer macht, kriegt gleich Penicillin, dann hat es mit acht, neun Jahren gleich seinen chronischen Prozeß und ist mit 18 oder 20 der Krüppel. Und dann zahlt die Kasse."

Die zahlt ja alles ...

„Ja, die zahlt einen Rollstuhl, teure Medikamente, die zahlt — bei uns noch — alles. In Deutschland zahlt sie schon nicht mehr alles. Was sie auch bei uns nicht zahlt, ist das, was 15 Jahre zuvor notwendig gewesen wäre, nämlich die Methoden der Praxis, die der Grenzgebiete. Soeben bemüht sich eine Gruppe darum, die Lymphdrainage in die Sozialversicherung hineinzubekommen. Aber es wird gesagt, die Lymphdrainage sei unwissenschaftlich. Ich möchte wissen, wer überhaupt etwas davon versteht und sagen kann, es sei unwissenschaftlich."

Andere Methoden sind da offensichtlich glücklicher, zum Beispiel die Akupunktur.

„Die hat nur Glück gehabt, und es war reiner Zufall, daß ein Reporter während des Nixon-Besuchs an Blinddarmentzündung erkrankte und man nachher seine Schmerzen mit Akupunktur behandelte. Da er nichts über Nixon schreiben konnte, schrieb er eben über die Nadeln. Dann kam die Akupunktur aus den USA zu uns, und seither ist sie hoffähig."

Trotzdem ist sie noch nicht Bestandteil der Schule.

„Immerhin gibt es Kurse und ein Boltzmann-Institut. Man hat das bei uns einigen Persönlichkeiten zu verdanken, die sich wirklich für die Methode einsetzen und versuchen, von der Mystik wegzukommen: Dr. Johannes Bischko für die Akupunktur, Dr. Mathias Dorcsi für die Homöopathie. Die arbeiten zum Teil wirklich mit ganz neuen Methoden, nicht mit Statistik, nicht mit Doppelblindversuch und den ganzen Blödheiten, wie man sie von alters her zu machen hat."

Wer bestimmt eigentlich, was an einer medizinischen Fakultät gelehrt wird?

„Der Lehrer. Zwar autonom, aber er hat sich an den Lehrplan zu halten.

---

* Chemotherapeutika, die die Abwehrreaktionen des Körpers unterdrücken.
** Chemotherapeutika, die das Zellwachstum hemmen.

Er hat den Wissensstoff so zu interpretieren, daß er der Literatur genügt."
Und wenn etwas daran falsch sein sollte?
„Lehrbücher sind sozusagen verpflichtend, um die kommt man nicht herum. Gibt es etwas, wovon man mit Sicherheit weiß, daß es falsch ist, kann man das den Studenten sagen. Es steht mir auch frei, Randgebiete zu streifen. Wir haben seit mehr als einem Jahr [das Gespräch fand Anfang 1978 statt] einen Vortragszyklus über Grenzgebiete in den Hörsälen der Anatomie. Seitens der Studenten besteht eine enorme Aufnahmebereitschaft. Sie hören sozusagen Außerschulisches auf schulischem Boden."

Hängt es nicht sehr stark am Lehrer?

„Vergessen wir nicht: in Österreich hatten wir zwei Umbrüche. Einen 1938, den zweiten 1945. Damit haben wir zwei Generationen von guten Ärzten als Lehrer verloren. Bis 1938 hat sich das System durchentwickeln können. Von dem, was ich jetzt sage, werden sich manche betroffen fühlen, aber es ist wahr: Bei beiden Umbrüchen sind Nieten nach oben gekommen — aus irgendwelchen Gründen, auch aus politischen. Die haben bestimmt und die Hierarchie gebaut, vor denen mußte man buckeln. Niemand durfte gescheiter sein, als die selbst blöd waren, und damit haben sie das Niveau bestimmt. Zu diesen Leuten konnte keiner mehr als zu seinem Lehrer kommen. Früher, im alten Lehrer-Schüler-System, hatten alle zueinander Kontakt, auch die Kliniker zur Praxis, und die Praktiker zur Klinik. Aber der Kontakt war weg, und das war die Katastrophe. Man hat den Praktiker an die Peripherie gedrängt, ihn verbannt:

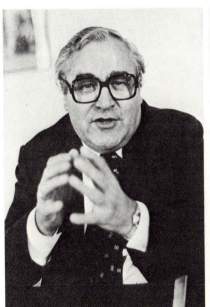 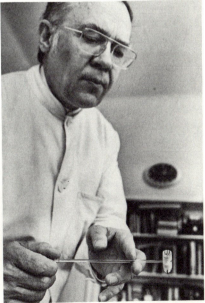

Dr. Mathias Dorcsi, Homöopath, und Dr. Friedrich Hawlik, praktischer Arzt (hier mit Pflaumenblütennadel), beide in Wien.

So, jetzt bist du allein. Und wenn er wissenschaftlich etwas angefangen hat, hat man ihn verdammt."

Gibt es einen Ausweg?

„Ich glaube, man müßte das erkennen und rücklaufen lassen. Man kann es auch. Seit die Kliniken glauben, daß sie forschen müssen, ist der Patient Objekt der Forschung und nicht mehr der Behandlung."

Dieser Haltung begegnen wir in vielen Wissenschaften. Der dem Menschen innewohnende Forscherdrang ist wohl nicht zu bremsen, und er soll, erfuhren wir auf den vorhergegangenen Seiten von vielen klugen Leuten, auch nicht unterdrückt werden, denn nur der Wissende findet zum Glück. Nie aber darf Forschung Humanität verdrängen. Der Arzt hat zuerst Mensch und Helfer, und erst danach Forscher zu sein. Schweninger: „Das Wirken des Arztes ist reine Menschlichkeit ... einer wird nur ein guter, man sagt sehr oft bezeichnend ein ‚großer' Arzt, der über eine große Menschlichkeit verfügt" (150: 25).

Der zeitgenössische Praktiker Dr. F r i e d r i c h H a w l i k : „Es ist alles gut, was ehrlichen Herzens zur Gesundung des Patienten getan wird", und er meint zusätzlich, daß der Praktiker den Hochmut der Kliniker nicht verdiene: „Wir entlasten die Spitäler doch vor allem bei chronischen und banalen Leiden. Und auch mit Außenseitermethoden."

Ein Beispiel mag demonstrieren, was ärztlich-menschliches Handeln ist. Hawlik hat es selbst vom großen Wiener Chirurgen Leopold Schönbauer in dessen Vorlesung gehört.

Eine Frau kam mit ihrer Mutter, die schwer krebskrank, aufgegeben und inoperabel war. Schönbauer wußte, eine Operation sei sinnlos, aber die Frau hatte sich eine Operation bei ihm in den Kopf gesetzt. So willigte Schönbauer ein. Man bereitete die Patientin vor. Die Ärzte tasteten noch einmal genau, spürten sogar die Metastasen durch die Bauchdecke, und machten dann den Bauchschnitt. Sie fanden, wie diagnostiziert, Tumor und Metastasen, und sie nähten zu, ohne auch nur eine Krebszelle entfernt zu haben. Die Krankheit war so weit fortgeschritten, daß jeder Schnitt mehr sie nur noch verschlechtert hätte. Schönbauer in der Vorlesung: „Und was soll ich Ihnen sagen — die Frau ist gesund geworden." Das war zwar völlig unwissenschaftlich, aber ärztlich gehandelt.

Viele lassen sich auch von der Technik blenden, glauben, auf Chrom und Glas nicht verzichten zu können — und scheitern. Hans Joachim Rau, Heilpraktiker: „Wir älteren haben mit einem Stethoskop, einem Schreibstift, einem Blutdruckmesser und einem Rezeptblock angefangen. So auch ich. Es liegt in der Zeit, daß der Heilpraktiker ein kleiner Doktor sein will. Das ist verkehrt. Man sollte den alten, ewig gültigen Methoden die Treue bewahren."

Noch immer gilt der hippokratische Leitsatz, wonach von zwei Ärzten immer derjenige der bessere ist, welcher mit dem schonenderen, weniger eingreifenden Verfahren zum Ziele kommt. In diesem Sinne, meint Rau, wird es immer Bedarf an Heilpraktikern geben, weil „die Schulmedizin allen gegenteiligen Ankündigungen zum Trotz immer mehr in das Computerhafte hineingeht und das Menschliche zu sehr vernachlässigt. Ärztekammerfunktionäre

Nur eine Medizin 249

sagen immer, sie hoffen, in nächster Zeit Zeit zu haben, wieder mehr therapeutische Gespräche führen zu können. Aber die höchst miserable Situation bei
den Krankenkassen kann nur bedeuten, daß die Ärzte in Zukunft nicht mehr,
sondern noch weniger Zeit haben werden für ihre Patienten."

Das Lob der Einfachheit in der Heilkunde ist nicht von gestern und nicht
von morgen; es ist von gestern, heute *und* morgen. Es ist der einzig mögliche
Weg, dieses „patientenfeindliche Gesundheitssystem" zu korrigieren. Hackethal
kommt ja nicht von ungefähr zu dem Schluß, daß Naturheilkunde *die* Alter-
native zur Chirurgie werden wird. Ist es ein Zufall, daß Naturheiler von den
schulischen Methoden gerade die Chirurgie am meisten schätzen? Einfachheit,
Zielgerichtetheit — das ist der Weg. Die richtigen Propheten wird man an
ihren Früchten erkennen, sagte Christus. Daran hat sich seit zweitausend Jahren nichts geändert.

In der Medizin ist diese Frucht der Geheilte.

Auch Professor Kellner habe ich die Frage gestellt, wie er zu Heilpraktikern
stehe.

„Die Begriffe ‚Arzt‘ und ‚Doktor der Medizin‘ müssen sich nicht decken. Es
gibt viele Ärzte, die keine Doktoren sind — und umgekehrt. Den Arzt kann
man nicht ausbilden. Entweder es ist einer Arzt, oder er ist es nicht. So wie
der Schauspieler. Selbstverständlich muß der Arzt eine Basis haben, er muß
seine fünf Sinne brauchen können. Aber er braucht einen sechsten. Die früheren Ärzte haben bei weitem nicht das gehabt, was wir heute haben und was
soviel Geld kostet, und die haben auch keine schlechten Diagnosen gestellt
und ihre Kranken gesundgemacht. Zum Arzt ist man geboren . . . es ist dies ein
kleiner Unterschied, der bis heute nicht ausgesprochen wurde."

Hier jedoch irrt Kellner. Schweninger hat diesen „kleinen Unterschied" ausgesprochen. Aber wer wollte es gegenwärtigen Ärzten verargen, diesen Außenseiter nicht gelesen zu haben? Jenen Mann, der gegen den Widerstand fast aller
preußischen Ärzte Bismarck, den sie längst aufgegeben hatten, mit Naturheilmethoden wieder gesund machte? (Bismarck verschaffte ihm schließlich, gegen
den fanatischen Widerstand Virchows, zur Belohnung eine Professur an der
Universität.)

Lassen wir denn Schweninger einem gedachten Nachfolgearzt predigen:
„Glaubst du, ein Kurpfuscher ist nur der, dem die Abstempelung fehlt? Ich
glaube noch immer, daß die beste Einreihung für uns Ärzte die unter die Künstler ist. Und darum ist wie in jeder Kunst, so auch bei uns, der Pfuscher der
Dilettant. Glaubst du, daß unter den Abgestempelten keine Dilettanten sind,
und unter den Nichtabgestempelten keine Künstler? Der Künstler wird geboren und erlernt dann sein Handwerk; das muß aber nicht auf der Universität
gelernt werden. Ihr begeht immer den Fehler, zu glauben, daß nur jenes Wissen
zu einem Können verwertbar ist, das in den von der offiziellen Wissenschaft
ausgegebenen Fachbezeichnungen ausgedrückt wird. Weil so ein Pfuscher seine
Anschauungen von einer Sache nur stammeln kann, wo du einen Schwall gelehrt klingender Worte auszugießen verstehst, deswegen kann seine Auffassung
immer noch viel verwertbarer sein als deine" (150; 130 f.).

Es gab eine Zeit ohne angestellte Ärzte, ohne Ärzte, die ihrem Arbeitgeber anstatt dem Patienten verpflichtet sind. „Will einer Arzt sein, dann muß er frei sein, frei von Rücksichten; für das Handeln des Arztes im Interesse des Kranken gibt es nur ein Gesetz, und dieses heißt Zweckmäßigkeit... Militärärzte sind brave Soldaten, gewissenhafte Beamte. Im Interesse des Dienstes darf ein Kerl überhaupt nicht krank werden; hat er Schmerzen oder Beschwerden, dann muß man ihn möglichst lange dienstfähig erhalten... Bahnärzte, Postärzte, Kassenärzte — alles dasselbe. Brave Männer, aber keine Ärzte, sondern Aufsichtsbeamte", schreibt, wie immer höchst treffend, Schweninger. Er ist auch draufgekommen, daß Gerichtsmediziner zu sein keine ärztliche Tätigkeit ist, weil das Überführen eines Verbrechers immer nur Aufgabe des Gerichts, nicht aber die eines Arztes sein kann.

Ja, seit dem goldenen Zeitalter, da der Mann, der „mit reifem Wissen riet und bei Geburt und Tod mit seiner Kunst zur Stelle" war, hat sich einiges zwischen ihn und den, der seiner bedarf, geschoben; Kassen, Versicherungen, Multis der Pharmaindustrie und ein Berg Papier. Diese Zeit, in der man „diesen Mann so reichlich entlohnte, wie man es vermochte", kehrt nun ganz gewiß niemals wieder, und wir alle miteinander müssen sehen, wie wir mit der Chose fertig werden.

Man mißverstehe nicht: Zu allen Zeiten hat es schlechte Ärzte und undankbare Patienten gegeben; und wenn Schweninger ein bißchen weit vom Weg des Durchschnittsarztes abgekommen scheint, so kann doch nur immer wieder Besinnung zum Ziele führen. Wer kein Ideal hat, kann keinem nachstreben. Im Deutsch unserer Tage: Wer sich die Latte nicht hoch legt, wird nie hoch springen.

„Der Arzt", meint Schweninger, „ist keine Einrichtung der Gesellschaft.... Der Arzt ist ein aus dem Urzustande der Gesellschaft gerettetes Erbe; sein Vorhandensein ist nicht Ergebnis irgendeiner Absicht. Der Arzt ist da wie eine Selbstverständlichkeit, die aus der Artung menschlichen Wesens sich ergibt, wie Wasser und wie Brot. Sein Dasein ist die Erfüllung eines mit auf die Welt gebrachten Menschenrechtes; des einzigen, das noch nie jemand anzutasten wagte und das auch niemals von irgendeiner Macht sich niederhalten ließ" (150; 74).

Wobei, wie wir wissen, nicht Titel und Diplom darüber entscheiden, wer Arzt ist, wenn auch Gesetzgeber, Ärztekammern und Rechtsprechung anders befinden. Zum Heiler ist man geboren, aber es schadet nicht, sich gründlich auszubilden.

*

Prüfen Sie, was Ihnen da so an Heilern und Heilmitteln unterkommt. Weiß der Arzt keinen Weg, versuchen Sie selbst nachzudenken und einen anderen, besseren Arzt zu finden. Nicht jeder kann eines jeden Arzt sein.

Begegnen Sie Versprechungen mit demselben Mißtrauen wie hohen Honorarforderungen. Lassen Sie sich über Sinn, Zweck und Möglichkeiten einer Be-

Nur eine Medizin 251

handlung genau informieren. Immer im voraus. Und fragen Sie nach den Kosten.

Fragen Sie auch, was Sie selbst dazutun müssen. Je ehrlicher der Arzt, um so weniger wird er Ihnen schenken. Erinnern Sie sich des Ausspruchs Dr. Freys: „Gesund zu werden braucht man eine gehörige Portion Charakterstärke." Ihre Mithilfe entscheidet, und dazu gehört, die Ratschläge des Heilers Ihres Vertrauens genauestens zu befolgen.

Und zu einem anderen gehen Sie am besten gar nicht.

Vergessen Sie auch nicht: Es gibt nur *ein* Heilprinzip. Professor Kellner: „Es gibt keine Schulmedizin und keine Grenzgebiete. Es gibt nur *eine* Medizin." Differenzierungen, Katalogisierungen, Diagnosen, Definitionen, Apparate und die Ärztekammern sind Menschenwerk.

Wie Sie dieses Heilprinzip nennen, *diese eine Medizin* — das ist Ihre Sache. Ob „Natur", ob „Geist", ob „Gott".

Das ist ja das Wesen des Menschen, daß er die Wahl hat.

Dank

Sparsam mit Tadel, freigiebig mit Lob — so heißt eine alte Lebensregel. Gegen sie ist auf den vorangegangenen Seiten so oft verstoßen worden, daß jetzt, hintennach, mit ein paar Buchstaben auch nichts mehr gutzumachen ist.

Es heißt aber auch: Suaviter in modo, fortiter in re, und die Sache verlangte Ausdauer genauso wie Härte. Folgerichtig hat der Dank an die Getadelten und Kritisierten an erster Stelle zu stehen. Gerade in der Heilkunde haben sich Methoden immer in der Praxis zu bewähren, und ohne permanente Auseinandersetzung ist eine Bewährung unmöglich. An Gegnern ist nie Mangel, und trotz ihrer Übermacht sei ihnen Dank.

Sodann ist den Heilpraktikern zu danken, auch zahllosen nicht Genannten — wie die Münchner Dozenten Hubert Scharl und Franz Viehauser —, die mich, worauf es sehr ankam, tiefe Blicke in das Wesen des Heilerberufes tun ließen. Viele versorgten mich mit unschätzbarer — Siegfried Lübke zumeist mit schwer beschaffbarer — Literatur, ohne jedoch ausdrücklich erwähnt werden zu wollen. In bezug auf Demonstrationen und Dokumentationen von Heilerfolgen bin ich in Österreich vor allem Hans Neuner und Franz Sulzbacher, aber auch Univ.-Prof. Dr. Karl Dinklage und Dipl.-Ing. Ernst Wanieczek zu Dank verpflichtet — zumal solche Beiträge in Österreich bekanntermaßen nicht ganz risikolos sind. Den zahlreichen vorher gequälten und nachher gebesserten und geheilten Patienten sowie jenen unzähligen Briefschreibern, die mich mit unschätzbarem Material versorgten — ihnen allen gilt mein herzlicher Dank.

Durchaus nicht selbstverständlich war die Unterstützung durch zahlreiche Ärzte. Welchen ich vor allem zu danken habe, ergibt sich einigermaßen aus dem Text; aber auch andere, namentlich nicht erwähnte haben zum Gelingen des Werkes beigetragen. Um ihnen allen noch mehr Schwierigkeiten mit den ärztlichen Standesvertretungen aller Herren Länder zu ersparen, sei Ihnen pauschal gedankt.

Sollte sich jetzt auch noch in der Heilkunde etwas zum Besseren wenden, bleibt nichts mehr zu wünschen übrig.

Wien, im Sommer 1978

Der Verfasser

LITERATURVERZEICHNIS

1. ABELE, Ulrich, und STIEFVATER, Erich W.: Aschner-Fibel. Haug, Heidelberg 1977 (4. Auflage).

2. AGRIPPA VON NETTESHEIM, Henry Cornelius: The Philosophy of Natural Magic. University Books, Seaucus, New Jersey, 1974.

3. ALBERTUS MAGNUS: De virtutibus herbarum lapidum et animalium quorundam. O. O., 1539.

4. —: Das Buch der Haimligkeyten von Arztney und tugenden der Kreuter, Edelgestain und von etlichen wolbekannten Thieren. O. O., 1537.

5. ALEXANDER TRALLIANUS seu Alexander Yater: Werke. Übers. Theodor Puschmann. Braumüller, Wien 1878—1879.

6. ARNALDUS DE VILLANOVA: De conservatione memoriae. O. O., o. J.

7. —: De prognosticis morborum et de influxu libellus.

8. —: De secretis naturae.

9. —: Liber de vinis medicatis.

10. —: Remedia ad maleficia.

11. ASAI, Kazuhiko: Über die Heilwirkungen des Germaniums. In: 195.

12. ASCHNER, Bernhard: Befreiung der Medizin vom Dogma. Haug, Ulm 1962.

13. —: Behandlung des Gelenkrheumatismus und verwandter Zustände. Hippokrates, Stuttgart 1949.

14. —: Der Arzt als Schicksal. Albert Müller, Zürich 1939.

15. —: Lehrbuch der Konstitutionstherapie: Hippokrates, Stuttgart 1933.

16. —: Technik der Konstitutionstherapie. Haug, Ulm 1961.

17. AVICENNA (Abu Ali El-Hosein Ben Abdalla Ibn Sina): Liber I canonis de medicina.

18. BACHMANN, Gerhard: Die Akupunktur — eine Ordnungstherapie. Haug, Ulm 1959.

19. BAHR, Willi: Versuch einer molekular-physikalischen Deutung des Krebsproblems. Eigenverlag, Graz 1963.

20. BECHER, Erwin: Das Problem der Selbstvergiftung vom Darm. Hippokrates, Stuttgart 1943.

21. BEDA, Anton: Der Spuk im Chiemgau. Kreuz-Verlag, Wien 1977.

22. BENZER, H., BISCHKO, J., KROPEJ, H., PAUSER, G., BAUM, M., und THOMA, H.: Akupunktur-Analgesie. Anästhesist 21, 452 (1972).

23. BEYELER, Willy, BOLLIER, Walter, und WIDMANN, Bruno: Chiropraktik. Nest, Frankfurt 1961.

24. BIRCHER, Willy: Die maskierte Tuberkulose. Wendepunkt, Zürich 1943.

25. BIRCHER-BENNER, Max O.: Eine neue Ernährungslehre. Zürich 1942.

25 a —: Vom Werden des neuen Arztes. Huber, Bern 1962.

26. BLÜCHEL, Kurt: Die weißen Magier. Bertelsmann, Gütersloh 1974.

27. BUCHINGER, O.: Das Heilfasten und seine Hilfsmethoden. Hippokrates, Stuttgart 1935.

254   *Naturheiler*

28. BRAUCHLE, Alfred: Das große Buch der Naturheilkunde.
Prisma, Gütersloh 1977.

29. CASTAÑEDA, Carlos: Journey to Ixtlan. Pocket Books, New York 1974.

30. CAYCE, Edgar: Das große Edgar-Cayce-Rezeptbuch. Aurum, Freiburg 1978.

30 a: COUÉ, Emil: Die Selbstbemeisterung durch bewußte Autosuggestion.
Schwabe, Basel 1977.

30 b: —: Was ich sage. Schwabe, Basel 1977.

31. DIOSCORIDES, Pedanios: Kräuterbuch. Petro Uffenbach, Frankfurt 1610.

31 a: DOUCET, Friedrich W.: So deuten Sie Ihre Träume richtig.
Kremayr & Scheriau, Wien 1978.

32. EDWARDS, Harry: Born to heal. Jenkins, London o. J.

33. —: Spirit Healing. Jenkins, London 1960.

34. EVERS, Joseph: Die diätetische Therapie der Multiplen Sklerose.
„Die medizinische Welt", Nr. 31/1969.

35. —: Warum Evers-Diät? Haug, Heidelberg, 4. Auflage, 1974.

36. —: Zur Problematik der Multiplen Sklerose und ihrer Therapie.
Physikalisch-diätische Therapie, Nr. 1/1964.

37. FEERHOW, Friedrich: Der Einfluß der erdmagnetischen Zonen auf den
Menschen. Altmann, Leipzig o. J. (ca. 1920).

37 a: FORTH, Wolfgang (Hrsg.): Allgemeine und spezielle Pharmakologie und
Toxikologie. Wissenschaftsverlag, Mannheim 1975.

38. FOSSEL, Victor: Volksmedicin und medicinischer Aberglaube in Steiermark.
Graz 1866.

39. GALENOS, Klaudios: Opera omnia. Hervagius et Frobenius, Basileae 1538.

40. —: Hapanta. Lipsiae 1831—1833.

41. GANGL, Alfred, und HORAK, Wolfgang: Zucker in Ernährung und Medizin.
Hollinek, Wien o. J.

42. GAUER, KRAMER, JUNG: Physiologie des Menschen.
Urban & Schwarzenberg, München.

43. GOTTLIEB, Bernward J., und BERG, Alexander: Das Antlitz des germanischen
Arztes in vier Jahrhunderten. Rembrandt, Berlin 1942.

44. GRABNER, Elfriede: Der „Höllerhansl". Ein weststeirischer Wunderdoktor.
Blätter für Heimatkunde, Graz 1969.

45. —: Naturärzte und Kurpfuscher in der Steiermark. Zeitschrift des Historischen
Vereins für Steiermark, S. 84—99, Nr. 52, Graz 1961.

46. HACKETHAL, Julius: Auf Messers Schneide. Rowohlt, Reinbek 1977.

47. —: Nachoperation. Molden, Wien 1977.

48. HAEMMERLI, Urs Peter: Medizin und Menschenrechte. In: 67.

49. HALIFAX-GROF, Joan: Hex Death. Parapsychology Review, Vol. 5, Nr. 5,
New York 1974.

50. HALLA, Franz: Warnungen. Der Praktische Arzt, Nr. 292, September 1971.

51. HANSSEN, Maurice, and EDEN, Jack: Natural cold cures.
Thorsons, Wellingborough 1977.

52. HARTMANN, Fritz: Der ärztliche Auftrag. Musterschmidt, Göttingen 1956.

53. HAUSCHKA, Rudolf: Heilmittellehre. Frankfurt 1965.

Literaturverzeichnis 255

54. HAWLIK, Friedrich: Akupunktur-Kompendium. Maudrich, Wien 1976.

55. HEEDE, Karl-Otto: Krebsvorbeugung, Früherkennung und sinnvolle biologische Behandlung. In: 195.

56. HELMONT, Jean Baptiste van: Ortus medicinae.

57. HERTZKA, Gottfried: So heilt Gott. Christiana-Verlag, Stein am Rhein 1976.

57 a. —: Das Wunder der Hildegard-Medizin. Christiana-Verlag, Stein am Rhein 1978.

58. HILDEGARDIS, abatissa Bingensis: Der Äbtissin Hildegard von Bingen Ursachen und Behandlung der Krankheiten. Übers. Hugo Schulz, Haug, Ulm 1955.

59. —: Heilkunde. Otto-Müller-Verlag, Salzburg 1975.

60. —: Causae et curae. Kaiser, Lipsiae 1903.

61. —: Naturkunde. Übers. Peter Riethe. Müller, Salzburg 1959.

62. —: Opera omnia. Patrologiae cursus completus, Tom. 197. Migne, Parisiis 1855.

63. HILL, Ray: Propolis, the natural antibiotic. Thorsons, Wellingborough 1977.

64. HIPPOCRATES, Cous: Omnia opera. Aldus, Venetiis 1526.

65. —: Opera quae feruntur omnia. Lipsiae 1894.

66. —, et GALENOS, Klaudios: Opera. Guiguard, Lutetiae Parisiorum 1697.

67. HÖFER, Werner: Leben müssen, sterben dürfen. Lübbe, Bergisch-Gladbach 1977.

68. HOHENHEIM, Theophrastus von, Bombastus, genannt Paracelsus: Dessen Bücher und Schrifften an Tag geben durch Joannem Huserum. Wechels Erben, Franckfurt a. M. 1603.

69. —: Sämtliche Werke. Übers. Bernhard Aschner, Gustav Fischer, Jena 1926—1928.

70. —: Werke. Hrsg. Will-Erich Peuckert, Wissenschaftliche Buchgesellschaft, Darmstadt 1976.

70 a: HÖPPL, Karl Albrecht: Laktovegetarismus als Endstation der Ernährungsreform? Eigenverlag, Neusäß bei Augsburg, 1975.

71. HUFELAND, Christoph Wilhelm: Enchiridion medicum. Berlin 1838.

72. HUIBERS, Jaap: Kräuter für das Herz. Aurum, Freiburg 1977.

73. —: Kräuter für die Verdauung. Aurum, Freiburg 1977.

74. JANTSCH, Hans, und SCHUHFRIED, Felix: Niederfrequente Ströme zur Diagnostik und Therapie. Maudrich, Wien 1974.

75. JOHANNES, Actuarius: Peri uron. Konstantinopel, 13. Jahrhundert.

76. KAMMERER, Paul: Allgemeine Biologie. Deutsche Verlagsanstalt, Stuttgart 1915.

77. KARAGULLA, Shafica: Breakthrough to Creativity. De Vorss, Santa Monica 1973.

78. KELLNER, Gottfried: Bau und Funktion der Haut. Deutsche Zeitschrift für Akupunktur, Band XV, Heft 1. Ulm 1966.

79. KIRCHNER, Georg: Baunscheidt — Die Akupunktur des Westens. Ariston, Genf 1977.

80. —: Pendel und Wünschelrute. Ariston, Genf 1977.

81. KISSLING, Pater Benedikt O. S. B.: Topographie und Geschichte Kleinzells am Hallbach. Wien 1909.

82. KOCH, Frederick William: Das Überleben bei Krebs- und Viruserkrankungen. Haug, Heidelberg.

83. KÖNIG, G., und WANCURA, I.: Neue chinesische Akupunktur. Maudrich, Wien 1977.

84. —: Praxis der neuen chinesischen Akupunktur. Maudrich, Wien 1978.

85. —: Punkte und Regeln der neuen chinesischen Akupunktur. Maudrich, Wien 1976.

86. KÖNIG, H. L., ANKERMÜLLER, F.: Über den Einfluß besonders niederfrequenter elektrischer Vorgänge in der Atmosphäre auf den Menschen. Naturwissenschaft und Medizin, XXI, 1960.

86 a. KRAMMER, H., und LEDWINA, W.: Die Behandlung chronischer Bronchitiden im Klardampf. Der praktische Arzt, 137, 677—682.

87. KUNDEGRABER, Maria: Bauerndoktor und Volksmedizin. Stainz 1977.

88. KÜNZLE, Johann: Chrut und Uchrut. Minusio 1977.

89. —: Das große Kräuterheilbuch. Minusio 1974.

90. —: Kräuter-Atlas. O. O., o. J.

91. LAABS, Walter: Wie hilft Chiro-Gymnastik bei Rückenschmerzen und Bandscheibenleiden? Haug, Heidelberg 1972.

92. LACHMANN, H.: Lehrbuch der Massage und Hydrotherapie. Maudrich, Wien 1977.

93. LAMPERT, Heinrich: Umstrittene Heilverfahren. Hippokrates, Stuttgart 1953.

94. LECRON, Leslie M.: Fremdhypnose/Selbsthypnose. Ariston, Genf 1973.

95. LEDWINA, Wilhelm: Angewandte Bioklimatologie mit modernen naturnahen Heilmethoden (in Vorbereitung). Haug, Heidelberg.

96. LEIBBRAND, Werner: Heilkunde. Alber, Freiburg 1953.

97. LEMBECK, Fred: Die Kurpfuscherei nimmt zu. Wiener Medizinische Wochenschrift, 30. November 1977.

97 a. LILLY, John C.: Im Zentrum des Zyklons, Fischer, Frankfurt 1976.

98. LIPPROSS, Otto: Medizin und Heilerfolg. Fischer, Frankfurt 1971.

99. LÖFFLER, Helmut: Naturheilkunde von A—Z. Molden, Wien 1977.

100. LONG, Max Freedom: Growing into Light. De Vorss, Santa Monica 1955.

101. —: Self-Suggestion. De Vorss, Santa Monica 1958.

102. —: The Secret Science at Work. De Vorss, Santa Monica 1953.

103. —: The Secret Science behind Miracles. De Vorss, Santa Monica 1948.

104. LÜTH, Paul: Kritische Medizin. Rowohlt, Reinbek 1972.

105. MACER, Floridus: De herbarum virtutibus. Faber, Basileae 1527.

106. MAIMONIDES, Moses: Ein Querschnitt durch das Werk des Rabbi Mosche ben Maimon. Hegner, Köln 1966.

107. MARCELLUS Empiricus: Über Heilmittel (De medicamentis liber). Hrsg. Max von Niedermann. Akademischer Verlag, Berlin 1968.

108. MAYR, Franz X.: Schönheit und Verdauung.

109. MESSÉGUÉ, Maurice: Heilkräuterlexikon. Molden, Wien 1976.

Literaturverzeichnis 257

110. —: Kräuter für Gesundheit und Schönheit. Hartmann, Karlsruhe 1975.
111. —: Von Menschen und Pflanzen. Molden, Wien 1972.
112. MONNERET, Marcel: Der diagnostische Wert der Iridologie in der vertebralen Medizin. In: 195.
113. MOODY, Raymond A.: Leben nach dem Tod. Rowohlt, Reinbek 1977.
114. —: Nachgedanken über das Leben nach dem Tod. Rowohlt, Reinbek 1978.
115. MÖRIKE/BETZ/MERGENTHALER: Biologie des Menschen. Quelle & Meyer, Heidelberg 1973.
116. MOST, Georg Friedrich: Encyclopädie der gesamten Volksmedicin. Akademische Druck- und Verlagsanstalt, Graz 1973 (Nachdruck der Ausgabe Leipzig 1843).
117. MUWAFFAQ Ibn ʿAli Al Haraur, Abu Mansur: Kitab al-abnija an haqaʿiq al-adwija. Das Buch der Grundlagen über die wahre Beschaffenheit der Heilmittel. Faksimile-Nachdruck des Codex Vindobonensis. Akademische Druck- und Verlagsanstalt, Graz 1972.
118. MYERS, F. W. H.: Human Personality and its survival of bodily death. University books, New York 1961.
119. NAEGELI-OSJORD, Hans: Die Logurgie in den Philippinen. Reichl, Remagen 1977.
120. NIEDERMEYER, Albert: Handbuch der speziellen Pastoralmedizin. Herder, Wien 1952.
121. NOGIER, Paul F. M.: Lehrbuch der Auriculotherapie. Maisonneuve, Sainte-Ruffine 1969.
122. OSIANDER, Johann Friedrich: Volksarzneimittel. Haug, Ulm 1957.
123. PALOS, Stephan: Atem und Meditation. Scherz, Bern 1968.
124. —: Chinesische Heilkunst. Goldmann, München 1975.
125. PAUS, Ansgar (Hrsg.): Grenzerfahrung Tod. Styria, Graz 1976.
126. PIES, Eike: Ich bin der Doktor Eisenbarth. Ariston, Genf 1977.
127. PLOHBERGER, Rudolf: Die Bedeutung der lokalen Manifestationen in den Alveolarfortsätzen für den Internisten. Der praktische Arzt, Nr. 292, September 1971, 1006—1015.
128. —: Die Leupold'sche Therapie bei Psoriasis und anderen chronischen Hautkrankheiten. Der praktische Arzt, Nr. 192, 15. Mai 1963, 327—339.
129. PROKOP, Otto: Medizinischer Okkultismus. Gustav Fischer, Jena 1973.
130. RANDERIA, Jamshed P.: Die Wirksamkeit der homöopathischen Therapie. In: 195.
131. RAU, Hans Joachim: Baunscheidtsche Behandlung mit Ka-We-Vitralisator. In: 195.
132. —: Nasale Reflex-Therapie mit ätherischen Ölen. In: 195.
133. —: Phytotherapie einst und jetzt. Volksheilkunde, Dezember 1976.
134. RAUCH, Erich: Aspekte zur Vorfeld- und Gesundheitsdiagnostik nach F. X. Mayr. Erfahrungsheilkunde, Band 26, Heft 6, Juni 1977.
135. —: Blut- und Säftereinigung.
136. —: Diagnostik nach Mayr.
137. REICH, Wilhelm: Charakteranalyse. Fischer, Frankfurt 1973.

258   *Naturheiler*

138. REICHENBACH, Karl Freiherr von: Der sensitive Mensch und sein Verhalten zum Ode. Cotta, Stuttgart 1854.

139. RESCH, Andreas (Hrsg.): Imago Mundi V: Mystik. Innsbruck 1975.

140. —: Imago Mundi VI: Paranormale Heilung. Innsbruck 1977.

141. RICCABONA, A.: Können Nasen-Nebenhöhlen ein Herd sein? Der praktische Arzt, Nr. 292, September 1971.

142. RÖSSLER, Dietrich: Der Arzt zwischen Technik und Humanität. Piper, München 1977.

143. RUMLER, Karl: Beeinflussung der Regulation durch Ernährung. Erfahrungsheilkunde, Band 21, Heft 9. Haug, Heidelberg 1972.

144. —: Der Säure-Basen-Haushalt im Rahmen der Gesetzmäßigkeit der biologischen Regulation. Ärztliche Praxis, 23. Jg., Nr. 8, 9, 10 (Jan. — Febr. 1971).

144 a: SAITO, Shiko: Antalgic effects of Magnetic Corsets on Lumbago. Tokyo, o. J.

145. SANDER, Friedrich: Die Darmflora in der Physiologie, Pathologie und Therapie des Menschen. Hippokrates, Stuttgart 1948.

145 a: SANDRI, Beate: Die Thermalstollenkur von Böckstein-Badgastein. Gastein aktuell, 1973.

146. SCHIELE, Fritz (Hrsg.): Therapie mit ansteigenden Fußbädern. Hamburg o. J.

146 a: SCHILLING, Hannelore: Anthroposophische Medizin — eine Erweiterung der Heilkunst. Information 60/V/75 der Evangelischen Zentralstelle für Weltanschauungsfragen. Stuttgart 1976.

147. SCHLIFNI, Ignaz: Heilpflanzenlexikon. Verlag Verein Natürlichen Lebens, St. Veit an der Glan, Kärnten, 1974.

148. SCHMIDHAUSER, Hermann: Denk an deine Seele. Ariston, Genf 1975.

149. SCHNORRENBERGER, Claus: Chen Chiu, ein neues Heilprinzip. Aurum, Freiburg 1975.

150. SCHWENINGER, Ernst: Der Arzt. Madaus, Radeburg 1926.

151. SCHULZ, Friedrich: Der Harn in Aberglauben, Volksmedizin, Medizin. Eigenverlag, Wien 1974.

152. SEDLACEK, E.: Die Fußreflexzonen. Maudrich, Wien 1978.

153. SNEGOTSKA, Otto: Psoriasis vulgaris. Folia clinica internacional VI/9, September 1956, Barcelona.

154. —: Krebs, Diagnose und Therapie. Eigenverlag, Berlin 1976.

155. STAEHELIN, Balthasar: Endliches und Unendliches im Menschen. Theologischer Verlag, Zürich 1972.

156. —: Urvertrauen und Zweite Wirklichkeit. Theologischer Verlag, Zürich 1973.

157. STARK, Walter: Marah. Ariston, Genf 1975.

158. STARY, Fr., und JIRASEK, V.: Heilpflanzen. Bertelsmann, München 1973.

159. STELTER, Alfred: PSI-Heilung. Scherz, Bern 1973.

160. SURYA, G. W.: Die Spagyriker. Paracelsus, Rademacher, Zimpel. Linser, Berlin 1923.

161. —: Ursprung, Wesen und Erfolge der okkulten Medizin. Linser, Berlin 1921.

162. SYDENHAM, Thomas: Medizinische Werke. Übers. Joseph Johann Mastalir. Hörling, Wien 1786.

Literaturverzeichnis 259

163. TABERNAEMONTANUS, Jacobus Theodorus: Eicones plantarum. Nicolaus Bassaeus, Franckfurt a. M., 1590.

164. —: Neuw Vollkommentlich Kreuterbuch ... Casparum Bauhinum (Ed.), Dreutel, Franckfurt 1625.

165. —: Neuw Wasserschatz: das ist die allen heylsamen Metallischen Minerischen Bäder und Wasser ... Bassaeus, Franckfurt 1581.

166. —: Regiment und kurtzer Bericht, wie man sich in Sterbensläuffen, da die Pestilentz einreisset, halten, auch wie dieselbe zu heylen sey. Bassaeus, Franckfurt 1582.

167. TEPPERWEIN, Kurt: Geistheilung durch sich selbst. Ariston, Genf 1975.

168. THEOPHILUS, Protospatharius: Iatrosophistae de urinis lib. singularis. Morellus interpres. Morellus, Lutetiae 1608.

169. TOKUJIRO, Namikoshi: Shiatsu. Heilung durch die Fingerspitzen. Müller, Rüschlikon 1974.

170. TRALLES, Balthasar Ludovicus: Das Aderlaßen als ein offtmals unentbehrliches Hülfsmittel ... Hubert, Breslau 1763.

171. TYRRELL, Bernard J.: Christo-Therapie. Styria, Graz 1978.

172. UCCUSIC, Paul: Naturwissenschaft und Paranormologie. Engadiner Kollegium, Band 5, „Vom Sinn und Wert des Lebens." Theologischer Verlag, Zürich 1975.

173. —: Psi — Gottesgabe oder Malefizspiel? Engadiner Kollegium, Band 7, „Wer und was und wo ist Gott?" Theologischer Verlag, Zürich 1977.

174. —: Psi-Resümee. Ariston, Genf 1975.

175. URBAN, Hubert Josef: Übernatur und Medizin. Tyrolia, Innsbruck 1946.

176. VESTER, Frédéric: Krebs — fehlgesteuertes Leben. Deutscher Taschenbuch-Verlag, Stuttgart 1977.

177. —: Krebs ist anders.

178. VIEHAUSER, Franz, und KLINGER, Hartmut: Tee-Therapie als Ganzheitsmethode. Selbstverlag, München 1976.

179. VOGEL, Alfred: Ist es möglich, Krebs zu verhüten? In: 195.

180. VONARBURG, Bruno: Gottes Segen in der Natur. Christiana, Stein am Rhein 1977.

181. WALAFRIDUS Strabus: Hortulus carmen. Stahel, Wirceburgi 1834.

182. WATSON A. A.: Death by Cursing — A Problem for forensic Psychiatry. Medicine, Science and the Law, 13, 1973.

183. WATSON, Lyall: Die Grenzbereiche des Lebens. S. Fischer, Frankfurt 1978.

184. —: Supernature. Coronet, London 1974.

185. WEISS, M.: Diagnose und Prognose aus dem Harn. Verlag für Medizin, Wien 1936.

186. WEITZ: Zur Ätiologie der Multiplen Sklerose. Medizinische Klinik, 1960-11-04.

187. WENDT, Lothar: Die essentielle Hypertonie der Überernährten. Koch, Frankfurt 1976.

188. WIGAND, R.: Therapie der Infektion des Menschen durch Würmer. Hirzel, Leipzig 1944.

189. YOUNG, Arthur Middleton: The Geometry of Meaning. Delacorte, New Jersey, 1976.

190. —: The Reflexive Universe. Delacorte, New Jersey 1976.

191. ZABEL, Werner: Grenzerweiterung der Schulmedizin. Hippokrates, Stuttgart 1934.
192. ZIEGLER, Jean: Die Lebenden und der Tod. Luchterhand, Darmstadt 1977.
193. ZIMMERMANN, Werner: Heilendes Fasten. Drei Eichen, München 1955.
194. ZUCHRISTIAN, Irmtraud: Gebt doch den Kindern nicht immer gleich Antibiotika! Das Manifest, 5/6 1976, Wien 1976.
195. ZWEITER WELTKONGRESS DER NATURHEILKUNDE. Didac, Gossau 1977.

ADRESSEN

Hier sind jene genannt, die in irgendeiner Form zu diesem Buch beigetragen haben (Anregungen gaben, Gesprächspartner waren oder Textauszüge lieferten).

Ärzte

DEUTSCHLAND

Professor Dr. Julius Hackethal
Chirurg
Berliner Straße 57/59
D-2058 Lauenburg
Tel. 0 41 53 / 20 66

Dr. Herbert Frey
Facharzt für Innere Medizin
Voelckerstraße 15
D-6000 Frankfurt am Main
Tel. 06 11 / 59 28 38

Dr. Gottfried Hertzka
Praktischer Arzt
St.-Gebhard-Platz 30
D-7750 Konstanz
Tel. 0 75 31 / 64 4 77

DDr. Werner Scheidl
Praktischer Arzt, Homöopath
Georgenstraße 40
D-8000 München 40
Tel. 0 89 / 39 00 13

ÖSTERREICH

Dr. Günther Bartl
Praktischer Arzt
A-2145 Hausbrunn 417
Tel. 0 25 33 / 356

Medizinalrat Dr. Heinz Binder
Praktischer Arzt
Amalienstraße 28
A-1130 Wien
Tel. 82 49 372

Dr. Ulf Böhmig
Praktischer Arzt
Steinfeldgasse 11
A-8230 Hartberg
Tel. 0 33 32 / 24 34

Dr. Mathias Dorcsi
Homöopath
Mariahilfer Straße 110
A-1070 Wien
Tel. 93 83 41

Dr. Leopold Felbermayer
Facharzt für Innere Medizin
A-6793 Gaschurn
Tel. 0 55 58 / 218

Dr. Friedrich Hawlik
Praktischer Arzt
Elßergasse 26
A-1130 Wien
Tel. 82 51 88

Dr. Karl Kanzian
Praktischer Arzt
Opernringhof
A-1010 Wien
Tel. 57 42 05

Dr. Hans Krammer
Kardiologe, Chefarzt des
Kurmittelhauses Baden bei Wien
A-2500 Baden
Tel. 0 22 52 / 45 31

Dr. Hilde Plenk
Praktische Ärztin, Homöopathin
Färbergasse 6/7
A-1010 Wien
Tel. 63 14 22

Primarius Dr. Rudolf Plohberger
Facharzt für Innere Medizin
Krankenhaus der Stadt Hainburg
A-2410 Hainburg an der Donau
Tel. 0 21 65 / 21 41

Dr. Erich Rauch
Praktischer Arzt
Golfhotel
A-9082 Maria Wörth
Tel. 0 42 73 / 25 11

Dr. Irmtraud Zuchristian
Praktische Ärztin
Franz-Josef-Straße 29
A-2380 Perchtoldsdorf
Tel. 86 23 15

SCHWEIZ

Dr. Hans Naegeli-Osjord
Psychiater
Fraumünsterstraße 8
CH-8001 Zürich
Tel. 27 18 88

Professor Dr. Balthasar Staehelin
Psychiater
Freiestraße 108
CH-8032 Zürich
Tel. 34 34 74

Heilpraktiker

DEUTSCHLAND

Elisabeth Holtmann
Steinbockstraße 16 E
D-3008 Garbsen
Tel. 0 51 37 / 71 9 89

Dorothea Löhe
Kräuterfarm „Paracelsus", F. A. Teufert
Postfach 120
D-5244 Daaden
Tel. 0 27 43 / 20 47

Stephan Pálos
Kunigundenstraße 13/I
D-8000 München 40
Tel. 33 25 15

Hans Joachim Rau
Schwieberdinger Straße 43
D-7015 Korntal-Münchingen 2
Tel. 0 71 50 / 67 42

Siegfried F. Rohde
Bahnhofsplatz 10
D-4630 Bochum
Tel. 0 23 4 / 65 7 20

Dozent Franz Viehauser
Reifenstuelstraße 8/I
D-8000 München
Tel. 0 89 / 77 29 37

Fridl Wunderlich
Kirchenstraße 31
D-8034 Germering
Tel. 0 89 / 84 47 30

Gabriele Zierow
Hildesheimer Straße 74
D-3000 Hannover
Tel. 0 51 1 / 88 77 11

FRANKREICH

Maurice Mességué
Domaine de Bazillac
F-32000 Auch
Tel. (62) 05 10 75

ÖSTERREICH

Christine Bahr
Frohsinnstraße 19/III
A-8200 Gleisdorf
Tel. 0 31 12 / 36 3 23

Dipl.-Ing. Willi Bahr
St. Radegund 21
A-8061 St. Radegund
Tel. 0 31 32 / 591

Johann Bayerl
Münchner Bundesstraße 111/1
A-5020 Salzburg
Tel. 0 62 22 / 34 1 58

Siegfried Huber
Grenzgasse 1
A-9560 Feldkirchen
Tel. 0 42 76 / 23 13

Herbert Koch
Innsbrucker Bundesstraße 21
A-5020 Salzburg
Tel. 0 62 22 / 36 04 63

Siegfried Lübke
Untererleinsbach 1
A-4722 Peuerbach
Tel. 0 72 76 / 762

Hans Neuner
Oberndorf 164
A-6322 Kirchbichl
Tel. 0 53 32 / 24 02

Rudolf Niemetz
Georg-Lora-Straße 8/II
A-9020 Klagenfurt
Tel. 0 42 22 / 72 6 84

Cäcilia Rossböck
Im Steinbruch 2
A-2662 Schwarzau im Gebirge

Alfred Rumpf
Burggasse 17/I
A-8010 Graz

Ignaz Schlifni
Postfach 132
A-9300 St. Veit an der Glan
Tel. 0 42 12 / 27 27 oder 28 6 34

Franz Sulzbacher
Hauptstraße 23
A-8911 Admont
Tel. 0 36 13 / 28 09

Franz Zöchling
Innerhallbach 20
A-3171 Kleinzell

SCHWEIZ

Bernhard Högger
Bahnhofstraße 7
CH-9102 Herisau-Dorf
Tel. 0 71 / 51 15 75

Karl Nöthiger-Sträuli
Häuslerstraße 30
CH-8800 Thalwil
Tel. 01 / 72 01 240

Samuel Nussbaumer
Hauptstraße 49
CH-9035 Grub AR
Tel. 0 71 / 91 18 80

Hans Zürcher
Schlättli 792
CH-9052 Teufen
Tel. 0 71 / 33 23 11

Rudolf Züst
Holdern 140
CH-9038 Rehetobel
Tel. 0 71 / 95 12 63 und 94 23 57

Adressen

Hypnosetherapie

DEUTSCHLAND

Thorwald Dethlefsen
Ainmillerstraße 35
D-8000 München 40
Tel. 0 89 / 33 51 46

Institut für Hypnoseforschung
Erhard F. Freitag
Leopoldstraße 70
D-8000 München 40
Tel. 0 89 / 33 50 78

Institut für angewandte Psychologie
Hubert H. Scharl
Postfach 801541
D-8000 München 80
Tel. 0 89 / 60 84 29

Arbeitskreis für Hypnoseforschung
Kurt Tepperwein
Paffrather Straße 311
D-506 Bergisch Gladbach 2
Tel. 0 22 02 / 53 1 34

ÖSTERREICH

Dr. Günther Bartl
A-2145 Hausbrunn 417
Tel. 0 25 33 / 356

Geistheiler u. ä.

DEUTSCHLAND

Ursula Kress
Daimlerstraße 17
D-3057 Neustadt am Rübenberge
Tel. 0 50 32 / 51 66

SCHWEIZ

Anton Müller
Parapsychologischer Heiler
Letten 524 / Haus Atlantis
CH-5413 Birmenstorf
Tel. 0 56 / 85 14 13

Albert Paliwoda
Metaphysiker, Raucherentwöhnung
Dreikönigstraße 37
CH-8002 Zürich
Tel. 01 / 20 26 225

Ludwig Rizzolli
Geistheiler
Am Gießen
CH-6454 Flüelen
Tel. 0 44 / 21 9 12

Forscher

ARGENTINIEN

Dr. Héctor O. Denner
Bakteriologe
Centro Oncologico
Colon 365
Rio Cuarto/Córdoba

DEUTSCHLAND

Dr. Blasius Freytag
ehemaliger Direktor der Staatlichen
Bakteriologischen Untersuchungsanstalt
München
Lindwurmstraße 75
D-8000 München 15
Tel. 0 89 / 53 58 58

Otto Snegotska
Bakteriologe
Brauhofstraße 4
D-1000 Berlin 10
Tel. 34 14 305

JAPAN

Dr. Kazuhiko Asai
Chofu-shi
Irimacho 3-12-20
Tokio/Japan

ÖSTERREICH

Dr. Wilhelm Ledwina
Dommayergasse 10
A-1130 Wien
Tel. 82 38 052

Dr. Otto Maresch
Knöllgasse 36/1/9
A-1100 Wien
Tel. 62 43 885

SCHWEIZ

Dr. Alfred Vogel
Naturheilkundler
Hungerbachweg 11
CH-4125 Riehen

Kliniken, Sanatorien, Diäthäuser

DEUTSCHLAND

Klinik
Dr. Paul Evers
D-5768 Sundern-Langscheid
Tel. 0 29 35 / 10 49

Sanatorium
Dr. Herbert Frey
Voelckerstraße 15
D-6000 Frankfurt am Main
Tel. 0 611 / 59 28 38

ÖSTERREICH
Sanatorium
Dr. L. u. R. Felbermayer
A-6793 Gaschurn
Tel. 0 55 58 / 218
Telex: 52145 sanfel a

Sanatorium
Kuranstalt Gallent
A-5645 Böckstein
Tel. 0 64 34 / 32 38

Sanatorium
Gesundheitszentrum Golfhotel
A-9082 Maria Wörth/Dellach
Tel. 0 42 73 / 25 11

Kurhotel
Ring-Gesundheitszentrum Hartberg
A-8230 Hartberg
Tel. 0 33 32 / 25 45

Vereinigungen

DEUTSCHLAND
Bund für Lebenserneuerung e. V. (Vereinigung für ethische Lebensgestaltung, Vegetarismus und Lebensreform)
Senta Cornelius
D-7173 Mainhardt-Baad

Bundesverband Deutscher Ärzte
für Naturheilverfahren e. V.
Angererstraße 4
D-8000 München 40

Coué-Vereinigung München
Christine Radtke
Ratkisstraße 19
D-8000 München 45

Deutsche Heilpraktikerschaft e. V.
Giselastraße 4
D-8000 München 40
Tel. 0 89 / 39 53 59

Fortschritt für alle, Gemeinnütziger e. V.
Schloßweg 2
D-8501 Feucht

Gesellschaft der Ärzte
für Erfahrungsheilkunde e. V.
Blumenhalsstraße 38
D-6900 Heidelberg 1

Kneippärztebund
Kneipp-Promenade 28—30
D-5358 Bad Münstereifel

Patientenhilfe e. V.
L 13,9
D-6800 Mannheim 1
1. Vorsitzender: Dr. Dietmar Stutzer
Landmanngassl 18
D-8082 Grafrath

Gerhard Weissel
Staudenweg 43
D-6800 Mannheim 34
Tel. 0 62 1 / 75 28 44

Verein Natürlichen Lebens (Niemetz)
Tulpenstraße 4 A
D-5800 Hagen

Zentralverband der Ärzte
für Naturheilkunde e. V.
Alter Weg 29
D-7290 Freudenstadt 1 — Kniebis

ÖSTERREICH
Biologische Interessengemeinschaft
Univ.-Prof. Dr. Karl Dinklage
Paulinenstraße 16
A-9020 Klagenfurt
Tel. 0 42 22 / 86 2 86

Bios — Internationaler Verein zur
Förderung diätetischer Lebensweise
(Niemetz)
Radetzkystraße 20
A-9020 Klagenfurt

Bund der Freunde Hildegards
Attergaustraße 62
A-4880 St. Georgen im Attergau
Tel. 0 76 67 / 81 32

Coué-Club Austria
Emma Krakowitzer
Volksfeststraße 20
A-4020 Linz

Erster Österreichischer Naturheilverein
Esterhazygasse 30
A-1060 Wien
Tel. 57 06 79

Gesellschaft der Mayr-Ärzte
Dr. Ernst Kojer
Traklgasse 9
A-1190 Wien
Tel. 32 21 70

Österreichische Reformjugend
Walter Kobald
Heinrichstraße 1010
A-8010 Graz
Tel. 0 31 6 / 32 3 76

Österreichischer Kneippärztebund
Dr. Hans Krammer
Auzeile 22 a
A-2620 Neunkirchen
Tel. 0 26 35 / 27 98

Adressen

Österreichischer Kneippbund
Postfach 52
A-8700 Leoben

Verein Natürlichen Lebens
(Neuner-Schlifni)
Postfach 132
A-9300 St. Veit an der Glan
Tel. 0 42 12 / 27 27

SCHWEIZ
Coué-Vereinigung Zürich
Postfach
CH-8048 Zürich

Naturärztevereinigung der Schweiz
Rudolf Züst
Holdern
CH-9038 Rehetobel
Tel. 0 71 / 95 12 63

Heilpflanzen

DEUTSCHLAND
Kräuterfarm Paracelsus
Postfach 120
D-5244 Daaden
Tel. 0 27 43 / 20 47

Maurice Mességué
(siehe unter Heilpraktiker)
Mességué-Vertretung für Deutschland

Rudi Karcher
Werderplatz 41
D-7500 Karlsruhe 1
Tel. 0 72 1 / 60 64 93

SCHWEIZ
Mességué-Vertretung für die Schweiz
Societé de Distribution de Plantes
et Produits Aromatiques
23, Rue Prévost-Martin
CH-1205 Genève
Tel. 0 22 / 21 29 57

ÖSTERREICH
Mességué-Vertretung für Österreich
Elfi Rauch
Goldschmiedgasse 6
A-1010 Wien
Tel. 63 82 14

Drogist
Richard Infanger
Josef-Heissl-Straße 31
A-8700 Leoben
Tel. 0 38 42 / 28 77

Heilmittelhersteller, Vertriebe

DEUTSCHLAND
Hildegard-Medizin
Auslieferung Deutschland
Schloß-Apotheke
D-8213 Aschau

G. Will
Immenhof-Versand
Weiglstraße 19
D-8000 München 19
Tel. 0 89 / 18 37 27

ÖSTERREICH
Andrae Franz (Florissamin)
Marinonigasse 2—6
A-1210 Wien
Tel. 39 15 59

Bio-Quelle
Klaus Lösch
Werndlstraße 11
A-4400 Steyr
Tel. 0 72 52 / 24 65

Kräuterweine (nach Hildegard)
Helmut Posch
Attergaustraße 62
A-4880 St. Georgen im Attergau
Tel. 0 76 67 / 81 32

SCHWEIZ
Kräuterpfarrer Künzle AG
CH-6648 Minusio

Kräuterzentrale Floralp AG
Johann Künzle
Im Mühlebühl 20
CH-9100 Herisau
Tel. 0 71 / 51 13 74

Kontaktadressen biologischer Landbau

DEUTSCHLAND
Lebendige Erde (Biol.-dyn.)
Baumschulenweg 19
D-6100 Darmstadt-Land 3

FRANKREICH
Agriculture et vie
(Lemaire-Boucher-Bewegung)
BP 235
F-49009 Angers

ÖSTERREICH
Ring-Gesundheitszentrum Hartberg
A-8230 Hartberg
Tel. 0 33 32 / 25 45

Josef Jurtschitsch OHG
Rudolfstraße 37—39
A-3550 Langenlois
Tel. 0 27 34 / 21 16

Dipl.-Ing. Wilhelm Lutz
Biologe
Postfach 90
A-3400 Klosterneuburg
Tel. 0 22 43 / 56 29

Österreichischer Demeterbund
(biol.-dyn.)
Ruth Vilaghy
Gauermanngasse 2/II
A-1010 Wien
Tel. 57 84 72

Ingenieur Josef Willi
Landeslandwirtschaftskammer für Tirol
Brixner Straße 1
A-6021 Innsbruck
Tel. 0 52 22 / 28 7 21

SCHWEIZ

Biotta AG
Dr. Hugo Brandenberger
CH-8274 Tägerwilen
Tel. 0 72 / 96 7 11

Kultur und Politik
(Org.-biol. nach Dr. Müller)
CH-3506 Großhöchstetten

Schweizerische Gesellschaft für
Umweltschutz
Präsident: Dr. Bernhard Wehrli
Merkurstraße 45
CH-8032 Zürich
Tel. 32 28 26

PERSONEN- UND SACHREGISTER

Aalgalle 161 f., 238
Aargau 138, 207
Aas 162
Abele, Ulrich 181, 189
Aberglaube 214, 238
Abführmittel 175, 181
— salinische 181
Abies alba Mill. 44
Ableitung 180 ff., 243
— auf den Darm 24 f., 108, 175, 180 ff.
— auf die Haut 24 f., 36 ff., 180, 192 ff.
Abmagerungskuren 183
Abnützungserscheinungen 43
Abszeß 162
Acidum malicum 237 f.
Aconitum 53
Acorus calamus L. 39, 182
Actuarius, Johannes 30
Aderlaß 23 ff., 26, 30, 175, 180, 188 f.,
   245
Adler, Alfred 242
Admont 29, 35 f., 74, 189, 194
Afrika 68, 169
Ägypten 195, 216, 238
Akademie der Wissenschaften 215
Akupunktur 26, 37, 48, 53, 60, 171, 176,
   193 f., 218 ff., 227, 236, 242, 244 f.
Albertus Magnus 72
Alchemie 134, 226
Aldrin 71
Alkaloide 65, 140
Alkohol 120, 124, 146, 187, 222, 231, 238
— abusus 78, 136
— und Leber 55
Allergie 175
Allicin 79
Alliin 78 f.
Allinase 78 f.
Allopathie 62, 222 f.
Almulin 171
Aloë 122, 161, 163
Alter 165
Altertum 195
Althaea niger 68
Alveolen 167
Amden 78
Ameisen 228
Ameisensäure 229
Amöbenruhr 79
Amputation 40
Amtsarzt 41
Amygdalin 65, 111 ff., 124, 161
Analyse 140
Anamnese 29, 127
Ananas 130

Anästhesie 145
Anatomie 26, 86, 247
Andorn → Marrubium vulgare
Andrae, Franz 75
Angelica archangelica L. 68
Angina 29, 190
— pectoris 165, 190, 192, 215
— tonsillaris 65
Anserinen 179
Anthocyan 114
Anthroposophische Medizin 13, 89, 96,
   134, 216
Antibiotika 74, 79, 107, 118, 151, 175,
   190, 244
— schäden 79, 175, 244
Antimetaboliten 109
Apfel 90, 114, 157
Apfelsäure 237 f.
Apomorphin 182
Aprikosen → Marillen
Appendix → Blinddarm
Appetitlosigkeit 136
Appenzell 56, 78 ff.
Arbeitsgemeinschaft für Düngung und
   Umwelt 137
Arctostaphylos uva-ursi Spreng. 184
Ardenne, Manfred v. 106
Argentinien 117, 187
Arnaldus de Villanova 72
Arnika 66, 68 f.
Artemisia abrotanum 68
— absinthium 68
— chinensis 193
Arteriosklerose 55, 87, 90, 164 ff.
Arthritis 76, 108, 130, 132, 170, 184,
   191, 194
Arthritis urica forte 239
Arthrosen 76, 173, 191, 194
Arzneimittelversuch (→ auch
   Medikamententest) 222
Arzneimittelwesen, eidgenössisches 78 ff.
Ärztekammer 12, 25, 31, 47, 103 f., 116,
   144, 248, 250
Asai, Kazuhiko 122
Ascariden → Würmer
Aschaffenburg 59
Aschner, Bernhard 20 ff., 25 f., 36 f., 52,
   65, 86, 93, 109 f., 136, 146, 179,
   182 ff., 189 ff., 202, 215, 243, 245
Aschoff, L. 109
Ascorbinsäure 65
Asien 113
Assistenten, chirurgische 145 f.
Assyrien 195
Asthma 173, 184 f., 189, 220

Asymmetrie 64
Atem 201, 231
Atemtherapie 57
Ätherleib 216
Ätiologie 94, 117, 124, 160
Atmung 93, 167, 183
Atome 226
ATP 95
Atropa belladonna L. 70, 160
Ätzmittel, chemische 180, 193
Auenbrugger 176, 242
Auer 208
Aufgußbeutel 69, 78
Auf Messers Schneide 143, 151
Aufstoßen 156, 179
Augen 15 ff., 60, 85, 239
— diagnose → Irisdiagnose
— druck 20
— erkrankungen 192
— trost 22
— verfinsterung 157
Aura 217, 230,
Auriculotherapie 193
Ausbeutung 81
Ausleerung → Ableitung
Ausleitung 109, 180 ff.
Auskultation 176
Auskündungen 56, 80
Ausschlag 183 f.
Außerrhoden 56, 78 ff., 208
Auto 29, 38, 137, 189
— abgase 137
Autogenes Training 60, 90
Autointoxikation 89, 132
Autoritätsglaube 55
Autosuggestion 60, 232 ff.
Averroës 58, 72
Avicenna 58, 72, 190
Ayurveda 238
Azidose → Säureüberschuß

B., Franz 115
Babylon 238
Bad Bevensen 147
Baddoktoren → Bader
Baden bei Wien 225
Bader 19
Bäder 130, 132, 236
Bad Nauheim 152
Bahr, Christine 77, 195
Bahr, Willi 76 f., 122, 173, 195
Bakkalaureat 245
Bakterien 37, 88, 106, 122, 128, 160
Bakteriologie 89
Baltimore 204
Bambus 192
Bananen 91, 107, 120, 135

Bandai-Moos 122
Bandscheiben 145
— leiden 29, 220
— operation 150
Bärentraube → Arctostaphylus
Barmherzigkeit 214
Bartsch 114
Basenüberschuß 87
Basilienkraut → Ocimum
Bauch
— decke 53
— organe 183
Bauerndoktoren → Volksheilkunde
Bauerndoktor und Volksmedizin 32
Bäume 170
Baunscheidt 52 f., 192 f.
Bayer 69
Bayerl, Johann 31, 100 ff., 181
Bayern 74
Bechterew 86, 172, 207, 220
Beck, G. 88, 120 f.
Beckenknochen 146
Beda, A. 59, 61
Befreiung der Medizin vom Dogma 23
Behandlung 12, 32, 43, 52, 57, 86 ff.,
   93 ff., 118 ff., 125 ff., 133 f. 182 f.,
   188 f., 212
Bein 156, 220
Beinhautabszeß 162
Beinwell → Symphytum off.
Benedikterinnen 154
Bergzabern 72
Berlin 95 f., 114, 117, 121, 211 ff., 240,
   244
Bern 79, 142, 168
Berufsgenossenschaft 54
Besenginster 184
Besessenheit 61, 212
Besprechen 59, 61
Bestrahlung → Strahlentherapie
Beta-Glucosidase 113
Beta vulg. → Rote Rübe
Betonica → Stachys
Bettelheim, Heinz-Carl 20
Bettnässen 194
Bewegungsarmut 165, 171
Bewegungstherapie 57, 90
Bewegungsstörungen 88
Bewußtsein 182
Bewußtlosigkeit 189
Beyeler 197
Bibel 59
Bibernell-Bonbons 77
Bienen 228
— wachs 229
— weidegarten 94, 134
Bier 146, 179, 184
Bier, August 99

Personen- und Sachregister

BIG 22, 74
Bildekräfte, integer-ätherische 136
Bild-Zeitung 55
Bindegewebe 269
Bindegewebsmassage 195
Binder, Heinz 114 ff.
Bindung, chemische 226
Bingen 154
Bioindikator 228
Biologischer Gemüsebau 139
Biopsie-Operation 102 f.
Biotta 138 ff.
Bircher-Benner 128
Birkenblätter 22
Birkhuhn 160
Birmenstorf 207
Birnen 91, 120
Bischko, Johannes 176, 246
Bismarck 37, 83, 249
Bittermandeln 112
Bitterwasser 181
Blähungen 136
Blase 184, 220
Blattspinat 87
Blausäure 112 f.
Bled 168
Blei 72, 110, 137
Blinddarm 15, 175, 187
— entzündung 190
Blüchel, Kurt 93
Blut 112, 118, 120, 136, 157, 162, 180,
   191
— druck 145, 189
— —, hoher 29, 165, 191, 226
— egel 24, 36, 123, 175, 180, 189 ff.,
   194, 242
— entziehung 180, 190
— er 191
— erguß 77, 162, 191
— gruppen 156
— kapillaren 102
— krankheiten 90
— plättchen 118
— reinigung 25
— vergiftung 41
— zucker 188
Boaheiler (Beinheiler) 31, 33, 40
Bochum 48, 51, 53 f., 55, 114, 153
Böckelheim 154
Bockstalg 157, 237
Böhler, Lorenz 151
Böhmerwald 101
Böhmig, Ulf 172, 218 ff.
Bonn 191, 212
Bosch, Hieronymus 193
Böses 198 f., 214
Brachialgie 189
Brandenberger, Hugo 138 ff.

Brandwunden 77
Bratwurst 131
Brauchle, Alfred 91, 99, 108 ff., 119,
   126 f., 131, 194, 212
BRD 12, 19, 31, 34, 48, 55 f., 62, 73 f.,
   77, 90, 99, 102, 104, 114, 117 ff., 123,
   140, 150, 153, 211, 215
Brechmittel 33, 175, 180, 182 f.
Brecht, Bertolt 198
Bremen 50
Brennessel 22, 67, 74 ff., 141, 162, 218,
   222
— saft 12, 75
Brombeeren 91, 107
Bronchialkatarrh 158, 166, 168
Brot 91, 134 f., 178, 250
Brücke 34, 43, 151, 244
Brussais 189
Brust 123, 187
Brustdrüsenabszeß 162
Brustdrüsenentzündung 175
Brustkrebs 99, 101, 108, 123, 158
Bryonia alba 44, 161, 237 f.
Buchs 78
Buchweizen 114
Budwig, Johanna 135 f.
Buenos Aires 23
Bündelnagelung 151
Bund der Freunde Hildegards 163
Burgenland 134
Bürgerinitiative 152
Burns, F. 122
Butter 44, 73, 91, 120
Byzanz 30

Cadmium 72, 110
Cajeput 192
Calendula off. L. 68, 124
Cancer Control Society 111
Cancerogene 72
Canthariden 36, 52 f., 192
Carcinominum compositum 237 f.
— hepatis 237 f.
Castañeda, Carlos 205
Causae et curae 154 f., 158
Causticum 22
Celsus, Cornelius 30, 165
Centesimalpotenz 223
Cervixentzündung 118
Chakra 231
Charlottenburg 117
Chelidonium majus 67 f., 124
Chemie 61, 64, 69, 89, 94, 112 ff., 136,
   139 f., 156, 223
Chemismus des Körpers 28
Chemotherapie 64, 70, 112, 133
China 59 f., 156, 192, 242

Chiropraktik 36, 82, 176, 194 ff.
Chirurgie 10, 43, 49, 74, 93, 102 f.,
  109 f., 112, 119, 143, 151, 169,
  200 f., 213, 219, 248 f.
— kleine 19
Chloromycetin 244
Chlorophyll 61
Cholesterin 188
Chorioiditis 20, 192
Christentum 60 f.
Chrut und Uchrut 70
Circulus Willisi 23
Citronelle 67
Colchicin 52, 226
Colchicum 22, 226
Colitis → Darmentzündung
Comfrey → Symphytum peregrinum
  Ledeb.
Computer 153, 178
Convallaria 66
Corpus subtile 216 f.
Cortison 76, 130, 151, 246
Coué, Emil 232 ff.
Coxarthrose 173
Coxitis 193, 243
Crataegus 66
Cristiana → Helleborus
Crotonöl 36, 192 f.
Csorna 114
CSSR 153
Cyanid 112 f.
Cytochromoxidase 112

Daaden 61 ff., 66, 68 f., 71
Dämonen 37, 60
Darm 85, 106, 108, 113, 118 f., 132,
  140, 176 ff., 218, 220
— bäder 82
— bein 195
— beschwerden 75, 79, 82, 90, 136, 178
— entzündung 79, 170, 175, 179
— flora 140
— reinigung 106
— schäden nach Antibiotika 79, 175
— spasmen 79
— tonus 53
— training 176
— wäsche 179
Das Buch vom verdienstlichen Leben 154
Das Buch von den göttlichen Werken 154
Das Wunder der Hildegard-Medizin 155
Datteln 91, 120
Daume 104
Davenport 195
DDT 71 f.
DDR 240 f.
De animalibus 161

Degeneration 99, 111, 132
Delacour 198
Denner, Héctor O. 88 f., 117, 121, 187
Depressionen 177, 182, 233
Der Krebs geht uns alle an 121
Dermatitis 37
Dermatologie 188
Desinfektion 144
Desoxyribonukleinsäure 94 f.
Deutschland 25, 184, 209, 214 f., 231,
  245
Dexheimer, Wilhelm 152
Dezimalpotenz 223 f.
Diabetes → Zuckerkrankheit
Diagnose, Diagnostik 12, 32, 85 ff., 94,
  96, 109, 120, 133, 145, 176, 212,
  225, 236
Diamant 238 f.
Diana-Klinik 147
Diät 12, 21, 40, 55, 57, 87 ff., 105 f.,
  120, 126 ff., 176, 185, 188
Dickdarm 195
Dieldrin 71
Digitalis purpurea L. 66, 70
Dinklage, Karl 74, 252
Dioscurides, Pedanios 72
Diphterie 190
Disibodenberg 154
Disziplinaruntersuchung 103
Diurese 183 f., 217
Diuretikum 72, 183 f.
Dogmatismus 25, 126, 195, 222, 224
Dolo-Neurobion 52
Doppelbindung 65
Dorcsi, Mathias 223 f., 226, 246 f.
Dosennahrungsmittel 107
Drachengeschwulst 158
Dresden 91, 126
Drittes Reich 40
Drogen 39, 64, 68, 81
Drogerien 79 f.
Düngungsvergehen 130
Durchblutung 106, 194, 220
Durchblutungsstörung 18, 20, 22, 43, 48,
  53, 55, 165 f.
Durchfall 79, 175, 182, 217
Düsseldorf 53
Dysenterie 182
Dyskrasie 180
Dyspepsie 137

E 605 244
Eberraute → Artemisia abrotanum
Edelgase 236
Edelsteine 238 f.
Edwards, Harry 209 ff.
Ei 91, 107, 126, 130

Personen- und Sachregister

Eid 85
Eierstöcke 126
Eichenrinde 124
Einfühlungsvermögen 129
Eingeweide 176
Einreibungen 20
Einstein 202
Eiselsberg 20 f., 23, 26
Eisenbarth 55
Eisenkraut → Verbena off.
Eiter 16, 36, 162, 175
Eiweiß 87 f., 130, 134
Ekzem 49, 86, 124, 129, 173, 188
Elektromesser 193
Elektronen 122, 226
— konfiguration 122
Elephantiasis 193
Elfenbein 161 f.
Elisabethspital 126
Elkes, John 204
Ellenbogen 185
Elsaß 59
Embryonenextrakte 115
Emmenagoga 180
Encephalomyelitis 216
Endenich 192
Endokarditis 19
Endokrinologie 23
Endoskopie 176
Endoxan 109
Engelwurz → Angelica
Ens astrorum 58
Ens deale 58 f.
Ens naturale 58, 160
Ens spirituale 58, 160
Ens veneni 38, 58, 157, 160
Enterichhals 30
Entstörgeräte 229
Entwärmung, strahlende 165 ff.
Entwässerungsmittel 183
Entzündung 124 f., 156, 170, 173,
   189 f., 245 f.
Enzian → Gentiana
Enzym 113
Enzymtherapie 48, 117, 185
Epilepsie 182
Erbänderung 95
Erbsen 91
Erbsünde 60, 157
Erdbeeren 91, 184, 218
Erdnüsse 91
Erdnußöl 120
Erdstrahlen 228
Erkältung 118, 166, 175, 191
Erkrankungen, chronische 32, 127, 170,
   229 ff.
Erlangen 151

Ernährung 12, 86 ff., 105 f., 120,
   124 ff., 181
Erwärmung 106
Eschweiler 54
Esoterik 198, 226
Essen 52
Essen, richtiges 178
Essig 161 f., 179
Evangelium 154
Evers 56 f., 86 ff.
Evers-Diät 90 ff., 133
Evers-Klinik 86 ff.
Europarat 202
Euthanasie 201
Exorzismus 59, 212

Fallsucht 239
Faradayscher Käfig 229
Fasten 89, 108, 110, 126 ff., 132 ff., 178,
   182, 236
Fäulnis 37, 179
FDA 147
Feen 213
Fegefeuer 59
Fehlhaltungen 177
Feige 91, 120
Felbermayer 66, 91, 96 ff., 101 f, 128,
   132 ff., 145, 153, 182, 224, 226, 244
Feld, elektromagnetisches 168, 230
Feldkirch 78, 140
Feldkirchen 56
Feldspat 228
Feldstiefmütterchen → Viola tricolor
Fell 123
Fellinger, Karl 104, 116
Ferenczi, Sandor 144
Fernbehandlungen 210
Fernsehen 116, 226, 229
Fernsteuerung 226
Fett 87 f., 146, 158, 187
Fette Henne → Sedum
Fettsäuren, ungesättigte 135
Fettsucht 87
Feuer 193 f.
Fieber 42, 69, 98, 118, 124, 158, 171,
   175, 184, 246
Findhorn 65
Fingerhut → Digitalis
Fingernägel 40
Fingerspitzengefühl 218
Fingerwurm → Panaritium
Flachs → Linum usiatissimum
Flatulenz 79
Fleisch 87 f., 107, 120, 126, 130, 135
Floralp AG 77 ff.
Fludd 239
Flüelen 208 f.
Fluor 191

Foggia 211
Föhn 168
Folie 170
Fontanelle 180
Forsythie 66
Fraisen 42, 161
Franco 200 ff.
Frankfurt 125 f., 224
Frankreich 12, 40, 137, 204, 215, 217
Freiburg 126
Freimaurer 213
Frequenzen 226
Freud, Sigmund 242
Frey, Herbert 114, 125 ff., 137, 180,
  186, 224 ff., 251
Freytag, Blasius 88, 120 f.
Frischzellentherapie 114 f., 244
Frostbeulensalbe 77
Früchte 87 f., 90 f., 111, 113, 120
Fruchtsäfte 179
Fruchtwechsel 71
Frühdiagnose 94, 118
Fuchsfett 161
Fungizide 71
Funk 226
Fürstenfeld 31, 104
Fußreflexzonenmassage 57
Gabelweihe 161

Galen 156, 181, 190
Galium odoratum Scop. 72
— aparine 124
Galle 29, 54, 78, 156, 158, 180, 183
Gallenblasenempyem 170
Gallenblasenentzündung 181
Gallenkolik 192
Gallenstein 17, 181
Galvanisierung 194
Ganglion coeliacum → Sonnengeflecht
Ganglion Gasseri 53
Ganzheitstherapie 98, 173
Ganzkörperscanner 9
Garbsen 57
Gärung 93, 178 f.
Gärungsdyspepsie 79
Gasbauch 177
Gaschurn 91, 132, 182
Gascogne 67
Gastein 155, 171 ff.
Gastritis → Magenentzündung
Gauß 220
Gavarret 67 f.
Gebäck 120
Gebärmutter 175, 183
Gebärmutterhals 118, 123 f.
Gebärmutterkrebs 238
Geber 239
Gebet 209

Gebiß 86
Gedanken, positive 198, 232
Gefäßkrankheiten 164 ff.
Gefäßstörungen 116, 171
Geflügel 107
Gehacktes 91
Gehirn 37, 87, 154, 200
— erschütterung 189
— hautentzündung 125
— schlag 115
Gehgips 42
Gehörschäden 220
Geierschnabel 161 f., 238
Geißraute → Gallega off.
Geist 61, 129 f., 224, 232, 251
Geister 210
— böse 37
Geisteskrankheiten 183, 189
Geistesstörungen 182, 233
Geistheiler 81 f., 206 ff., 216, 241
Gelenke 29, 146, 170, 191
Gelenksrheuma 22, 75, 184
Gelenksschmerzen 175, 191
Gelenkssteife 43
Gelosen 191, 194
Gemassmer, Josef 211
Gemüse 106 f., 120, 130, 132 ff., 137,
  141, 178
Genetischer Code 93
Genitale 37
Gentiana lutea 71, 113
Gentiobiose 113
Geranium 77
Gericht 40, 50, 152, 169, 250
Gerinnung des Blutes 190
Germanium 122, 124, 161
Gerot 188
Gers 67
Gerson-Diät 105
Geruchsstörungen 220
Geschwulst 99, 106, 109, 115, 123, 158
Geschwüre 40, 123, 156 f., 160 f., 237
Gesellschaft für Chirurgie 151
Gesetz 40, 73, 85, 104, 250
— über das Gesundheitswesen in
  Außerrhoden 80 ff.
Gespräch, therapeutisches 90
Gesundheitsbehörden 32, 40, 73, 99,
  121, 142, 171, 178
Getreide 111, 136, 187 ff.
Gewebe 123
Gewerkschaft 152
Gicht 20, 90, 108, 123 f., 161, 173,
  184, 193
Gift 137, 141, 157, 167, 239
Giger 78 ff.
Ginseng 67, 122
Glas 29, 191

Personen- und Sachregister 273

Glaskörpertrübung 20
Glatzel, H. 137
Glaubersalz 24, 181
Glaukom → Star, grüner
Gleinstätten 44
Gleisdorf 195
Glendweber 33
Glucose 246
Glüheisen 180, 193, 242
Glutaminsäure 236
Glykosid 112 f.
Glyoxal 187
Goethe 175
Goldinjektionen 130
Goldrute → Solidago
Gonarthrose 76
Gossau 78
Gott 59 ff., 82, 130, 139, 142, 154 ff.,
    199 f., 206, 211, 237, 240, 251
Gottlieben 142
Grapefruits 107, 130, 141
Graphitgitter 229
Gratzinger 215
Graz 26, 72, 195, 211, 216, 244
Graubünden 78
Griechenland 134
Großbritannien 199, 208
Großes Buch der Naturheilkunde 91
Grote, L. R. 126
Gründüngung 140
Guan Tchong 236
Gurken 141
Gutachter 150
Gut-Böse-Dualismus 198 f., 214

Haargefäße 102
Haarseil 192
Hachen 86 ff.
Hackethal, Julius 10, 47, 49 ff., 102 f.,
    108 f., 120, 143 ff., 171, 201, 249
Haemmerli, Urs Peter 201
Hafer 91, 140
Haferflocken 91
Haftungsfonds 153
Hagen 73
Hagsteiner, Manfred 17 ff.
Hahnemann, Samuel 222 ff., 238
Hainburg 86, 187
Haken 146
Halbantigen 187
Hallux valgus 150
Hals 52
Hamamelis 66
Hämatom → Bluterguß
Hämorrhoiden 44, 189
Hamsterleber 161

Handlesen 59
Handlexikon der medizinischen Praxis
    185
Hängebauch 177
Hannover 46, 56 f.
Hapten 187
Harn → Urin
Harnleiter 213
Harnleiterentzündung 118
Harnröhre 184
Harnsäure 29, 156
Hartberg 172, 218
Hartmann, F. 58
Haselnüsse 91
Hasenfett 123
Hauptverband Österreichischer Sozial-
    versicherungsträger 133
Hausspezialitäten 81 ff.
Hauswurz → Sempervivum
Haut 124, 169, 176, 180, 191, 201
— ausschläge 134, 173, 184
    (siehe auch Ekzeme)
— krebs 158, 160, 188
— pflege 110
Hawlik, Friedrich 38, 76, 103, 191 f.,
    193 f., 220, 247
Heidelbeeren 107
Heidekraut 67
Heil, G. 52, 55
Heilkrise 98, 217, 236
Heilpflanzen 10, 19 f., 36, 39, 42, 44,
    55, 57 ff., 77 ff., 122, 130, 136, 157 f.
Heilpflanzenlexikon 74
Heilpraktikerschule 35, 46, 73, 101
Heilstollen 171 ff.
Heiltätigkeit, freie 80 ff.
Heilziest → Stachys
Heisenberg, Werner 123
Heizung 165
Helleborus 70, 73, 161, 237
Hellsehen 59, 229
Helmont, van 222
Henn, Otto 172
Hepatitis 49, 162 f., 189 f.
Herbizide 71, 134
Herde 187, 190, 236
Herisau 78 ff., 220
Herz 54, 78, 87, 131, 154, 158, 166,
    171, 200, 218, 226, 239, 245
Herzfehler 17, 173
Herzgespann → Leonurus
Herzinfarkt 78, 165, 173
Herzmuskelentzündung 19
Herzrhythmusstörungen 184
Herzwein 163
Hertzka, Gottfried 155 ff., 160, 237 f.
Heuss, Theodor 211
Hiebaum 115

Hildegard von Bingen 72, 154 ff., 179,
202, 225, 237 ff.
Himalaya 113
Himbeeren 91, 107
Hinduismus 60
Hinterespen 78
Hinterthür, M. 50
Hippokrates 9, 13, 15, 28, 30, 34, 37,
57, 66, 72, 85 f., 89, 93, 109, 125 f.,
142, 156, 160 f., 181, 190, 193, 200,
248
Hirschtalg 160
Hirse 114
Hirnstamm 226
Hirnstrombild 200
Hirudo off. → Blutegel
Histologie 95
Hitzschlag 189
Hoalandawurzn → Levisticum
Hoechst 69
Högger, B. 220 f.
Höllerhansl 25 ff., 31
Holtmann, Elisabeth 56
Homöopathie 24, 62, 82, 97, 99, 130,
132, 153, 160, 176, 180, 185, 211,
221 ff., 245
Honduras 184
Hongkong 141
Honig 87, 91, 120, 134 f., 161
Honorar 48, 129
Hörapparate 79
Hörmann, K. 60 f.
Hormonale Störungen 173
Hormone 151, 156
Hornhauttrübung 116
Houssay, B. 23
Höxter 221
Huber, Heinrich 230
Huber, Siegfried 56
Hübner, Adolf 224
Hufeland, Christoph Wilhelm 65, 175,
182 f., 197
Hufelandsches Kinderpulver 181
Huflattich 66
Hüftgelenks-Totalendoprothese →
TEP-Hüfte
Hummer 184
Humoralpathologie 24, 28, 36, 52, 65,
95, 170, 180, 188, 243, 245 f.
Humores → Säfte
Hunde 23, 123
Huneke 48, 53, 63, 66
Hunza 111 f.
Hus, J. 142
Husten 41, 158
Hydrocephalus → Wasserkopf
Hydrolyse 112
Hyperämie 192

Hypertonie, essentielle 166, 220
Hypnose 60, 81, 230 f.
Hypochondrie 183
Hypophyse 23, 156
Hypothalamus 236
Hyrtl, Joseph 143
Hysterie 183

Ieiunum 178
Igelfleisch 161, 238
Ignipunktur 193
IKS — Interkantonale Kontrollstelle
für Heilmittel 79 ff.
Immunologie 89
Immunsuppressiva 109, 246
Immunsystem 13, 94 f., 109 ff., 119 ff.,
140, 185, 191
Impulsdermograph 228
Impuls, ethischer 58
Impulsstrahlung 168
Im Zentrum des Zyklons 240
Indien 98, 113, 231, 238
Industrie, pharmazeutische 10, 69, 141 f.,
137, 152, 183, 250
Infektion 16, 58, 94, 140, 150, 171,
183, 190 f.
— , iatrogene 49
Information 93, 116, 169, 217
— des Patienten 86, 111, 127, 203 f.
Infrarot 165
Ingwer 161
Injektionen 81, 115, 119 f., 143
Innerhallbach 43
Innsbruck 17 f., 96 f., 169
Insekten 139, 228
Insektenstiche 69, 123
Insektizide 71
Institut für Gesundheitsvorsorge und
Früh-Heilbehandlung 125
Instrumente 144
Insulin 133
Intensivstation 147, 200
Interferenzen 30, 58
Intoxikation 119, 160
Ionen 168, 226
Iowa 195
Iridektomie 23
Iris → Regenbogenhaut
Irisdiagnose 29, 59, 61
Iritis 20, 190, 192
Irrenanstalten 182
Iscador 13, 96 f.
Ischialgie 29, 77, 170, 173, 193, 195,
207 f., 216, 220
Ischias 146
Isolation 200, 240
Israel 141, 209

Italien 124
Iwanowa, Barbara 241

Jantsch 194
Japan 49, 220
Jerewan 208
Jetel 192
Johannes Actuarius 30
Johannisbeeren 91, 107
Johannis-Elixier 78
Johannstädter Krankenhaus 126
John-Hopkins-Universität 204
Jugendirrsinn 182
Jung, C. G. 216
Juniperus communis 45, 54, 77

Ka 216
Kaffee 107, 120, 146, 179, 184
Kahunas 213, 217
Kairos → Zeitpunkt, richtiger
Kaiser, Paul 155
Kaiserreich, wilhelminisches 151
Kalbfleisch 107, 134
Kalium 139
Kalk 179
Kalmus → Acorus calamus L.
Kalomel 24, 181
Kalte Kuchl 43
Kamille 67, 77, 124
Kampfer 44
Kanada 150
Kaninchenfell 123
Kantone 79 ff.
Kantonsapotheker 79
Kantonsarzt 79
Kanzian, Karl 215
Kapillargefäße 77
Kapuzinerkresse → Tropaeolum
Karagulla, Shafica 217
Karakorum 111
Karbunkel 162
Karcher, R. 68
Karies 90
Karl der Große 42, 72
Karlsruhe 126
Karma 213
Kärnten 56, 72, 101, 134, 169, 229
Karotten 90 f., 124, 130
Kartoffel 107, 139, 142
Käse 90 f., 107
Katarakt → Star, grauer
Katholik 156
Kauterisation 180, 193 f.
Kaverne 99
Kaviar 184
KA-WE-Vitralisator 193
Kehlkopf 226

— karzinom 237
Kellner, Gottfried 10, 13, 21, 51, 65, 245 ff., 251
Kerbel 161
Keuchhusten 183
Kiefergelenk 53
Kindbettfieber 175
Kinderpsychologe 18
Kirchberg 224
Kirchbichl 19
Kirche 27, 42, 142
Kirschen 91
Kißling, P. B. 43
Kitajgorodski, A. J. 240 f.
Kitzbühel 17
Klagenfurt 74, 101 f.
Klammer, Franz 220
Klammer, Klaus 220
Klardampf 167
Klebkraut → Galium aparine
Klee 140
Kleie 135
Kleinhirn 239
Kleinwölz 101
Kleinzell 42
Klerus 27
Klette 67
Klima 164 ff.
— hemd 170
Klimakterische Beschwerden 173, 189
Klingenberg 59, 212
Klose 62
Kloster 154
Kneipp, Sebastian 31, 72, 77, 132, 168, 243
Kniegelenk 43, 76, 185
Knieoperation 150
Knoblauch 67, 78 ff., 122, 184
Knöchelbruch 235
Knochenheiler → Boaheiler (Beinheiler)
Knochenzement 146 f.
Knorr 138
Koch, Herbert 197
Koch, Robert 186
Kochsalzlösung, physiologische 147
Kohl 67, 107
Kohle 229
Kohlendioxid 61, 106, 179
Kohlepapier 229
Kohlenwasserstoffe 71, 110
Kohlrabi 91
Köhnlechner 55
Kokosnüsse 91
Kolik 79
Köln 62, 188
Koloradokäfer 140
Koma 183
Kommunismus 141

Komplexe 214
Komplexmittel 99
Komplikation 140
Kompotte 106, 114
Konflikte, seelische 110
König, Kardinal F. 60 f.
Koenig, Otto 127
Königskerze → Verbascum
Konjunktur 224
Konserven 179
Konstanz 138, 155
Konstitution 58, 93, 129, 131 ff., 137,
  160, 165, 180 ff., 184, 243
Koordinationsstörungen 53
Kopenhagen 155
Kopf 36, 52, 54, 195
— haut 53, 186
— schmerzen 36 f., 54, 72 f., 157, 189,
  192, 197, 234, 237
Koralle 238
Korea 122
Korinthen 91
Körner 87 f., 111, 135, 178
Körperhaltung 220
Kos 9
Kosmath, Walter 170
Krämpfe 54, 158
Krampfadern 75, 77, 169, 189
Krankenanstaltengesetz 133
Krankenkassen 10, 36, 43, 48, 74, 90,
  127 f., 133, 147, 150, 152, 178, 185,
  243, 249 f.
Krankenschein 11, 13, 129
Krankenschwestern 46, 81, 125, 233
Krankentransport 147, 151
Krankheiten, iatrogene 47, 49
— psychische 58, 233
Kraupp, Otto 244
Kräuterfarm 61 ff.
Kräuterheilkunde → Pflanzenheilkunde
Kräuterölbäder 77
Kräuterweine 163
Krebs 13, 31, 41 f., 48 f., 73, 76, 86, 90,
  93 ff., 128, 135 f., 155 ff., 176, 179,
  182, 187 f., 207, 220, 228, 233, 235,
  237 ff., 248
— der Lunge 114 f.
— des Kehlkopfs 237
— des Magens 114
Krebserreger 106, 117, 120 f., 158, 224
Krebsforscher 93 ff., 115, 155
Krebsgefahr 147
Krebszelle 93 ff., 102 f., 109 ff., 119
Krebs, E. T. 111 f.
Kreislauf 20, 78, 87, 218
— bad 36
— erkrankungen 164 ff., 171
Kremer, E. 59 f.

Kress, Ursula 211 ff.
Kretz, J. 115
Kreuzbein 195, 216
Kropf 217
Kruschensalz 181
Kübler-Ross, E. 198, 204
Kuchen 120
Kufstein 15
Kuhne, L. 125
Kulagina, Nina 217
Kumulation 137
Kundegraber, Maria 32
Küniglberg 116
Kunstdünger 71, 134, 139 ff.
Kunstfehler 12, 40, 144, 150, 152 f.
Künzle, J. 70 f., 72, 77 ff.
Kupferchloridkristallisationsbild 136
Kuratorium der Naturärzte Österreichs 40
Kurier 11
Kurpfuscher 18, 25, 27, 32, 41, 98, 101,
  169, 249
Kybernetik 93

Laetril → Amygdalin
Lago Maggiore 77
Lähmung 191, 194, 233
— des Gesichts 52
— des Querschnitts 172, 220
Lainz 77, 168
Lammert, R. 50
Lampert 26, 192, 195 f.
Landeck 96
Landwirtschaft 71, 137
— biologische 130, 137 ff.
— biologisch-organische 137 ff.
— organisch-dynamische 90, 134 f.
Langerhanssche Inseln 38
Langscheid 87 ff.
Langzeitwirkungen 180
Lapidar-Kräutertabletten 77
Lärbams Pech 42
Lärche → Larix decidua Mill.
Larix decidua Mill. 43 ff.
Laserskalpell 193
Laßnitz 33
Lateinamerika 117
Lauenburg 47, 102, 143
Läuse 158 ff., 237
Lautertrank 161
Lavandula off. 68
Lavendel → Lavandula off.
Lebarol 195
Lebenserwartung 123
— genetische 111, 166
Lebensgeist 158, 160
Lebenskraft 89, 108, 110, 136, 217, 231
Leber 29, 54 f., 78, 90, 97, 130, 158,
  183, 188

Personen- und Sachregister 277

Leberkäse 107
Leberkrebs 237
Leberzirrhose 49
Ledwina, Wilhelm 164 ff., 174
Leeste 50
Leerdarm 178
Lehmtherapie 195, 211
Lehre 92
Lehrer 233
Lehrpflanzengärten 74
Leiche 60, 199
Lein → Linum usiatissimum
Leinöl 135
Leinwand 123, 162
Leipzig 125
Leitfähigkeit 228
Lemaire 137
Lembeck, Fred 244
Lenoble 217
Leodolter, Ingrid 17, 27, 42, 185
Leonurus cardiaca 68
Leopold, Rosa 197
Lepra 187
Leptosome 64
Leube 30
Leukämie 117 f., 187, 207
Leukozyten 118
Leumundszeugnis 80
Leupold 188
Levisticum off. Ko. 44
Liber compositae medicinae 154
Liber simplicis medicinae 154
Liber subtilitatum ... 154
Libingen 78
Librax 175
Librium 175
Lichen chronicus Vidal 188
Licht 61, 69, 188, 198
Licht-Luft-Bäder 164
Liebe 82, 214
Liebig, Justus v. 139
Lienen 50
Lilly, John C. 240, 242
Limabohnen 144
Lindau 71
Lindenblüten 79, 179
Linum usiatissimum L. 77, 106, 113, 135
Lippenkrebs 110
Lipoidphosphor 188
Logurgen 216
Löhe, Dorothea 61 ff., 66, 68 f., 72
Lomow, Boris 241
Lorbeeröl 192
Loschmidtsche Zahl 223
Los Cuartos 117, 187
Louis 189
Lourdes 122

Löwen 78
Löwenzahn → Taraxacum off.
Lübke, Siegfried 196 f.
Ludwig-Boltzmann-Institut für
    Akupunktur 246
— für Homöopathie 224
— für Rheumatologie 225
Lumbalgie 220
Lüneburger Heide 147
Lunge 37, 97 f., 158, 218, 226
Lungenentzündung 17, 98, 128 f., 181
Lungenheilstätte Baumgarten 115
Lungenkrankheiten 37, 157 f., 192, 236
Lungenödem 189
Lungenschwindsucht 193
Lustmühle 81, 208
Lymphdrainage 90, 133, 185, 195, 245
Lymphosarkom 114
Lymphkapillaren 102
Lymphsekretion 192
Lyon 224

Madaus 184
Madrid 73
Magen 53, 78, 90, 106, 108, 113 f., 119,
    136 f., 158, 176, 178, 182 f., 239
Magenbeschwerden 69, 75, 82, 136, 191
Magenatonie 136 f., 179, 183
Magenentzündung 17, 77, 142, 170, 175
Magengeschwüre 49, 77 f., 182, 190,
    201, 209
Magie 59, 216
Magnet 193, 206, 220 f.
— feld 218
— gerät 57, 217, 220
Magnetische Kräfte 57
Magnetismus 64, 212, 215 ff.
Magnetopath 59 ff., 81, 211 ff.
Maharishi Mahesh 60
Mais 107
Majoran 67
Makrokosmos 58
Malefizöl 34, 36, 180, 192
Malve 67 f., 179
Mammographie 119, 243
Managerkrankheit 49
Mandeln 91, 114, 130, 175
Mandeloperation 77
Manie 182
Manipulation der Statistik 109
Männchen-Flaschen 30
Mannheim 152
Mantra 232
Maresch, Otto 163, 225 ff.
Margarine 91
Marhof 44
Maria-Theresien-Orden 126

Marillen 111, 113
Marmeladen 106
Mark 159
Markus 206, 214
Marrubium vulgare L. 68
Massage 35 f., 82, 90, 132, 194 f.
— mittel 20, 76
Masseur 20, 76 f., 185, 211, 233
Mastdarm 239
Mastdarmkrebs 99
Matus, Don Juan 205
Mauern 165, 229
Mauerheizung 165
Mauer-Öhling 36
Maulwurf 161, 238
May, R. 169
Mayonnaise 107
Mayr, F. X. 96, 128, 176 ff., 242
Mayr-Ärzte 89, 146, 176 ff., 195
Meckel 216
Medialität 59, 229
Medikamente 44, 126, 129, 133, 142,
  155, 176, 226 ff., 236
Medikamententest 105, 222 ff.
Meditation 110
Medizin
— chinesische 37, 156 f., 174, 219
— Geschichte 25, 31, 154, 156
— grausame 52
— indische 190
— interne 20 f., 74, 190, 201
Medizinmonopole 111
Meer 165
Meeresschildkrötenvakzine 187
Mehl 114, 135
Melancholie 157, 182 f.
Melilotus off. L. 68
Melissa off. 68
Mels 78
Menière 86
Meningitis 192
Menstruation 136, 158, 180, 191
Meridiane 218, 226
Menstruationsstörungen 191 f., 195
Mesencephalon → Mittelhirn
Mesmer 215
Mességué, Maurice 63, 66 ff., 71 f., 183 f.
Messenger-RNA 95
Metaphysik 198, 230 ff.
Metastasen 97 f., 109 f., 119 f., 220, 248
Methylglyoxal 187
Mexiko 112
Mezereum 192
Migne 155
Migräne 20, 133, 181, 192
Mikrokosmos 58
Mikromoorpaste 170
Mikroorganismen 88 ff.

Mikrosomen 140
Mikroskop 95, 109, 117 f.
Mikrowellen 225 ff., 235 ff.
Milben 141
Milch 87 f., 90 f., 106 f., 120, 123, 136 f.
Milvo 161
Mineralwasser 179
Minimalgesetz 139
Mintha piperita Mitscham 67 f.
Minusio 77 f.
Minze → Mintha
Mistel 99
Mitochondrien 95
Mitosegift 114
Mittelalter 160, 190, 242
Mitteleuropa 86
Mittelhirn 239
Mittelohrentzündung 190
Mohn → Papaver somniferum
Mohrrüben 91
Molekularbiologie 93
Moleküle 30, 223, 226
Mond 134
Mondstein 238
Mondsüchtigkeit 239
Montafon 96 f., 134
Montreal Royal Victoria Hospital 205
Moody 198
Moor 170, 237
Morales, Betty 111
Morel 55
Morphium 119
Moskau 241, 243
Most 114
Motor 29
Mount, Balfour 205
Moxa 180, 193
Mücken 192
Müdigkeit 177
Mühlbacher, F. 73
Mullbinde 162
Müller, H. 138
Müller, Toni 207 f., 210
Multiple Sklerose 13, 57, 85, 116, 118,
  133, 187, 191, 195, 207, 237
Mumps 197
München 35, 55 f., 73, 88 f., 101, 117,
  120 f., 169, 199
Münster 151
Murmeltier 122
Musiktherapie 90, 145
Muskelkrankheiten 90, 170, 194
Muskeltonus 38, 85
Muskelverspannungen 194
Muskelzerrungen 170
Myalgie 170
Mykobakterien 88, 186 f.

Personen- und Sachregister 279

Mykoplasmen 88, 117 ff., 160, 187, 224
Myocardschaden 175
Myogelose (siehe auch Gelose) 64, 191,
194, 220
Mystisches Erlebnis 154

Nachbehandlung 99, 109
Nachblutung 190
Nachoperation 143
Nadelablenkung 217
Nadeln 53, 63 f., 192 ff., 219 f., 245
Naegeli-Osjord, Hans 83, 216
Nagelbetteiterung 162
Nagelbettentzündung 162
Nahe 154
Narben 53
Nase 195, 230
Nasenbluten 189
Nasenreflexöl 195
Naturabläufe 58
Naturarzt 81 ff.
Naturärztevereinigung der Schweiz 81 ff.
Naturheilkunde von A — Z 100
Naturheilverein, Erster Österreichischer
74
Nebel 188
Nebenschilddrüse 236
Nektarinen 113
Nemetz, Udo 21
Nephritis 189
Nerven 63, 75, 88, 90, 182, 216
Nervenpunktmassage 195
Nervenstörungen 154, 158, 236
Nervus oculomotorius 239
Nesselausschlag 183
Netzhautabhebung 21, 190
Netzhautblutung 189
Neugebauer, Hermann 47
*Neue Erkenntnisse der Natur-
heilmethode* 225
Neue Post 55, 208
Neues Testament 135
Neuner, Hans 15 ff., 28 ff., 72, 74, 252
Neuralgien 77, 170, 192 f.
Neuraltherapie 48, 52 ff., 63 f., 176
Neustadt a. Rbg. 211
Neurodermitis 188
Newsweek 122
Newtonsche Ringe 30
New York 20, 143, 147
Nicklwurz 44
Niederlassung 34, 46, 56, 80, 116
Niederösterreich 36
Niedersachsen 46, 214
Niehans 114, 132
Niemetz, Rudolf 101
Nienhaus, J. 70

Niere 29, 183, 188, 191, 213
Nierenentzündung 130
Nierensteine 29
Nierenträgheit 132
Nieswurz → Helleborus
Nihilismus, therapeutischer 13, 175
Nikotin 120, 124, 165, 207, 231
— abusus 78, 106, 110, 136, 207
Nitrilosid → Amygdalin
Nixon 245
Nobelpreis 21, 23, 140
Nogier 193
Nordrhein-Westfalen 74
Notfallmedizin 32, 189, 224
Nöthiger, Karl 230, 232 ff.
Nothnagel 25
Novocain 53
Noxen 106, 117, 124, 160, 165
Nukleinsäuren 122
Nullwetterlage 168
Numerus clausus 20, 56
Numinosum 83
Nürnberg 66
Nüsse 87, 114, 124

Oberkrain 168
Oberösterreich 197
Oberschenkelhals 146
Obst 106, 135, 178
Obstipation → Verstopfung
Occam-Prinzip 61, 85
Ocimum basilicum 161 f.
Od 231
Ödeme 184, 189
Ofen 28
Ohren 36 f., 52, 125, 193
— entzündung 77
— sausen 187, 195
— schmerzen 77
Okkultheiler 82
Okkultismus 217
Öl 20, 39, 41, 76 f., 188, 192 f.
Ölimmersion 118
Olivenöl 157, 192, 237
Ölsäuren 77
Onkologie 86
Onyx 229
Operation 21, 24, 49, 96 ff., 110 ff., 119,
124, 133, 143 ff., 168, 180 f., 200 f.,
234, 248
Operationsplan 145
Operationsvorbereitung 77, 234
Opium 65, 175
Optische Aktivität 64
Orangen 91, 130, 141
Ordnungszustand 235
Orfimes 160

Organinsuffizienz 60, 129
Organpathologie 107
Orgon 231
Osiander, J. F. 26, 40, 123 f.
Osteochondrose 173
Osteopathie 242
Osteoporose 132
Österreich 9 ff., 17, 26 ff., 34 ff., 40, 70,
73 f., 77, 90, 96, 103 f., 108, 126, 133,
141, 144, 150 f., 184, 194, 209, 211,
215, 218, 223, 231
Österreichische Ärztezeitung 70
Österreichische Gesellschaft für
Homöopathie 224
Ostrander, Sh. 240
Otitis → Ohrenentzündung
Ozontherapie 48 f., 65

Packard 71
Pädagogen 233
Pakistan 113
Paliwoda, Albert 66, 230 ff., 234
Palmer, D. 195
Palos, Stephan 56
Palpation 176
Paltauf 23
Panaritium 162
Pankreaskarzinom 135
Papaver somniferum 67, 77, 124
Paracelsus 13, 25, 37 f., 48, 58, 60, 70 ff.,
75, 86, 129 f., 135, 154 f., 157, 160,
190, 199 ff., 214, 216, 222, 226, 236,
239 f., 244
Paranüsse 91
Parapsychologie 57, 207, 240 f.
Parästhesien 88
Parasympathicus 66
Paris 215
Parkinson 71, 118, 216
Parodontose 63
Parotitis 197
Pater Pio 211
Pathologie 26, 60, 86
Patient 40, 48, 57, 64, 80, 90 ff., 115,
118, 120, 124, 126 f., 144 ff., 152 f.,
165, 168, 170, 180, 190, 202, 205, 207,
216, 219, 242, 245, 252
Patientenhilfe e. V. 12, 150, 152 f.
Pendler 59, 225, 228
Penicillin 74, 88, 98, 118, 128, 245
Perchtoldsdorf 86, 175
Perkussion 176, 242
Perle 238
Persien 113
Pessimismus, therapeutischer 110
Petersilie 67, 123
Petrischalen 117
Petuely, F. 75

Pfauenspiegel 30
Pfeffer 161 f.
Pfefferminze → Mintha piperita
Pfirsiche 91, 113
Pfirsichblätter 124
Pflanzenheilkunde 20, 36, 58 ff., 73 ff.,
106, 136, 158, 180
Pfortaderthrombose 190
Phänomenologie 157
Pharmakartelle 111
Pharmakologie 86
Pharmazie 69
Phase 58
Philippinen 59, 216
Phlegma 156, → auch Schleim
Phosphor 139
Physica 154 ff., 157, 160
Physik 58, 76, 217, 223 ff.
Physiologie 26, 38, 86
Physiotherapie 167, 221
Phytotherapie → Pflanzenheilkunde
Piaty, Richard 31 f., 101 ff., 206, 237
Pilokarpin 23
Piper longum 161 f.
Piß-Propheten 30
Pitten 182
Placebo 70
Planck, Max 176
Planeten 134
Plantago lanceolata L. 68
Plato 202
Plenk, Hilde 25, 72, 104 f., 178
Pleuritis 189
Plinius 72
Plohberger, Rudolf 86, 187 f.
Podagra 182
Podalirius 189
Polen 209
Poliklinik 224
„Polipse 50" 187
Politiker 202
Pollitzer 65
Polyarthritis 87, 173, 185
Polyarthrosen 116, 173
Porphyrie 188
Porphyrinurie 90
Posch, Helmut 163
Potenz 222 ff., 235 ff.
Potenzstörungen 173
Präcancerosen 237
Praktiker und Wissenschaft 10, 245
Prates, Ignaz 33
Prazeller, Oskar 172
Preintal 41
Prießnitz 31, 168
Primel 66
Privatkassen 48
Privilegien, ärztliche 152

Personen- und Sachregister 281

Probeschnitt 96, 108 ff.
Procain 53
Professorentee 77
Prognose 97
Prokop, Ludwig 171
Prokop, Otto 218, 240, 242
Prospekt Wernadskowo 241
Prostata 119
Prostatitis 118
Protospatharius, Theophilus 30
Prozesse 153
Prüfung für Heilpraktiker 34, 46, 56
Prunus amygdalus Batsch. 112
PSI 240
PSI-Resümee 229, 240
Psoriasis 13, 39 f., 86, 184 ff., 195, 207
Psychiater 60, 83, 183, 203, 213, 216, 233
Psychoanalyse 242
Psychokinese 229
Psychologen 198
Psychologie 241 f.
Psychosen 189, 192
Puls 145
Pulver 39 f., 86
Pulvis magnesiae cum Rheo 181
Pustelbildung 37
Pustulantien 26, 180, 192 f., 245
Pyocyaneus 89
Pyramide 165
Pyrethrum 141
Pyrogenium 239
Pyrogenium suis 239
Pyrola 124

Quacksalber 70
Qualitätsfrage 134 ff., 138
Quantenmechanik 122
Quark 90 f., 107, 135
Quarz 226, 238
Quecksilber 110
Quendel 67
Querschnittlähmungen 172, 220
Quinlan, Karen Anne 202
Quitte 161

Rachen 37
Rachling ob Stainz 26, 31
Radiästhesie 228
Radieschen 91, 184
Radikal 65
Radioisotope 9
Radon 65, 172 ff.
Rahm 90, 120
Rau, Hans Joachim 65, 71 f., 99 f., 184,
  193, 195, 248
Rauch, Erich 176 ff., 181, 230
Rauchen → Nikotin (abusus)

Raucherbein 49
Rebhuhn 160
Rechte 80, 86
Reflex 180, 242
Reflexzonenmassage 194 f.
Reformkost 79
Regelkreis 93
Regression 115
Rehetobel 81
Reich, Wilhelm 231
Reichenbach, Freiherr v. 89, 229 ff.
Reis 107
Reiztherapie 171
Religionen 198
Resonanzfeld 76, 122
Retinitis 192
Rettich 91, 184
Rezeptpflicht 79
Rezidiv 95, 109, 114
Rheinland-Pfalz 127
Rheuma 19 f., 22, 29, 108, 118, 123, 130,
  173, 184, 192 f., 208, 220
Rheumawäsche 79
Riese, Josef 215
Riethe 155, 160
Rinder 224
Rindsschmalz 43
Ringelblume → Calendula off.
Ringl, Alois 172
Rikli, Arnold 164, 168 ff.
Rippenbogen 183
Rizzolli, Ludwig 208 ff., 214
Rodenase 113
Rödler 195
Roggen 91, 123
Rohde, Siegfried 48, 51 ff., 153
Rohkost 130, 178 f.
Rohkostfanatiker 179 f.
Rohr 43
Rokitansky, Karl 28, 95
Rolandsdistel 184
Rollstuhl 90 f.
Röntgen 29, 36, 52, 97, 122, 126, 133,
  176 f., 180, 187, 197
Rosen 68
Rosendorf, Alexander 225
Rosinen 91
Roßbach 43
Rossböck, Cäcilia 38 ff.
Rossböcker Geist 45
Rössler, Dietrich 205
Roter-Rüben-Saft 65
Rote Rüben 90, 107, 114
Rotwein 114
Rubin 238
Rücken 195
Rückenmarksentzündung 173
Ruhr 79

Ruhrgebiet 90
Rumpf, Alfred 195, 211
Rupertsberg 154
Rusch, H. P. 140
Rußland 123, 217
Ruta graveolens 68

Sabbatruhe 214
Saccharid 112 f.
Saccharin 179
Sacher, H. 103
Säfte 37, 95, 120, 130, 156 ff., 170, 178, 180
Salat 90, 218
Salbe 39 f., 42 ff., 55, 157, 160, 188
Salbei → Salvia off.
Salcher, Helmut 22
Sallmutter, Balthasar 76
Salz 91
Salzburg 100, 197
Salvia off. 67 f., 72
Sambucus 107, 114
Sander 88
Sandsackerl-Umschläge 106
San Giovanni Rotondo 211
Sanicula europaea 44
Sanitätsbehörde 79 f.
Saphir 238
Sarsaparilla 184
Satan → Teufel
Satureja calamintha Scheele 68
Sauerbruch 154, 184
Sauerkraut 107
Sauerland 86
Sauerstoff 29, 48, 54, 61, 65, 112, 167, 187, 201
Sauna 144, 171
Säure-Basen-Gleichgewicht 87 ff., 108
Säureüberschuß 75, 87 ff., 128 ff., 132 ff., 136, 237 f.
Schädelbasisbruch 189
Schädeldach 53
Schädlinge 139 f.
Schaffhausen 79
Schafgarbe 67
Schattenkörper 217
Scharl, Hubert 252
Scharlatanerie 31 f., 57, 101, 206
Schaum 156, 158
Scheidl, Werner 88 f., 117, 121, 186
Schiedsrichterspruch 85
Schilddrüse 217
Schilddrüsenüberfunktion 130
Schildlaus 141
Schiller, Friedrich 41
Schimmel 135
Schimpanse 87
Schinken 91

Schizophrenie 182, 213
Schlacke 156
Schlaf 189
Schläfe 190
Schlaflosigkeit 189
Schläfrigkeit 136
Schlangenbisse 123
Schlangengift 239
Schlechthinchirurgie 103
Schleim 37, 156, 180
Schleimhaut 166
Schlenz 106
Schleswig-Holstein 143
Schlifni, Ignaz 72 ff., 157, 161, 226
Schluckauf 179
Schlucken 156
Schmalz 44, 120, 160
Schmidhauser 66
Schmierkur 188
Schnaps 179
Schneerose → Helleborus
Schnepper 191
Schnupfen 65, 77, 125, 173
Schöllkraut → Chelidonium majus
Schönbauer, Leopold 248
Schottland 65
Schroeder, Lynn 240
Schröpfen 25 f., 36, 133, 175, 180, 188, 191 f., 242, 245
Schuhfried 194
Schulter 219
Schulz, Friedrich 30
Schulz, Hugo 154 f., 158
Schuppenflechte → Psoriasis
Schutzklima 167
Schwab, Siegfried 196
Schwalbenkraut 184
Schwangerschaft 30, 188, 207
Schwarzau i. Geb. 38
Schwarzbrot 178
Schwarzwald 38, 43
Schwarzwurzel → Symphytum off.
Schweden 153
Schwefel 49, 65
Schweigepflicht, ärztliche 18
Schweinefleisch 187
Schweißdrüsenabszeß 162
Schweiz 12, 44, 55, 70, 74, 78 ff., 90, 138 ff., 150, 195, 199, 207 ff., 215, 231
Schweninger, Ernst 37, 56, 83 f., 107, 186, 199 f., 215, 248 ff.
Schwerhörigkcit 233
Schwimmen 180
Schwindel 189, 193
Schwitzbad 169
Schwitzen 23, 158, 180, 217
Scirrhus 123
Scivias 154

Personen- und Sachregister

Sedierung 64
Sedum telephum 44
Seeger 114
Seele 61, 129, 134, 145, 160, 182, 199 f.,
  241
Seelenleib 216
Seelische Faktoren und Krebs 110 f.
Seelsorger 13, 60, 203, 205, 212
Segmenttherapie 48
Sehnenscheidenentzündung 77
Sehnervenentzündung 77
Sehstörungen 73, 88
Seifenpflaster 123
Seitenstrangentzündung 175
Sektiererei 183, 192, 228
Selbstmordgefahr 182
Selle, Magdalena 90
Sellerie 91
Sempervivium tectorum 44
Senf 107, 135, 184
Sensitivität 230
Sepsis → Blutvergiftung
Sergius Orata 165
Serologie 89
Serum 190
Serum anguillae 238
Serumhepatitits 49
Sexualstörungen 173
Seziermesser 95
Sferics 168
Shen-men 218
Shen-nung 59
Sigerist, H. 175
Signaturenlehre 66
Silikose 54
Simillimum 236
Simma, H. 36 ff.
Simonton, O. C. 110 f., 128
Sinnesorgane 220
Sinn und Unsinn der Diätetik 137
Skalpell 190 f.
Skandinavien 117, 150
Skleritis 192
Skinner 198, 204
Skrotalhernie 150
Smaragd 238
Snegotska, Otto 95 f., 116 ff., 136, 158,
  160, 185 ff., 224
So heilt Gott 155
Soja 134
Solarplexus → Sonnengeflecht
Solidago virgaurea 72, 184
Sonne 134, 165, 218
Sonnenblumenkerne 91
Sonnenblumenöl 90
Sonnenbrand 77, 169
Sonnengeflecht 53, 63, 75, 182, 231
Sonnenwind 235

Sowjetische Akademie der Wissen-
  schaften 241
Sowjetische Genetiker 88
Sowjetunion 208, 241 f.
Sozialministerium 116
Soziologie 199
Spagyrik 226
Spanien 169, 200
Spargel 184
Speck 91
Speichel 135, 178, 190
Speicher 81
Sphärenharmonie 64
Spigelia 22
Spina bifida 212
Spinne 141
Spiritus 191
Spitzwegerich → Plantago
Spondylarthritis ankylopoetica →
  Bechterew
Spondylarthrose 173
Spondylose 116, 173, 220
Sprachstörungen 233
Sprechfunk 226
Spritzmittel 141
Sri Jukteswar 214
Sri Ramana Maharshi 232
Stachelbeeren 91, 107
Stachys off. 68
Stadtspital Zürich 201
Stainz 26 ff., 32
Standesorganisation, ärztliche 20, 38, 55,
  103, 128, 152, siehe auch Ärztekammer
Standespolitik, ärztliche 9, 151
Star, grauer 20 ff., 192 f., 195, 220
— grüner 20 ff., 86, 190, 192
Stary 158
Statistik 198, 246
Stau 231
Staubkrankheit → Silikose
Steiermark 26 ff., 31, 33 f., 42, 44, 55,
  72 f., 104, 122, 134, 196, 244
Stein 226
Stein am Rhein 155
Steinbildung 132
Steiner 72
Steiner, Rudolf 66, 90, 97, 134, 136, 140,
  142
Steinklee → Melilotus off.
Steinleiden 19, 158, 184
Steinzeit 127
Steißbein 191
Sterben 198 ff.
Sterbeklinik 199
Sterbeseminar 199
Sterilisation 143 f.
Steuerung 93
Stevenson, Ian 198

Steyr 36
St. Gallen 78
St. Georgen in der Klaus 36
Stickstoff 139
Stiefvater 181, 184
Stirn 157
Stoffwechsel 28 f., 85 ff., 93, 128 ff., 139,
   156 f., 165, 170 f., 185, 187
—, entgleister 20, 88 f., 93 ff., 128 f.
Stoffwechselkrankheit 107, 115, 124, 130,
   146, 165
Stoffwechselprodukte 29
Stoffwechselstörungen 22, 24, 115
Stoffwechseltee 22
Storchschnabel → Geranium
Störfelder 53, 63
St. Radegund 76
Strahlentherapie 93 ff., 98 f., 108 ff.,
   119 f., 126, 150
Strahlung, elektromagnetische 225, 230
Strahlungen 64, 165, 226
Strahlungsgleichgewicht 166
Strahlungsklimatisierter Liegeplatz 166
— Raum 165
Straßburg 126
Strecken 196
Streptomycin 74
Streß 110, 165
Strophantin 246
Stuhl 28
Stuttgart 99, 184
Stutzer, Dietmar 152
Subluxation 195
Substitutionstherapie bei Krebs 114
Suchtbefreiung 231 ff.
Süddeutschland 44, 81
Südtirol 208, 211
Sufisten 214
Suggestion 217, 222, 224
Sulfonamide 187
Sulzbacher, Franz 29, 35 ff., 59, 74, 180,
   189 ff., 194, 197, 252
Susruta 190
Süßigkeiten 107
Symbiose 71
Sympathicus 66
Sympathieheilkunde 59
Symphytum officinale L. 44, 68, 161, 238
— peregrinum 122
Symptomatik 29
Synchronizität 219
Synergismus 113
Syphilis 184
Systemerkrankung 108, 124
System, medizinisches 9 ff., 54, 86, 103,
   109, 126 ff., 133 f., 144, 150 f., 218,
   222, 247

Tabak 66
Tabernaemontanus, Jacobus Theodorus
   72
Tabletten 52
Tägerwilen 138, 140
Talg 160
Tandler 23
Tannenpech 44
Tanzgymnastik 134
Taoismus 60
Tapetenheizung 166
Taraxacum off. 67
Tatzmannsdorf 43
Taubheit 125
Tbc 36, 89, 99, 140, 160, 187
Technik, medizinische 9, 60, 108 f., 201 f.
Tee 17, 20, 22, 39, 62 ff., 106, 130, 132,
   178 f., 180, 184
Teefasten 178
Teer 124
Teigwaren 107
Teilanästhesie 145
Telepathie 59, 229
Teosedol 78
TEP-Hüfte 146 f., 243
Tepidarium 165, 174
Tepperwein, Kurt 66
Terminologie 93
Tetter 215
Teufel 59 ff., 213
Teufelskralle 67
Teufen 81
Teufert, Franz Alexander 61 ff., 68 f.,
   71 f.
Thalamus 226, 239
Thaler, Kreszenz 15 ff.
Thalwil 230, 232 f.
Thanatokraten 200
Theologen 198
Theophilus, Protospatharius 30
Theorien 26, 95
Theosophie 216
Therapie → Behandlung
Thiocyanat 113
Thomalla, Georg 117
Thrombocyten 118
Thrombophlebitis 190
Thrombose 18
Thymian 67 f., 161
Tibet 235
Tierärztliche Hochschule 224
Tierversuch 65, 120, 224
Tirol 15 ff., 22, 29, 73, 96
Tobsucht 182
Tod 72, 150, 152, 183, 198 ff., 250
Todeskampf 200
Todesnähe-Erlebnisse 129, 198 f.
Tokio 122

Personen- und Sachregister   285

Tollkirsche → Atropa belladonna
Tomaten 91, 107, 134
Ton 228
Tor der Götter 218
Torello, Johannes B. 60 f.
Totenbücher 200
Totes Meer 188
Totschlag 41
Tötung, fahrlässige 41, 59
Toxine 106
Toxizitätsversuch 65
Transaminasen 55
Transplantationschirurgie 109
Transzendentale Meditation 60
Transzendenz 129
Trapa japonica Flero 122
Trieben 196
Triemli 201
Triest 168
Trigeminusneuralgie 52, 55
Trogen 81
Tropaeolum majus 68
Trüb 114
Tuberkelbazillus 88, 91
Tumor 94 ff., 105, 108 f., 115, 118 f.,
    193, 248
Türkei 113
Typhus 140

Übelkeit 182
Überdruckkammer 50
Übererwärmung 106, 110, 172
Übersäuerung → Säureüberschuß
Überweisen 12
Uhuschmalz 161
Ukw 226
Ulcus cruris 40, 49, 184, 188 f.
Ulcus duodeni → Zwölffingerdarmge-
    schwür
Ulcus ventriculi → Magengeschwür
Umschläge 106, 130
Umspritzen 53
Umstimmung 21, 64, 108, 132, 180 ff.,
    243
Unbewußtes 182, 231
Unfallchirurgie 151
Unfälle 40, 129
Unfallfolgen 173, 194
Unfruchtbarkeit 139, 173, 207
Ungarn 114, 126
Unheilbar 85 ff., 93
Universität 38, 53, 86 f., 176, 242, 249
Unkraut 140
Unterfranken 59, 212
Untergreith 44
Untersäuerung 75
Unterwassertherapie 173

Urämie 183
Urania 73
Urethritis 118
Urgesteinsmehl 140
Urin 24, 27 ff., 184, 217
Urindiagnose 16, 22 ff., 26 ff.
Urner See 208
Urologie 86
Uromantie 31
Urteil 85 f.
Urtica dioica L. → Brennessel
Urticaria → Nesselausschlag
Urtinktur 222
USA 86, 111 f., 117, 147, 150, 195, 199,
    202, 204, 209, 229, 242, 245
Uteruscarcinom 114
Utilin 187
UV-A-Licht 188

Vakzine 119 f., 124
Valium 175
Varicen → Krampfadern
Vegetative Dystonie 12, 53, 75, 171, 173
Vegetarier 87
Veilchen → Viola odorata
Veldes 168
Venenentzündung 190
Verbascum thapsus 68
Verbena off. 67, 162
Verdauung 108, 178 f.
Verdauungsstörungen 88, 136, 177, 181
Verdünnung 223 f.
Vergiftungen 58, 160, 182, 239
Verhaltensforscher 18, 127
Verhältnis Arzt — Patient 83 f., 124
Verjüngung 72
Verletzungen 40, 69, 203
Verlusterlebnisse 110
Verrenkungen 77
Versicherung 152
Verstand 239
Verstauchung 77
Verstopfung 75, 79, 132, 136, 175, 181,
    220
Verunreinigungen 235
— der Trägersubstanz 223, 236
— radioaktive 167
— von Pflanzen 71
Verwitterung 228
Vesikantien 180, 192
Vester, Frédéric 94 f., 108 f.
Vibrationssäge 147
Viehauser, Franz 252
Viehdoktoren 31
Viola odorata 157, 237
Viola tricolor 68
Virchow, Rudolf 28, 52, 95, 186, 222, 249

Virtannen 140
Virus 17, 19, 88, 122, 160, 167, 187
Visionen 154
Vitamin B 17 → Amygdalin
Vitamin C 136
Vitamindefizit 130
Vitamine 117, 179, 185
VNL 73 f.
Vögelinsegg 81
Volksabstimmung 78, 80
Volksheilkunde 10, 19 ff., 25 ff., 31,
   34 ff., 123 f., 158
Voll 228
Völlegefühl 79, 136
Vollkornbrot 91
Vollnarkose 145
Vollwertkost 130, 135
Vonarburg, B. 66
Vorarlberg 81, 91, 96, 132, 134
Vorfeldschäden 177
Vorsehung 60
Vorstellungskraft 233

Wacholder → Juniperus
Wachs 229
Waerland, Aare 179
Waidhofen 36
Walafridus Strabus 72
Wald 169
Waldbohnenkraut → Satureja
Waldmeister → Galium
Wallenstein 31
Wallern 197
Walnuß 91, 124
Wandern 180
Wangen 168
Wanieczek, Ernst 74, 252
Wärme 165, 215
Wärmebehandlung 106, 181
Waschungen 110
Wasser 106, 110 f., 122 f., 162, 165, 167,
   238, 250
Wasserkopf 72 f.
Wassernuß 122
Wasserstoff 49
Wasserstoffionenkonzentration 89
Watte 191
Wattwil 78
Weichmacher 135
Weichteilrheumatismus 173
Wein 114, 131, 134, 160, 184
Weinlich, Hans 182
Weinraute → Ruta graveolens
Weintrauben 91, 114, 120
Weiss, M. 30
Weissel, Gerhard 152
Weitz 86

Weiz 34, 40
Weizen 91
Welle 225
Welser, Johann 172 f.
Weltanschauung 60
Weltraumfahrt 167
Werbung 55 f., 116, 136 f., 142
Werbefernsehen 137
Wermut → Artemisia absinthium
Weserberglandklinik 221
Westerwald 61 f., 68, 71
Westfalen 50, 73
Wetterfühligkeit 169 f., 177
Wicke 140
Wickel 82, 130
Widerstand 228
Wiedemann-Werner 88
Wildschönau 15 ff.
Wiesbaden 126
Wieser, O. 101
Wien 9 ff., 38, 47, 60, 73 f., 77, 86, 96,
   103 f., 114, 116, 125 ff., 137, 143, 166,
   175, 184, 215, 224 ff., 244, 248
Winterthur 208
Wirbel 29, 146, 191, 196
Wirbelsäule 195 f., 212, 220
Wirkstoffe 64 ff., 80
Wissenschaft 13, 26, 37, 50, 59, 64 f.,
   92 ff., 100, 120, 123, 133 f., 142,
   198, 202 f., 214, 216 f., 230, 244 f.
Wittgenstein, Ludwig 123
Wörgl 18 f.
Wörther See 177
Wundeiterung 162
Wunder 42, 48, 154, 170
Wunderdoktor 27, 59
Wunderheilung 122, 192, 194, 234
Wundschmerzen 146
Wünschelrute 225
Würde 33, 201, 203
Wurm 42, 79
Würmer 156, 158 f., 239
Wurst 107
Wurzeln 87 f., 134, 239

Yak 111
Yakmilch 111
Yoga 231 f.
Yogi 214, 232
Young, Arthur M. 58
Ysop 67 f.

Zähling, Matthias 42
Zahnärzte 80
Zähne 52, 76, 135, 179, 236
Zahnheiler 31

Personen- und Sachregister

Zahnwein 163
Zäpfchen 45
Zaunrübe → Bryonia
Zechner, H. 77
Zehenoperation 150
Zeit 58, 178, 242
Zeitpunkt, richtiger 13, 57 ff., 61 ff., 82, 84 f., 156, 162, 178, 218 f., 236
Zeitungsberichte 55 f., 70, 103
Zellatmung 112
Zellstoff 190
Zelle 29, 76, 89, 93 ff., 122, 128, 139 f., 187, 237
Zelltherapie 114 f., 124, 132
Zellularpathologie 28, 180
Zellulitis 183
Zerrungen 170
Ziegler, Jean 199 ff.
Zierow, Gabriele 46 ff., 53, 56
Zigaretten 146
Zillertal 16 ff.
Zimpel 226
Zither 72
Zittmannsches Dekokt 184
Zizers 78
Zöchling, Franz 43 ff.
Zucchini 134

Zuchristian, Irmtraud 86, 175 ff., 181, 224
Zucker 91, 113 f., 120, 156, 178 f., 187 f.
Zuckerkrankheit 29, 86 f., 90, 116, 118, 133. 191
Zuckerrohrmelasse 114
Zuckerwasser 179
Zukunftsdeuterei 59
Zürcher, Hans 82 ff.
Zürich 66, 81, 83, 184, 195, 201, 210, 216, 221, 230 ff.
Zusatzversicherungen 48
Züst, Rudolf 81 ff.
Zweiraumlagerung 145
Zwerchfell 182, 237
Zwetschen 91, 113
Zwiebel 91, 184
Zwischenhirn 239
Zwitterionen 65
Zwölffingerdarmgeschwür 49, 77, 182
Zyklamat 179
Zyklon B 112
Zyklusstörungen 173
Zyklus, weiblicher 156
Zysten 207
Zytostatika 109, 114, 119, 246

Die aktuelle Reihe unserer populären Sachbücher
in Balacron mit Goldprägung und cellophaniertem, farbigem Schutzumschlag
Lebenshilfe · Wissenshilfe · Gesundheitshilfe

Paul Uccusic   **PSI-RESÜMEE**
Ein Buch, das bis jetzt fehlte: der bekannte Publizist präsentiert hier eine Bestandsaufnahme der Forschungen jenseits von Materie, Raum und Zeit nach dem neuesten Stand der Parapsychologie und Paraphysik. Mit zahlreichen Interviews der berühmtesten Forscher in aller Welt, Sachregister und umfangreichem Literaturverzeichnis. 312 Seiten, 37 Abbildungen, Best.-Nr. 1135.

Kurt Tepperwein   **GEISTHEILUNG DURCH SICH SELBST**
Neue Methoden wirksamer Selbsthilfe zur Vorbeugung und Heilung von Krankheiten, zur Entspannung und Befreiung von Streß, zur Steigerung der Leistung, auch der Schulleistungen von Kindern usw. Präzise Anleitungen, einfachste Methoden, erstaunliche Wirkungen. 230 Seiten, 16 Abbildungen, Best.-Nr. 1121.

Hans Hommel   **IRISDIAGNOSE LEICHTGEMACHT**
Auf Grund seiner großen Erfahrung schrieb der erfolgreiche Augendiagnostiker ein einzigartiges Sachbuch, mit Hilfe dessen jedermann lernen kann, wie man im Auge Krankheiten und Störungen des Organismus erkennt. Die Irisdiagnose ermöglicht die Früherkennung von Krankheiten! Mit Plastik-Lokalisationsschlüssel und vielen Abbildungen. 248 Seiten, 140 Abbildungen, Best.-Nr. 1137.

Georg Kirchner   **PENDEL UND WÜNSCHELRUTE**
HANDBUCH DER MODERNEN RADIÄSTHESIE
Wenn Pendel und Rute sich bewegen, drehen, kippen, sind Kräfte im Spiel, die die Radiästhesie heute nachgewiesen hat. Den Phänomenen ist hier ein Fachmann nachgegangen, der die ,,Sprache" moderner Radiästhesie entschlüsselt und an vielen Beispielen und zahlreichen Bildern die vielfache Anwendung zeigt. 328 Seiten, 73 Abbildungen, Best.-Nr. 153.

Dr. phil. W. Mambert   **ERFOLGSGELEISE IHRES UNBEWUSSTEN**
Dieses Buch zeigt — leichtverständlich in Darstellung und Sprache — die erstaunlichen Informations- und Kraftquellen der Psyche auf. Der Leser lernt seine Träume als Äußerungen seines Unbewußten individuell zu deuten, erkennt seine Persönlichkeit und neue Wege ungeahnter Entfaltung. 302 Seiten, 20 Abbildungen, Best.-Nr. 1163.

Hanns Kurth   **RICHTIG LEBEN — LÄNGER LEBEN**
Dieser praktische Ratgeber informiert Sie über neue Methoden gegen das biologische Altern, über erfolgreiche Krankheitsvorbeugung, über mühelose Wege, schlank zu bleiben und die Widerstandskraft zu steigern. Dies gibt Ihnen die Möglichkeit, Ihre Vitalität und Ihre Lebensfreude in jedem Alter zu bewahren. 230 Seiten, 12 Abbildungen, Best.-Nr. 1131.

Dr. G. Sillo-Seidl   **ÄRZTE OHNE NOBELPREIS**
Meistens erhielten Theoretiker den hohen Preis; die allergrößten Helfer der Menschheit — nach A. Nobels Stifterwillen die vorgesehenen Preisträger — nur ausnahmsweise. Die übergangenen oder zu spät erkannten Wohltäter und deren Leistungen würdigt dieses fesselnde Buch in 23 Kurzbiographien. 258 Seiten, 70 Abbildungen, Best.-Nr. 1175.

ARISTON VERLAG · GENF
CH-1225 GENF · RUE PEILLONNEX 39 · TEL. 022/48 12 62